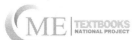 国家级继续医学教育项目教材

乳腺癌临床与转化性研究进展 2020

主　编　陆劲松　徐兵河

中华医学会组织编著

中华医学电子音像出版社
CHINESE MEDICAL MULTIMEDIA PRESS

北　京

图书在版编目（CIP）数据

乳腺癌临床与转化性研究进展. 2020/陆劲松，徐兵河主编. —北京：中华医学电子音像出版社，2020. 9
ISBN 978-7-83005-329-1

Ⅰ. ①乳… Ⅱ. ①陆… ②徐… Ⅲ. ①乳腺癌-诊疗-研究 Ⅳ. ①R737. 9

中国版本图书馆 CIP 数据核字（2020）第 157505 号

网址：www.cma-cmc.com.cn（出版物查询、网上书店）

乳腺癌临床与转化性研究进展2020
RUXIAN'AI LINCHUANG YU ZHUANHUAXING YANJIU JINZHAN 2020

主　　编：	陆劲松　徐兵河
策划编辑：	史仲静
责任编辑：	宫宇婷
校　　对：	龚利霞
责任印刷：	李振坤
出版发行：	中华医学电子音像出版社
通信地址：	北京市西城区东河沿街 69 号中华医学会 610 室
邮　　编：	100052
E-mail：	cma-cmc@cma.org.cn
购书热线：	010-51322677
经　　销：	新华书店
印　　刷：	北京云浩印刷有限责任公司
开　　本：	889mm×1194mm　1/16
印　　张：	21.75
字　　数：	600 千字
版　　次：	2020 年 9 月第 1 版　2020 年 9 月第 1 次印刷
定　　价：	98.00 元

版权所有　　侵权必究
购买本社图书，凡有缺、倒、脱页者，本社负责调换

国家级继续医学教育项目教材

编委会

主　　编　陆劲松　徐兵河

副 主 编　殷文瑾　袁　芃

编　　委　(以姓氏笔画为序)

马　越	马嘉忆	王　岩	王　嘉	王劲松	王晓稼
王海波	王碧芸	王慧玲	王耀辉	方凤奇	孔晓丽
叶　明	田　璨	成小姣	延常姣	庄治国	许雅芊
孙　健	孙　涛	严婷婷	杜跃耀	李　佳	李　懿
李兴睿	李志华	李南林	李娟娟	杨　凡	杨其峰
吴一凡	吴子平	何丽娜	沙　瑞	张　剑	张少华
张凤春	张国君	张剑军	陆劲松	陈占红	陈宏亮
林燕苹	欧阳取长		金奕滋	周力恒	周天阳
周伟航	郑　莹	郝春芳	袁　芃	袁陈伟	耿小川
徐迎春	徐君南	殷文瑾	涂水平	黄　欧	盛小楠
葛　睿	蒋一维	雷　蕾	蔡　莉		

主编助理　杜跃耀　蒋一维　张　捷　周伟航　马嘉忆　王慧玲

内 容 提 要

  本书由临床一线著名乳腺癌专家编写，重点介绍了乳腺癌的最新临床研究进展，包括乳腺癌术后辅助治疗研究进展、乳腺癌靶向免疫治疗研究进展及晚期乳腺癌治疗研究进展；多角度、全方位、立体化地阐述了乳腺癌的最新研究现状，并对乳腺癌发病、筛查和预防，新辅助治疗，以及手术治疗和复发预测等重大临床试验进行了详细解读。本书权威性、学术性、实用性、指导性强，适合乳腺外科、肿瘤科及其他相关科室医务人员阅读。

前 言

　　乳腺癌高居女性恶性肿瘤发病率的首位。我国乳腺癌的发病率虽然低于发达国家，但从 20 世纪 80 年代起一直处于上升趋势，增长速度达到全球平均增长速度的 2 倍多。与此同时，乳腺癌领域基础、临床及其转化性研究也正驶向高速发展的轨道上，各种新成果不仅体现在诊疗指南的不断更新和推广上，更体现在乳腺癌患者预后和生活质量的不断改善上。然而，临床医师在面临不断更新成果的同时，也应直面眼前的挑战——因为对新理念、新技术、新方法进行及时更新和系统掌握绝非是一朝一夕可以完成的，只有日积月累的学习积淀才是提高乳腺癌诊疗水平的必由之路。

　　临床一线医务人员每天都在承担繁重的工作，很难有充足的时间去系统地寻找、整理和学习前沿知识，但临床医师需要紧跟临床研究的步伐，看临床问题、想解决办法、做诊断治疗决策不能依赖老观念、老套路、老办法。本书在继续教育理念的指导下，服务于广大临床医务工作者，尤其是乳腺专科医师。本书是乳腺癌新研究进展的集锦，梳理了最近一年乳腺癌相关的临床研究和转化性研究，从而帮助临床医师快速、系统性构建与国际接轨的最新临床及其转化性研究的知识框架。本书的编者均为来自乳腺外科、肿瘤内科、放疗科、病理科、影像科等科室的知名专家，对最近一年国内外的热点问题别具慧眼、见解独到。本书分为两大部分：第一部分是针对近期基础、临床与转化性研究进行的综述；第二部分则对最近一年来发表在国际医学期刊上具有一定突破性和开创性意义的临床研究及其转化性研究进行解读。本书具有权威性、启发性、知识性，可帮助读者在短时间内全面、精炼地学习最新的知识进展。

　　聚沙成塔，积羽沉舟。临床医师决策的点滴改变，离不开对重大临床试验的不断学习。《乳腺癌临床与转化性研究进展》系列丛书自 2014 年问世以来，已连续出版 7 册，纳入的临床研究是各项临床诊疗指南的基石。纵观 2019—2020 年发表的一系列临床研究成果，国际上乳腺癌领域关注的焦点包括系统治疗的精准化探索、乳腺癌的影像学筛查、乳腺癌风险的预测和预防、新的靶向治疗药物的疗效和适宜人群等，为乳腺癌相关临床试验的设计提供了创新性的指导方向和研究思路。在过去的一年里，各个乳腺癌亚型都不乏创新性的临床研究。对于激素受体（HR）阳性乳腺癌，已在晚期患者中取得显著疗效的内分泌治疗药物或方案，或将治疗获益逐渐延伸至早期乳腺癌患者中，尤其以细胞周期蛋白依赖性激酶抑制药的表现最为耀眼；对于人表皮生长因子受体-2（HER-2）阳性乳腺癌，不但有靶向治疗药物的迭代更新，还有靶向治疗时长、多靶向优化组合的再讨论，更有 HR 阳性、HER-2 阳性乳腺癌使用抗 HER-2 治疗联合细胞周期蛋白依赖性激酶抑制药精准治疗的探索。

新思想、新理论源于对实践的深刻把握，而学习理论的始终是"从实践中来，到实践中去"。因此，我们同时出版了《乳腺癌病例集锦 2020》，这是在全国范围内广泛征集的、优秀的乳腺癌真实案例集锦，并邀请国内乳腺领域知名的多学科专家结合自身丰富的临床经验，回顾诊断和治疗各类乳腺癌所必需的基本原则及最新的国际临床研究进展，在循证背景和指南背景的指导下，针对性地对病例进行深入的点评和解读，对每一个病例的细节、病情、治疗及疾病的演变过程做出翔实、精辟的场景分析，解开其中可能的内在机制和规律。理论和实践是辩证统一的关系，没有临床实践的积累，再新的医疗理论终归是纸上谈兵；没有临床与转化性研究的熏陶，不把握乳腺癌发展的内在规律，临床实践就可能浅尝辄止，难以提高疗效。因此，《乳腺癌病例集锦 2020》和《乳腺癌临床与转化性研究进展 2020》可谓珠联璧合，是献给相关临床医务工作者的又一次知识盛宴。

本书虽经充分收集、反复打磨，但囿于编写时间紧迫，如有疏漏之处，尚祈各位专家不吝指正。

主　编

2020 年 8 月于上海

出版说明

医疗卫生事业发展是提高人民健康水平的必然要求，医药卫生人才队伍建设是推进医药卫生事业改革发展、维护人民健康的重要保障。继续医学教育作为医学终身教育体系的重要组成部分，是实施人才强卫战略和卫生人力资源开发的主要途径和重要手段。

《国家级继续医学教育项目教材》系列于 2006 年经全国继续医学教育委员会批准，由中华医学会组织编写，具有以下特点：一是权威性，由全国众多在本学科领域内有较深造诣和较大影响力的专家撰写；二是时效性，反映了经过实践验证的最新学术成果和研究进展；三是实用性、指导性和可操作性，能够直接应用于临床；四是全面性和系统性，以综述为主，代表了相关学科的学术共识。

纵观《国家级继续医学教育项目教材》系列，自 2006 年出版以来，每一分册都是众多知名专家智慧的结晶，其科学、实用的内容得到了广大医务工作者的欢迎和肯定，被全国继续医学教育委员会和中华医学会共同列为国家继续医学教育推荐教材，同时连续被列入"十一五""十二五""十三五"国家重点出版物出版规划。

本套教材的编辑与出版得到了全国继续医学教育委员会、国家卫生健康委员会科教司、中华医学会及其各专科分会与众多专家的支持和关爱，在此一并表示感谢！

限于编写时间紧迫、经验不足，本套教材可能会有很多不足之处，真诚希望广大读者谅解并提出宝贵意见，我们将在再版时加以改正。

《国家级继续医学教育项目教材》编委会

目 录

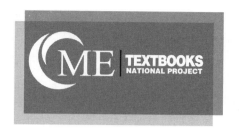

第一部分

乳腺癌最新研究进展

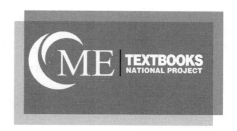

第一篇

乳腺癌术后辅助治疗研究进展

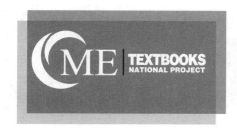

根据临床和基因风险指导乳腺癌的辅助治疗

第 1 章

乳腺癌是一种高度异质性的肿瘤，分子分型不同的患者的发病年龄、临床特征、恶性程度及预后等各不相同。早期乳腺癌治疗的目的是治愈，故标准、规范化的辅助治疗对于早期乳腺癌患者是延缓复发、减少转移的关键。目前，乳腺癌的辅助系统治疗已经进入精准诊疗时代，包括化疗、靶向治疗、内分泌治疗等多种治疗方式的综合性个体化治疗。临床医师对乳腺癌术后辅助全身治疗方案的选择应在临床病理因素的基础上结合基因表达谱，那么与经典的临床病理指标相比，当下流行的多基因检测工具，孰轻孰重，孰优孰劣，下文将结合临床和基因风险梳理乳腺癌辅助治疗的选择，期待以精准、合适的辅助治疗方案给患者带来最大的生存获益。

考虑三阴性乳腺癌和人表皮生长因子受体-2（human epidermal growth factor receptor 2，HER-2）阳性乳腺癌患者大部分属于基因高危组，临床分期为Ⅰb期及以上的三阴性乳腺癌和 HER-2 阳性乳腺癌的系统治疗很难规避化疗，故本章主要探讨在雌激素受体（estrogen receptor，ER）阳性及 HER-2 阴性患者辅助化疗还是辅助内分泌治疗的选择中基因及临床风险的影响。

一、临床风险

临床病理特点如肿瘤大小、淋巴结转移状态、组织学分级及 HER-2 是否过表达、ER 表达状态等仍然是临床医师制定辅助系统治疗策略的重要依据，乳腺癌术后辅助全身治疗的选择主要基于对复发风险的评估。2005 年，《St. Gallen 国际乳腺癌专家共识》首次提出将可手术的乳腺癌分为低复发风险组、中复发风险组和高复发风险组，并在 2007 年的更新中将 1~3 枚淋巴结阳性的三阴性乳腺癌也归入高复发风险组。尽管有文献提示《St. Gallen 国际乳腺癌专家共识》推荐的复发风险分组存在缺陷，包括低复发风险组和中复发风险组间的 5 年总生存（overall survival，OS）差异不显著，但《中国抗癌协会乳腺癌诊治指南与规范（2019 年版）》中还是保留了该复发风险评估系统，而目前国内对于复发风险的判定亦主要基于《中国抗癌协会乳腺癌诊治指南与规范（2019年版）》的标准。

2020 年，《中国临床肿瘤学会（Chinese Society of Clinical Oncology，CSCO）乳腺癌诊疗指南》首先根据临床病理特征分层，将 HER-2 阴性乳腺癌高复发风险患者定义为包括腋窝淋巴结≥4 枚阳性或淋巴结 1~3 枚阳性伴有其他复发风险和三阴性乳腺癌，术后Ⅰ级推荐行 AC-T（A，多柔比星；C，环磷酰胺；T，多西他赛）方案辅助化疗，并新增了剂量密集型 AC-T 方案作为ⅠA 类推荐，而复发风险较低的患者定义为包含以下因素之一：Luminal A 型伴有阳性淋巴结 1~3 枚、Ki-67 高表达（>30%）、≥T_2 及年龄<35 岁，术后辅助化疗的Ⅰ级推荐为 AC（A，多柔比星；C，

环磷酰胺）方案或 TC（T，多西他赛；C，环磷酰胺）方案。提示在乳腺癌辅助化疗的过程中，临床病理因素仍然是重要的考量因素。同时，剂量强度和密度的选择越来越多地被基于临床风险分层的研究证实，高危人群使用剂量密集型化疗方案的疗效可能优于常规疗程化疗方案，如在 CALGB 9741 研究中，剂量密集型 AC 序贯紫杉醇双周方案的生存获益优于 AC 序贯紫杉醇三周方案，以及 2019 年 St. Gallen 国际乳腺癌会议的投票结果亦显示，当辅助化疗使用蒽环类药物序贯紫杉类药物时，61% 的专家首选剂量密集型方案。

二、基因风险

与经典的临床病理指标相比，多基因工具可能提供更加个体化的肿瘤预后和治疗敏感性信息，是当下精准治疗的重要凭借手段。特别是对于激素受体（hormone receptor，HR）阳性、淋巴结阴性的临床低复发风险早期乳腺癌患者，基因检测有助于协助临床医师进一步识别高风险患者，从而提供合理、充分的辅助治疗决策。如何将临床病理因素与疗效预测的生物标志物有机结合并融入乳腺癌辅助化疗的选择是当前研究的热点。2020 年，《中国临床肿瘤学会（CSCO）乳腺癌诊疗指南》亦再次强调了 21 基因（Oncotype DX）检测或 70 基因（MammaPrint）检测对 HR 阳性、HER-2 阴性 $T_{1-2}N_0$ 患者是否选择化疗的作用。

（一）21 基因检测

乳腺癌 21 基因检测具体是指检测乳腺癌肿瘤组织中 6 组共 21 个不同基因的表达水平，包含增生组、侵袭组、HER-2 组、雌激素组和其他组的 16 个乳腺癌相关基因，以及参照组的 5 个内参基因，可用于评估局部复发和病死率，还可以预测乳腺癌患者行辅助化疗的获益情况，以进一步指导术后辅助治疗。21 基因中包含部分预后 "有利" 基因（ER 组、*GSTM*1 和 *BAG*1）和部分预后 "不利" 基因（增生组、HER-2 组、侵袭组和 CD68）。21 基因复发风险评分（recurrence score，RS）可为一个介于 0~100 的数值，传统分界显示：RS<18 分为低复发风险，18~30 分为中复发风险，>30 分为高复发风险。RS 越高，10 年复发风险越高，越能从化疗中获益，但是中复发风险患者的辅助治疗存在较大争议。为了回答这一问题，有研究者开展了一项随机 III 期临床研究（TAILORx 研究），对 3 个风险组采用了比传统 RS 界值更低的临界值，即设定 RS<11 分为低复发风险，11~25 分为中复发风险，>25 分为高复发风险。因此，按照 TAILORx 研究的分组，将有更多的患者（RS 26~30 分）被划分到高复发风险组接受辅助化疗，而且部分原本认为属于低复发风险组仅推荐内分泌治疗的患者（RS 11~17 分）将进入中复发风险组，从而可能需要接受化疗。该研究共纳入 9719 例 HR 阳性、HER-2 阴性、腋窝淋巴结阴性的早期乳腺癌患者，其中有 6711 例 RS 位于中复发风险（RS 11~25 分）的患者随机接受化疗+内分泌治疗或单独内分泌治疗。中位随访 7.5 年后，该研究到达主要研究终点，提示在 RS 11~25 分的乳腺癌患者中，单独内分泌治疗的疗效不劣于化疗联合内分泌治疗，且 2 组的 9 年无病生存（disease free survival，DFS）率（83.3% *vs.* 84.3%）、远处转移率（94.5% *vs.* 95%）、OS 率（93.9% *vs.* 93.8%）相似，提示化疗加内分泌治疗并没有增加这部分患者的获益。即按照 21 基因检测的传统评分标准，RS<18 分的低复发风险患者化疗获益小，可考虑只行内分泌治疗；RS 18~30 分的中复发风险患者可根据相关临床指标（如年龄、身体条件及治疗意愿等），决定是否需要行辅助化疗；对于 RS≥31 分的高复发风险患者，辅助化疗获益较大。按照 TAILORx 研究的评分标准，RS>25 分的患者需要行辅助化疗，而对于 RS≤25 分的患者，化疗的加入无明显获益。因此，21 基因检测对早期内分泌依赖型乳腺癌的复发风险可做到有循证医学证据的分类评估，同时在结合临床病理学、组织分型和患者综合情况的基础上，给予患者更精准的治疗策略。

（二）70 基因检测

除了 21 基因检测，2002 年荷兰癌症研究院开发了一个乳腺癌多基因检测系统，通过比较 5 年内发生远处转移与未发生远处转移的患者的基因表达差异，筛选出 70 个与乳腺癌细胞增生、侵袭、转移及血管新生等相关的基因，组成 MammaPrint 检测体系。后续的回顾性研究也验证其具有良好的预后预测价值，并将淋巴结阴性或有限淋巴结阳性（转移数目 1~3 枚）的患者分为预后好组与预后差组。为了验证 70 基因检测的准确性，一项前瞻性临床研究（MINDACT 研究）开展，以确认临床指标与基因指标对于指导临床实践的优劣性。2019 年，美国国家综合癌症网络（National Comprehensive Cancer Network，NCCN）指南、美国临床肿瘤学会（American Society of Clinical Oncology，ASCO）指南和《中国临床肿瘤学会（CSCO）乳腺癌诊疗指南》也基于 MINDACT 研究增加了 70 基因检测的推荐。

MINDACT 研究招募了 6693 例 0~3 枚淋巴结转移的早期浸润性乳腺癌患者（T_1 或 T_2 或可行手术治疗的 T_3）。根据临床风险（基于改良的 Adjuvant!Online 软件）和基因风险（基于 70 基因检测系统），将患者分为高临床风险（C-High）+低基因风险（G-Low）亚组、低临床风险（C-Low）+高基因风险（G-High）亚组，随机给予辅助化疗或不化疗。2016 年，该研究首次公布的结果显示，在 C-High + G-Low 亚组中，未接受化疗的患者的 5 年无远处转移生存（distant metastasis-free survival，DMFS）率为 94.7%（95%CI：92.5%~96.2%），比接受化疗的患者低 1.5%［校正后风险比（hazard ratio，HR）= 0.78，P = 0.27］；对于 C-Low+G-High 亚组，因高基因风险进行化疗的患者，5 年的 DMFS 率为 95.8%，略高于观察组的 95.0%（调整 HR = 1.17，P = 0.66）。总体上看，在 3356 例高临床风险的患者（1550 例低基因风险+1806 例高基因风险）中，采用 70 基因检测指导化疗，将减少 46.2%（n = 1550）的化疗使用率。该研究的结果提示，低临床风险时，即使高基因风险，化疗也不能带来临床获益，而对于高临床风险的患者，若低基因风险，化疗带来的获益也非常有限，对患者 DFS 和 OS 的影响也很小。因此，70 基因检测对高临床风险及低基因风险患者具有规避化疗的价值。

2020 年，ASCO 大会更新了 MINDACT 研究中位随访 8.7 年的数据，其结果在整体上与 2016 年首次发布的结果相仿，即 C-High+G-Low 亚组中不化疗的患者，更新后的 5 年 DMFS 率为 95.1%（95%CI：93.1%~96.6%），其主要研究终点依然成立；在 C-High+G-Low 亚组中，化疗与不化疗的患者相比，更新的 8 年 DMFS 率差异轻度增大（2.6%），但仍无统计学意义，即这些患者依然可以考虑豁免化疗，尽可能规避化疗的不良反应，提高个体生活质量。探索更新的 8 年 DMFS 差异比 5 年差异增大的原因，多位专家认为可能随着中位随访时间的延长，患者的复发事件显著增多，组间差异会更加显著。虽然化疗较非化疗的获益统计学无显著差异，但临床实践中 2.6% 的 DMFS 获益已经非常可观，因为在 APHINITY 研究中，双靶向辅助强化治疗的 6 年无浸润 DFS（invasive DFS，iDFS）的绝对获益也只有 2.8%。此外，探索性研究提示，若以 50 岁为界，对于 50 岁以上的绝经后患者，化疗基本不能带来获益，8 年的 DMFS 率差异仅为 0.2%，而 50 岁以下的绝经前患者，化疗的获益可高达 5%。尽管以 50 岁为界进行探索性非预设性分析的循证级别较弱，但仍可为临床制定治疗策略和实践带来提示性参考。同时，对于绝经前患者比绝经后患者存在更多化疗获益的问题，研究者推测可能是由化疗诱导的卵巢功能抑制（ovarian function suppression，OFS）引起的，并指出或许可用 OFS 来替代化疗，但其中还混杂试验设计中绝经前患者接受 7 年内分泌治疗的因素，故不能完全排除可能是由于长期内分泌治疗带来的获益。总之，2020 年 MINDACT 研究发布的结果基本与 2016 年发布的一致，但对于绝经前（即<50 岁）的 C-High+G-Low 亚组患

者，在数据上 DMFS 率仍有 5% 的临床获益，对于这部分患者，还是应该权衡化疗潜在的获益和风险，必要时为此类患者提供辅助化疗参考。

至于临床指标和基因指标分别在临床实践中的应用，通过分析 MINDACT 研究 2016 年的首发数据与 2020 年的更新数据，似乎可以得出临床指标更普遍适用、更重要的结论。对于高临床风险的患者，若检测出高基因风险，则需要进行化疗；若检测出低基因风险时，绝经后患者可以豁免化疗，而绝经前患者化疗后有 DMFS 获益，也值得大概率选择化疗。因此，对于绝经前高临床风险的患者，似乎没有进行 70 基因检测的必要，几乎都给予化疗。在 2020 年的 ASCO 大会上，MINDACT 研究的作者也给出该研究结果的临床应用建议，从中能清晰地分辨出 70 基因检测的适用人群，主要为高临床风险且倾向绝经后的患者（图 1-1）。

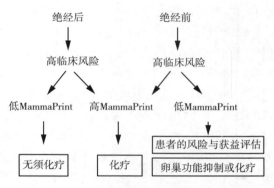

图 1-1　MINDACT 研究结果的临床应用建议

（三）对比 21 基因检测和 70 基因检测

谈及多基因检测工具，Oncotype DX（21 基因检测）和 MammaPrint（70 基因检测）都是目前经前瞻性临床研究证实且获得美国食品药品监督管理局（Food and Drug Administration，FDA）批准的重要基因检测系统，但当 21 基因检测和 70 基因检测都可及的情况下，临床医师需要判断 2个检测工具的适用人群及在某些特殊条件下应用的优劣性，以便做出更精准、个体化的基因检测选择。

2 个检测的目标人群相似，且都有前瞻性临床研究验证。在进行具体选择时，可以部分参考临床研究的入组标准和试验设计。21 基因检测的人群入组标准：浸润性乳腺癌；ER 阳性、HER-2阴性；淋巴结阴性；肿瘤直径为 0.5~5.0 cm（或 0.6~1.0 cm 且等级为中高级）。70 基因检测的人群入组标准为：浸润性乳腺癌；ER 阳性、HER-2 阴性；根据 Adjuvant! Online 软件判为高临床风险（表 1-1）；淋巴结阴性或 1~3 枚阳性。与 Oncotype DX 相比较，MammaPrint 的优势主要在于可以指导绝经后淋巴结转移 1~3 枚的患者豁免化疗，而对于淋巴结阴性的患者，Oncotype DX 和 MammaPrint 都是可选的。注意：2 个检测工具的应用逻辑是不同的。21 基因检测是对人群做分层，筛出高基因风险人群，对其实施化疗。70 基因检测是对既定的高临床风险做检测，筛出低基因风险人群，以豁免化疗。

此外，无论是 21 基因检测还是 70 基因检测，都不能完全独立于临床指标而存在，如年龄是基因检测以外需要考虑的重要因素。不同年龄段的患者，即便是同一个基因分数，预后转归与化疗获益也是不同的。TAILORx 研究与 MINDACT 研究的探索性分析均表明，对于不同年龄段的患者，基因工具的指导价值是不同的。在 21 基因检测中，50 岁以上高基因风险（RS>25 分）者才需要化疗，50 岁以下中高基因风险（建议 RS 在 16 分以上）者也都倾向施行化疗。根据上文，70 基因检测对 50 岁以下的高临床风险者的实际价值有限，而对 50 岁以上的绝经后患者可能更有价值。

　　在多基因检测指导下的精准医学热潮中，临床医师需要冷静思考其存在的局限性。目前，基因检测还处于发展研究阶段，国内开展的基因检测技术尚不可靠，临床上仅根据多基因分析指导的辅助化疗需要慎重考虑。在国内，21 基因检测并非 Oncotype DX。实际上，目前国内尚无原版 21 基因检测，无法确认结果的精确性，仅能作为参考。70 基因检测的应用前提是判定临床风险，MINDACT 研究使用简化版 Adjuvant！Online 软件（表 1-1），而 ASCO 大会上其他专家也明确指出该临床风险评估标准存在不足：①评判参数不全，如年龄、脉管癌栓等因素并未纳入考量范围，对于组织学、肿瘤大小、分级相同的不同年龄段患者，其预后转归和治疗逻辑依然可能是不同的。②低复发风险的判定太过宽泛，研究中很多所谓的低复发风险患者，按照《中国抗癌协会乳腺癌诊治指南与规范（2019 年版）》的标准，可能属于中复发风险或不够低复发风险的患者。按照 TAILORx 研究的标准，需要做 21 基因检测，根据结果决定是否给予化疗，但按照 MINDACT 研究的标准，若属于明确的临床低复发风险，直接判定不给予不化疗，也是缺乏说服力的。

表 1-1　MINDACT 研究的临床高复发风险判定标准

ER 表达	HER-2 表达	分化程度	淋巴结检测	肿瘤大小（直径）	MINDACT 临床风险
ER 阳性	HER-2 阴性	高分化	淋巴结阴性	≤3 cm	C-Low
				3.1~5.0 cm	C-High
			1~3 枚淋巴结阳性	≤2 cm	C-Low
				2.1~5.0 cm	C-High
		中分化	淋巴结阴性	≤2 cm	C-Low
				2.1~5.0 cm	C-High
			1~3 枚淋巴结阳性	任意大小	C-High
		低分化或未分化	淋巴结阴性	≤1 cm	C-Low
				1.1~5.0 cm	C-High
			1~3 枚淋巴结阳性	任意大小	C-High

三、小　　结

　　精准医疗是未来的方向，临床指标与基因指标应该是相辅相成、互为补充的。尽管基因特征可以从微观角度提供更多肿瘤的内部细节，却仍未充分考量肿瘤微环境及宿主个体反应。因此，乳腺癌术后辅助治疗的选择应当基于复发风险的个体化评估、肿瘤病理学上的分子分型，并针对不同患者对不同治疗方案的反应性，为其选择更为精准合适的、个体化的辅助治疗，以期降低疾病的复发风险，带来最大的生存获益，并真正实现治愈。

（上海交通大学医学院附属仁济医院　何丽娜　成小姣　徐迎春；

上海交通大学医学院附属苏州九龙医院　张凤春）

参考文献

[1] Goldhirsch A, Glick JH, Gelber RD, et al. Meeting highlights：international expert consensus on the primary therapy of early breast cancer 2005. Ann Oncol, 2005, 16（10）：1569-1583.

[2] 中国抗癌协会乳腺癌专业委员会. 中国抗癌协会乳腺癌诊治指南与规范（2019 年版）. 中国癌症杂志, 2019, 29（8）：609-679.

[3] Citron ML, Berry DA, Cirrincione C, et al. Randomized trial of dose-dense versus conventionally scheduled and sequential versus concurrent combination chemotherapy as postoperative adjuvant treatment of node-positive primary breast cancer：first report of Intergroup Trial C9741/Cancer and Leukemia Group B Trial 9741. J Clin Oncol, 2003, 21（8）：1431-1439.

[4] Balic M, Thomssen C, Würstlein R, et al. St. Gallen/Vienna 2019：a brief summary of the consensus discussion on the optimal primary breast cancer treatment. Breast Care（Basel）, 2019,

14（2）：103-110.

[5] Sparano JA, Gray RJ, Makower DF, et al. Prospective validation of a 21-gene expression assay in breast cancer. N Engl J Med, 2015, 373（21）：2005-2014.

[6] Cardoso F, van't Veer LJ, Bogaerts J, et al. 70-gene signature as an aid to treatment decisions in early-stage breast cancer. N Engl J Med, 2016, 375（8）：717-729.

[7] Sparano JA. TAILORx：trial assigning individualized options for treatment（Rx）. Clin Breast Cancer, 2006, 7（4）：347-350.

[8] Van't Veer LJ, Dai H, van de Vijver MJ, et al. Gene expression profiling predicts clinical outcome of breast cancer. Nature, 2002, 415：530-536.

[9] Caparica R, Brandão M, Piccart M. Systemic treatment of patients with early breast cancer：recent updates and state of the art. Breast, 2019, 48（Suppl 1）：S7-S20.

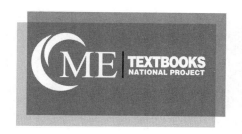

激素受体阳性、人表皮生长因子受体-2阴性乳腺癌辅助治疗进展

第 2 章

近年来，HR阳性早期乳腺癌患者的辅助治疗临床研究聚焦于如何抉择加减法治疗策略，以期进行更为精准的个体化治疗。精准之处囊括辅助化疗获益人群的筛选、OFS的强化策略、延长内分泌治疗人群的甄别和细胞周期蛋白依赖性激酶4/6（cyclin dependent kinanses 4/6，CDK4/6）抑制药在辅助治疗中的可行性等。

辅助内分泌治疗强化策略根据TAILORx研究更新的年龄因素和21基因检测（Oncotype DX）中分组化疗获益的差异所提出。TAILORx研究旨在筛选可以豁免辅助化疗的低复发风险人群，主要应用临床评分系统（Adjuvant!软件）和基因评分系统在亚组分析中筛选辅助内分泌治疗强化策略可能有效的人群。结果显示，年龄<50岁的患者化疗有获益的趋势，一方面提示单一的预测方式尚不能直接预测化疗对患者的意义；另一方面提示可能是化疗所致闭经导致的临床获益。自此引出OFS强化辅助内分泌治疗策略的化疗后仍处于绝经前状态的ASTRRA研究、寻找OFS"最佳伴侣"的SOFT和TEXT延长随访研究和HOBOE-2研究及OFS对于卵巢保护作用的POEMS研究，深入思考OFS强化辅助内分泌治疗的适宜人群和疗效。

延长辅助内分泌治疗策略是一个老而弥新的话题，多年来从未停止讨论。将辅助内分泌治疗强化策略转向延长辅助内分泌治疗策略的是BIG1-98研究12.6年的随访结果。提示，随访结果维持了此前已经证实的以5年芳香化酶抑制药（aromatase inhibitor，AI）起始强化内分泌治疗的优势；在降低复发转移和提高DFS方面，来曲唑保持了优势，不过这种优势主要局限在10年内，10年后来曲唑的"携带效应"逐渐下降。对于高复发风险患者，提示可能需要在5年后延长内分泌治疗，以降低乳腺癌复发和远处转移的风险。近年来，不断有新的循证医学证据指导临床实践，包括延长辅助内分泌治疗的EBCTCG荟萃分析肯定了其延长的疗效，延长使用AI至10年获得阳性结果却待解析的AERAS研究，以及使用他莫昔芬2~3年后延长AI 5年的阴性但细化高复发风险亚组有待延长的GIM研究等。AI作为延长内分泌治疗的用药选择，可显著延长DFS，但是否可延长OS，目前依旧没有高质量的证据支持。由此可见，延长内分泌治疗的意义需要更长时间的随访来确认。

延长辅助内分泌治疗策略并不都能使所有的HR阳性早期乳腺癌患者最终获益，故该策略值得进一步商榷，需综合考量疗效和不良反应。为进一步精准筛选需要行延长辅助内分泌治疗策略的高复发风险人群，已有研究建立了远期复发风险评估模型，如基于ATAC/BIG1-98研究的CTS-5模型和基于aTTom研究的BCI（H/I）评分系统，提供了较为可靠的预测方式，有助于实现HR阳性早期乳腺癌患者个体化且有效的辅助内分泌治疗。

一、激素受体阳性乳腺癌患者辅助内分泌治疗强化策略

（一）强化策略：争议问题的再次提出（TAILORx 研究更新）

辅助内分泌治疗强化策略根据 TAILORx 研究更新的年龄因素和 21 基因检测（Oncotype DX）中分组化疗获益的差异所提出，探索年龄<50 岁患者的化疗获益与化疗所致闭经对于降低复发风险的作用。

TAILORx 研究是一项 Ⅲ 期研究，在 HR 阳性、HER-2 阴性、无淋巴结转移、21 基因 RS 中等的患者中比较化疗联合内分泌治疗和单纯内分泌治疗的疗效。2019 年，ASCO 大会公布的 TAILORx 研究的最新结果提示，将临床风险（肿瘤大小、组织学分级等因素）与 RS 相结合，能够更好地预测此类乳腺癌患者的远处复发风险。对于 RS>25 分的乳腺癌患者，不管年龄如何，均需选择化疗联合内分泌治疗；对于 RS 为 16~25 分、年龄<50 岁的患者，可能更推荐化疗联合内分泌治疗。对于 RS 和年龄的联合评估作用，需要进行更深入的探究并谨慎对待。既往 ZEBRA 研究、IBCSG8 研究和 EBCTCG 荟萃分析均证实，HR 阳性早期乳腺癌患者行辅助 OFS 的疗效不劣于辅助 CMF（环磷酰胺+甲氨蝶呤+氟尿嘧啶）化疗方案。在 TAILORx 研究中，大部分年龄≤50 岁的患者接受他莫昔芬（TAM）单药治疗，若该人群接受 OFS 和 TAM/AI 治疗而非化疗联合内分泌治疗，是否会取得相似的临床获益值得思考。

（二）强化策略：ASTRRA 研究肯定卵巢功能抑制的强化作用

SOFT 研究 8 年的结果进一步证实了 OFS 使整体人群获益，并提示 OFS 联合 TAM 较 TAM 单药显著提高 DFS 率（83.2% *vs.* 78.9%，$HR = 0.76$，$95\%CI$：$0.62 \sim 0.93$，$P = 0.009$）及 OS 率（93.3% *vs.* 91.5%，$HR = 0.67$，$95\%CI$：$0.48 \sim 0.92$）；OFS 联合 AI 相较于 TAM 单药在整体人群中能够显著提高 DFS 率（85.9% *vs.* 78.9%，$HR = 0.65$，$95\%CI$：$0.53 \sim 0.81$）；未化疗亚组和化疗亚组患者的 DFS 率趋势未见异质性。

OFS 强化策略由 ASTRRA 研究增添力证。ASTRRA 研究于 2009 年 5 月启动，2015 年 12 月完成；限制入组患者必须为 ER 阳性患者，年龄<45 岁。该研究对化疗后停经的患者在化疗结束后通过监测月经情况和卵泡刺激素（follicle-stimulating hormone，FSH）水平对月经状态进行 2 年的严格评估，若患者符合绝经前状态则随机分为 OFS+TAM 组或单药 TAM 组，OFS 使用时间为 2 年，TAM 使用时间为 5 年。结果显示，OFS+TAM 组的 DFS 和 OS 均优于单药 TAM 组。该研究报道了化疗后仍处于绝经前状态的患者行 OFS+TAM 对比 TAM 的结果，呼应了 SOFT 和 TEXT 研究中"OFS+"的优势，DFS 的绝对获益率为 3.6%（$HR = 0.686$，$95\%CI$：$0.483 \sim 0.972$，$P = 0.033$）。虽然该研究的 OFS 仅使用了 2 年，但患者的 DFS 和 OS 仍然显著获益，也再次引起了"OFS+"最佳伴侣的讨论。

（三）强化策略：SOFT 和 TEXT 研究延长随访，再挑热议

TEXT 和 SOFT 研究 9 年的随访结果继续强有力地证实依西美坦+曲普瑞林的疗效优于 TAM+曲普瑞林。结果显示，依西美坦组增加了 4% 的 DFS 获益（86.8% *vs.* 82.8%），相较于 5 年 DFS 的绝对获益率 3.8% 有了进一步提高。8 年无乳腺癌间期（breast cancer free interval，BCFI）率提高 4.1%，8 年无远处复发生存（distant relapse-free survival，DRFI）率提高 2.1%。此次分析着重于占比为 86% 的 HER-2 阴性患者，相比 TAM+曲普瑞林，HER-2 阴性患者的所有亚组均能从依西美

坦+曲普瑞林的治疗中获益；对于 HER-2 阴性且接受化疗的患者，依西美坦+曲普瑞林带来的获益更显著（DFS 率绝对值的提高分别为 6.9% 和 9.2%，DRFI 率分别提高 5% 和 7%）。虽然年轻患者从依西美坦+曲普瑞林方案中获益更多，但未看到独立于年龄因素的治疗效果。依西美坦+曲普瑞林与 TAM+曲普瑞林相比，OS 并无明显差异；依西美坦+曲普瑞林使整体患者全线获益；曲普瑞林联合依西美坦相较于联合 TAM 能够持续减少复发风险。SOFT 研究的 8 年随访结果颠覆了既往 SOFT 研究的 5 年随访结果及 ZIPP 研究的结果，可能与 ZIPP 研究入组低复发风险患者、内分泌治疗不规范及随访时间不足有关。

ABCSG-12 研究与 TEXT 和 SOFT 研究的设计相近，但结果却不同。ABCSG-12 研究评估了戈舍瑞林联合 TAM 对比戈舍瑞林联合阿那曲唑的疗效。结果显示，阿那曲唑组对比 TAM 组的 DFS 率差异无统计学意义，而在 OS 率方面，阿那曲唑组甚至比 TAM 组更差。TEXT 和 SOFT 研究与 ABCSG-12 研究的不同之处：①所使用的 AI 不同（依西美坦 *vs.* 阿那曲唑）；②所使用的 OFS 不同（曲普瑞林 *vs.* 戈舍瑞林）；③OFS 治疗时长不同（5 年 *vs.* 3 年）；④患者特征不同；⑤是否接受过化疗及化疗时机不同；⑥随访时间不同。

（四）强化策略：HOBOE-2 研究甄别卵巢功能抑制的"最佳伴侣"

ASTRRA 研究和 SOFT 研究在肯定 OFS 强化作用的同时也留下了悬而未决的"OFS+TAM 或 OFS+AI"伏笔。HOBOE-2 研究针对 OFS 的"最佳伴侣"做出回应，认为相较于 OFS+TAM，OFS+来曲唑的绝对获益率为 7.8%（$HR = 0.72$，$95\%CI$：$0.48 \sim 1.07$，$P = 0.06$），而超级强化版唑来膦酸+来曲唑+OFS 的绝对获益率为 7.9%，可减少 48% 的疾病发生风险（$HR = 0.52$，$95\%CI$：$0.34 \sim 0.80$，$P = 0.003$）。与唑来膦酸合用未得到更多额外获益的 2 项相似研究是 ABCSG-18 研究和 D-CARE 研究。ABCSG-18 研究的结果显示，地舒单抗在降低临床骨折风险的同时显著改善了 DFS（$HR = 0.82$，$95\%CI$：$0.69 \sim 0.98$，$P = 0.026$）。D-CARE 研究则显示，地舒单抗强化治疗方案并没有增加无骨转移生存期和 DFS 获益。因此，唑来膦酸和地舒单抗用于辅助改善 DFS 的最佳剂量和疗程还需要进一步探索。

（五）强化策略：卵巢功能抑制的保护作用

卵巢早衰是化疗导致的不良反应之一，可引发心血管疾病、骨质疏松、认知功能障碍、性功能障碍及不孕不育，严重影响女性的生存质量。卵巢功能保护开始越来越受到重视。化疗所致卵巢功能损伤与化疗方案、化疗药物的累积剂量及化疗时患者的年龄密切相关。比较成熟的卵巢保护方法包括卵泡冷冻技术、胚胎冷冻技术及促性腺激素释放激素激动药（gonadotrophin-releasing hormone agonist，GnRHa）保护，这些方法各有利弊。其中，GnRHa 保护是当前最简便易行的方法，越来越多的临床研究也证实了其保护卵巢功能的有效性和安全性。

POEMS 研究的最终分析结果则为卵巢功能保护带来了"诗意般"的结果。POEMS 研究是一项国际、多中心、随机对照研究，纳入 257 例 HR 阴性早期乳腺癌患者，随机分入戈舍瑞林联合标准化疗组和单用化疗组。主要研究终点为 2 年卵巢衰竭率，次要研究终点包括妊娠率、DFS 率和 OS 率。2015 年，该研究中位随访 4.1 年的数据证实，化疗期间使用戈舍瑞林能够有效保护卵巢，显著减少卵巢早衰的发生率，显著增加妊娠率，且 DFS 和 OS 都优于单用化疗组。2018 年，该研究在 *JNCI* 上发表了最终分析结果，提示戈舍瑞林联合标准化疗组和单用化疗组的 5 年累计妊娠率分别为 23.1% 和 12.2%（$OR = 2.34$，$95\%CI$：$1.07 \sim 5.11$，$P = 0.03$），2 组的 5 年 DFS 率分别为 88.1% 和 78.6%（$HR = 0.55$，$95\%CI$：$0.27 \sim 1.10$，$P = 0.09$），2 组的 5 年 OS 率分别为 91.7% 和 83.1%（$HR = 0.45$，$95\%CI$：$0.19 \sim 1.04$，$P = 0.06$）。证实戈舍瑞林在化疗期间保护卵巢的有效性，避免了卵巢早衰，显著提高妊娠率，并且改善 DFS 和 OS。POEMS 研究纳入 HR 阴性乳腺癌患者，这部分患者由于不需要接受辅助内分泌治疗，故能够更加直观地观察到化疗期间使用 GnRHa 的保护效应。卵巢保护为乳腺癌患者带来了生育希望和生存希望。《第 3 版 ESO-ESMO 年轻乳腺癌国际共识指南》（BCY3）指出，对于接受化疗的乳腺癌患者，GnRHa 作为保护卵巢功能的可行方法，能够减少卵巢早衰的发生风险，增加妊娠的机会，如果有生育保护的需求和（或）卵巢保护的需求，无论是哪种肿瘤亚型，都应该和患者进行讨论。

（六）强化辅助策略：细胞周期蛋白依赖性激酶 4/6 抑制药"向前冲"

CDK4/6 抑制药是近年来开启 HR 阳性晚期乳腺癌治疗新篇章的靶向药物。在多项 III 期临床研究中，CDK4/6 抑制药联合内分泌治疗在对内分泌治疗敏感和对内分泌治疗耐药的人群中显示出明显的疗效。NeoMonarch 研究和 PALLET 研究显示，新辅助内分泌治疗+CDK4/6 抑制药可显著抑制 Ki-67 的表达。那么术后是否可通过应用 CDK4/6 抑制药强化内分泌治疗策略来降低乳腺癌的复发转移？2019 年发表在 Ann Oncol 上的一项研究探讨了 CDK4/6 抑制药在术后辅助治疗中的使用时间和安全性。该研究纳入 160 例 HR 阳性、HER-2 阴性早期高复发风险乳腺癌患者（III 期患者占 52%，行新辅助/辅助化疗达 80%），常见的不良反应为中性粒细胞减少、疲劳、潮热、白细胞减少、关节痛等。完成计划应用 CDK4/6 抑制药 2 年的患者占比 63%，有 9% 的患者根据研究规定的情况（中性粒细胞明显减少）终止治疗，有 16% 的患者因为自身原因（出现无法承受的疲劳、脱发、皮疹等）要求终止治疗。值得注意的是，该研究的作者在后期加强宣传药物的不良反应后，因患者自身原因要求终止治疗的比例明显下降。总体而言，2 年哌柏西利联合内分泌治疗在早期乳腺癌辅助治疗中的可行性和安全性得到了证实。对于这一方案是否能改善患者的生存预后，相关的 PALLAS 研究、PENELOPE-B 研究、MonarchE 研究和 NATALEE 研究正在进行中，相信不久的将来就能揭晓结果，期待 CDK4/6 抑制药给 HR 阳性早期高复发风险乳腺癌患者的治疗带来新的曙光。

（七）强化辅助策略：内分泌治疗联合 1 年辅助化疗

CBCSG010 研究报道，卡培他滨在三阴性乳腺癌的辅助治疗中作为强化策略可降低疾病的复发和转移。同为氟尿嘧啶类药物，S-1 尝试在 HR 阳性患者中强化内分泌治疗的疗效。POTENT 研究是一项在日本 139 个医疗中心中进行的开放、随机 III 期研究。该研究将 HR 阳性、HER-2 阴性中高复发风险乳腺癌患者随机分配（1:1 的比例）接受标准内分泌治疗（对照组）或内分泌治疗+S-1（S-1 组），排除术前化疗后乳腺和腋窝淋巴结无残留病灶的患者。根据患者的体表面积选择给予 S-1 的剂量，分别为 80 mg/d、100 mg/d 和 120 mg/d，治疗时间为 1 年，给药 2 周，休息 1 周。结果显示，术后辅助应用 S-1+标准内分泌治疗，可显著降低 HR 阳性、HER-2 阴性乳腺癌患者的 iDFS 事件（81.5% 和 86.9%），并提高 5 年 iDFS 率（9.5% 和 6.8%），证实 S-1 具有良好的耐受性和安全性。

二、激素受体阳性乳腺癌患者延长辅助内分泌治疗策略

（一）延长策略：争议问题的再次提出（BIG1-98 研究长期随访）

BIG1-98 研究是目前随访时间最长的辅助内分泌研究，这意味着可深入了解内分泌药物的远期疗效和长期不良反应。随访 12.6 年后，发布了来曲唑或 TAM 及其序贯方案治疗绝经后 HR 阳性早

期乳腺癌患者的生存数据。结果显示，来曲唑与 TAM 相比，DFS 事件的发生风险减少 9%（$HR=0.91$，$95\%CI$：$0.81\sim1.01$），其他疗效终点的 HR 与 DFS 的 HR 相似，提示获益维持，但没有新增获益。来曲唑与 TAM 相比，$0\sim5$ 年和 $5\sim10$ 年的对侧乳腺癌发生风险分别降低 38% 和 53%，而 10 年后，对侧乳腺癌的发生风险未能继续与前 10 年保持一致，来曲唑未能体现出比 TAM 更好的疗效（$HR=1.35$，$95\%CI$：$0.53\sim3.41$）。虽然来曲唑相对于 TAM 倾向更有效地降低复发转移事件，但 10 年后来曲唑降低对侧乳腺癌的疗效不如 TAM。究其原因：一是患者年龄的增长，除了乳腺癌复发事件外，其他事件也在逐渐增加，考虑患者入组时平均年龄已达 61 岁，经过了 10 多年的随访，即便没有肿瘤病史，也会面临其他的死亡风险；二是，TAM 本身具有预防乳腺癌的作用且疗效并不低。2018 年，ASCO 指南显示，AI 治疗的主要获益来自于预防第二乳腺癌和对侧乳腺癌，但 2011 年 EBCTCG 荟萃分析的结果显示，5 年 TAM 也只能在 10 年内降低复发转移风险，超过 10 年也没有任何新增获益，即使 TAM 在 $5\sim9$ 年和 $10\sim14$ 年乳腺癌的特异性死亡中更有效。BIG1-98 研究的长期随访结果显示，在对侧乳腺癌的预防上，$0\sim5$ 年和 $5\sim10$ 年的来曲唑优于 TAM；10 年后，5 年来曲唑与 TAM 都逐渐失去了预防作用，说明长期预防对侧乳腺癌有赖于持续用药，但是 10 年后基于预防对侧乳腺癌为目的的用药值得进一步商榷，需综合考虑疗效和不良反应。

基于 BIG1-98 研究的长期随访结果和延长辅助内分泌治疗策略的系列研究，ASCO 指南即时更新，推荐淋巴结阴性的患者可根据复发风险酌情延长内分泌治疗至 10 年，淋巴结阳性的患者延长 AI 治疗最长可达 10 年。

（二）延长策略：EBCTCG 荟萃分析"求同存异"

从 DATA 研究到 NSABP B-42 研究、AERAS 研究和 GIM 研究，这些内分泌延长治疗研究的入组患者、试验设计等参差不齐，所得结果也不同，令人困惑。2018 年，EBCTCG 荟萃分析则从统计学角度找到了众多延长治疗研究的"共性"结果。该荟萃分析由于样本量大，组间差异可以表现出来；同时，个别研究的偏倚性数据也被"大样本"人群中和，结果更加可靠。EBCTCG 荟萃分析纳入 12 项随机对照研究，入组 2 万余例患者。结果显示，接受 5 年 TAM 治疗后已绝经的 HR 阳性早期乳腺癌患者，继续应用 5 年 AI 延长治疗可降低 35% 的复发风险；接受 5 年 TAM 序贯 AI 或 5 年 AI 治疗后已绝经的 HR 阳性乳腺癌患者，继续应用 $3\sim5$ 年 AI 延长治疗可降低 20% 的复发风险。在绝对获益率上，延长内分泌治疗与不延长相比，能够降低 2.5% 的乳腺癌复发事件；$5\sim10$ 年 TAM 联合 AI 治疗或序贯治疗能够降低 2.1% 的乳腺癌复发事件；单纯 5 年 AI 后再延长能够降低 1.2% 的乳腺癌复发事件。可以看出上述数据的总体发生率都是比较低的，提示并非所有的患者都适合延长治疗，能够从内分泌延长治疗中真正获益的人群仅占一部分；对于受累淋巴结数目较多或初始治疗强度不足的患者，延长内分泌治疗可增加更多的临床获益。

在临床实践中，需要临床医师和患者共同评估降低复发风险的绝对获益率，在预防第二乳腺癌发生及治疗不良反应后，提出合理的治疗策略。

（三）延长策略：AERAS 研究再添新证据，深入解析获益事件

AERAS 研究是一项采用延长治疗的Ⅲ期研究，治疗方案为 5 年 AI 后序贯 5 年 AI 或停止用药。结果显示，10 年 AI 治疗组患者的 DFS 率获益可达 7.5%（91.9% *vs.* 84.4%，$HR=0.548$，$P=0.004$）。AERAS 研究为延长内分泌治疗再添新证据。进一步分析 DFS 率的获益来源，分为降低复发转移的 4% 和预防第二非乳腺原发癌的 3%。前者与 NSABP B-42 研究和 DATA 研究的结果一脉相承，这也是临床医师关注的重点。令人困惑的问题来自 2 个方面：一是延长 AI 治疗预防对侧乳

腺癌的获益为 0，与 ASCO 指南延长 AI 治疗的目的相悖；二是 AI 预防非乳腺癌的价值尚未得到确认。AERAS 研究是喜忧参半的研究，即使整体数据呈阳性结果，但仍需进一步深入探讨和解读，不足以依据 AERAS 研究来全面指导临床延长内分泌治疗。

（四）延长策略：GIM 研究的结果相似又不同

GIM 研究是一项随机对照Ⅲ期研究，旨在评估连续内分泌治疗后应用来曲唑延长辅助内分泌治疗是否能够使患者获益。结果显示，8 年的 DFS 差异率为 4%（78% 提高至 82%），降低复发风险 23%（$HR=0.77$）。提示，延长内分泌治疗未能增加乳腺癌患者的 DFS 获益（$HR=0.815$）。

与 GIM 研究设计相似的是 DATA 研究，更新结果也为阴性，即使用 TAM 2~3 年后，序贯使用 6 年 AI 较标准 3 年疗程，DFS 率可得到 3.7% 的提升（83.1% $vs.$ 79.4%），绝对获益的降低风险为 21%（$HR=0.79$），2 项研究的结果相似，均为有改善趋势但无统计学意义，但在 DATA 研究的亚组分析中，6 年淋巴结阳性延长组可得到获益（$HR=0.75$，$P=0.047$）；而 GIM 研究的亚组分析示淋巴结阳性延长组未得到获益（$HR=1.08$，95%CI：0.81~1.46），淋巴结阴性亚组有统计学差异（$HR=0.62$，95%CI：0.44~0.87）。NSABP B-42 研究随访 6.9 年的数据显示，5 年 AI 或 TAM 序贯 5 年 AI 研究组与安慰剂组（5 年 AI 或序贯安慰剂）相比，DFS 率可降低 3.4%（$P=0.048$），但差异未达到预设有效 P（0.041 8），所以整体数据为统计学阴性结果。

除 GIM 研究和 DATA 研究外，其他比较乳腺癌患者延长内分泌治疗超过 5 年能否获益的研究有 NSABP B-42 研究、IDEAL 研究和 ABCSG16 研究。上述研究发现，使用 AI 延长内分泌治疗超过 5 年，患者的 DFS 获益不明显。但在大多数研究中，淋巴结阳性亚组的 DFS 获益更显著，故 ASCO 指南推荐淋巴结阳性乳腺癌患者接受延长 AI 治疗直至完成最长达 10 年的辅助内分泌治疗。许多淋巴结阴性乳腺癌患者应该根据已知的预后因素考虑复发风险，酌情延长辅助内分泌治疗，但最多不超过 10 年。如果患者的复发风险较低，那么其获益也较少。淋巴结阴性的低复发风险患者不应常规进行延长治疗。

（五）评估远期复发风险模型：力求精准

虽然 EBCTCG 荟萃分析提示延长 AI 治疗可降低复发风险，但 GIM 研究、NSABP B-42 研究和 DATA 研究均提示，延长内分泌治疗未必适用于整体人群，延长治疗本身也存在发生不良反应的风险，探知获益优势人群是下一步研究的重点。在精准治疗时代，避免术后辅助化疗已有多基因表达谱系统，包括 Oncotype DX、MammaPrint、EndoPredict、PAM50、Breast Cancer Index（BCI）。多基因表达谱分型可为临床病理分型后的患者人群的进一步细化提供依据。目前，大量循证医学证据证实了基因检测分型在乳腺癌预后评估和疗效预测中的作用。对于预测远期复发风险，能否拟定一种模型来预测延长内分泌治疗策略带来的指导价值？

BCI（H/I），即 BCI 状态（高/低），能够预测患者延长内分泌治疗的绝对获益。aTTom 研究是一项前瞻性Ⅲ期临床试验，随机选择 6935 例 HR 阳性乳腺癌患者，在至少完成 4 年的 TAM 治疗后停止或继续服用 TAM 5 年以上，评估 2 组患者的复发率和病死率。结果显示，BCI 较低者复发风险低（10 年未见获益，$HR=1.07$），而 BCI 较高者复发风险较高〔延长至 10 年绝对无复发间期（recurrence-free interval，RFI）获益为 9.8%，$HR=0.35$〕。除了 aTTom 研究，其他多项研究已证实 BCI 可能是内分泌治疗获益和远期复发的预后预测因子。临床风险评估及基因检测能够指导乳腺癌患者的辅助治疗，包括是否避免过度、内分泌治疗的药物选择和用药时长及新药物的应用等。未来的研究中，可能需要结合临床病理因素、体液循环中的标志物等构建一个综合性评估的模型来指导真正的精准治疗策略。

辅助内分泌治疗的基本策略已写入相关指南，但争议并未停止，如何寻找并确认哪些患者适合强化及哪些患者需要延长，将成为临床实践中的重要问题。在深入剖析既往临床研究的基础上，应该充分评估患者的复发转移风险（尤其是近期复发风险之于强化治疗的意义，远期复发风险之于延长治疗的意义）。未来的内分泌强化治疗和延长治疗需要有的放矢，应用于有适应证的人群，而适应证的选择和复发风险评估的方法，也将经历由浅入深、从简至精的过程，让临床医师离真正的精准治疗越来越近，思路越来越清晰。

（辽宁省肿瘤医院　徐君南　孙　涛）

参考文献

[1] Sparano JA, Gray RJ, Makower DF, et al. Adjuvant chemotherapy guided by a 21-gene expression assay in breast cancer. N Engl J Med, 2018, 379（2）: 111-121.

[2] Kim HA, Ahn SH, Nam SJ, et al. The role of the addition of ovarian suppression to tamoxifen in young women with hormone-sensitive breast cancer who remain premenopausal or regain menstruation after chemotherapy（ASTRRA）: study protocol for a randomized controlled trial and progress. BMC Cancer, 2016, 16: 319.

[3] Bernhard J, Luo W, Ribi K, et al. Patient-reported outcomes with adjuvant exemestane versus tamoxifen in premenopausal women with early breast cancer undergoing ovarian suppression（TEXT and SOFT）: a combined analysis of two phase 3 randomised trials. Lancet Oncol, 2015, 16（7）: 848-858.

[4] Moore HC, Unger JM, Phillips KA, et al. Goserelin for ovarian protection during breast-cancer adjuvant chemotherapy. N Engl J Med, 2015, 372（10）: 923-932.

[5] Perrone F, Laurentiis MD, Placido SD, et al. LBA14_PR: the HOBOE-2 multicenter randomized phase Ⅲ trial in premenopausal patients with hormone-receptor positive early breast cancer comparing triptorelin plus either tamoxifen or letrozole or letrozole + zoledronic acid. Ann Oncol, 2018, 29（suppl 8）: 704.

[6] Ruhstaller T, Giobbie-Hurder A, Colleoni M, et al. Adjuvant letrozole and tamoxifen alone or sequentially for postmenopausal women with hormone receptor-positive breast cancer: long-term follow-up of the BIG 1 - 98 Trial. J Clin Oncol, 2019, 37（2）: 105-114.

[7] Ohtani S, Iijima K, Higaki K, et al. A prospective randomized multi-center open-label phase Ⅲ trial of extending aromatase-inhibitor adjuvant therapy to 10 years-results from 1697 postmenopausal women in the N-SAS BC 05 trial: Arimidex extended adjuvant randomized study（AERAS）. Cancer Res, 2019, 79（4 Suppl）: 4.

[8] Bartlett JMS, Sgroi DC, Treuner K, et al. Breast cancer index and prediction of benefit from extended endocrine therapy in breast cancer patients treated in the Adjuvant Tamoxifen-To Offer More?（aTTom）trial. Ann Oncol, 2019, 30（11）: 1776-1783.

[9] Paluch-Shimon S, Pagani O, Partridge AH, et al. ESO-ESMO 3rd international consensus guidelines for breast cancer in young women（BCY3）. Breast, 2017, 35: 203-217.

[10] Mayer EL, DeMichele A, Rugo HS, et al. A phase Ⅱ feasibility study of palbociclib in combination with adjuvant endocrine therapy for hormone receptor-positive invasive breast carcinoma. Ann Oncol, 2019, 30（9）: 1514-1520.

[11] Johnston S, Puhalla S, Wheatley D, et al. Randomized phase Ⅱ study evaluating palbociclib in addition to letrozole as neoadjuvant therapy in estrogen receptor-positive early breast cancer: PALLET Trial. J Clin Oncol, 2019, 37（3）: 178-189.

[12] Li J, Yu K, Pang D, et al. Adjuvant capecitabine with docetaxel and cyclophosphamide plus epirubicin for triple-negative breast cancer（CBCSG010）: an open-label, randomized, multicenter, phase Ⅲ trial. J Clin Oncol, 2020, 8（16）: 1774-1784.

[13] Mamounas EP, Bandos H, Lembersky BC, et al. Use of letrozole after aromatase inhibitor-based therapy in postmenopausal breast cancer（NRG

Oncology/NSABP B-42）：a randomised, double-blind, placebo-controlled, phase 3 trial. Lancet Oncol, 2019, 20（1）：88-99.

［14］De Placido S, Gallo C, De Laurentiis M, et al. Adjuvant anastrozole versus exemestane versus letrozole, upfront or after 2 years of tamoxifen, in endocrine-sensitive breast cancer（FATA-GIM3）：a randomised, phase 3 trial. Lancet Oncol, 2018, 19（4）：474-485.

［15］Blok EJ, Kroep JR, Meershoek-Klein Kranenbarg E, et al. Optimal duration of extended adjuvant endocrine therapy for early breast cancer：results of the IDEAL trial（BOOG 2006-05）. J Natl Cancer Inst, 2018, 110（1）：134.

［16］Masakazu Toi, Shigeru Imoto, Takanori Ishida, et al. Addition of S-1 to endocrine therapy in the post-operative adjuvant treatment of hormone receptor-positive and human epidermal growth factor receptor 2-negative primary breast cancer：a multicenter, open-label, phase 3 randomized trial（POTENT trial）. Cancer Res, 2020, 80（4 Suppl）：1-4.

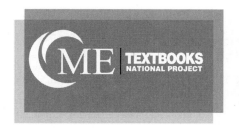

辅助放疗在局部晚期乳腺癌新辅助化疗后的地位

第3章

2019年，乳腺癌在放疗领域的进展乏善可陈，在众多临床研究中，新辅助化疗后的术后辅助放疗目前仍然存在较大争议。众所周知，新辅助化疗（neoadjuvant chemotherapy，NAC）±靶向治疗目前已成为局部晚期乳腺癌治疗的基本策略。据统计，患者行新辅助化疗后获得的病理完全缓解（pathologic complete response，pCR）可降低64%的死亡风险，其中三阴性乳腺癌可降低84%（95%CI：78%～89%），HR阴性、HER-2阳性患者如果同时给予曲妥珠单抗可降低92%（95%CI：78%～97%），而HR阳性、HER-2阴性患者可降低71%。从目前已有的资料来看，新辅助化疗的疗效除了可能与患者治疗前的肿块大小、淋巴结转移状态及肿瘤细胞亚型相关外，更与肿瘤细胞对新辅助化疗的反应有关。目前，行新辅助化疗的患者均需要接受术后辅助放疗，其适应证主要基于初治前段的临床分期而较少考虑肿瘤对新辅助化疗的反应，事实上这可能使一部分获得ypCR（y表示治疗后）的患者有过度治疗的可能，同时在接受辅助放疗时是否需要接受淋巴引流区的照射更是众说纷纭，本章讨论的主题是新辅助化疗后放疗的地位及其影响因素。

一、保乳术与根治术的影响

EBCTCG是一项纳入10项随机研究的荟萃分析，比较了新辅助化疗和辅助化疗对接受保乳术的早期乳腺癌患者治疗结果的影响。中位随访时间为9年，10项研究共有4756例患者入组。结果显示，1947例接受新辅助化疗的患者中有69%出现完全缓解（complete response，CR）或部分缓解（partial response，PR），并有更高比例的患者接受了保乳术（65% *vs.* 49%），但15年的局部复发率新辅助化疗组较辅助化疗组更高（21.4% *vs.* 15.9%，*P*=0.000 1）；2组的远处转移率、乳腺癌病死率及死亡率均无显著差异。因此认为，行新辅助化疗后肿瘤退缩并接受保乳术的患者可能较未行新辅助化疗但肿瘤大小相同的患者有更高的局部复发率。可能的原因是在这部分乳腺组织中仍然有亚临床病灶存在的风险，该作者在文章的讨论部分也指出：由于其中2项研究行新辅助化疗后获得持续CR的患者未行进一步的手术治疗也可能是导致保乳术组局部复发率上升的原因，但总体上对于这部分患者需要制定更详细的治疗策略以降低局部复发率，主要措施包括肿块位置的精确定位、详细的术后病理评估及适当的放疗。在另一项研究中，Mamounas等对在NSABP B-18研究和NSABP B-27研究中接受新辅助化疗的患者的资料进行分析统计，共有3088例患者入组，其中接受保乳术的患者术后行全乳辅助放疗，接受根治术的患者不接受术后辅助放疗。随访10年，共有335例发生局部复发，其中行保乳术患者的10年累计局部复发率为10.3%（8.1%局部；2.2%局部区域），行根治术的患者为12.3%（8.9%局部；3.4%局部区域），且与局部复发和肿瘤对新辅助化疗的反应率有关，其 $ypN_{2\sim3}$、ypN_1、ypN_0（伴原发性肿瘤残留）及 ypN_0（原发肿瘤同时 ypCR）的 10 年局部复发率分别为 $11\%\sim27\%$、$6\%\sim21\%$、$9\%\sim12\%$ 和 $0\sim9\%$。行保乳术的患者的独立预后因素包括年龄、新辅助化疗前的淋巴结状态和术后的淋巴结状态/肿瘤退缩状况；行根治术的患者的独立预后因素包括新辅助化疗前的肿瘤大小、淋巴结状态、术后的淋巴结状态/肿瘤退缩状况，并可根据上述因素将患者划分为低复发风险、中复发风险、高复发风险 3 组。如该研究所述，其局限性包括新辅助治疗前的病理诊断主要为细针穿刺，但这样无法获得研究群体临床亚型的详细信息，且当时未将 HER-2 指标作为常规检测，导致分组可能存在偏差，再加上患者随机入组保乳术需要接受术后放疗而入组根治术无须接受术后放疗，由于不能充分平衡 2 组可能存在的不良预后因素，可能造成疗效的统计偏差。尽管如此，临床医师仍可以得出的另一个结论是新辅助化疗后行保乳术的患者给予术后辅助放疗可以降低局部复发率，且这一效应在病理获得完全缓解的患者中同样有效。

二、根治术后是否需要放疗

Krug 等对 GeparTrio 研究、GeparQuattro 研究和 GeparQuinto 研究中接受新辅助化疗后行根治术的患者进行了汇总回顾分析，共有 817 例接受根治术，其中 676 例（82.7%）接受术后辅助放疗。结果显示，接受术后辅助放疗患者的 5 年累计局部复发率为 11.3%（$95\%CI$：$8.7\%\sim14.3\%$），而同期未接受辅助放疗患者的局部复发率为 15.2%（$95\%CI$：$9.0\%\sim22.8\%$）。多因素分析显示，术后辅助放疗可降低包括 ypN_0 在内的复发风险，但对 DFS 无差别；需要指出的是，在 ypN_0 这部分患者中，有较高比例的 $cT_{3/4}$ 和 cN_+，两者分别占 45.6% 和 61.3%，说明治疗前病期较晚的患者即便新辅助化疗后获得 ypN_0，仍需要接受术后辅助放疗。

三、新辅助化疗后区域淋巴结照射的地位

对于临床分期为 $cT_{1\sim3}cN_1M_0$ 的乳腺癌患者，行新辅助化疗后随机分为 4 组（保乳术 *vs.* 根治术和 ypN_0 *vs.* ypN_+），采用 Kaplan-Meier 法计算 OS，采用时序检验、多因素回归分析及倾向性得分匹配（propensity score matching，PMS）计算放疗效用。据统计，2003—2011 年在美国国家癌症数据库（National Cancer Database，NCDB）中共有 15 315 例患者符合 cN_+ 且接受了新辅助化疗的条件，其中 3040 例为根治术后 ypN_0，7243 例为根治术后 ypN_+，2070 例为保乳术后 ypN_0，2962 例为保乳术后 ypN_+。单因素分析显示，术后辅助放疗对根治术后 ypN_0（$P=0.019$）和 ypN_+（$P<0.001$）患者的 OS 改善有关。在进行调整年龄、相伴疾病评分、临床 T 分期、乳腺内 pCR、腋窝淋巴结清扫、ER 状态及内分泌治疗等方面的多因素分析后，术后辅助放疗仍在根治术后 ypN_0（$HR=0.729$，CI：$0.566\sim0.939$，$P=0.015$）和 ypN_+（$HR=0.772$，CI：$0.689\sim0.866$，$P<0.001$）的患者中作为与 OS 相关的独立预后因素。PMS 表现出相同的意义模式。亚组分析表明，术后辅助放疗对各组淋巴结状态均有 OS 的改善（ypN_0、ypN_1 及 $ypN_{2\sim3}$）（总 $P<0.05$）。至于是否需要同时对区域淋巴引流区进行照射，该研究发现，给予保乳术后 ypN_0 或 ypN_+ 的患者增加区域淋巴结照射后 OS 无显著差异。而美国 NCDB 的另一项研究将 cN_1 患者行新辅助化疗后分为 ypN_0 组（$n=12\,341$）和 ypN_1 组（$n=13\,668$），其中 43.9%（$n=5423$）的 ypN_0 患者和 55.3%（$n=7556$）的 ypN_1 患者接受了区域淋巴结照射。经调整协变量后结果显示，ypN_0 患者（与疾病稳定组相比）在根治术组和保乳术组中免行区域淋巴结照射的可能性分别约为 20% 和 30%（2 组 $P<0.01$），根治术后获得 ypN_0 的患者行区域淋巴结照射（与无区域淋巴结照射相比）并不能使生存明显获益，但在 ypN_1

组接近显著获益（$HR=0.83$，$95\%CI$：$0.69\sim0.99$，$P=0.04$，全组 $P=0.11$）。保乳术后行区域淋巴结照射对 ypN_0（HR 0.38，95% CI 0.22~0.66）和 ypN_1（$HR=0.44$，$95\%CI$：$0.30\sim0.66$）的患者均可改善调整后的 OS（2 组 $P<0.001$），但这一改善并未在仅照射乳腺组得到体现，提示新辅助化疗联合根治术后获得 ypN_0 的患者可能不需要行进一步的区域淋巴结照射，但保乳术后无论淋巴结状态如何，应考虑增加区域淋巴结照射。而日本的一项回顾性研究得到了更出乎意料的结果，其针对临床分期为 $cT_{1\sim4}cN_{0\sim2}M_0$ 且经新辅助化疗后接受术后辅助放疗的乳腺癌患者进行分析，通过多因素分析研究 ypN 患者行术后辅助放疗与局部复发、无远处转移生存和 OS 的关系。2004—2009 年，全日本登记的乳腺癌患者共有 145 530 例，其中符合分析条件的有 3226 例。对于 ypN_1 患者，术后是否放疗与局部复发、无远处转移生存和 OS 无关（$P=0.72$，$P=0.29$ 和 $P=0.36$）；对于 $ypN_{2\sim3}$ 患者，术后辅助放疗可改善无局部复发生存、无远处转移生存和 OS（$P<0.001$，$P=0.01$，$P<0.001$）。多因素分析显示，术后辅助放疗仅对 $ypN_{2\sim3}$ 患者的局部复发（$HR=0.61$，$95\%CI$：$0.45\sim0.82$，$P=0.001$）和 OS（$HR=0.69$，$95\%CI$：$0.53\sim0.89$，$P=0.004$）有改善。术后辅助放疗不能明显改善 ypN_0（$P=0.22$）和 ypN_1（$P=0.51$）患者的 OS。

由于上述研究大部分为回顾性研究，且大部分来自先前临床研究的集合分析或大数据分析，故总体上仍具有较强的可信性。根据上述研究的结果并结合上海交通大学医学院附属仁济医院的临床实践，得出的治疗策略是：①新辅助化疗后未获得 ypCR 的患者需行术后辅助放疗，如果腋窝淋巴结有残留则需同时行区域淋巴结照射。②患者接受保乳术的建议行术后放疗+区域淋巴引流区放疗。③根治术后为 $ypN_{2\sim3}$ 的患者行术后辅助放疗+区域淋巴结照射可改善其生存，ypN_1 患者目前仍主张行术后辅助放疗+区域淋巴结照射，而根治术后为 ypN_0 的患者是否在术后辅助放疗的基础上同时需给予区域淋巴结照射还存在一定争议，焦点是究竟哪些患者可以免行区域淋巴结照射。为此，一项大型随机临床研究（NSABP B-51/RTOG 1304 研究）希望解决这一问题。该研究将临床分期为 $T_{1\sim3}N_1M_0$ 且行新辅助化疗后获得 ypN_0 的乳腺癌患者随机分为 4 组，保乳术后的患者分为全乳放疗±区域淋巴结照射 2 组，根治术后的患者分为胸壁±区域淋巴结照射 2 组。计划入组 1636 例，研究终点为浸润性局部（区域）或远处转移及乳腺癌相关病死率，期待该研究的结果。

（上海交通大学医学院附属仁济医院　叶　明）

参考文献

［1］Cortazar P, Zhang L, Untch M, et al. Pathological complete response and long-term clinical benefit in breast cancer：the CTNeoBC pooled analysis. Lancet, 2014, 384（9938）：164−172.

［2］Early Breast Cancer Trialists' Collaborative Group（EBCTCG）. Long-term outcomes for neoadjuvant versus adjuvant chemotherapy in early breast cancer：meta-analysis of individual patient data from ten randomised trials. Lancet Oncol, 2018, 19：27−39.

［3］Mamounas EP, Stewart J Anderson, James J Dignam. Predictors of locoregional recurrence after neoadjuvant chemotherapy：results from combined analysis of national surgical adjuvant breast and bowel project B-18 and B-27. JCO, 2012, 30：3960−3966.

［4］Krug D, Lederer B, Seither F, et al. Post-mastectomy radiotherapy after neoadjuvant chemotherapy in breast cancer：a pooled retrospective analysis of three prospective randomized trials. Annals of Surgical Oncology, 2019, 26（12）：3892−3901.

［5］Rusthoven CG, Rabinovitch RA, Jones BL, et al. The impact of postmastectomy and regional nodal radiation after neoadjuvant chemotherapy for clinically lymph node positive breast cancer：a National Cancer Database（NCDB）analysis. Ann

Oncol, 2016, 27 (5): 818-827.

[6] Fayanju OM, Ren Y, Suneja G, et al. Nodal response to neoadjuvant chemotherapy predicts receipt of radiation therapy after breast cancer diagnosis. IJROBP, 2020, 106: 377-389.

[7] Miyashita M, Niikura N, Kumamaru H, et al. Role of postmastectomy radiotherapy after neoadjuvant chemotherapy in breast cancer patients: a study from the Japanese Breast Cancer Registry. Ann Surg Oncol, 2019, 26: 2475-2485.

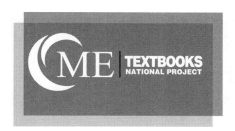

第二篇

乳腺癌靶向免疫治疗研究进展

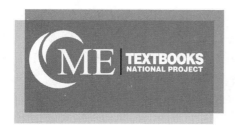

人表皮生长因子受体-2 阳性转移性乳腺癌治疗进展

第4章

HER-2 阳性乳腺癌约占所有乳腺癌的 20%，具有侵袭性强、易复发转移等特点。曲妥珠单抗作为首个靶向 HER-2 的药物，显著改善 HER-2 阳性乳腺癌患者的预后。曲妥珠单抗+帕妥珠单抗+多西他赛方案能够明显改善 HER-2 阳性转移性乳腺癌的无进展生存（progress free survival，PFS）和 OS。吡咯替尼联合卡培他滨较拉帕替尼联合卡培他滨也明显延长了 PFS。尽管如此，HER-2 阳性转移性乳腺癌仍然面临着治疗耐药等临床问题，本章将全面阐述 HER-2 阳性转移性乳腺癌的治疗进展。

一、人表皮生长因子受体-2 阳性乳腺癌抗人表皮生长因子受体-2 治疗线数的界定

对于既往未接受过曲妥珠单抗辅助治疗的 HER-2 阳性复发转移性乳腺癌，曲妥珠单抗（为基础）联合化疗是这部分患者晚期一线治疗的标准方案；对于辅助阶段曲妥珠单抗治疗进展后的患者，需要根据疾病复发的时间和治疗情况考虑后续决策。如果患者在完成以曲妥珠单抗为基础的辅助治疗 12 个月内复发或在曲妥珠单抗辅助治疗期间复发，临床医师应给予晚期二线抗 HER-2 治疗；如果患者 12 个月后复发，临床医师应给予晚期一线抗 HER-2 治疗。

二、一线抗人表皮生长因子受体-2 治疗进展

H0648g 研究探索了曲妥珠单抗联合紫杉醇作为晚期患者的一线治疗方案，联合用药显著延长了患者的 OS，达 29 个月。M77001 研究证实了在紫杉类药物的基础上联合曲妥珠单抗治疗能够显著提高 PFS 和 OS。以上 2 个研究奠定了曲妥珠单抗联合化疗在晚期 HER-2 阳性乳腺癌中的一线治疗地位。

帕妥珠单抗是一种人源化抗 HER-2 单克隆抗体，可抑制 HER-2 与 HER 家族其他成员形成异源二聚体，抑制细胞内信号通路的活化，进而发挥抗 HER-2 的生物学效应。由于帕妥珠单抗和曲妥珠单抗作用的抗原表位不尽相同，故帕妥珠单抗联合曲妥珠单抗的抗 HER-2 双靶向治疗在理论上具有一定可行性。在临床实践中，CLEOPATRA 研究的结果显示，对于曲妥珠单抗辅助治疗后进展的 HER-2 阳性乳腺癌患者，与接受曲妥珠单抗+多西他赛+安慰剂治疗的患者相比，接受曲妥珠单抗+多西他赛+帕妥珠单抗治疗的患者的中位 PFS 延长 6.1 个月（18.5 个月 *vs.* 12.4 个月，*HR*=0.62，95%*CI*：0.51~0.75，*P*<0.001），中位 OS 延长 15.7 个月（56.5 个月 *vs.* 40.8 个月，

$HR=0.68$，95%CI：$0.56\sim0.84$，$P=0.000\ 21$）。2019 年，ASCO 大会报道了该研究的最终结果，与之前的结果一致，对照组和治疗组的中位 OS 分别可达 40.8 个月和 57.1 个月。PUFFIN 研究的初步分析结果显示，PFS 从对照组的 12.4 个月提升到曲妥珠单抗加帕妥珠单抗双靶向组的 14.5 个月（$HR=0.69$），患者进展的风险降低 31%，证明多西他赛联合曲妥珠单抗和帕妥珠单抗应用于中国 HER-2 阳性晚期乳腺癌的一线治疗，其疗效和国际 CLEOPATRA 研究是一致的。目前，在曲妥珠单抗辅助治疗后进展的 HER-2 阳性乳腺癌中，美国 NCCN 指南推荐的一线治疗方案为帕妥珠单抗、曲妥珠单抗联合紫杉类药物。

三、二线抗人表皮生长因子受体-2 治疗进展

Hermine 研究显示，对于辅助治疗阶段使用曲妥珠单抗治疗后进展的 HER-2 阳性晚期乳腺癌患者，继续行曲妥珠单抗治疗可将中位疾病进展时间（time to progression，TTP）延长 3.1 个月（10.2 个月 $vs.$ 7.1 个月，$P<0.05$），证明继续行曲妥珠单抗治疗仍有一定临床价值。

EGF100151 研究探讨拉帕替尼联合卡培他滨对比卡培他滨单药在既往接受过曲妥珠单抗治疗的患者中的疗效。结果发现，在 OS 方面，2 组分别可达 75.0 周和 64.7 周（$HR=0.81$，95%CI：$0.65\sim1.00$，$P=0.051$）。该研究观察到拉帕替尼联合卡培他滨作为二线治疗在既往接受过曲妥珠单抗治疗的患者中的临床价值。

曲妥珠单抗-美坦新偶联物（adotrastuzumab emtansine，T-DM1）是一种抗体-药物偶联物（antibody-drug conjugate，ADC），由曲妥珠单抗和细胞毒药物美坦新衍生物 DM1 偶联而成。EMILIA 研究的纳入人群为曲妥珠单抗治疗后进展的 HER-2 阳性晚期乳腺癌患者，二线解救治疗方案为卡培他滨联合拉帕替尼对比 T-DM1 单药。结果显示，T-DM1 单药治疗组患者的中位 PFS 为 9.6 个月，卡培他滨联合拉帕替尼治疗组为 6.4 个月，并且 2 组的中位 PFS 有统计学差异（$HR=0.65$，95% CI：$0.549\sim0.771$，$P<0.01$）；T-DM1 单药治疗组的中位 OS 为 30.9 个月，明显长于卡培他滨联合拉帕替尼治疗组的 25.1 个月，并且 2 组的中位 OS 有统计学差异（$HR=0.682$，95%CI：$0.548\sim0.849$，$P=0.000\ 6$）。该研究肯定了曲妥珠单抗治疗晚期乳腺癌进展后二线 T-DM1 治疗的临床疗效。美国 NCCN 指南推荐一线曲妥珠单抗治疗晚期乳腺癌进展后，二线治疗首选 T-DM1 单药。吡咯替尼是靶向针对 HER-1、HER-2、HER-4 的酪氨酸激酶抑制药。一项 Ⅰ 期研究显示，吡咯替尼在未经抗 HER-2 治疗的转移性乳腺癌患者中的客观有效率为 50%，中位 PFS 为 35.4 周，且耐受性良好，主要不良反应为腹泻。一项 Ⅱ 期研究探讨了吡咯替尼联合卡培他滨对比拉帕替尼联合卡培他滨在既往接受或未接受过曲妥珠单抗治疗的患者中的疗效。结果显示，吡咯替尼联合卡培他滨组的中位 PFS 为 18.1 个月，而拉帕替尼联合卡培他滨组的中位 PFS 为 7 个月。2019 年，ASCO 大会公布了一项 Ⅲ 期研究的数据，对比吡咯替尼联合卡培他滨和安慰剂联合卡培他滨在既往使用过曲妥珠单抗的 HER-2 阳性转移性乳腺癌患者中的疗效，主要研究终点为中位 PFS，2 组分别为 11.1 个月和 4.1 个月（$HR=0.18$，95% CI：$0.13\sim0.26$，$P<0.001$）。吡咯替尼联合卡培他滨对比拉帕替尼联合卡培他滨的 Ⅲ B 临床研究的结果也将在近期公布。

四、后线抗人表皮生长因子受体-2 治疗

TH3RESA 研究探索了 T-DM1 与医师选择的治疗方案在既往多线治疗后的 HER-2 阳性转移性乳腺癌患者中的疗效。结果显示，2 组的 PFS 分别为 6.2 个月和 3.3 个月，有统计学差异。EGF104900 研究纳入了既往曲妥珠单抗治疗后进展的 HER-2 阳性乳腺癌患者，对比拉帕替尼联合

曲妥珠单抗治疗与拉帕替尼单药治疗的临床疗效。在该研究中，2 组患者曲妥珠单抗治疗的中位线数均为三线。结果表明，拉帕替尼联合曲妥珠单抗治疗组的 PFS 明显长于拉帕替尼单药治疗组，差异有统计学意义（$HR = 0.73$，$95\%CI$：$0.57 \sim 0.93$，$P = 0.008$）；拉帕替尼联合曲妥珠单抗治疗组的临床获益率（clinical benefit rate，CBR）为 27.4%，高于拉帕替尼单药治疗组的 12.4%，差异有统计学意义（$P = 0.01$）。马吉妥昔单抗（margetuximab）是一种 Fc 段结构优化的新型靶向 HER-2 单克隆抗体药物，可增强与 CD16A 的亲和力，而 CD16A 是抗肿瘤细胞 ADCC 的重要的 Fc 受体，故马吉妥昔单抗能够刺激先天性和适应性免疫应答。2019 年，ASCO 大会报道了在既往接受过曲妥珠单抗、帕妥珠单抗、化疗和 T-DM1 治疗后出现复发的 HER-2 阳性晚期乳腺癌患者的二线至四线治疗中，与曲妥珠单抗+化疗相比，马吉妥昔单抗+化疗显著改善了 PFS，2 组的 PFS 分别为 5.8 个月和 4.9 个月（$HR = 0.76$，$95\%CI$：$0.59 \sim 0.98$，$P = 0.033$），疾病进展风险降低了 24%。trastuzumab deruxtecan（T-DXd）是一种抗体-药物偶联物。DESTINY-Breast 01 研究是一项 Ⅱ 期研究，旨在评估 trastuzumab deruxtecan 在经 T-DM1 治疗后经病理确认的 HER-2 阳性转移性乳腺癌成人患者中的疗效和安全性。该研究入组既往接受过 T-DM1 治疗的不能手术的患者或转移性乳腺癌患者（其中包括经治疗后稳定的脑转移患者）。主要研究终点为独立中心评估的客观缓解率（objective response rate，ORR），次要研究终点包括研究者评估的 ORR、PFS 等。结果显示，184 例接受 5.4 mg/kg 剂量患者的 ORR 为 60.9%（$95\%CI$：$53.4 \sim 68.0$）。正是基于良好的治疗效果，美国 FDA 加速批准 trastuzumab deruxtecan 用于经过二线或更多线数抗 HER-2 治疗后进展的不能手术的患者或转移性 HER-2 阳性乳腺癌患者。

五、曲妥珠单抗耐药与逆转耐药

在 HER-2 阳性晚期乳腺癌的临床治疗中，曲妥珠单抗的疗效显著，提高了患者的生存期，但曲妥珠单抗仍会产生耐药而最终导致疾病进展（progressive disease，PD）。原发性耐药主要涉及 HER-2 蛋白胞外结构域异常，包括热休克蛋白 90（heat shock protein 90，HSP90）、黏蛋白 4 导致的 HER-2 蛋白胞外结构域的封闭。继发性耐药的机制要包括其下游磷脂酰肌醇 3-激酶（phosphatidylinositol-3-kinase，PI3K）/蛋白激酶 B（protein kinase B，PKB；又称 AKT）/雷帕霉素靶蛋白（mammalian target of rapamycin，mTOR）、胰岛素样生长因子 1 受体（insulin like growth factor 1 receptor，IGF1R）等信号通路的异常激活。基于目前对曲妥珠单抗耐药的研究，其逆转策略主要为应用以下药物：①单克隆抗体与小分子酪氨酸激酶抑制药，如 T-DM1、帕妥珠单抗、拉帕替尼和来那替尼。②CDK4/6 抑制药，2019 年欧洲肿瘤内科学会（European Society for Medical Oncology，ESMO）大会报道了 MonarcHER 研究（一项 Ⅱ 期临床研究），对比 CDK4/6 抑制药阿贝西利（abemaciclib）+曲妥珠单抗±氟维司群和曲妥珠单抗+标准化疗三线治疗 HR 阳性、HER-2 阳性晚期乳腺癌的疗效，主要研究终点为 PFS。结果显示，阿贝西利+曲妥珠单抗+氟维司群和曲妥珠单抗+标准化疗的 PFS 分别为 8.32 个月和 5.69 个月，差异无统计学意义；阿贝西利+曲妥珠单抗+氟维司群的有效率明显高于阿贝西利+曲妥珠单抗和曲妥珠单抗+标准化疗的有效率。提示，阿贝西利+曲妥珠单抗+氟维司群在 HR 阳性、HER-2 阳性晚期乳腺癌的治疗中打破了化疗常规，期待 Ⅲ 期研究进一步探索。③PI3K 抑制药，如 buparlisib。④AKT 抑制药，如 MK2206。⑤mTOR 抑制药，如依维莫司。BOLERO-3 研究显示，对于既往接受曲妥珠单抗治疗后进展且存在曲妥珠单抗原发性耐药的 HER-2 阳性乳腺癌患者，在曲妥珠单抗联合长春瑞滨的基础上加用依维莫司可延长患者的中位 PFS（7.00 个月 vs. 5.78 个月，$HR = 0.78$，$95\%CI$：$0.65 \sim 0.95$，$P = 0.0067$），说明 mTOR 抑制药可使曲妥珠单抗原发性耐药的患者临床获益。

随着对 HER-2 机制深入的研究，以及以抗 HER-2 药物单克隆抗体 Fc 结构改良、ADC 药物及抗 HER-2 治疗联合其他靶向药物为代表的治疗进步，使得 HER-2 阳性转移性乳腺癌的治疗效果大大改善，相信会有越来越多的患者能获得长期生存的机会。

（湖南省肿瘤医院　田　璨　欧阳取长）

参考文献

[1] Balduzzi S, Mantarro S, Guarneri V, et al. Trastuzumab-containing regimens for metastatic breast cancer. Cochrane Database Syst Rev, 2014, 6：CD006242.

[2] Fei Ma, Quchang Ouyang, Wei Li, et al. Pyrotinib or lapatinib combined with capecitabine in HER2-positive metastatic breast cancer with prior taxanes, anthracyclines, and/or trastuzumab：a randomized, phase Ⅱ study. J Clin Oncol, 2019, 37 (29)：2610-2619.

[3] 中国临床肿瘤学会指南工作委员会. 中国临床肿瘤学会（CSCO）乳腺癌诊疗指南（2019.V1）. 北京：人民卫生出版社, 2019.

[4] Slamon DJ, Leyland B, Shak S, et al. Use of chemotherapyplus a monoclonal antibody against HER2 for metastatic-breast cancer that overexpresses HER2. N Engl J Med, 2001, 344 (11)：783-792.

[5] Marty M, Cognetti F, Maraninchi D, et al. Randomized phase Ⅱ trial of the efficacy and safety of trastuzumab combined with docetaxel in patients with human epidermal growth factor receptor 2-positive metastatic breast cancer administered as first-line treatment：the M77001 study group. J Clin Oncol, 2005, 23 (19)：4265-4274.

[6] Swain SM, Baselga J, Kim SB, et al. Pertuzumab, trastu-zumab, and docetaxel in HER2-positive metastatic breast cancer. N Engl J Med, 2015, 372 (8)：724-734.

[7] Extra JM, Antoine EC, Vincent-Salomon A, et al. Efficacy of trastuzumab in routine clinical practice and after progres-sion for metastatic breast cancer patients：the observational Hermine study. Oncologist, 2010, 15 (8)：799-809.

[8] Bartsch R, De Vries C, Pluschnig U, et al. Predicting for activity of second-line trastuzumab-based therapy in HER2-positive advanced breast cancer. BMC Cancer, 2009, 9：367.

[9] Hammerman A, Greenberg Dotan S, Feldhamer I, et al. Second-line treatment of HER2-positive metastatic breast cancer：trastuzumab beyond progression or lapatinib? A population based cohort study. PLoS One, 2015, 10 (9)：e0138229.

[10] von Minckwitz G, du Bois A, Schmidt M, et al. Trastuzumab beyond progression in human epidermal growth factor receptor 2-positive advanced breast cancer：a German breast group 26/breast international group 03 - 05 study. J Clin Oncol, 2009, 27 (12)：1999-2006.

[11] Jackisch C, Welslau M, Schoenegg W, et al. Impact of trastuzumab treatment beyond disease progression for advanced/metastatic breast cancer on survival-results from a prospective, observational study in Germany. Breast, 2014, 23 (5)：603-608.

[12] Diéras V, Miles D, Verma S, et al. Trastuzumab emtansine versus capecitabine plus lapatinib in patients with previously treated HER2-positive advanced breast cancer (EMILIA)：a descriptive analysis of final overall survival results from a randomised, open-label, phase 3 trial. Lancet Oncol, 2017, 18 (6)：732-742.

[13] Modi S, Saura C, Yamashita T, et al. DESTINYBreast01 Investigators. Trastuzumab deruxtecan in previously treated HER2-positive breast cancer. N Engl J Med, 2020, 382 (7)：610-621.

[14] André F, O'Regan R, Ozguroglu M, et al. Everolimus for women with trastuzumab-resistant, HER2-positive, advanced breast cancer (BOLERO-3)：a randomised, double-blind, placebo-controlled phase 3 trial. Lancet Oncol, 2014, 15 (6)：580-591.

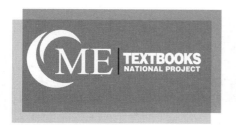

人表皮生长因子受体-2 阳性乳腺癌双靶向治疗进展

第 5 章

在 HER-2 靶向治疗时代到来之前，与其他分子分型相比，HER-2 阳性乳腺癌复发风险高、预后不良。曲妥珠单抗的出现使 HER-2 阳性乳腺癌患者开始了分类治疗的时代，并改写了 HER-2 阳性早期乳腺癌的预后，大幅降低了复发率。4 项经典辅助治疗研究（HERA 研究、NSABP B-31 研究、NCCTC N9831 研究、BCIRG 006 研究）的结果证实，曲妥珠单抗使约 75% 的患者获得 10 年 DFS，但仍有约 25% 的 HER-2 阳性乳腺癌患者出现复发。帕妥珠单抗于 2018 年底在中国成功上市，2020 年 1 月正式进入医保，和曲妥珠单抗联合用于 HER-2 阳性早期乳腺癌，由此开启了 HER-2 阳性乳腺癌双靶向治疗（曲妥珠单抗+帕妥珠单抗）时代，为 HER-2 阳性乳腺癌患者带来了更多的治愈希望。本章介绍 HER-2 阳性乳腺癌辅助治疗、新辅助治疗及晚期治疗中的双靶向治疗进展。

一、辅助治疗

在帕妥珠单抗出现之前，曲妥珠单抗 1 年治疗是临床 HER-2 阳性乳腺癌患者的标准辅助治疗方法。ALTTO 研究将拉帕替尼联合/序贯曲妥珠单抗与曲妥珠单抗单药进行对比。但遗憾的是，拉帕替尼+曲妥珠单抗双靶向治疗与曲妥珠单抗单药相比，并未显著增加 DFS 获益。

APHINITY 研究是一项评估在曲妥珠单抗+化疗的基础上加入帕妥珠单抗辅助治疗是否获益的 Ⅲ 期临床研究，共入组 4805 例 HER-2 阳性早期乳腺癌患者。2019 年，圣安东尼奥乳腺癌大会（San Antonio Breast Cancer Symposium，SABCS）公布了该研究中位 74.1 个月的数据。结果显示，整体意向性治疗（intention to treatment，ITT）人群持续显著获益，可降低 24% 的复发风险（$HR = 0.76$，$95\%CI$：$0.64 \sim 0.91$），绝对获益从 3 年随访的 0.9% 增加到 2.8%。亚组分析显示，淋巴结阳性高复发风险患者的获益更显著，其 iDFS 率为 87.9%，绝对获益达到 4.5%（$HR = 0.72$，$95\%CI$：$0.59 \sim 0.87$），提示帕妥珠单抗能持续降低淋巴结阳性患者的复发风险，并且，无论 HR 状态如何，曲妥珠单抗+帕妥珠单抗双靶向治疗联合化疗均能给患者带来显著的生存获益。APHINITY 研究的 6 年结果再次证实，曲妥珠单抗+帕妥珠单抗双靶向辅助治疗较单靶向治疗更能为 HER-2 阳性早期乳腺癌患者带来长期的生存获益，并降低疾病的复发风险。

基于 APHINITY 研究的 6 年数据（曲妥珠单抗+帕妥珠单抗双靶向治疗在整体人群和淋巴结阳性高复发风险亚组中的获益），《中国临床肿瘤学会（CSCO）乳腺癌诊疗指南》推荐有高复发风险复发风险的 HER-2 阳性乳腺癌患者可考虑行曲妥珠单抗+帕妥珠单抗双靶向治疗；2019 年《St. Gallen 国际乳腺癌专家共识》（简称 St. Gallen 共识）推荐 Ⅱ ~ Ⅲ 期 HER-2 阳性乳腺癌患者优选曲妥珠单抗+帕妥珠单抗双靶向辅助治疗方案。

二、新辅助治疗

多项研究显示，曲妥珠单抗+帕妥珠单抗双靶向治疗在新辅助化疗中可以显著提高 pCR 率，且不同研究的获益趋势一致。NeoSphere 研究（Ⅱ期）证实，在多西他赛和曲妥珠单抗的基础上增加 4 个疗程的帕妥珠单抗新辅助治疗，能显著增加患者的 pCR 率（45.8% vs. 29.0%，$P=0.014\,1$），且曲妥珠单抗+帕妥珠单抗双靶向方案未增加不良反应的发生率。在 NeoSphere 研究的基础上，PEONY 研究在术后辅助治疗阶段继续行双靶向治疗满 1 年，发现曲妥珠单抗+帕妥珠单抗+多西他赛组较曲妥珠单抗+多西他赛组，pCR 率增加了近 1 倍，达到 39.3%（$P=0.001\,4$），而增加治疗至 6 个疗程及以上，可获得超过 60% 的 pCR 率。TRYPHAENA 研究显示，6 个疗程的曲妥珠单抗+帕妥珠单抗联合多西他赛+卡铂新辅助治疗，pCR 率高达 66.2%。BERENICE 研究显示，曲妥珠单抗+帕妥珠单抗双靶向治疗与蒽环类药物联用并未明显增加心脏毒性，同时 2 组 8 个疗程的化疗联合双靶向治疗使 pCR 率达 60% 以上（剂量密集型多柔比星+环磷酰胺序贯双靶向治疗与紫杉醇的 pCR 率为 61.8%，氟尿嘧啶+表柔比星+环磷酰胺序贯双靶向治疗与多西他赛的 pCR 率为 60.7%）。在 TRAIN-2 研究（Ⅲ期）中，Ⅱ～Ⅲ期 HER-2 阳性乳腺癌患者采用曲妥珠单抗+帕妥珠单抗双靶向治疗联合无蒽环类药物的化疗，其 pCR 率达到 68%，蒽环类对照组的 pCR 率为 67%。

在以上多项研究中，曲妥珠单抗+帕妥珠单抗双靶向治疗适配临床常用的新辅助化疗方案，疗效一致且安全性高。因此，2019 年 St. Gallen 共识推荐临床 Ⅱ～Ⅲ期的 HER-2 阳性乳腺癌患者优选曲妥珠单抗+帕妥珠单抗进行新辅助治疗。2020 年美国 NCCN 指南指出，有高复发风险因素（肿瘤直径≥2 cm 或淋巴结阳性）的 HER-2 阳性早期乳腺癌患者的新辅助治疗优先考虑曲妥珠单抗+帕妥珠单抗双靶向方案。

尽管 pCR 率的提高可以改善长期生存结局，但获得 pCR 的患者仍有 10%～20% 在 5 年内复发。2019 年，ASCO 公布了 KRISTINE 研究的 3 年随访数据。在这项研究中，有一组患者采用曲妥珠单抗+帕妥珠单抗+多西他赛+卡铂新辅助治疗 6 个疗程，术后继续行曲妥珠单抗+帕妥珠单抗双靶向新辅助治疗 12 个疗程的方案。结果显示，对于新辅助治疗达 pCR 后持续行双靶向辅助治疗，3 年的 iDFS 率高达 97.5%。KRISTINE 研究的结果提示，曲妥珠单抗+帕妥珠单抗双靶向新辅助治疗获得 pCR 的患者术后应继行曲妥珠单抗+帕妥珠单抗双靶向辅助方案治疗 1 年。

由于达 pCR 患者的预后优于未达 pCR 的患者，故近年来多项研究不断尝试新辅助阶段的强化方案，以追求更高的 pCR。但抗 HER-2 新辅助治疗后，仍有 30%～60% 的患者被评估为有残余病灶，对于这部分患者，辅助全身化疗的优化策略始终处于空白。KATHERINE 研究显示，对于抗 HER-2 治疗后有残余病灶的患者，T-DM1 可降低其 50% 的复发风险，由此奠定了 T-DM1 作为目前抗 HER-2 新辅助治疗后仍有残余病灶的乳腺癌患者强化辅助治疗唯一推荐治疗方案的基础。

三、晚期治疗

HER-2 阳性晚期乳腺癌预后差、生存期短。在曲妥珠单抗开启精准治疗时代前，以多柔比星单药、紫杉醇单药、多西他赛单药为代表的化疗时代，疗效不容乐观。在前靶向时代，HER-2 阳性晚期乳腺癌的中位 OS 不超过 30 个月，而 5 年 OS 率虽然较未治疗的患者（13.2%）有所提升，但整体仍不超过 30%。曲妥珠单抗联合紫杉醇于 1998 年被美国 FDA 批准用于 HER-2 阳性乳腺癌的晚期一线治疗，极大地提高了患者的生存获益。H0648g 研究和 M77001 研究显示，曲妥珠单抗联合化疗能为晚期乳腺癌患者带来 8~9 个月的 OS 获益。虽然曲妥珠单抗给 HER-2 阳性乳腺癌患者带来了巨大的希望和更多的选择，但曲妥珠单抗联合化疗治疗后约 50% 的转移性乳腺癌患者在 1 年左右发生进展。为了寻找新的治疗方案，MA31 研究和 EGF100151 研究分别尝试了拉帕替尼能否联合紫杉类药物替代曲妥珠单抗及拉帕替尼联合卡培他滨的治疗，但结果显示，拉帕替尼并未改变曲妥珠单抗联合化疗的一线治疗地位。

自 2012 年美国 FDA 批准帕妥珠单抗+曲妥珠单抗+多西他赛用于转移性乳腺癌以来，以曲妥珠单抗+帕妥珠单抗为基础的治疗探索进展颇丰，使患者有更大的可能走向治愈。2019 年，ASCO 大会报道了 CLEOPATRA 研究中位随访 99 个月的结果，发现在一线曲妥珠单抗联合多西他赛标准方案的基础上加入帕妥珠单抗，能够使局部晚期或转移性乳腺癌患者的 OS 显著延长 16.3 个月（达 57.1 个月），8 年 OS 率达 37%。我国设计的 PUFFIN 研究同步在 2019 年的 ASCO 大会上发布，目的是评估其疗效与 CLEOPATRA 研究的一致性。结果显示，帕妥珠单抗+曲妥珠单抗+化疗组的中位 PFS 为 14.5 个月，曲妥珠单抗+化疗组的中位 PFS 为 12.4 个月（$HR = 0.69$，$95\% CI$：$0.49 \sim 0.99$），说明曲妥珠单抗+帕妥珠单抗双靶向治疗联合化疗在中国晚期乳腺癌患者中同样具有良好获益，进一步奠定了双靶向联合治疗在 HER-2 阳性晚期乳腺癌中的地位。一项真实世界研究与 CLEOPATRA 研究相比，真实世界研究中患者的获益优于 CLEOPATRA 研究（中位 PFS 27.8 个月 vs. 18.7 个月），且腹泻、中性粒细胞减少、恶心、皮疹等不良反应的发生率更低。由于巨大的生存获益，曲妥珠单抗+帕妥珠单抗+紫杉类药物是目前美国 NCCN 指南推荐的晚期一线抗 HER-2 治疗的首选方案。

2019 年，ASCO 大会上公布了吡咯替尼二线治疗 HER-2 阳性乳腺癌的Ⅲ期数据。其结果显示，吡咯替尼+卡培他滨较安慰剂+卡培他滨，显著延长 PFS（11.4 个月 vs. 4.1 个月）并显著提高 ORR（68.6% vs. 16.0%）。随着吡咯替尼、奈拉替尼等更多酪氨酸激酶抑制药（tyrosine kinase inhibitor，TKI）的出现，使经曲妥珠单抗治疗的患者未来有更多的机会选择 TKI 单药、联合化疗等疗法。目前，依据晚期乳腺癌的治疗状况，谈晚期整体治愈可能尚早，但就 HER-2 阳性亚型来说，曲妥珠单抗+帕妥珠单抗双靶向治疗所带来的"长期生存且长期处于 PFS 状态"的晚期治愈趋势清晰可见。

综上所述，曲妥珠单抗联合帕妥珠单抗开启了抗 HER-2 治疗的双靶向时代，有高复发风险因素（肿瘤直径≥2 cm 或淋巴结阳性）的 HER-2 阳性早期乳腺癌患者的新辅助治疗优先考虑曲妥珠单抗+帕妥珠单抗双靶向治疗方案。若曲妥珠单抗+帕妥珠单抗双靶向新辅助治疗获得 pCR，术后应继续给予曲妥珠单抗+帕妥珠单抗双靶向辅助治疗达 1 年。若患者行曲妥珠单抗+帕妥珠单抗双靶向新辅助治疗后仍有残余病灶，推荐使用 T-DM1。在辅助治疗阶段，Ⅱ~Ⅲ期 HER-2 阳性乳腺癌患者优选曲妥珠单抗+帕妥珠单抗双靶向治疗。对于 HER-2 阳性晚期乳腺癌患者，应首选曲妥珠单抗+帕妥珠单抗+紫杉类药物的晚期一线抗 HER-2 治疗方案。随着真实世界研究的丰富、精准医疗的发展，新的靶向治疗药物不断出现，为 HER-2 阳性乳腺癌的治疗提供了更多选择，个体化治疗也会更深入。期待这些新的探索能带来更好的结果。

（空军军医大学西京医院　延常姣　李南林）

参考文献

[1] Ana M Gonzalez-Angulo, Jennifer K Litton, Kristine R Broglio, et al. High risk of recurrence for patients with breast cancer who have human epidermal growth factor receptor 2-positive, node-negative tumors 1 cm or smaller. Journal of Clinical Oncology, 2009, 27 (34): 5700-5706.

[2] Hagen Kennecke, Rinat Yerushalmi, Ryan Woods, et al. Metastatic behavior of breast cancer subtypes. Journal of Clinical Oncology, 2010, 28 (20): 3271-3277.

[3] Rachel JD Cossetti, Scott K Tyldesley, Caroline H Speers, et al. Comparison of breast cancer recurrence and outcome patterns between patients treated from 1986 to 1992 and from 2004 to 2008. Journal of Clinical Oncology, 2015, 33 (1): 65-73.

[4] Slamon DJ, Eiermann W, Robert NJ, et al. Abstract S5-04: ten year follow-up of BCIRG-006 comparing doxorubicin plus cyclophosphamide followed by docetaxel (AC→T) with doxorubicin plus cyclophosphamide followed by docetaxel and trastuzumab (AC → TH) with docetaxel, carboplatin and trastuzumab (TCH) in HER2+early breast cancer. Cancer Research, 2016, 76 (4): 1538.

[5] Martine Piccart-Gebhart, Eileen Holmes, José Baselga, et al. Adjuvant lapatinib and trastuzumab for early human epidermal growth factor receptor 2-positive breast cancer: results from the randomized phase III adjuvant lapatinib and/or trastuzumab treatment optimization trial. Journal of Clinical Oncology, 2016, 34 (10): 1034-1042.

[6] Gunter von Minckwitz, Marion Procter, Evandro de Azambuja, et al. Adjuvant pertuzumab and trastuzumab in early HER2-positive breast cancer. The New England Journal of Medicine, 2017, 377 (2): 122-131.

[7] Luca Gianni, Tadeusz Pienkowski, Young-Hyuck Im, et al. Efficacy and safety of neoadjuvant pertuzumab and trastuzumab in women with locally advanced, inflammatory, or early HER2-positive breast cancer (NeoSphere): a randomised multicentre, open-label, phase 2 trial. The Lancet Oncology, 2012, 13 (1): 25-32.

[8] Zhimin Shao, Da Pang, Hongjian Yang, et al. Efficacy, safety, and tolerability of pertuzumab, trastuzumab, and docetaxel for patients with early or locally advanced ERBB2-positive breast cancer in Asia: the PEONY phase 3 randomized clinical trial. JAMA oncology, 2020, 6 (3): e193692.

[9] Schneeweiss A, Chia S, Hickish T, et al. Pertuzumab plus trastuzumab in combination with standard neoadjuvant anthracycline-containing and anthracycline-free chemotherapy regimens in patients with HER2-positive early breast cancer: a randomized phase II cardiac safety study (TRYPHAENA). Annals of Oncology, 2013, 24 (9): 2278-2284.

[10] Swain SM, Ewer MS, Viale G, et al. Pertuzumab, trastuzumab, and standard anthracycline-and taxane-based chemotherapy for the neoadjuvant treatment of patients with HER2-positive localized breast cancer (BERENICE): a phase II, open-label, multicenter, multinational cardiac safety study. Annals of Oncology, 2018, 29 (3): 646-653.

[11] Mette S van Ramshorst, Anna van der Voort, Erik D van Werkhoven, et al. Neoadjuvant chemotherapy with or without anthracyclines in the presence of dual HER2 blockade for HER2-positive breast cancer (TRAIN-2): a multicentre, open-label, randomised, phase 3 trial. The Lancet Oncology, 2018, 19 (12): 1630-1640.

[12] Sara A Hurvitz, Miguel Martin, Kyung Hae Jung, et al. Neoadjuvant trastuzumab emtansine and pertuzumab in human epidermal growth factor receptor 2-positive breast cancer: three-year outcomes from the phase III KRISTINE study. Journal of Clinical Oncology, 2019, 37 (25): 2206-2216.

[13] Gunter von Minckwitz, Chiun-Sheng Huang, Max S Mano, et al. Trastuzumab emtansine for residual invasive HER2-positive breast cancer. The New England Journal of Medicine, 2019, 380 (7): 617-628.

[14] Sharon H Giordano, Aman U Buzdar, Terry L Smith, et al. Is breast cancer survival improving? Cancer, 2004, 100 (1): 44-52.

[15] Shaheenah Dawood, Kristine Broglio, Aman U Buzdar, et al. Prognosis of women with metastatic breast cancer by HER2 status and trastuzumab treatment: an institutional-based review. Journal of Clinical Oncology, 2010, 28 (1): 92-98.

[16] Smith IE. Efficacy and safety of herceptin in women with metastatic breast cancer: results from pivotal clinical studies. Anti-Cancer Drugs, 2001, 12 (4): 3-10.

[17] Michel Marty, Francesco Cognetti, Dominique

Maraninchi, et al. Randomized phase Ⅱ trial of the efficacy and safety of trastuzumab combined with docetaxel in patients with human epidermal growth factor receptor 2-positive metastatic breast cancer administered as first-line treatment: the M77001 study group. Journal of Clinical Oncology, 2005, 23 (19): 4265-4274.

[18] Karen A Gelmon, Frances M Boyle, Bella Kaufman, et al. Lapatinib or trastuzumab plus taxane therapy for human epidermal growth factor receptor 2-positive advanced breast cancer: final results of NCIC CTG MA. 31. Journal of Clinical Oncology, 2015, 33 (14): 1574-1583.

[19] Charles E Geyer, John Forster, Deborah Lindquist, et al. Lapatinib plus capecitabine for HER2-positive advanced breast cancer. The New England Journal of Medicine, 2006, 355 (26): 2733-2743.

[20] Sandra M Swain, David Miles, Sung-Bae Kim, et al. Pertuzumab, trastuzumab, and docetaxel for HER2-positive metastatic breast cancer (CLEOPATRA): end-of-study results from a double-blind, randomised, placebo-controlled, phase 3 study. The Lancet Oncology, 2020, 21 (4): 519-530.

[21] Sabino De Placido, Mario Giuliano, Francesco Schettini, et al. Human epidermal growth factor receptor 2 dual blockade with trastuzumab and pertuzumab in real life: Italian clinical practice versus the CLEOPATRA trial results. Breast, 2018, 38: 86-91.

[22] Jiang Z, Yan M, Hu X, et al. Pyrotinib combined with capecitabine in women with HER2 + metastatic breast cancer previously treated with trastuzumab and taxanes: a randomized phase Ⅲ study. Journal of Clinical Oncology, 2019, 37 (15 suppl): 1001.

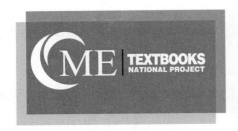

细胞周期蛋白依赖性激酶4/6 抑制药在晚期乳腺癌中的临床研究进展

第 6 章

乳腺癌是全球发病率最高的女性恶性肿瘤，同时也在严重威胁乳腺癌患者的生存。HR 阳性、HER-2 阴性乳腺癌约占所有乳腺癌的 70%。在 HR 阳性、HER-2 阴性晚期乳腺癌中，除非存在内分泌耐药的证据，或需要快速减轻肿瘤负荷，否则均应优先接受内分泌治疗。晚期乳腺癌内分泌治疗的目标为延长患者的生存时间，提高患者的生活质量，达到带瘤生存的目的。近年来，晚期乳腺癌内分泌治疗的理念发生了重要变革，其中细胞周期蛋白依赖性激酶4/6 （cyclin dependent kinase 4/6，CDK4/6）抑制药的开发和批准是 HR 阳性、HER-2 阴性晚期乳腺癌治疗的一个重要里程碑。多项临床研究开始探讨 CDK4/6 抑制药在 HER-2 阳性乳腺癌和三阴性乳腺癌中的作用，进一步扩大了 CDK4/6 抑制药在乳腺癌患者中的临床应用。近年来，CDK4/6 抑制药治疗晚期乳腺癌的相关研究进展突飞猛进，治疗方案不断更新。下面将根据乳腺癌传统的免疫组织化学分型及三大经典的 CDK4/6 抑制药对乳腺癌领域的相关研究进展进行梳理和总结。

一、激素受体阳性、人表皮生长因子受体-2 阴性乳腺癌

（一）哌柏西利（palbociclib）

哌柏西利是美国 FDA 批准的首个 CDK4/6 抑制药，与来曲唑联合被批准用于绝经后 ER 阳性、HER-2 阴性晚期乳腺癌的一线治疗，与氟维司群联合被批准用于既往内分泌治疗失败的绝经后 HR 阳性、HER-2 阴性晚期乳腺癌。

1. PALOMA-1 研究　该研究是一项随机、多中心、国际、开放性的 Ⅱ 期研究，共入组 165 例 ER 阳性、HER-2 阴性晚期乳腺癌女性患者，按 1∶1 的比例随机分配至哌柏西利联合来曲唑组和来曲唑单药组，探索哌柏西利联合来曲唑对比来曲唑单药一线治疗的疗效和安全性。2015 年，*Lancet Oncology* 发表了 PALOMA-1 研究的结果，提示联合组对比单药组，可以将 PFS 从 10.2 个月延长到 20.2 个月 （$HR = 0.488$，95% CI：$0.319 \sim 0.748$，$P < 0.001$），ORR 也从 39% 提高到了 55%，整体安全性可控；联合组常见的 3~4 级不良反应为中性粒细胞减少（54%）、白细胞减少（19%）和乏力（4%）等。基于 PALOMA-1 研究的结果，2015 年美国 FDA 加速批准了哌柏西利联合来曲唑用于绝经后 ER 阳性、HER-2 阴性晚期乳腺癌的一线治疗。

2. PALOMA-2 研究　该研究是一项随机对照、双盲的 Ⅲ 期临床研究，对 PALOMA-1 研究的结果进行进一步的验证。该研究共纳入 666 例绝经后且既往未接受针对晚期疾病进行系统治疗的 ER 阳性、HER-2 阴性晚期乳腺癌患者，按 2∶1 的比例随机分配至哌柏西利联合来曲唑组和安慰

剂联合来曲唑组。2016 年，*The New England Journal of Medicine* 发表了该研究的结果，提示哌柏西利联合来曲唑组和安慰剂联合来曲唑组相比，前者显著延长中位 PFS（24.8 个月 *vs.* 14.5 个月，95%*CI*：12.9~17.1），*HR* 为 0.58（95%*CI*：0.46~0.72，*P*<0.001），且 PFS 的获益在所有亚组均一致；哌柏西利联合来曲唑组中最常见的 3~4 级不良反应为中性粒细胞减少（66.4%）、白细胞减少（24.8%）、贫血（5.4%）和疲劳（1.8%），发热性中性粒细胞减少在哌柏西利联合来曲唑组中的发生率仅为 1.8%，而安慰剂联合来曲唑组没有患者发生发热性中性粒细胞减少；2 组因不良反应导致任何治疗永久终止的比例为 9.7% 和 5.9%。该研究的结果有力地验证了与之设计相似的 PALOMA-1 研究（Ⅱ期）的结果，第 1 次将 HR 阳性、HER-2 阴性晚期乳腺癌患者的 PFS 延长至 2 年以上，确立了 CDK4/6 抑制药在 ER 阳性、HER-2 阴性晚期乳腺癌患者中一线治疗的重要地位。

3. PALOMA-3 研究　该研究是一项全球、前瞻性、随机、安慰剂对照的Ⅲ期研究，对比哌柏西利联合氟维司群和氟维司群联合安慰剂在既往内分泌治疗进展后的 HR 阳性、HER-2 阴性晚期乳腺癌患者中的疗效。该研究共入组 521 例患者，其中 347 例随机分配至哌柏西利联合氟维司群组，174 例分配至氟维司群联合安慰剂组。2016 年，*Lancet Oncology* 公布了该研究的初步结果，提示哌柏西利联合氟维司群组的中位 PFS 为 9.5 个月，较氟维司群联合安慰剂组的 4.6 个月有显著延长（*HR*=0.46，95%*CI*：0.36~0.59，*P*<0.000 1），且无论患者对内分泌治疗的敏感性如何，均可以从哌柏西利的治疗中获益；哌柏西利联合氟维司群组的 3~4 级不良反应发生率为 73%，氟维司群联合安慰剂组为 22%，整体安全可控。2016 年，美国 FDA 根据该研究的结果，批准哌柏西利联合氟维司群用于既往内分泌治疗失败的绝经后 HR 阳性、HER-2 阴性晚期乳腺癌患者。2018 年，*The New England Journal of Medicine* 公布了该研究更新的 PFS 结果及 OS 结果，提示更新的 PFS 结果与既往报道的结果一致，哌柏西利联合氟维司群组的中位 PFS 较氟维司群联合安慰剂组有显著延长（11.2 个月 *vs.* 4.6 个月，*HR*=0.497，95%*CI*：0.398~0.620，*P*<0.000 001），但遗憾的是，OS 在总人群中并未达到统计学差异，哌柏西利联合氟维司群组和氟维司群联合安慰剂组的中位 OS 分别为 34.9 个月和 28.0 个月（*HR*=0.81，95%*CI*：0.64~1.03，*P*=0.043），尽管 OS 的延长数值达到了 6.9 个月，但 *P* 未达到预设的统计学阈值。在既往内分泌治疗敏感的亚组人群中，2 组的 OS 分别为 39.7 个月和 29.7 个月（*HR*=0.72，95%*CI*：0.55~0.94），OS 显著延长了 10 个月，但在既往内分泌治疗不敏感的亚组中，2 组的中位 OS 分别为 20.2 个月和 26.2 个月，无显著差异（*HR*=1.14，95%*CI*：0.71~1.84）。该研究的结果显示，哌柏西利联合氟维司群对于既往内分泌治疗进展的 HR 阳性、HER-2 阴性乳腺癌患者是一个合理的选择，而 OS 延长的趋势进一步确认了该方案的治疗地位。

4. KCSG-BR 15−10（Young-PEARL）研究　该研究是一项多中心、前瞻性、开放的双臂随机Ⅱ期临床研究，旨在比较哌柏西利联合依西美坦及 GnRHa 和卡培他滨用于绝经前 HR 阳性、HER-2 阴性晚期乳腺癌患者的疗效及安全性。该研究共纳入 14 个医疗中心的 189 例绝经前晚期乳腺癌患者，其中 184 例患者按 1∶1 的比例随机接受内分泌治疗或化疗。该研究允许接受一线化疗，初发Ⅳ期患者入组前必须接受过他莫昔芬治疗。2019 年，*Lancet Oncology* 发表了该研究中位随访 17.0 个月的结果，提示内分泌治疗联合哌柏西利组的中位 PFS 为 20.1 个月，而卡培他滨组为 14.4 个月（*HR*=0.659，95%*CI*：0.437~0.994，*P*=0.023 5）；安全性方面，在 3~4 级不良反应中，内分泌治疗联合哌柏西利组更常见中性粒细胞减少（75% *vs.* 16%），卡培他滨组更常见腹泻和手足综合征（39% *vs.* 1%，14% *vs.* 0）。该研究是首次针对绝经前 HR 阳性、HER-2 阴性晚期乳腺癌患者进行内分泌治疗联合 CDK4/6 抑制药靶向治疗与化疗头对头比较的探索，且首次联合甾体 AI 依西美坦。结果表明，哌柏西利联合依西美坦对比卡培他滨取得了显著的 PFS 获益，无疑给绝经前 HR 阳性、HER-2 阴性晚期乳腺癌患者选择内分泌治疗联合靶向治疗再添佐证。该研究允许患者接受一线化疗，提示化疗后进展的患者仍可从哌柏西利联合依西美坦中获益，还提示除了非甾体 AI 也可以选甾体 AI 联合内分泌治疗和靶向治疗，具有较好的临床指导意义。但该研究仅为一项 II 期临床研究，样本量较少、随访时间较短，期待更大规模的随机临床研究进一步验证。

（二）瑞博西利（ribociclib）

瑞博西利是美国 FDA 批准的第 2 种 CDK4/6 抑制药，其与 AI 的联合被批准用于绝经前或绝经后 HR 阳性、HER-2 阴性乳腺癌患者，与氟维司群的联合被批准用于初始内分泌治疗或内分泌治疗进展后的绝经后 HR 阳性、HER-2 阴性乳腺癌患者。

1. MONALEESA-2 研究　该研究是一项国际、多中心、随机、双盲、安慰剂对照的 III 期临床研究，纳入 668 例既往未接受系统治疗的绝经后 HR 阳性、HER-2 阴性复发转移性乳腺癌患者，观察瑞博西利联合来曲唑对比安慰剂联合来曲唑一线治疗的疗效及安全性。所有患者按 1∶1 的比例随机分配接受瑞博西利联合来曲唑或安慰剂联合来曲唑。2016 年，*The New England Journal of Medicine* 发表该研究的中期结果，提示瑞博西利联合来曲唑组与安慰剂联合来曲唑组相比，前者可显著改善患者的 PFS（$HR=0.56$，$95\%CI$：$0.43\sim0.72$，$P=0.000\,003\,29$），安慰剂联合来曲唑组的中位 PFS 为 14.7 个月，而瑞博西利联合来曲唑组的中位 PFS 则尚未达到，且 PFS 的获益在所有亚组中均有体现；与安慰剂联合来曲唑组相比，瑞博西利联合来曲唑组的 ORR（40.7% *vs.* 27.5%，$P<0.001$）和 CBR（79.6% *vs.* 72.8%，$P=0.02$）均显著提高；安全性方面，瑞博西利联合来曲唑组和安慰剂联合来曲唑的常见 3~4 级不良反应有中性粒细胞减少（59.3% *vs.* 0.9%）、白细胞减少（21.0% *vs.* 0.6%）、高血压（9.9% *vs.* 10.9%）、谷丙转氨酶升高（9.3% *vs.* 1.2%）和谷草转氨酶升高（5.7% *vs.* 1.2%）。值得注意的是，瑞博西利有 QT 间期延长的风险。2018 年，*Annals of Oncology* 发表了 MONALEESA-2 研究的第 2 次中期分析结果，提示中位随访时间 26.4 个月后，瑞博西利联合来曲唑组与安慰剂联合来曲唑组相比，中位 PFS 分别为 25.3 个月和 16.0 个月，进展和死亡风险减少 43.2%（$HR=0.568$，$95\%CI$：$0.457\sim0.704$，$P=9.63\times10^{-8}$）。无论 *PIK3CA* 或 *TP53* 基因突变状态、Rb 或 Ki-67 或 p16 蛋白表达、CDKN2A 或 CCND1 或 ESR1 的 mRNA 水平如何，瑞博西利均可保持相似的治疗获益。但受体酪氨酸激酶基因野生型的患者与变异型的患者相比，瑞博西利的治疗获益更显著。目前，中位 OS 的分析尚不成熟，其中瑞博西利联合来曲唑组观察到 50 例死亡、安慰剂联合来曲唑组观察到 66 例死亡（$HR=0.746$，$95\%CI$：$0.517\sim1.078$）。第 2 次中期分析的药物安全性与第 1 次中期分析的结果相似，未见新的或意外毒性反应，且无累积毒性反应的证据。MONALEESA-2 研究是继 PALOMA-2 研究后探讨 CDK4/6 抑制药在绝经后 HR 阳性、HER-2 阴性晚期乳腺癌治疗领域的又一扛鼎之作，颠覆了过去数十年间绝经后 HR 阳性、HER-2 阴性晚期乳腺癌单一内分泌治疗的陈旧模式，巩固了 CDK4/6 抑制药联合 AI 在绝经后 HR 阳性、HER-2 阴性晚期乳腺癌患者中的一线治疗地位。基于 MONALEESA-2 研究的结果，瑞博西利于 2017 年 3 月获批用于绝经后 HR 阳性、HER-2 阴性晚期乳腺癌患者的一线治疗。

2. MONASEESA-7 研究　该研究是一项国际多中心、随机、双盲、安慰剂对照的 III 期临床研究，旨在评估瑞博西利联合内分泌治疗（戈舍瑞林+非甾体 AI/他莫昔芬）在既往未接受内分泌治疗的绝经前 HR 阳性、HER-2 阴性晚期乳腺癌患者中的有效性及安全性。该研究共入组 672 例患者，按 1∶1 的比例随机分配进入瑞博西利组（$n=335$）或安慰剂组（$n=337$），2 组均以他莫昔芬或非甾体 AI（来曲唑或阿那曲唑）+戈舍瑞林为基础用药。2018 年，*Lancet Oncology* 发表该研究的结果，提示瑞博西利的加入使患者的 *PFS* 从 13.0 个月显著延长到 23.8 个月（*HR* = 0.55.95%*CI*：0.44~0.69，*P*<0.000 1）。亚组分析的结果显示，瑞博西利联合他莫昔芬或非甾体 AI 均能显著提高中位 PFS，但联合非甾体 AI 的获益更明显；安全性方面，瑞博西利组并未出现新的不良反应，最常见的不良反应仍是中性粒细胞减少。该研究最新的结果发表于 2019 年的 *The New England Journal of Medicine*，中位随访时间为 34.6 个月。其提示，直至末次随访时间，瑞博西利组和安慰剂组分别有 126 例和 161 例患者出现疾病进展并接受后续抗肿瘤治疗或死亡；预估 42 个月仍然存活且正在接受二线治疗未出现疾病进展的患者，瑞博西利组和安慰剂组分别为 54.6% 和 37.8%（*HR* = 0.69，95%*CI*：0.55~0.87），提示瑞博西利的加入可以显著延长患者的 OS 并降低 29% 的死亡风险（*HR* = 0.71，95%*CI*：0.54~0.95，*P* = 0.009 73）；瑞博西利组的中位 OS 尚未达到，安慰剂组为 40.9 个月；在非甾体 AI 治疗的亚组中，瑞博西利联合治疗带来的 OS 获益与总人群相似，但在接受他莫昔芬治疗的亚组中，并未观察到 OS 的显著提高。2019 年，在 ESMO 大会上，该研究的作者进一步做了关于生活质量的报道。结果显示，无论是在 ITT 人群中还是在非甾体 AI 亚组中，生活质量均有显著获益。该研究是目前唯一聚焦于绝经前 HR 阳性、HER-2 阴性晚期乳腺癌患者一线治疗的Ⅲ期临床研究，同时也是第 1 项证实统计学有意义的一线治疗可以增加 OS 获益的研究。该研究的 OS 阳性结果对于以绝经前患者占很大比重的亚洲人群来说意义重大。在临床实践中，OS 和进展后的治疗结局是重要的临床决策因素，基于该研究的结果，发现在更早线的治疗中联合瑞博西利靶向治疗可以使患者的获益更多。瑞博西利的获益不仅限于联合治疗时一线治疗及后续二线治疗的 PFS，还包括 OS。该研究的结果提示，生存和生活质量的双重获益可以同时实现，给绝经前 HR 阳性、HER-2 阴性晚期乳腺癌患者一线治疗更多信心。

3. MONALEESA-3 研究　该研究是一项随机、对照、双盲的全球多中心Ⅲ期临床研究，旨在评估瑞博西利联合氟维司群用于绝经后 HR 阳性、HER-2 阴性晚期乳腺癌一线治疗或二线治疗的疗效及安全性。该研究共入组 726 例患者，按 2:1 的比例随机接受瑞博西利联合氟维司群或安慰剂联合氟维司群治疗。2018 年，*Journal of Clinical Oncology* 公布了该研究的结果，提示瑞博西利组的中位 PFS 为 20.5 个月，较安慰剂组的 12.8 个月显著延长（*HR* = 0.593，95%*CI*：0.480~0.732，*P*<0.001），PFS 的显著获益在一线治疗和二线治疗中均一致；瑞博西利组的 ORR 较安慰剂组也有显著提高（32.4% *vs.* 21.5%，*P*<0.001）；最常见的 3~4 级不良反应在瑞博西利组中仍为中性粒细胞减少和白细胞减少。2020 年，*The New England Journal of Medicine* 公布了该研究的 OS 结果和 PFS 更新结果，中位随访时间为 39.4 个月。结果显示，在氟维司群的基础上联合瑞博西利可以显著降低乳腺癌患者的死亡风险；瑞博西利组患者的中位 OS 尚未达到，而安慰剂组的中位 OS 为 40 个月（*HR* = 0.724，95%*CI*：0.568~0.924，*P* = 0.004 55），各亚组的 OS 获益均抑制。更新的 PFS 结果与既往报道的结果一致，瑞博西利组与安慰剂组的中位 PFS 分别为 20.6 个月与 12.8 个月（*HR* = 0.59，95%*CI*：0.49~0.71，*P*<0.000 1）；在接受一线治疗的患者中，瑞博西利组的中位 PFS 达到了 33.6 个月，较安慰剂组的 19.2 个月显著提高（*HR* = 0.55，95%*CI*：0.42~0.72）。安全性分析显示，在长达 39.4 个月的随访中，未发现新的安全性问题。肿瘤科医师较为关注的 QT 间期延长在瑞博西利组和安慰剂组中的发生率分别为 3.1% 和 1.2%，未出现尖端扭转型室性心动过速。提示，瑞博西利与氟维司群的联合不仅可以显著降低乳腺癌患者的进展风险，同时还可以显著降低死亡风险。既往 CDK4/6 抑制药相关研究在试验设计时，氟维司群尚未获得一线适应证，故以联合 AI 为主。MONALEESA-3 研究开始将氟维司群引入，作为一线联合治疗的基石。本次的 PFS 结果和 OS 结果也凸显了强强联合的效果，CDK4/6 抑制药+氟维司群一线治疗 HR 阳性、HER-2 阴性晚期乳腺癌获得目前最长的 PFS（33.6 个月），相较于 AI 联合 CDK4/6 抑制药一线治疗取得的中位 PFS（24~28 个月），进一步延长了 6~10 个月，并可以显著延长 OS，再次印证了氟

维司群作为目前最有效内分泌治疗药物的地位，是晚期乳腺癌内分泌治疗的一个显著进步。

（三）阿贝西利（abemaciclib）

阿贝西利是美国 FDA 批准的第 3 种 CDK4/6 抑制药，单药被批准用于既往接受内分泌治疗和化疗的 HR 阳性、HER-2 阴性晚期乳腺癌患者，与氟维司群联合被批准用于既往内分泌治疗进展的 HR 阳性、HER-2 阴性晚期乳腺癌，与 AI 联合被批准用于一线治疗绝经后 HR 阳性、HER-2 阴性晚期乳腺癌。

1. MONARCH 1 研究　该研究是一项评估阿贝西利单药用于既往内分泌治疗和接受 1~2 种化疗方案后疾病进展的 HR 阳性、HER-2 阴性转移性乳腺癌患者安全性与疗效的单臂 Ⅱ 期研究。主要研究终点为根据实体肿瘤的疗效评估标准 1.1（RECIST 1.1）评估的 ORR（研究者评估）。共 132 例晚期乳腺癌患者接受了阿贝西利单药治疗。入组患者既往接受过中位为三线（一线治疗至八线治疗）的转移后治疗，90.2% 的患者有内脏转移，50.8% 的患者有至少 3 个转移部位。2017 年发表于 *Clinical Cancer Research* 上的研究显示，单药阿贝西利的 ORR 为 19.7%，CBR 为 42.4%，中位缓解持续时间为 8.6 个月，中位 PFS 为 6.0 个月，中位 OS 为 17.7 个月；常见的 3~4 级不良反应为白细胞减少（27.7%）、中性粒细胞减少（26.9%）、腹泻（19.7%）及疲劳（12.9%）等，因不良反应导致停药的发生率为 6.8%。提示，即使对于难治性 HR 阳性、HER-2 阴性乳腺癌患者，阿贝西利单药仍能在安全可控的情况下取得不错的疗效。

2. MONARCH 2 研究　该研究是一项随机、对照、双盲的全球多中心 Ⅲ 期临床研究，旨在评估阿贝西利联合氟维司群在既往内分泌治疗失败（新辅助/辅助内分泌治疗过程中，或辅助内分泌治疗完成 1 年内疾病进展，或晚期一线内分泌治疗中疾病进展）的绝经前或围绝经期及绝经后的 HR 阳性、HER-2 阴性晚期乳腺癌患者中的疗效及安全性。该研究共入组 669 例患者，按 2∶1 的比例随机分配接受阿贝西利联合氟维司群治疗或安慰剂联合氟维司群治疗。主要研究终点为研究者评估的 PFS。2017 年发表于 *Journal of Clinical Oncology* 的结果显示，阿贝西利组的中位 PFS 达 16.4 个月，较安慰剂组的 9.3 个月显著提高（$HR=0.553$，95%CI：0.449~0.681，$P<0.001$）；在有可测量病灶的患者中，阿贝西利组的 ORR 达到 48.1%，较安慰剂组的 21.3% 也有显著提高。与安慰剂组相比，阿贝西利组最常见的治疗相关不良反应为腹泻（86.4% *vs.* 24.7%）、中性粒细胞减少（46.0% *vs.* 4.0%）、恶心（45.1% *vs.* 22.9%）和疲劳（39.9% *vs.* 26.9%）。2019 年，*JAMA Oncology* 公布了 MONARCH 2 研究最新的 OS 随访数据和 PFS 数据。中位随访时间为 47.7 个月。结果显示，在氟维司群的基础上加阿贝西利可以显著延长患者的 OS（46.7 个月 *vs.* 37.3 个月，$HR=0.757$，95%CI：0.606~0.945，$P=0.01$）；OS 的获益在各亚组中均一致，无论是原发性耐药或继发性耐药，也无论是否绝经，在氟维司群基础上联合阿贝西利均可以进一步带来生存获益，并且在原发性耐药的亚组患者中，OS 的获益更明显，提示阿贝西利可能对于原发性耐药的人群更有效。阿贝西利组与安慰剂组的中位 PFS 分别为 16.9 个月和 9.3 个月（$HR=0.536$，95%CI：0.445~0.645，$P<0.0001$）。探索性分析显示，阿贝西利组与安慰剂组的中位至化疗时间分别为 50.2 个月和 22.1 个月（$HR=0.625$，95%CI：0.501~0.779），表明阿贝西利联合氟维司群不仅可以显著延长 PFS 和 OS，还能够显著延长后线的 PFS 及至后续化疗的时间，改善患者的生存质量。MONARCH 2 研究的阳性 OS 结果彰显了氟维司群联合 CDK4/6 抑制药在内分泌治疗失败的 HR 阳性、HER-2 阴性晚期乳腺癌患者中的卓越疗效，至化疗时间也显著延长，生活质量得以改善，进一步巩固 CDK4/6 抑制药联合氟维司群的治疗地位。

3. MONARCH 3 研究　该研究是一项随机、双盲、安慰剂对照的全球多中心 Ⅲ 期临床研究，针对转移后未接受过系统治疗的绝经后 HR 阳性、HER-2 阴性晚期乳腺癌患者。该研究共入组 493

例患者，按 2 : 1 的比例随机分配接受阿贝西利联合非甾体 AI（阿那曲唑或来曲唑）或安慰剂联合非甾体 AI。主要研究终点为研究者评估的 PFS。2017 年发表于 *Journal of Clinical Oncology* 的结果显示，安慰剂组的 PFS 为 14.7 个月，而阿贝西利组的中位 PFS 尚未达到（$HR = 0.54$，95%CI：0.41~0.72，$P = 0.000\ 021$）。亚组分析的结果显示，黄种人较白种人 PFS 获益更显著，但在 MONARCH 2 研究中并没有观察到类似的结果。此外，在一些预后较差的亚组（无治疗间隔时间短、存在肝转移）中，阿贝西利治疗的 PFS 获益更显著。在有可测量病灶的患者中，阿贝西利组的 ORR 达 59%，显著高于安慰剂组的 44%（$P = 0.004$）。安全性方面，腹泻是阿贝西利组最常见的不良反应，发生率达 81.3%，但主要为 1 级；与安慰剂组相比，阿贝西利组常见的 3~4 级不良反应为中性粒细胞减少（21.2% *vs.* 1.2%）、腹泻（9.5% *vs.* 1.2%）和白细胞减少（7.6% *vs.* 0.6%）。2019 年，*NPJ Breast Cancer* 公布了该研究更新的结果，提示中位随访 26.7 个月后，阿贝西利组的中位 PFS 达到 28.18 个月，较安慰剂组的 14.76 个月有显著延长；2 组的 ORR 分别为 61.0% 和 45.5%（$P = 0.003$），中位缓解持续时间分别为 27.36 个月和 14.76 个月。安全性分析显示，未发现新的安全性问题。该研究的结果显示，阿贝西利联合非甾体 AI 用于绝经后 HR 阳性、HER-2 阴性晚期乳腺癌患者的疗效显著且安全性可控，与其他 CDK4/6 抑制药联合 AI 一线治疗的结果一致，提示 CDK4/6 抑制药联合 AI 成为 HR 阳性、HER-2 阴性晚期乳腺癌患者一线治疗的标准方案。

4. MONARCH plus 研究　该研究是一项由我国江泽飞教授和胡夕春教授牵头的前瞻性、随机、对照、Ⅲ期国际多中心临床研究，旨在评估阿贝西利联合内分泌治疗在绝经后 HR 阳性、HER-2 阴性晚期乳腺癌患者中的疗效及安全性。该研究共入组 463 例患者，包括 2 种不同人群：队列 A 为对内分泌治疗敏感的患者，共 306 例，按 2 : 1 的比例随机分配接受非甾体 AI 联合阿贝西利或安慰剂治疗；队列 B 为对内分泌治疗耐药的患者，共 157 例，按 2 : 1 的比例随机分配接受氟维司群联合阿贝西利或安慰剂治疗。结果显示，在队列 A 中，在非甾体 AI 的基础上联合阿贝西利可以显著延长绝经后 HR 阳性、HER-2 阴性乳腺癌患者的 PFS，2 组的中位 PFS 分别为未达到和 14.73 个月（$HR = 0.499$，95%CI：0.346~0.719，$P = 0.001$）；在具有可测量病灶的患者中，在非甾体 AI 的基础上联合阿贝西利可显著提高内分泌治疗的 ORR（65.9% *vs.* 36.1%，$P < 0.000\ 1$）和 CBR（82.4% *vs.* 61.4%，$P = 0.000\ 4$）。同样，在队列 B 中，阿贝西利联合治疗组较氟维司群单药治疗组的 PFS 亦显著延长（11.47 个月 *vs.* 5.59 个月，$HR = 0.376$，95%CI：0.240~0.588，$P < 0.001$），ORR 和 CBR 显著提高（ORR 50.0% *vs.* 10.5%，$P < 0.000\ 1$；CBR 77.5% *vs.* 42.1%，$P = 0.000\ 1$）。其研究结果与 MONARCH 2 研究、MONARCH 3 研究的获益一致。在 MONARCH plus 研究中，联合组最常见的治疗相关不良反应为中性粒细胞减少、白细胞减少和腹泻，没有发现新的不良反应。该研究入组人群以中国患者为主，再次重复了氟维司群或非甾体 AI 联合阿贝西利的全球多中心临床研究的结果，首次验证了氟维司群或非甾体 AI 联合 CDK4/6 抑制药在中国绝经后乳腺癌患者中的有效性和安全性。

二、人表皮生长因子受体-2 阳性乳腺癌

MonarcHER 研究是一项随机、对照、开放的全球多中心 Ⅱ 期临床研究，旨在评估在至少接受过二线抗 HER-2 治疗的 HR 阳性、HER-2 阳性晚期乳腺癌患者中，在曲妥珠单抗的基础上联合阿贝西利±氟维司群的疗效及安全性。该研究共入组既往接受过抗 HER-2 治疗的 HR 阳性、HER-2 阳性晚期乳腺癌患者 237 例，按 1 : 1 : 1 的比例随机分配进入 A 组（阿贝西利+曲妥珠单抗+氟维司群）、B 组（阿贝西利+曲妥珠单抗）、C 组（曲妥珠单抗+标准化疗）。研究预计在 PFS 方面，A 组、B 组相比于 C 组，达到统计学意义的双侧 $\alpha = 0.2$，$HR = 0.677$。这是第 1 项 CDK4/6 抑制药在

HR 阳性、HER-2 阳性晚期乳腺癌中取得阳性结果的研究。在主要研究终点 PFS 上，3 组的中位 PFS 分别为 8.32 个月、5.65 个月和 5.69 个月，ORR 分别为 32.9%、13.9% 和 13.9%。尽管设定的双侧 $\alpha = 0.2$ 存在争议，但该研究的结果提示，相较于曲妥珠单抗联合化疗，曲妥珠单抗联合阿贝西利+氟维司群可以显著延长患者的 PFS、提高治疗 ORR，而曲妥珠单抗联合阿贝西利则未展现出显著优势。目前，该研究的 OS 结果尚不成熟，未观察到既往未报道过的不良反应。CDK4/6 抑制药在不断巩固其在 HR 阳性、HER-2 阴性乳腺癌中治疗地位的同时，也在不断开拓新的领域，MonarcHER 研究就是 CDK4/6 抑制药在 HR 阳性、HER-2 阳性乳腺癌治疗中的一次大胆尝试。该研究的结果提示，在抗 HER-2 治疗失败后的 HR 阳性、HER-2 阳性晚期乳腺癌患者中，在抗 HER-2 治疗的基础上联合 CDK4/6 抑制药和内分泌治疗可能是一种新选择，成功挑战了传统化疗的地位，开启了内分泌治疗联合 CDK4/6 抑制药靶向治疗在 HR 阳性、HER-2 阳性乳腺癌治疗中的新篇章。

三、三阴性乳腺癌

曲拉西利（trilaciclib）是一种静脉给予的 CDK4/6 抑制药，具有保护造血干细胞和增强免疫系统功能的作用，被认为具有降低骨髓毒性和提高抗肿瘤功效的潜力。G1T28-04 研究是一项随机、开放的 II 期研究。2019 年，*Lancet Oncology* 公布的结果显示，曲拉西利联合吉西他滨/卡铂（GC）可改善转移性三阴性乳腺癌患者的 OS。该研究共入组接受 0~2 个化疗方案治疗的局部复发或转移性三阴性乳腺癌患者 102 例，受试者按 1：1：1 的比例随机分配进入队列 1（GC：第 1、8 天）、队列 2（曲拉西利+GC：第 1、8 天）、队列 3（曲拉西利+GC：曲拉西利第 1、2、8、9 天+GC 第 2、9 天），每 21 天为 1 个疗程，直至疾病进展或出现无法耐受的不良反应。该研究的主要研究终点为第 1 个疗程 4 级中性粒细胞减少的持续时间、治疗期间 4 级中性粒细胞减少事件。结果显示，在 GC 方案化疗的基础上联合曲拉西利，并不能改善化疗导致的骨髓抑制，PFS 和 ORR 也没有显著差异。然而，生存分析的结果显示，曲拉西利的加入可以显著延长三阴性乳腺癌患者的 OS。在队列 1 中，接受 GC 化疗的转移性三阴性乳腺癌患者的中位 OS 为 12.6 个月，与既往文献报道的结果较为一致。研究的数据显示，加入曲拉西利的队列 2 与队列 3 的中位 OS 分别为 20.1 个月与 17.8 个月，均显著优于队列 1（队列 2 *vs.* 队列 1，$HR = 0.33$，$95\%CI$：$0.15 \sim 0.74$，$P = 0.028$；队列 3 *vs.* 队列 1，$HR = 0.34$，$95\%CI$：$0.16 \sim 0.70$，$P = 0.0023$）。安全性分析显示，曲拉西利的加入并未显著降低相关不良反应。尽管该研究的主要研究终点为阴性，但却具有临床"阳性"的结果，即 OS 有显著获益。尽管最终的 OS 结果尚未公布，但曲拉西利联合 GC 较单纯 GC，OS 延长超过 5 个月，值得进一步研究。该研究为 CDK4/6 抑制药在三阴性乳腺癌治疗领域的应用提供了新的思路和方向。

四、小　结

CDK4/6 抑制药的出现是 HR 阳性、HER-2 阴性晚期乳腺癌的重大治疗突破和进展。CDK4/6 抑制药与内分泌治疗联合，不仅能显著提高 PFS，瑞博西利和阿贝西利甚至可以带来 OS 的显著获益，改变了临床实践，使得这一方案成为标准治疗。除了在 HR 阳性、HER-2 阴性乳腺癌中，相关的临床研究也在探索 CDK4/6 抑制药在其他亚型乳腺癌中的治疗价值。未来期待能有更多的临床研究为 CDK4/6 抑制药的应用添加更多有力的证据，让患者从中获益。

（复旦大学附属肿瘤医院　李　懿　王碧芸）

参考文献

［1］ Chen W, Zheng R, Baade PD, et al. Cancer statistics in China, 2015. CA Cancer J Clin, 2016, 66（2）: 115-132.

［2］ Li J, Zhang BN, Fan JH, et al. A nation-wide multicenter 10-year（1999—2008）retrospective clinical epidemiological study of female breast cancer in China. BMC Cancer, 2011, 11: 364.

［3］ Finn RS, Crown JP, Lang I, et al. The cyclin-dependent kinase 4/6 inhibitor palbociclib in combination with letrozole versus letrozole alone as first-line treatment of oestrogen receptor-positive, HER2-negative, advanced breast cancer（PALOMA-1/TRIO-18）: a randomised phase 2 study. Lancet Oncol, 2015, 16（1）: 25-35.

［4］ Finn RS, Martin M, Rugo HS, et al. Palbociclib and letrozole in advanced breast cancer. N Engl J Med, 2016, 375（20）: 1925-1936.

［5］ Cristofanilli M, Turner NC, Bondarenko I, et al. Fulvestrant plus palbociclib versus fulvestrant plus placebo for treatment of hormone-receptor-positive, HER2-negative metastatic breast cancer that progressed on previous endocrine therapy （PALOMA-3）: final analysis of the multicentre, double-blind, phase 3 randomised controlled trial. Lancet Oncol, 2016, 17（4）: 425-439.

［6］ Turner NC, Slamon DJ, Ro J, et al. Overall survival with palbociclib and fulvestrant in advanced breast cancer. N Engl J Med, 2018, 379（20）: 1926-1936.

［7］ Park YH, Kim TY, Kim GM, et al. Palbociclib plus exemestane with gonadotropin-releasing hormone agonist versus capecitabine in premenopausal women with hormone receptor-positive, HER2-negative metastatic breast cancer（KCSG-BR15-10）: a multicentre, open-label, randomised, phase 2 trial. Lancet Oncol, 2019, 20（12）: 1750-1759.

［8］ Freedman RA, Tolaney SM. Efficacy and safety in older patient subsets in studies of endocrine monotherapy versus combination therapy in patients with HR+/HER2-advanced breast cancer: a review. Breast Cancer Res Treat, 2018, 167（3）: 607-614.

［9］ Hortobagyi GN, Stemmer SM, Burris HA, et al. Updated results from MONALEESA-2, a phase Ⅲ trial of first-line ribociclib plus letrozole versus placebo plus letrozole in hormone receptor-positive, HER2-negative advanced breast cancer. Ann Oncol, 2019, 30（11）: 1842.

［10］ Tripathy D, Im SA, Colleoni M, et al. Ribociclib plus endocrine therapy for premenopausal women with hormone-receptor-positive, advanced breast cancer（MONALEESA-7）: a randomised phase 3 trial. Lancet Oncol, 2018, 19（7）: 904-915.

［11］ Im SA, Lu YS, Bardia A, et al. Overall survival with ribociclib plus endocrine therapy in breast cancer. N Engl J Med, 2019, 381（4）: 307-316.

［12］ Lu Y, Bardia A, Vazquez RV, et al. Updated overall survival（OS）and quality of life（QoL）in premenopausal patients（pts）with advanced breast cancer（ABC）who received ribociclib（RIB）or placebo（PBO）plus goserelin and a nonsteroidal aromatase inhibitor（NSAI）in the MONALEESA-7（ML-7）trial. Ann Oncol, 2019, 305: 433.

［13］ Slamon DJ, Neven P, Chia S, et al. Phase Ⅲ randomized study of ribociclib and fulvestrant in hormone receptor-positive, human epidermal growth factor receptor 2-negative advanced breast cancer: MONALEESA-3. J Clin Oncol, 2018, 36（24）: 2465-2472.

［14］ Slamon DJ, Neven P, Chia S, et al. Overall survival with ribociclib plus fulvestrant in advanced breast cancer. N Engl J Med, 2020, 382（6）: 514-524.

［15］ Dickler MN, Tolaney SM, Rugo HS, et al. MONARCH 1, a phase Ⅱ study of abemaciclib, a CDK4 and CDK6 inhibitor, as a single agent, in patients with refractory HR（+）/HER2（-）metastatic breast cancer. Clin Cancer Res, 2017, 23（17）: 5218-5224.

［16］ Sledge GJ, Toi M, Neven P, et al. MONARCH 2: abemaciclib in combination with fulvestrant in women with HR+/HER2-advanced breast cancer who had progressed while receiving endocrine therapy. J Clin

Oncol，2017，35（25）：2875-2884.

［17］Sledge GJ，Toi M，Neven P，et al. The effect of abemaciclib plus fulvestrant on overall survival in hormone receptor-positive，ERBB2-negative breast cancer that progressed on endocrine therapy-MONARCH 2：a randomized clinical trial. JAMA Oncol，2020，6（1）：116-124.

［18］Goetz MP，Toi M，Campone M，et al. MONARCH 3：abemaciclib as initial therapy for advanced breast cancer. J Clin Oncol，2017，35（32）：3638-3646.

［19］Johnston S，Martin M，Di Leo A，et al. MONARCH 3 final PFS：a randomized study of abemaciclib as initial therapy for advanced breast cancer. NPJ Breast Cancer，2019，5：5.

［20］Jiang Z，Hu X，Zhang Q，et al. MONARCH plus：a phase Ⅲ trial of abemaciclib plus nonsteroidal aromatase inhibitor（NSAI）or fulvestrant（F）for women with HR +/HER2 - advanced breast cancer（ABC）. Ann Oncol，2019，305：863.

［21］Tolaney SM，Wardley AM，Zambelli S，et al. MonarcHER：a randomized phase Ⅱ study of abemaciclib plus trastuzumab with or without fulvestrant versus trastuzumab plus standard-of-care chemotherapy in women with HR+，HER2+ advanced breast cancer（ABC）. Ann Oncol，2019，305：861.

［22］Tan AR，Wright GS，Thummala AR，et al. Trilaciclib plus chemotherapy versus chemotherapy alone in patients with metastatic triple-negative breast cancer：a multicentre，randomised，open-label，phase 2 trial. Lancet Oncol，2019，20（11）：1587-1601.

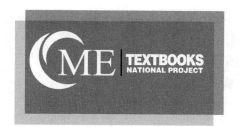

乳腺癌免疫治疗研究新进展

第 7 章

　　肿瘤的免疫治疗通过诱导或增强抗肿瘤免疫反应而达到治疗目的，既往已在恶性黑色素瘤、肺癌、霍奇金淋巴瘤中取得满意的疗效。由于肿瘤免疫的高度复杂性，仅寄希望于单一的免疫治疗就实现针对众多类型肿瘤广泛而有效的治疗似乎不切实际，合理的联合用药对达到疗效最大化十分重要。例如，抗细胞毒 T 淋巴细胞相关抗原 4（cytotoxic T lymphocyte antigen 4，CTLA-4）抑制药与抗程序性死亡受体配体-1（programmed death ligand-1，PD-L1）抑制药联用，这种联合方案相对于抗 CTLA-4 抗体单药治疗方案在转移性黑色素瘤的治疗中获得了显著疗效。乳腺癌的免疫原性较弱，被认为是"冷"肿瘤，其免疫治疗效果不佳。近年来，检测免疫抑制药单用或与其他疗法联用在乳腺癌中疗效的临床研究逐渐增多，笔者就近一年来乳腺癌免疫治疗的相关进展及研究成果进行综述。

　　通过单抗阻断抑制 T 细胞功能的 T 细胞免疫检查点，从而增强 T 细胞的肿瘤杀伤效应的免疫检查点抑制药疗法是目前乳腺癌免疫治疗研究最集中的方向。当前应用较为成熟的主要是针对 CTLA-4 和程序性死亡受体-1（programmed death-1，PD-1）/PD-L1 的抗体。从机制上看，PD-1 抑制药可与 PD-L2 相互作用，PD-L2 多表达于正常组织，而 PD-L1 抑制药不会，所以 PD-1 抑制药会增加正常组织内的免疫反应，而后者较少引起。PD-L1 抑制药除阻断 PD-1 而激活被抑制的 T 细胞外，还能阻断 T 细胞共刺激分子，进而增强 T 细胞的活化。因此，PD-1 抗体的毒性比 PD-L1 抗体的毒性略高，在加用 PD-1 抗体时要注意免疫相关的毒性管理。

　　原发性乳腺癌的细胞表面有 PD-L1 表达，三阴性乳腺癌（triple negative breast cancer，TNBC）是 PD-L1 表达量最高的乳腺癌，可达 20%~30%。此外，多项研究表明，TNBC 患者 PD-L1 的表达主要在肿瘤浸润免疫细胞上，而非直接表达在肿瘤细胞上。目前，不少探索免疫治疗在晚期 TNBC 患者中是否能带来更佳生存获益的研究正在进行中。

一、免疫疗法单药治疗

（一）帕博利珠单抗（pembrolizumab）：程序性死亡受体-1 抑制药

　　既往的 KEYNOTE-012（NCT01848834）研究（Ⅰb 期）显示，晚期难治性 TNBC 患者从单药帕博利珠单抗中的获益不多，然而一旦治疗有效，则获益时间很长，且停药后依然能维持。其后的 KEYNOTE-086（NCT02447003）研究（Ⅱ期）继续评估帕博利珠单抗单药作为后线治疗的有效性和安全性。结果显示，试验组治疗后有效率仅为 5%，其中 CBR 为 0.6%，疾病控制率（disease control rate，DCR）为 8%，中位缓解持续时间为 6.3 个月。该研究提示，晚期难治性 TNBC 患者使用帕博利珠单抗单药的获益尽管较为微弱，但一旦出现缓解则可以获得相对持久的疗效，不过这一结论仍需大型研究进一步明确。紧随其后的 KEYNOTE-119（NCT02555657）研究（Ⅲ期）进一步在复发转移性 TNBC 的二线治疗或三线治疗中评估单药帕博利珠单抗对比化疗的疗效。在 2019 年的 ESMO 大会上，西班牙 Vall d'Hebron 肿瘤研究所报道，KEYNOTE-119 研究未达到主要研究终点。在转移性 TNBC 患者二线/三线解救治疗的设定下，与单药化疗相比，帕博利珠单抗单药在 PD-L1 综合阳性评分（comprehensive positive score，CPS）≥10 分亚组、CPS≥1 分亚组及总入组患者中并未显著改善其 OS。CPS 渐进性限制界值的应用为探索性分析增添了重要依据，分析发现，CPS≥20 分的患者可从帕博利珠单抗的治疗中获得更好的生存。

（二）德鲁单抗（durvalumab）：程序性死亡受体配体-1 抑制药

SAFIR02-IMMUNO 研究（Ⅱ期）的最新数据显示，与维持化疗相比，德鲁单抗无法改善混合人群中转移性乳腺癌的预后，但是作为维持治疗有望改善 TNBC 或其中 PD-L1 阳性亚组患者的生存潜力。在 SAFIR02 研究中，TNBC 患者（$n=82$）行德鲁单抗维持治疗的中位 OS 为 21 个月（95%CI：16.6～27.0），而化疗为 14 个月（95%CI：9.0～16.3）（$HR=0.54$，95%CI：0.30～0.97，$P=0.0377$）；PD-L1 阳性的患者（$n=44$）使用德鲁单抗的中位 OS 为 26 个月（95%CI：15.0 至未达到），而化疗为 12 个月（95%CI：6.3 至未达到）（$HR=0.42$，95%CI：0.17～1.05，$P=0.0552$）。

（三）阿特珠单抗（atezolizumab）：程序性死亡受体配体-1 抑制药

免疫抑制药单药在晚期 TNBC 的二线治疗或三线治疗中疗效不佳，在早期 TNBC 新辅助治疗中的应用也差强人意。在 2019 年的 SABCS 上，NeoTRIP 研究报道阴性结果，在 280 例早期 TNBC 患者的新辅助治疗中，阿特珠单抗治疗组的 pCR 率为 43.5%，单纯化疗组为 40.8%，绝对值仅提升了 2.7%，无统计学差异；在 PD-L1 阳性人群亚组中，阿特珠单抗组与化疗组的 pCR 率分别为 51.9% 和 48.0%，也无显著性差异，为早期 TNBC 的治疗带来了一层"阴霾"。因此，TNBC 患者免疫抑制药单药治疗在乳腺癌领域目前尚无法完全取代化疗。

二、免疫治疗联合化疗

（一）帕博利珠单抗（pembrolizumab）：程序性死亡受体-1 抑制药

2019 年 10 月，帕博利珠单抗联合化疗用于早期 TNBC 患者新辅助治疗或辅助治疗的 KEYNOTE-522（NCT03036488）研究（Ⅲ期）的中期分析数据显示，在新辅助治疗阶段，无论 PD-L1 表达状态如何，与化疗（$n=201$）相比，帕博利珠单抗联合铂类药物化疗在 pCR 率（$ypT_0/T_{is}ypN_0$）方面表现出有统计学意义的显著增加（64.8% $vs.$ 51.2%，$P=0.00055$）；在 PD-L1 阳性亚组（$n=498$）中，帕博利珠单抗组的 pCR 率 68.9%，而安慰剂组为 54.9%；在 PD-L1 阴性亚组（$n=97$）中，帕博利珠单抗组的 pCR 率为 45.3%，而安慰剂组为 30.3%。而在另一个主要研究终点无事件生存（event free survival，EFS）方面，中位随访时间为 15.5 个月，与安慰剂联合化疗相比，帕博利珠单抗联合化疗在 EFS 方面表现出有利趋势，将新辅助阶段疾病进展和辅助阶段疾病复发的风险降低了 37%（$HR=0.63$，95%CI：0.43～0.93）。这也是第 1 个作为新辅助治疗 TNBC（无论 PD-L1 状态如何）显示出 pCR 在统计学上显著改善的抗 PD-1 疗法。

2020 年 2 月，美国默克公司宣布，探索一线帕博利珠单抗联合化疗治疗 TNBC 疗效的 KEYNOTE-355（NCT02819518）研究（Ⅲ期）达到主要研究终点 PFS。根据独立数据监测委员会开展的一项中期分析，在 CPS≥10 分的复发转移性 TNBC 患者中，与化疗（白蛋白结合型紫杉醇、紫杉醇或吉西他滨/卡铂）相比，一线治疗采用帕博利珠单抗联合化疗显著改善 PFS，具有统计学意义和临床意义。根据独立数据监测委员会的建议，该研究将继续进行，不做任何改变，以评估另一个主要研究终点 OS。帕博利珠单抗联合化疗在 TNBC 中的进一步研究结果值得期待。

（二）阿特珠单抗（atezolizumab）：程序性死亡受体配体-1 抑制药

IMpassion130（NCT02425891）研究为一项多中心、双盲、随机对照的Ⅲ期临床研究，旨在评估 PD-L1 抑制药阿特珠单抗联合白蛋白结合型紫杉醇对比安慰剂联合白蛋白结合型紫杉醇一线治疗复发转移性 TNBC 的疗效及安全性。入组患者按 1∶1 的比例随机分配，主要研究终点为 PFS，次要终点包括 OS、ORR、有效持续时间、安全性、耐受性、药代动力学和生活质量等。该研究第 1 次中期分析时，ITT 人群的中位随访时间为 12.9 个月，达到主要研究终点 PFS。在 ITT 人群中，试验组和对照组患者的 PFS 分别为 7.2 个月和 5.5 个月（$HR=0.8$，$P<0.002$）。而在 PD-L1 阳性（VENTANA SP142 免疫组织化学检测，IC≥1%）亚组（占比 41%）中，2 组间的 PFS 差异更显著，分别为 7.5 个月和 5.0 个月（$HR=0.62$，$P<0.0001$）；OS 亦有明显改善，从 15.5 个月延长到 25.0 个月。SP142 是目前唯一获得临床成熟检测数据的 PD-L1 检测试剂，已被美国 FDA 批准用于阿特珠单抗治疗 TNBC 的伴随诊断。基于该研究的结果，2019 年 3 月，美国 FDA 加速批准了阿特珠单抗联合白蛋白结合型紫杉醇用于 PD-L1≥1% 局部晚期或转移性 TNBC 的一线治疗。

2019 年，ASCO 大会报道了 IMpassion130 研究第 2 次 OS 中期分析的结果。提示，在 PD-L1 阳性亚组中，试验组和对照组的中位 OS 分别为 25 个月和 18 个月（$HR=0.71$，$95\% CI$：$0.54\sim0.91$），2 年的 OS 率分别为 51% 和 37%。这是目前唯一的免疫治疗在转移性 TNBC Ⅲ期试验中取得阳性结果的研究。

另一项国际、多中心、随机对照Ⅰb 期临床研究（NCT01633970 研究）的中期结果显示，阿特珠单抗联合每周白蛋白结合型紫杉醇治疗复发转移性 TNBC 患者获得了 39.4% 的 ORR，接受一线治疗的患者比接受二线或以上治疗的患者可获得更高的有效率。此外，在好转的患者中，既有 PD-L1 阴性者，也有 PD-L1 阳性者。阿特珠单抗亦显示出可接受的安全性和耐受性，以及良好的抗肿瘤活性。

三、免疫治疗联合蛋白激酶 B 抑制药的协同作用

免疫治疗与一些新型疗法联合应用的临床研究正在进行中。例如，2019 年美国癌症研究协会（American Association for Cancer Research，AACR）大会也报道了在紫杉醇联合阿特珠单抗的基础上再联用 AKT 抑制药 ipatasertib 的Ⅰb 期研究结果［Abstract CT049（NCT03800836）研究］，3 药联合用于 TNBC 一线治疗的 ORR 高达 73%，且该方案的疗效不依赖于 PD-L1 的表达与否或 PIK3CA/AKT 的状态。目前，该方案已进入Ⅲ期研究阶段，预示着 AKT 抑制药与免疫治疗可能有更好的协同作用。

四、抗体-药物偶联物的临床应用

ADC 是具有生物活性的小分子药物与特异性单抗的结合体，单抗作为载体将小分子药物运输

到靶细胞中。ladiratuzumab vedotin 是由一种抗 LIV-1 受体通过可由蛋白酶裂解的连接物连接到微管破坏剂组成的抗体-偶联药物,是目前处于研发中的用于复发转移性 TNBC 的 ADC。在 2019 年的 SABCS 上,正在进行中的 I b/ II 期研究（NCT0310957 研究）显示了 ladiratuzumab vedotin 联合 PD-1 抑制药帕博利珠单抗一线治疗局部晚期或复发转移性 TNBC 的数据,在 26 例可评估的患者中,联合疗法的 ORR 为 54%（95% CI：33.4~73.4）。目前,该联合用药的 I / II 期研究还在进行中,共计划纳入 97 例患者,预计完成时间为 2020 年 5 月。

五、免疫治疗联合化疗及抗血管内皮细胞生长因子受体治疗的三联疗法

2019 年,ASCO 大会报道了首个免疫抑制药联合抗血管内皮生长因子受体（vascular endothelial growth factor receptor,VEGFR）抑制药的研究。该研究由中山大学孙逸仙纪念医院的宋尔卫、刘强教授团队开展,共入组 34 例接受过三线以内系统治疗的复发转移性 TNBC 患者,并按 1：1 的比例随机接受阿帕替尼持续/间断给药联合卡瑞利珠单抗（camrelizumab）治疗。结果显示,在 28 例疗效可评估的患者中,持续给药组的 ORR 为 47.4%,DCR 为 68.4%,未达到 PFS；间断给药组则没有确认的 ORR,DCR 为 44.4%,PFS 为 2 个月。

2019 年,SABCS 报道的多中心 WJOG9917B NEWBEAT 研究（II 期）也对此方面进行了探索。该研究使用 PD-1 抑制药纳武单抗（nivolumab）+贝伐珠单抗+紫杉醇一线治疗 HER-2 阴性转移性乳腺癌,其中 TNBC 占 32%,三者联合使 ORR 达 75.4%,DCR 达 96.4%,初步显现了免疫治疗联合 VEGFR 抑制药的优势。在纳武单抗相关严重不良反应的患者中,71% 的患者已恢复。未观察到与治疗相关的死亡事件。

六、小结与展望

随着对乳腺癌和肿瘤免疫的深入研究,免疫治疗作为一种极具发展前景的治疗方式给乳腺癌的治疗,尤其是 TNBC 的治疗带来了新的希望。乳腺癌中 PD-L1 阳性的比例偏低,未来 PD-1/PD-L1 药物在乳腺癌中的应用可能存在局限性。要想让更多的 TNBC 患者获益,就要寻找乳腺癌免疫治疗的"热"靶点,来提高免疫治疗的疗效。目前的数据显示,免疫治疗单药的疗效不尽如人意,免疫治疗与其他药物的联合可能是方向,临床还需要等待进一步的长期生存数据,并且化疗方案的选择也有待后期的研究结果,同时免疫治疗在乳腺癌其他亚型如 HER-2 阳性和 HR 阳性中尚需进一步探索。

（华中科技大学同济医学院附属同济医院　李兴睿）

参考文献

[1] James Larkin, Vanna Chiarion-Sileni, Rene Gonzalez, et al. Combined nivolumab and ipilimumab or monotherapy in untreated melanoma. The New England Journal of Medicine, 2015, 373: 23-34.

[2] Elizabeth A Mittendorf, Anne V Philips, Funda Meric-Bernstam, et al. PD-L1 expression in triple-negative breast cancer. Cancer Immunology Research, 2014, 2: 361-370.

[3] Lajos Pusztai, Thomas Karn, Anton Safonov, et al. New strategies in breast cancer: immunotherapy. Clinical Cancer Research, 2016, 22: 2105-2110.

[4] Rita Nanda, Laura Q M Chow, E Claire Dees, et al. Pembrolizumab in patients with advanced

triple-negative breast cancer：phase Ib KEYNOTE-012 study. Journal of Clinical Oncology, 2016, 34：2460-2467.

［5］ Adams S, Loi S, Toppmeyer D, et al. Pembrolizumab monotherapy for previously untreated, PD-L1-positive, metastatic triple-negative breast cancer：cohort B of the phase Ⅱ KEYNOTE-086 study. Annals of Oncology, 2019, 30：405-411.

［6］ Winer EP, Dang T, Karantza V, et al. KEYNOTE-119：a randomized phase Ⅲ study of single-agent pembrolizumab（ MK-3475 ） vs single-agent chemotherapy per physician's choice for metastatic triple-negative breast cancer（ mTNBC ）. Journal of Clinical Oncology, 2016, 38：34.

［7］ Dalenc F, Fllleron T. Durvalumab compared to maintenance chemotherapy in patients with metastatic breast cancer：results from the phase Ⅱ randomized trial SAFIR02-IMMUNO. Clinical Advances in Hematology & Oncology, 2020, 18：14-15.

［8］ Peter Schmid, Javier Cortes, Lajos Pusztai, et al. Pembrolizumab for early triple-negative breast cancer. The New England Journal of Medicine, 2020, 382：810-821.

［9］ Schmid P, Adams S, Rugo HS, et al. Impassion130：results from a global, randomized, double-blind, phase Ⅲ study of atezolizumab（ atezo ）plus nab-paclitaxel（ nab-P ）vs placebo plus nab-P in treatment-naïve, locally advanced or metastatic triple-negative breast cancer（ mTNBC ）. Ann Oncol, 2018, 22：707-708.

［10］ Peter Schmid, Sylvia Adams, Hope S Rugo, et al. Atezolizumab and nab-paclitaxel in advanced triple-negative breast cancer. The New England Journal of Medicine, 2018, 379：2108-2121.

［11］ FDA. FDA approves atezolizumab for PD-L1 positive unresectable locally advanced or metastatic triple-negative breast cancer. （ 2019 - 03 - 09 ）［ 2020 - 07 - 6 ］. www. fda. gov/drugs/drug-approvals-and-databases/fda-approves-atezolizumab-pd-l1-positive-unresectable-locally-advanced-or-metastatic-triple-negative.

［12］ Vm R, La E, S L, et al. Impassion130：efficacy in immune biomarker subgroups of atezolizumab plus nab-paclitaxel in patients with triple-negative BC. Swiss Medical Weekly, 2019, 149：13.

［13］ Sylvia Adams, Jennifer R Diamond, Erika Hamilton, et al. Atezolizumab plus nab-paclitaxel in the treatment of metastatic triple-negative breast cancer with 2-year survival follow-up：a phase Ib clinical trial. JAMA Oncology, 2019, 5：334-342.

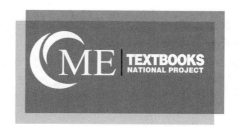

第三篇

晚期乳腺癌治疗研究进展

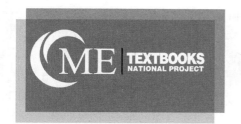

晚期乳腺癌内分泌治疗进展

第 8 章

近年来，乳腺癌从精准诊断到分型分类的治疗理念、从早期治疗到晚期治疗的全程管理及研发的诸多新药，改变了传统的治疗模式，使乳腺癌的综合诊治水平快速提高。其中，晚期乳腺癌的内分泌治疗也是新进展中最丰富的领域。2019—2020年，晚期乳腺癌的内分泌治疗进展包括：①以 CDK4/6 抑制药为核心，并获得其 OS 的获益证据；②与化疗开展头对头的对比研究；③在 HR 阳性、HER-2 阳性患者中进行免化疗的探索及耐药后的研究；④在 HR 阳性、HER-2 阴性耐药乳腺癌患者中进行精准化选择方面的新药研究。以下就 2019 年晚期乳腺癌的内分泌治疗进展做详细介绍。

一、细胞周期蛋白依赖性激酶 4/6 抑制药联合内分泌治疗明确总生存获益的研究

3 项 CDK4/6 抑制药联合内分泌治疗的全球多中心、双盲、随机对照Ⅲ期临床研究（MONALEESA-7 研究、MONALEESA-3 研究、MONARCH-2 研究）报道了 OS 获益，实现了 CDK4/6 抑制药联合内分泌治疗在 HR 阳性、HER-2 阴性晚期乳腺癌患者中一线、二线治疗的 PFS、OS、总有效率等方面的全面获益，成为解救内分泌治疗的优化选择。

（一）MONALEESA-7 研究

MONALEESA-7 研究是 CDK4/6 抑制药首次针对绝经前晚期乳腺癌疗效和安全性的研究，对比瑞博西利（ribociclib）和安慰剂联合他莫昔芬或非甾体芳香化酶抑制药（non-steroidal aromatase inhibitor，NSAI）+OFS 行一线内分泌治疗的疗效。入组患者要求年龄在 18~59 岁，为绝经前或围绝经期 HR 阳性、HER-2 阴性局部晚期或晚期乳腺癌，允许在疾病的晚期阶段接受 ≤一线的化疗和（或）≤14 天的他莫昔芬/NSAI±OFS 治疗。分层因素包括肺转移或肝转移、既往治疗、内分泌联合药物类型。主要研究终点为 PFS，次要终点包括 OS、安全性、耐受性、ORR、CBR、持续缓解时间及生活质量等。

该研究共入组 672 例患者。在 2017 年的 SABCS 上，研究者首次公布其研究结果，表示达到了主要研究终点 PFS。结果显示，瑞博西利联合组的中位 PFS 为 23.8 个月，安慰剂组为 13.0 个月（$HR=0.553$，$95\%CI$：$0.441~0.694$，$P<0.0001$）；在基线可测量病灶的患者中，瑞博西利联合组的 ORR 明显优于安慰剂组（51% $vs.$ 36%）。

2019 年，ASCO 大会报道了该研究的 OS 中期分析结果。提示，中位随访时，瑞博西利联合组

和安慰剂组 42 个月的 OS 率分别为 70.2% 和 46.0%；瑞博西利联合组对比安慰剂组，可以显著延长患者的 OS，死亡风险降低约 29%（$HR=0.71$，$95\%CI$：$0.54\sim0.95$，单侧 $P=0.009\,73$）；瑞博西利联合组的中位 OS 尚未达到，安慰剂组为 40.9 个月。亚组分析显示，在 495 例接受 AI 治疗的患者中，瑞博西利联合组和安慰剂组预估 42 个月的 OS 率分别为 69.7% 和 43.0%（$HR=0.70$，$95\%CI$：$0.50\sim0.98$）；在 177 例接受他莫昔芬治疗的患者中，瑞博西利联合组和安慰剂组的 OS 率分别为 71.2% 和 54.5%（$HR=0.79$，$95\%CI$：$0.45\sim1.38$）。

MONALEESA-7 研究是首项探索 CDK4/6 抑制药联合 AI 内分泌治疗在一线获得 OS 获益的研究；其也再次验证了在绝经前晚期乳腺癌患者行内分泌治疗时，在 OFS 的基础上再遵循绝经后患者的药物选择，疗效确切，获益明确。

（二）MONALEESA-3 研究

MONALEESA-3 研究入组了 726 例绝经后 HR 阳性、HER-2 阴性乳腺癌女性患者和晚期乳腺癌男性患者，既往接受过 ≤ 一线内分泌治疗，按 2∶1 的比例随机进入治疗组和安慰剂组，治疗组给予瑞博西利（600 mg/d，每 3 周停 1 周）联合氟维司群（500 mg），对照组给予安慰剂联合氟维司群（500 mg）。MONALEESA-3 研究的入组人群包括了严格的一线未经内分泌治疗的患者和辅助内分泌治疗后保持内分泌敏感的患者，以及辅助内分泌治疗继发性耐药和一线内分泌治疗复发的患者。入组患者中一线治疗和二线治疗约各占 50%。主要研究终点为 PFS，次要研究终点包括 OS、ORR、CBR 及安全指标。分层因素包括是否出现肝转移或肺转移和前期内分泌治疗。中位随访时间为 20.4 个月，已达到主要研究终点。结果显示，治疗组的中位 PFS 较对照组显著延长，分别为 20.5 个月和 12.8 个月（$HR=0.593$，$95\%CI$：$0.480\sim0.732$，$P<0.001$）；治疗组较对照组可降低 41% 的疾病进展风险；一线治疗及二线治疗行瑞博西利联合氟维司群的疗效均优于安慰剂+氟维司群；在可测量病灶的患者中，治疗组的 ORR 从 28.7% 提高到 40.9%（$P=0.003$）。

此次生存分析基于 275 例死亡事件，瑞博西利联合氟维司群对比安慰剂联合氟维司群 OS 显著获益。预估 42 个月的 OS 率，治疗组为 57.8%（$95\%CI$：$52.0\sim63.2$），对照组为 45.9%（$95\%CI$：$36.9\sim54.5$）；治疗组降低死亡风险 28%（$HR=0.72$，$95\%CI$：$0.57\sim0.92$，$P=0.004\,55$）。P 越过预先设定的边界，表明疗效更优（$P<0.011\,29$）。按治疗线数分层的亚组，OS 获益一致，即在一线治疗、二线治疗中，瑞博西利联合氟维司群的 OS 优于对照组。更新的数据显示，治疗组一线治疗的中位 PFS 为 33.6 个月（$95\%CI$：$27.1\sim41.3$），对照组为 19.2 个月（$95\%CI$：$14.9\sim23.6$）；没有新的安全性事件发生。

3 种 CDK4/6 抑制药联合氟维司群在二线治疗中，均获得较单药氟维司群治疗的 PFS 优势。但在一线治疗中，MONALEESA-3 研究是首项探索氟维司群联合 CDK4/6 抑制药用于一线治疗的研究，并且观察到目前一线内分泌治疗中最长的 PFS 结果。MONALEESA-3 研究一线治疗中的对照组氟维司群单药也达到了 18.3 个月的 PFS。该研究继 FALCON 研究后，再次证实了氟维司群是目前最优的内分泌单药。此次 OS 结果的报道奠定了 CDK4/6 抑制药联合氟维司群治疗在晚期乳腺癌一线、二线内分泌治疗中的地位。

MONALEESA-3 研究的结果也引发了在一线内分泌治疗中 CDK4/6 抑制药联合 AI 或氟维司群如何优化选择的问题。2020 年，ASCO 大会上报道了 PARSIFAL 研究，即这 2 个方案的头对头研究。结果出人意料，哌柏西利联合氟维司群的 PFS 并没有优于哌柏西利联合来曲唑。但在既往行 AI 治疗的亚组中，哌柏西利联合氟维司群较哌柏西利联合来曲唑获益更高。鉴于目前的研究结果，如果患者辅助内分泌治疗予以 AI，完成内分泌治疗停药 1 年以上出现疾病复发、转移，选择一线内分泌治疗时，优选 CDK4/6 抑制药联合氟维司群。

（三） MONARCH-2 研究

MONARCH-2 研究是针对内分泌治疗进展后 HR 阳性、HER-2 阴性晚期乳腺癌的一项 III 期研究，入组绝经前/围绝经期或绝经后、内分泌治疗耐药、晚期乳腺癌未使用过化疗、使用≤1 种内分泌治疗药物的患者。分层因素包括转移部位（内脏、仅骨或其他）和内分泌治疗耐药（原发性或继发性）。共纳入 669 例患者，其中绝经前或围绝经期（接受 OFS 治疗）114 例，绝经后 HR 阳性、HER-2 阴性晚期乳腺癌患者 555 例，按 2∶1 的比例随机分配至接受氟维司群（500 mg）联合阿贝西利（150 mg，每天 2 次）组或氟维司群（500 mg）联合安慰剂组。该研究的主要研究终点为 PFS，次要研究终点包括 ORR、CBR、DCR、持续缓解时间、药物的安全性和耐受性。结果显示，与内分泌治疗单药相比，氟维司群联合阿贝西利可以显著延长 PFS（16.4 个月 *vs.* 9.3 个月，$HR = 0.553$，$P < 0.000\,000\,1$）、提高 ORR（48.1% *vs.* 21.3%，$P < 0.001$）。未绝经及围绝经期亚组的结果基本与全组一致，包括疗效和安全性数据。

中位随访 47.7 个月，MONARCH-2 研究公布了 OS 显著获益的结果，进一步验证 CDK4/6 抑制药联合氟维司群在二线内分泌治疗中的 OS 获益。结果显示，联合组的中位 OS 为 46.7 个月，对照组为 37.3 个月（$HR = 0.757$，$95\%CI$：$0.606 \sim 0.945$，$P = 0.01$）；二次疾病进展时间、至化疗时间，联合组都有显著优势。亚组的结果显示，内脏转移亚组、原发性内分泌治疗耐药亚组的获益更明显。

以上 3 项研究涵盖了 HR 阳性、HER-2 阴性晚期乳腺癌内分泌治疗的一线治疗和二线治疗。提示，CDK4/6 抑制药联合 AI 或氟维司群，在上述人群中一致性获得 PFS、OS 优势，奠定了联合内分泌治疗的优选地位。

二、激素受体阳性、人表皮生长因子受体-2 阴性晚期乳腺癌内分泌治疗与化疗的对比研究

基于 CDK4/6 抑制药联合内分泌治疗疗效的大幅提高，其能否超越化疗而成为优选治疗已成为热点话题。2019 年，Young-PEARL（KCSG BR15-10）研究和 PEARL 研究先后报道了结果。这 2 个临床研究的试验设计相似，均为 CDK4/6 抑制药联合 AI 或氟维司群与卡培他滨单药化疗的前瞻性、多中心、开放、随机、头对头对比研究。

Young-PEARL（KCSG BR15-02）研究是首项评估 CDK4/6 抑制药哌柏西利联合内分泌治疗对比卡培他滨单药化疗在绝经前 HR 阳性、HER-2 阴性转移性乳腺癌中疗效的 II 期临床研究。可纳入既往针对转移性乳腺癌一线化疗的患者。分层因素包括既往细胞毒药物化疗和内脏转移的情况。主要研究终点为 PFS，次要研究终点为 DCR、OS、不良反应、生活质量、生物标志物。共入组 184 例患者，按 1∶1 的比例随机分配。结果显示，哌柏西利+依西美坦+OFS 组的中位 PFS 优于卡培他滨组（20.1 个月 *vs.* 14.4 个月，$HR = 0.659$，$95\%CI$：$0.437 \sim 0.994$，$P = 0.046\,9$）。提示，哌柏西利+依西美坦+OFS 对于经他莫昔芬治疗的绝经前 ER 阳性、HER-2 阴性转移性乳腺癌患者是合理的选择。

2019 年，SABCS 上报道了 PEARL 研究的结果，令人遗憾，并没有重复 Young-PEARL 研究的结果。PEARL 研究是一项比较哌柏西利联合内分泌治疗和卡培他滨单药治疗对 NSAI 耐药的绝经后 HR 阳性、HER-2 阴性晚期乳腺癌的 III 期临床研究。该研究设置了 2 个队列，队列 1 为哌柏西利联合依西美坦对比卡培他滨治疗既往 NSAI 进展的绝经后患者；队列 2 为哌柏西利联合氟维司群对比卡培他滨治疗既往 AI 进展的绝经后患者。主要研究终点为队列 2 的 PFS（不考虑 *ESR*1 基因

突变的状态）和队列 1+队列 2 的 PFS（基线 *ESR*1 野生型患者）；次要研究终点/探索性终点为 ORR、CBR、DCR、OS、安全性、耐受性、健康相关的生活治疗得分及生物标志物。分层因素包括内脏转移、既往内分泌治疗敏感、既往疾病转移阶段接受过化疗等。中位随访时间为 13.4 个月。结果显示，哌柏西利+氟维司群治疗组与卡培他滨治疗组相比，PFS 无显著差异。PEARL 研究没有显示哌柏西利联合内分泌治疗对比卡培他滨在延长 PFS 方面的优势。

2 项研究的入组人群特征有差异，不能完全将结果对比，且前者是 II 期临床研究、入组人群以亚洲人群为主。因此，在内分泌治疗与化疗的优化选择中，建议根据疾病特征、药物的可及性及不良反应等综合评判。总之，联合内分泌治疗的适应证较前扩大。对于非内脏危象的 HR 阳性、HER-2 阴性晚期乳腺癌，美国 NCCN 指南、《中国临床肿瘤学会（CSCO）乳腺癌诊疗指南》均推荐首选内分泌治疗。

三、激素受体阳性、人表皮生长因子受体-2 阳性乳腺癌免化疗的探索性研究

MonarcHER 研究是对比阿贝西利+曲妥珠单抗±氟维司群和曲妥珠单抗+标准化疗治疗 HR 阳性、HER-2 阳性晚期乳腺癌的一项随机 II 期临床研究。所有患者之前至少行二线抗 HER-2 治疗失败，主要研究终点为 ITT 人群中研究者评估的 PFS。共筛选 325 例患者，入组 237 例，随机分配为 3 组，A 组给予阿贝西利+曲妥珠单抗+氟维司群，B 组给予阿贝西利+曲妥珠单抗，C 组给予曲妥珠单抗+标准化疗。中位随访时间为 19.0 个月。目前，该研究尚未达到其主要研究终点，但已经见到 A 组比 C 组在 PFS 上的显著优势（8.3 个月，95%*CI*：5.9~12.6，*P*=0.051）；B 组与 C 组比较，无 PFS 差异。提示，阿贝西利+曲妥珠单抗+氟维司群在多线抗 HER-2 治疗失败的 HR 阳性、HER-2 阳性晚期乳腺癌中，通过靶向治疗联合强化内分泌治疗，既带来 PFS 的获益，又为三阳性乳腺癌免化疗的探索迈出重要一步。未来期待在更前线的治疗中（如一线治疗）探讨免化疗的可行性。

四、激素受体阳性、人表皮生长因子受体-2 阴性耐药乳腺癌的内分泌治疗研究

HR 阳性、HER-2 阴性耐药乳腺癌的内分泌治疗需区别对待，并评估既往应用哪些内分泌治疗失败。由于 AI 已广泛用于辅助内分泌治疗，大部分耐药乳腺癌来自于 AI 耐药及氟维司群耐药，甚至 CDK4/6 抑制药联合治疗失败。AI 耐药后临床研究大部分集中于氟维司群为主的联合治疗，可以和多种靶向药物分别联合治疗。NSAI 治疗失败后，还可以选择组蛋白去乙酰化酶（histone deacetylase，HDAC）抑制药西达苯胺联合依西美坦的方案，这也是 2019 年在耐药乳腺癌领域新靶向药物的成功探索。

氟维司群联合靶向治疗，除了前述和 CDK4/6 抑制药联合应用成功以外，另一种成功的靶向药物即为 2019 年 5 月获批的阿培利司（alpelisib，ALP）。关键性研究为 SOLAR-1 研究（一项 III 期随机对照研究），纳入既往 AI 治疗失败的患者和 *PIK3CA* 基因突变患者。结果显示，PI3K 抑制药 ALP+氟维司群能够显著延长 *PIK3CA* 基因突变患者（尤其是对内分泌治疗耐药的患者）的 PFS（9.4 个月 *vs.* 4.2 个月，*HR*=0.64，95%*CI*：0.48~0.84）。基于该研究，2020 年美国 NCCN 指南增加了基因检测的推荐，其中包括 *PIK3CA* 基因突变的检测，这也是精准内分泌治疗在耐药乳腺癌中的突破。2020 年，ASCO 大会报道了 BYLieve 研究（一项探索性 II 期临床研

究），其针对 CDK4/6 抑制药治疗失败且有 *PIK3CA* 基因突变的乳腺癌患者。结果显示，ALP+氟维司群获得了较好的临床获益。目前，还有多种针对不同耐药基因开发的靶向药物正在进行 Ⅰ期、Ⅱ期临床研究，故针对耐药患者进行多基因检测，给予精准内分泌治疗，未来会有更多的治疗选择。

针对耐药乳腺癌的治疗，还有一项我国学者牵头的全国多中心 Ⅲ 期临床研究值得关注，即 ACE 研究。该研究针对既往他莫昔芬或 NSAI 治疗失败的 HR 阳性、HER-2 阴性晚期乳腺癌患者，对比西达苯胺联合依西美坦（联合组）和单药依西美坦（对照组）的疗效。结果显示，联合组的 PFS、ORR 都较对照组显著增高；尤其是在既往内分泌治疗敏感亚组及内脏转移亚组，优势更为突出。基于此，我国在 2019 年末批准原研药 HDAC 抑制药西达苯胺在乳腺癌中的使用（适应证），为临床治疗提供了一种新选择。而 HDAC 抑制药在 CDK4/6 抑制药治疗失败的乳腺癌中的应用也正在开展相关临床研究。

综上所述，2019 年是晚期乳腺癌内分泌治疗领域快速进展且收获颇丰的一年。既奠定了 CDK4/6 抑制药的联合治疗在 HR 阳性、HER-2 阴性晚期乳腺癌内分泌一线治疗、二线治疗中的地位，又扩展了内分泌治疗的适应人群，争取延长晚期乳腺癌至化疗的时间和更好的生存获益。同时，在 HR 阳性、HER-2 阳性晚期乳腺癌中探索强化靶向治疗免化疗的治疗方式，同样体现晚期乳腺癌追求疗效和生活质量并行的目标。针对耐药乳腺癌，越来越多的精准治疗在深入开展，相信未来会有更多的治疗选择。

（天津医科大学肿瘤医院　郝春芳）

参考文献

［1］Tripathy D, Im SA, Colleoni M, et al. Ribociclib plus endocrine therapy for premenopausal women with hormone-receptor-positive, advanced breast cancer（MONALEESA-7）：a randomised phase 3 trial. Lancet Oncol, 2018, 19（7）：904-915.

［2］Im SA, Lu YS, Bardia A, et al. Overall survival with ribociclib plus endocrine therapy in breast cancer. N Engl J Med, 2019, 381（4）：307-316.

［3］Slamon DJ, Neven P, Chia S, et al. Phase Ⅲ randomized study of ribociclib and fulvestrant in hormone receptor-positive, human epidermal growth factor receptor 2-negative advanced breast cancer：MONALEESA-3. J Clin Oncol, 2018, 36（24）：2465-2472.

［4］Slamon DJ, Neven P, Chia S, et al. Overall survival with ribociclib plus fulvestrant in advanced breast cancer. N Engl J Med, 2020, 382（6）：514-524.

［5］Sledge GW Jr, Toi M, Neven P, et al. MONARCH 2：abemaciclib in combination with fulvestrant in women with HR+/HER2- advanced breast cancer who had progressed while receiving endocrine therapy. J Clin Oncol, 2017, 35（25）：2875-2884.

［6］Sledge GW Jr, Toi M, Neven P, et al. The effect of abemaciclib plus fulvestrant on overall survival in hormone receptor-positive, ERBB2-negative breast cancer that progressed on endocrine therapy-MONARCH 2：a randomized clinical trial. JAMA Oncol, 2019, 6（1）：116-124.

［7］Park YH, Kim TY, Kim GM, et al. Palbociclib plus exemestane with gonadotropin-releasing hormone agonist versus capecitabine in premenopausal women with hormone receptor-positive, HER2-negative metastatic breast cancer（KCSG-BR15-10）：a multicentre, open-label, randomised, phase 2 trial. Lancet Oncol, 2019, 20（12）：1750-1759.

［8］Tolaney SM, Wardley AM, Zambelli S, et al. Abemaciclib plus trastuzumab with or without fulvestrant versus trastuzumab plus standard-of-care chemotherapy in women with hormone receptor-positive, HER2-positive advanced breast cancer（monarcHER）：a randomised, open-label, phase 2 trial. Lancet Oncol, 2020, 21（6）：763-775.

［9］André F, Ciruelos E, Rubovszky G, et al. Alpelisib for PIK3CA-mutated, hormone receptor-positive advanced breast cancer. N Engl J Med, 2019, 380 (20)：1929-1940.

［10］Jiang Z, Li W, Hu X, et al. Tucidinostat plus exemestane for postmenopausal patients with advanced, hormone receptor-positive breast cancer （ACE）：a randomised, double-blind, placebo-controlled, phase 3 trial. Lancet Oncol, 2019, 20 （6）：806-815.

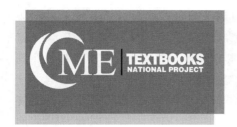

乳腺癌脑转移系统治疗研究进展

第 9 章

乳腺癌是女性最常见的恶性肿瘤，占所有恶性肿瘤的 30%。乳腺癌是最易发生脑转移的实体瘤之一，仅次于肺癌，占所有脑转移的 15%~20%。近年来，乳腺癌脑转移（breast cancer brain metastases，BCBM）的发生率越来越高，主要与诊疗水平的进步和影像学技术的提高有关。所有的乳腺癌亚型均有发生脑转移的风险，其中 TNBC 和 HER-2 阳性乳腺癌的脑转移发生率较高。乳腺癌发生脑转移的机制目前还未完全阐明，其基因改变在原发灶及其他部位的转移灶之间存在许多差异。肿瘤细胞在脑组织中定植是转移过程中关键的一步，机制可能与 c-Met、TGLI1、TrkB 及 HER-2 等的激活相关。肿瘤细胞与神经元和胶质细胞的相互作用也在脑转移的发生中起关键作用。

尽管乳腺癌的系统治疗取得了诸多进展，但 BCBM 的系统治疗仍非常棘手。目前，局部治疗仍然是 BCBM 主要的治疗手段，包括手术、立体定向放射外科（stereotactic radiosurgery，SRS）治疗和全脑放疗（whole-brain radiotherapy，WBRT），治疗方式的选择主要由患者的预后、是否存在神经系统症状、既往接受过何种治疗及转移灶的数目、大小、是否弥散性分布决定。BCBM 的系统治疗主要取决于乳腺癌的分子亚型，即 ER、孕激素受体（progesterone receptor，PR）和 HER-2 的表达状态。许多常用的针对乳腺原发灶的化疗药物不能通过血脑屏障（blood-brain barrier，BBB），给 BCBM 的治疗带来了许多困难。BBB 是一个高度选择性的细胞屏障，在控制溶质进入大脑方面起重要作用。生理状态下，BBB 由连续性的毛细血管组成，内皮细胞间以紧密连接的复合体相连，阻止溶质通过旁细胞途径扩散，维持脑组织液中离子浓度的稳定，以维持神经细胞的正常功能。尽管亲脂性药物更容易穿过 BBB，但许多亲脂性药物都易被 BBB 的外排泵排出，也给 BCBM 的治疗带来了许多挑战。与 BBB 相比，血肿瘤屏障（blood-tumor barrier，BTB）的渗透性更高，但药物仍然不能达到有效的治疗浓度。此外，BTB 的异质性较高，可导致肿瘤各个部位的药物浓度不同，也进一步增加了 BCBM 治疗的难度。如何克服 BBB、BTB 及外排泵是一个亟待解决的问题。本章列出了一些传统和新型系统治疗的药物在不同亚型 BCBM 中的研究进展，以期为 BCBM 的系统治疗提供参考。

一、人表皮生长因子受体-2 阳性乳腺癌

HER-2 的上调增加了细胞外环境生长信号的作用，通过各种下游效应促进细胞生存和增生。随着抗 HER-2 靶向药物的应用，HER-2 阳性乳腺癌患者的预后得到了很大改善，而中枢神经系统（central nervous system，CNS）也日益成为肿瘤的"避难所"。HER-2 阳性患者更易发生脑转移，可能与脂肪酸结合蛋白 7（fatty acid-binding protein 7，FABP7）的水平升高有关。有研究表

明，FABP7 蛋白与 HER-2 阳性乳腺癌的细胞代谢密切相关，可以帮助 HER-2 阳性乳腺癌的细胞适应大脑微环境，从而促进脑转移的发生。此外，约有 20% 原发灶 HER-2 阴性的患者在发生脑转移的过程中会出现 HER-2 的扩增。大分子单抗药物通过 BBB 的能力有限，但其可以通过控制颅外病变，减少病变进一步再发颅内转移而延长 BCBM 患者的生存。近年来，靶向 HER-2 胞内段的小分子 TKI 在 BCBM 中的应用受到了越来越多的关注。

（一）单克隆抗体

1. 曲妥珠单抗　有研究显示，曲妥珠单抗在脑脊液中的浓度和在血浆中的浓度比为 1∶420，放疗或手术治疗可以使其比例增加，但依然有限。在软脑膜转移的情况下，可以鞘内注射曲妥珠单抗，直接绕过 BBB，使其在脑脊液中达到治疗浓度，延长患者的生存期。Park 等的研究发现，应用曲妥珠单抗能显著改善 BCBM 的结局，主要与曲妥珠单抗可长期有效地控制颅外病变有关。此外，Kodack 等的临床前研究发现，在曲妥珠单抗和拉帕替尼的基础上再联合抗血管内皮细胞生长因子受体 2（vascular endothelial growth factor receptor 2，VEGFR-2）抗体，可以使颅内病灶出现明显坏死，并显著延缓颅内病灶的进展。NCT00543504 研究（Ⅰ期）进一步证明了曲妥珠单抗＋拉帕替尼联合抗血管生成治疗在 BCBM 中的疗效，在 10 例 BCBM 患者中，6 例的 PFS 超过 6 个月，其中最长的一例超过 12 个月，且没有脑转移相关不良反应发生。

2. 帕妥珠单抗　曲妥珠单抗＋帕妥珠单抗＋紫杉类药物是目前 HER-2 阳性晚期乳腺癌的标准一线治疗方案。CLEOPATRA 研究（Ⅲ期）的结果表明，与仅使用曲妥珠单抗联合多西他赛相比，曲妥珠单抗＋帕妥珠单抗联合多西他赛使中位 PFS（18.7 个月 *vs.* 12.4 个月）和 OS（57.1 个月 *vs.* 40.8 个月）都显著延长。尽管该研究没有纳入脑转移患者，但 Swain 等的探索性分析发现，联合帕妥珠单抗组发生脑转移的时间显著延长（15.0 个月 *vs.* 11.9 个月，$P = 0.004\ 9$），且脑转移患者的 OS 也有延长趋势（34.4 个月 *vs.* 26.3 个月，$P = 0.113\ 9$）。鉴于曲妥珠单抗和帕妥珠单抗均能为脑转移患者带来更多的生存获益，有必要进一步研究 HER-2 双靶向治疗在 HER-2 阳性 BCBM 中的作用。

（二）抗体-药物偶联物

1. T-DM1　T-DM1 由曲妥珠单抗和微管抑制药 DM1 组成，是目前 HER-2 阳性晚期乳腺癌的标准二线治疗方案。EMILIA 研究（Ⅲ期）的结果显示，对于曲妥珠单抗治疗失败的转移性乳腺癌患者，相比于拉帕替尼联合卡培他滨，T-DM1 可以显著延长 PFS 和 OS。该研究共纳入 95 例基线时接受过治疗的、无症状的 BCBM 患者，其中 45 例接受 T-DM1 治疗。回顾性分析发现，T-DM1 显著延长了 BCBM 患者的 OS（26.8 个月 *vs.* 12.9 个月，$P = 0.008$）。KAMILLA 研究（Ⅲb 期）的亚组分析也表明，T-DM1 治疗 BCBM 有效，在基线脑转移灶稳定的 126 例患者中，84 例在 T-DM1 治疗期间脑转移灶缩小。另一项研究（KATE2 研究）显示，T-DM1 联合阿特珠单抗为既往接受过治疗的 PD-L1 阳性、转移性乳腺癌患者带来生存获益，但该研究没有纳入脑转移患者，故联合治疗在 BCBM 患者中的疗效还需要进一步研究。此外，T-DM1 联合放疗、高能聚焦超声治疗、马西替坦和图卡替尼等都在 BCBM 患者中取得了较好的疗效。但 Stumpf 等的研究发现，T-DM1 联合 SRS 治疗可能会增加放射性坏死的发生率。在 45 例患者中，有 23 例接受过 T-DM1 治疗，22 例未接受过 T-DM1 治疗，放射性坏死的发生率分别为 39.1% 和 4.5%。鉴于该研究的病例数较少，需要有更大规模的前瞻性研究去评估 T-DM1 联合 SRS 治疗的安全性、最大耐受剂量和给药时间。

2. T-Dxd　T-Dxd 是由曲妥珠单抗和拓扑异构酶 1 抑制药 deruxtecan 组成的 ADC。DESTINY-Breast 01 研究（Ⅱ期）探索了其作为后线治疗的有效性。T-Dxd 用于治疗既往接受过

T-DM1 的 184 例患者，中位 PFS 达 16.4 个月，独立评审委员会评估的 ORR 为 60.9%；在 24 例既往接受过治疗的无症状 BCBM 患者中，中位 PFS 达 18.1 个月。值得注意的是，T-Dxd 治疗后间质性肺病的发生率较高，在治疗过程中需注意监测肺部症状。

3. SYD985 SYD985 是一种新型 ADC，通过曲妥珠单抗和烷化剂杜卡霉素（duocarmycin）发挥抗肿瘤作用，已经获得了美国 FDA 快速通道的认定。NCT02277717 研究（Ⅰ期）的剂量扩展队列共纳入 146 例既往接受过多线治疗的转移性乳腺癌患者，其中 8 例有脑转移。结果显示，SYD985 疗效可观且安全可控。但目前还没有 SYD985 治疗脑转移的相关数据发表，故 SYD985 在脑转移中的作用还需要进一步研究。

（三）小分子酪氨酸激酶抑制药

1. 拉帕替尼 拉帕替尼是表皮生长因子受体（epidermal growth factor receptor，EGFR）和 HER-2 双靶点的小分子 TKI。一项Ⅱ期临床研究显示，拉帕替尼单药治疗 BCBM 的中枢神经系统 ORR 为 6%，而与卡培他滨联合可以使中枢神经系统的 ORR 提高至 20%。随后，LANDSCAPE 研究（Ⅱ期单臂临床研究）发现，拉帕替尼联合卡培他滨在既往未接受过脑转移灶放疗的 BCBM 患者中的疗效可观，主要研究终点为颅内 ORR，达到 65.9%；低转移负荷、无症状或无生命危险的 HER-2 阳性脑转移患者选用拉帕替尼+卡培他滨治疗，可以赢得中位 8.3 个月的 PFS，后续再选择放疗，可获得长达 17 个月的 OS。2018 年，ASCO 发布的《HER-2 阳性乳腺癌脑转移治疗指南》也明确指出，如果患者为未接受过放疗的无临床症状、负荷小的脑转移瘤患者，尽管放疗仍是标准选择，但在放疗前行拉帕替尼和卡培他滨治疗也是可选方案。

2. 来那替尼 来那替尼能够不可逆地抑制 HER-1、HER-2 和 HER-4。NEfERT-T 研究比较了来那替尼+紫杉醇与曲妥珠单抗+紫杉醇作为转移性乳腺癌的一线治疗。结果发现，两者的疗效相近，但来那替尼能延缓和降低脑转移的进展。TBCRC022 研究（Ⅱ期）进一步证明了来那替尼在 HER-2 阳性 BCBM 中的疗效。基线时，超过 90% 的患者已经出现了中枢神经系统进展，在未接受过拉帕替尼治疗的患者中，中枢神经系统的 ORR 达 49%，中位 PFS 达 5.5 个月。NALA 研究（Ⅲ期）表明，来那替尼联合卡培他滨较拉帕替尼联合卡培他滨显著延长了转移性乳腺癌患者的 PFS，使疾病进展或死亡风险下降 24%，且需要干预中枢神经系统转移症状的患者减少。基于 NALA 研究的结果，美国 FDA 批准来那替尼联合卡培他滨用于治疗疾病转移后接受过 2 种或 2 种以上抗 HER-2 治疗的 HER-2 阳性乳腺癌患者。

3. 图卡替尼 图卡替尼是一种口服高度选择性可逆的 HER-2 TKI，无论在临床前还是临床研究中均显示出了很好的颅内活性。HER2CLIMB 研究（Ⅱ期）共纳入 612 例既往接受过曲妥珠单抗、帕妥珠单抗和 T-DM1 治疗的乳腺癌患者，其中 291 例存在脑转移或有脑转移病史，随机给予图卡替尼/安慰剂+曲妥珠单抗+卡培他滨。结果显示，图卡替尼显著降低了疾病进展和死亡风险（$HR=0.54$，$P<0.001$）。在 BCBM 患者中，2 组 1 年的 PFS 率分别为 24.9% 和 0（$HR=0.48$，$P<0.001$），中位 PFS 分别为 7.6 个月和 5.4 个月。基于 HER2CLIMB 研究的结果，图卡替尼+曲妥珠单抗+卡培他滨获得了美国 FDA 的优先审批，用于治疗既往接受过 3 种或 3 种以上抗 HER-2 治疗后进展的局部晚期不可切除或转移性 HER-2 阳性乳腺癌患者，包括脑转移。此外，一项Ⅰb 期临床研究探索图卡替尼+T-DM1 的最大耐受剂量、安全性及疗效。结果显示，图卡替尼与 T-DM1 联合时的最大耐受剂量为 300 mg/d，大多数不良反应为 1~2 级，颅内 ORR 达 36%。

4. 吡咯替尼 吡咯替尼是我国自主研发的广谱抗 HER-1、HER-2 和 HER-4 胞内段小分子 TKI。一项Ⅱ期临床研究表明，吡咯替尼+卡培他滨在复发或转移性乳腺癌中的疗效显著优于拉帕替尼+卡培他滨。吡咯替尼+卡培他滨对比安慰剂+卡培他滨治疗 HER-2 阳性转移性乳腺癌的Ⅲ期临床研究数据在 2019 年的 ASCO 大会上公布，吡咯替尼组较安慰剂组 PFS 显著延长（11.1 个月 *vs.* 4.1 个月）；在基线无脑转移的患者中，吡咯替尼组较安慰剂组出现新发脑转移的比例更低（1.2% *vs.* 3.6%），且至新发脑转移的出现时间更长（397.5 天 *vs.* 132.0 天）；在基线存在未治疗的脑转移患者中，吡咯替尼组脑转移进展的患者比例更低（73.3% *vs.* 87.5%），至脑转移进展的时间更长（168.0 天 *vs.* 127.0 天）。

二、激素受体阳性乳腺癌

HR 阳性包括以下 3 种情况：ER 阳性、PR 阳性，ER 阳性、PR 阴性及 ER 阴性、PR 阳性。内分泌治疗一直是 HR 阳性乳腺癌的重要治疗手段，但其在脑转移中的作用尚不清楚。近年来，随着 CDK4/6 抑制药的应用，HR 阳性乳腺癌的治疗发生了巨大的转变。PI3K/AKT/mTOR 通路抑制药也给 BCBM 患者带来了更多的选择。

（一）内分泌治疗

内分泌治疗一直是 HR 阳性乳腺癌治疗的重要组成部分，内源性激素自由扩散通过细胞膜与各自的受体结合，受体结合激素发生二聚化并进入细胞核，与 DNA 上雌激素反应元件结合，激活靶基因转录。尽管细胞中有多种类型的 ER 和 PR，但药物的主要靶点是负责细胞生长和繁殖的核转录因子 ERα。内分泌治疗在 HR 阳性乳腺癌中有显著疗效，但其在中枢神经系统转移中的作用尚不明确。尽管他莫昔芬的亲脂性强，易通过 BBB，但脑转移发生时肿瘤可能已经对内分泌治疗抵抗。而且，约 40% 脑转移灶的 HR 表达状态与原发灶不一致，故内分泌治疗对 CNS 转移是否有效还有待进一步验证。

（二）细胞周期蛋白依赖性激酶 4/6 抑制药

约 50% 的 HR 阳性乳腺癌患者在内分泌治疗过程中会出现耐药，通过抑制 CDK4/6 阻断下游信号通路是一种应对耐药的治疗策略。目前，美国 FDA 已批准上市的 CDK4/6 抑制药包括阿贝西利、哌柏西利和瑞博西利。在现有的 CDK4/6 抑制药中，阿贝西利透过 BBB 的渗透能力最强。阿贝西利治疗 HR 阳性、HER-2 阴性转移性乳腺癌的有效性和安全性在 MONARCH-1 研究、MONARCH-2 研究和 MONARCH-3 研究中得到证实，但这 3 个研究都排除了 BCBM 患者。NCT02308020 研究（Ⅱ期）显示，阿贝西利对既往接受过多线治疗的 BCBM 患者有效，其单药颅内 CBR 为 25%，中位 PFS 为 4.4 个月。该研究正在评估哪些患者更有可能从阿贝西利的治疗中获益。有研究表明，在 CDK4/6 抑制药治疗后的患者中，视网膜母细胞瘤基因 1（Retinoblastoma1，RB1）失功能突变较未经 CDK4/6 抑制药治疗的患者显著增多，PI3K/AKT 信号通路、细胞周期和 Hippo 信号通路的多种信号分子的改变也更频繁。在了解 CDK4/6 抑制药治疗耐药的机制后，可以更有针对性地研发和使用药物，应对耐药。

（三）磷脂酰肌醇 3-激酶/蛋白激酶 B/哺乳动物雷帕霉素靶蛋白抑制药

HR 阳性乳腺癌的复发常与 PI3K/AKT/mTOR 通路的激活相关。PI3K/AKT/mTOR 抑制药在转移性乳腺癌中的疗效可观，但其治疗 BCBM 的临床数据较少。PI3K/mTOR 抑制药 GDC-0084、AKT 抑制药 GDC-0068 都在乳腺癌细胞株和 BCBM 小鼠模型中展示出了较好的抗肿瘤活性，能够通过 BBB，减少肿瘤细胞的生存率，诱导凋亡并抑制小鼠 BCBM 的生长。NCT04192981 研究、NCT03765983 研究和 NCT03994796 研究正在评估 GDC-0084 治疗 BCBM 的疗效和安全性。

三、三阴性乳腺癌

TNBC 的侵袭性高，多见于年轻女性。由于缺乏可作用的靶点，TNBC 的治疗手段有限，预后较差。尽管化疗仍是治疗 TNBC 的主要方法，但抗血管生成药物、新型制剂和免疫治疗已经显示出了广阔的发展前景。

（一）细胞毒药物

以顺铂为基础的多种化疗方案在临床试验中得到研究。其中，顺铂联合依托泊苷、环磷酰胺、长春瑞滨和吉西他滨的化疗方案在 BCBM 中具有显著疗效。此外，最近一项 II 期临床研究表明，伊立替康+替莫唑胺治疗脑转移或软脑膜转移进展的患者有效，且安全可控。一些病例报道了艾立布林单药或联合 WBRT 治疗 BCBM 取得了较好的疗效，但目前还没有相关临床研究发表。目前，II 期临床研究 NCT02581839、NCT03637868 和 NCT03412955 正在评估艾立布林治疗 BCBM 的疗效和安全性。

（二）抗血管生成治疗

抗血管药物在多种乳腺癌亚型脑转移中都展示出了很好的疗效。Hu Ting 等报道了一例既往接受过五线治疗的 TNBC 患者，在接受阿帕替尼+伊立替康+S-1 作为六线治疗后，颅内病灶达到 PR。贝伐珠单抗+卡铂及贝伐珠单抗+依托泊苷+顺铂也都在 II 期临床研究中表现出较强的抗肿瘤活性，中枢神经系统的 ORR 分别为 63% 和 77.1%。且有研究表明，贝伐珠单抗治疗并不会增加脑转移患者的脑出血风险。有旨在评估索拉非尼+WBRT（NCT01724606 研究）及贝伐珠单抗+依托泊苷+顺铂+WBRT（NCT02185352 研究）治疗 BCBM 的临床研究正在进行中。

（三）新型制剂

1. 聚腺苷二磷酸核糖聚合酶抑制药　聚腺苷二磷酸核糖聚合酶（poly-ADP-ribose polymerase，PARP）抑制药是一类靶向聚 ADP 核糖聚合酶的药物，能抑制 DNA 单链损伤的修复过程，在 *BRCA*1/2 基因突变的肿瘤中显示出显著疗效。2017 年，ASCO 大会报道了第 1 项 PARP 抑制药奥拉帕利的研究（OlympiAD 研究），但其未纳入脑转移的患者。2019 年，ESMO 大会上报道的 EMBRACA 研究中有 63 例脑转移患者。结果显示，与医师选择的治疗（physician's choice of therapy，PCT）相比，他拉唑帕尼治疗组的中位 PFS 显著延长（8.6 个月 *vs.* 5.6 个月，*HR* = 0.54，$P<0.000\ 1$），疾病进展风险显著降低 46%，实现 CR 或 PR 的患者比例提高一倍（62.6% *vs.* 27.2%，$P<0.000\ 1$）。此外，他拉唑帕尼治疗获得的 PFS 受益在横跨预先指定的各个亚组中均表现一致，包括有脑转移病史的患者。

2. ANG1005　ANG1005 由 3 个紫杉醇分子和 Angiopep-2 连接而成，通过识别低密度脂蛋白受体相关蛋白 1（low density lipoprotein receptor-related protein 1，LRP-1）诱导转胞吞作用穿过 BBB。一项 II 期临床研究表明，ANG1005 能够有效地控制颅内病灶及颅外病灶，改善脑转移症状，延长生存期，尤其在软脑膜转移患者中疗效显著。该研究共纳入 72 例复发性 BCBM 患者，其中 28 例同时存在软脑膜转移。结果显示，77% 的患者颅内病灶稳定或得到缓解；在软脑膜转移的患者中，79% 的颅内病灶得到控制，中位 OS 为 8 个月，相比传统治疗延长了 4 个月。目前，NCT03613181 研究（III 期）正在评估 ANG1005 在 HER-2 阴性软脑膜转移中的作用。

3. etirinotecan pegol　etirinotecan pegol（EP）是一种新型长效拓扑异构酶 1 抑制药，能够缓

慢持续释放伊立替康，维持其活性代谢物 SN38 的浓度。BEACON 研究评估了 EP 在 852 例转移性乳腺癌患者中的疗效，发现 EP 组较对照组中位 OS 有所延长，但无统计学意义（12.4 个月 *vs.* 10.3 个月，$P=0.084$）；但在 BCBM 亚组中，EP 组较对照组中位 OS 显著延长（10.0 个月 *vs.* 4.8 个月，$P<0.01$）。ATTAIN 研究（Ⅲ期）正在进一步评估 EP 治疗既往接受过局部治疗且疾病稳定（stable disease，SD）的 BCBM 患者。

（四）免疫治疗

免疫检查点抑制药在非小细胞肺癌（non-small cell lung cancer，NSCLC）、黑色素瘤脑转移中都已经取得了较好的疗效。IMpassion130 研究是被报道的第 1 项使用 PD-L1/PD-1 抗体治疗转移性 TNBC 的Ⅲ期临床研究。共入组 902 例患者，其中 61 例有脑转移，随机按 1∶1 的比例给予阿特珠单抗/安慰剂+白蛋白结合型紫杉醇。结果显示，阿特珠单抗能使肿瘤细胞 PD-L1 阳性患者的 OS 延长 7 个月（25.0 个月 *vs.* 18.0 个月），但 PD-L1 阴性的患者几乎没有生存获益（19.7 个月 *vs.* 19.6 个月）。遗憾的是，阿特珠单抗并没有让 BCBM 患者获益，但尚需进一步的前瞻性大样本研究证实。此外，一项Ⅱ期临床研究表明，卡瑞丽珠单抗联合阿帕替尼也在晚期 TNBC 中取得了较好的疗效，且安全可控。该研究共纳入 34 例患者，并按 1∶1 的比例随机接受阿帕替尼持续/间断给药+卡瑞丽珠单抗。结果显示，持续给药组的疗效优于间断给药组，持续给药组的 ORR 为 47.4%，而间断给药组的 ORR 为 0；持续给药组的疾病控制率也高于间断给药组（68.4% *vs.* 44.4%）。免疫检查点抑制药在转移性乳腺癌中可观的疗效，加上其在 NSCLC 和黑色素瘤脑转移中展示出的有效性，引起了学者研究 BCBM 免疫治疗的兴趣。目前，一些临床研究正在评估阿特珠单抗+SRS 治疗（NCT03483012 研究）、纳武单抗+SRS 治疗（NCT03807765 研究）、帕博利珠单抗+SRS 治疗（NCT03449238 研究）、阿特珠单抗+帕妥珠单抗+曲妥珠单抗（NCT03417544 研究）及嵌合抗原受体 T 细胞免疫疗法（chimeric antigen receptor T-cell immunotherapy，CAR-T）（NCT03696030 研究）治疗 BCBM 的疗效和安全性。

四、局部治疗

目前，局部治疗仍然是 BCBM 治疗的基石，如何将局部治疗与系统治疗进行有机整合仍是一个亟待解决的问题。局部治疗可以破坏 BBB，从而增加药物的通透性及在病灶和脑组织中的浓度，更好地控制颅内病变。Niwińska 的 2 项研究表明，在局部治疗后应用系统治疗可显著延长 BCBM 的生存期。2018 年，ASCO 发布的《HER-2 阳性乳腺癌脑转移治疗指南》也建议，对于局部治疗后进展的 BCBM，可选择易于透过 BBB 的药物进行系统治疗。此外，同时应用 HER-2 靶向治疗和 SRS 治疗也能够延缓局部复发，但在同时使用 2 种治疗时应注意严重不良反应的发生。对于颅外病变快速进展的患者，应首先进行系统治疗，待颅外病灶稳定后再考虑颅内病灶的局部治疗；而对于脑转移症状严重的患者，可先行局部治疗降低颅内压，缓解症状后再用系统治疗维持。对于治疗过程中颅外病变稳定、颅内病变进展的患者，可考虑保留系统治疗方案不变，加强局部治疗干预。总之，BCBM 治疗方法的选择和治疗顺序的确定应个体化，将脑转移灶及颅外病灶的特征、患者的身体状况和经济状况及既往接受过何种治疗等因素纳入考量。

五、乳腺癌脑转移的预后

BCBM 患者的预后与分子分型和体力评分等多种因素有关。准确的预后评估能够指导局部治疗和系统治疗的布局，并可作为前瞻性临床研究筛选入组患者的工具。乳腺等级预后评估（breast-graded prognostic assessment，Breast-GPA）是目前应用最广泛的 BCBM 预后评分系统，使用卡氏评分（Karnofsky performance score，KPS）、分子分型和年龄 3 个因素评估预后。不同预后评分生存不同，评分越低，预后越差。Ishwaria 等对 Breast-GPA 进行了改良，纳入脑转移灶数目这一影响因素，使预后评估较 Breast-GPA 更加准确（一致性指数 0.84 *vs.* 0.78）。Gaia 等纳入 668 例患者的回顾性分析也证明了脑转移灶数目在 BCBM 中的预测价值。总体而言，体力评分和分子分型是影响治疗选择和预后最重要的因素，在多学科协作确定合理个体化治疗的框架下，应对不同分子分型 BCBM 开展前瞻性临床研究，以便为脑转移患者确立合理的治疗选择和治疗顺序，延长生存期。

六、小　　结

随着转移性乳腺癌诊疗水平的不断提升，脑转移的发生也越来越常见。因此，在转移性乳腺癌系统治疗不断改善的同时，BCBM 的管理也需要不断跟进。根据脑转移灶的解剖学特征、分子分型及预后等因素，BCBM 患者应接受合适的局部治疗和系统治疗。尽管化疗、内分泌治疗等传统治疗在 BCBM 中有一定疗效，一些新型药物如 ADC、抗 HER-2 小分子 TKI、CDK4/6 抑制药、PARP 抑制药和免疫治疗等可能会为 BCBM 患者带来更大的生存获益。目前，许多关于 BCBM 的临床研究正在进行中，不断为 BCBM 患者带来新的希望。

（上海交通大学医学院附属仁济医院　徐迎春；
上海交通大学医学院附属苏州九龙医院　张凤春）

参考文献

[1] Siegel RL, Miller KD, Jemal A. Cancer statistics, 2020. CA Cancer J Clin, 2020, 70 (1)：7-30.

[2] Fecci PE, Champion CD, Hoj J, et al. The evolving modern management of brain metastasis. Clin Cancer Res, 2019, 25 (22)：6570-6580.

[3] Waks AG, Winer EP. Breast cancer treatment：a review. JAMA, 2019, 321 (3)：288-300.

[4] Xing F, Liu Y, Sharma S, et al. Activation of the c-Met pathway mobilizes an inflammatory network in the brain microenvironment to promote brain metastasis of breast cancer. Cancer Res, 2016, 76 (17)：4970-4980.

[5] Sirkisoon SR, Carpenter RL, Rimkus T, et al. TGLI1 transcription factor mediates breast cancer brain metastasis via activating metastasis-initiating cancer stem cells and astrocytes in the tumor microenvironment. Oncogene, 2020, 39 (1)：64-78.

[6] Choy C, Ansari KI, Neman J, et al. Cooperation of neurotrophin receptor TrkB and Her2 in breast cancer cells facilitates brain metastases. Breast

Cancer Res, 2017, 19 (1)：51.

[7] Witzel I, Oliveira-Ferrer L, Pantel K, et al. Breast cancer brain metastases：biology and new clinical perspectives. Breast Cancer Res, 2016, 18 (1)：8.

[8] Ramakrishna N, Temin S, Chandarlapaty S, et al. Recommendations on disease management for patients with advanced human epidermal growth factor receptor 2-positive breast cancer and brain metastases：ASCO Clinical Practice Guideline update. J Clin Oncol, 2018, 36 (27)：2804-2807.

[9] Langen UH, Ayloo S, Gu C. Development and cell biology of the blood-brain barrier. Annu Rev Cell Dev Biol, 2019, 35：591-613.

[10] Osswald M, Blaes J, Liao Y, et al. Impact of blood-brain barrier integrity on tumor growth and therapy response in brain metastases. Clin Cancer Res, 2016, 22 (24)：6078-6087.

[11] Cordero A, Kanojia D, Miska J, et al. FABP7 is a key metabolic regulator in HER2+breast cancer brain metastasis. Oncogene, 2019, 38 (37)：6445-6460.

［12］Priedigkeit N, Hartmaier RJ, Chen Y, et al. Intrinsic subtype switching and acquired ERBB2/HER2 amplifications and mutations in breast cancer brain metastases. JAMA Oncol, 2017, 3（5）: 666-671.

［13］Stemmler HJ, Schmitt M, Willems A, et al. Ratio of trastuzumab levels in serum and cerebrospinal fluid is altered in HER2-positive breast cancer patients with brain metastases and impairment of blood-brain barrier. Anticancer Drugs, 2007, 18（1）: 23-28.

［14］Bonneau C, Paintaud G, Trédan O, et al. Phase I feasibility study for intrathecal administration of trastuzumab in patients with HER2 positive breast carcinomatous meningitis. Eur J Cancer, 2018, 95: 75-84.

［15］Park YH, Park MJ, Ji SH, et al. Trastuzumab treatment improves brain metastasis outcomes through control and durable prolongation of systemic extracranial disease in HER2-overexpressing breast cancer patients. Br J Cancer, 2009, 100（6）: 894-900.

［16］Kodack DP, Chung E, Yamashita H, et al. Combined targeting of HER2 and VEGFR2 for effective treatment of HER2-amplified breast cancer brain metastases. Proc Natl Acad Sci, 2012, 109（45）: E3119-E3127.

［17］Falchook GS, Moulder SL, Wheler JJ, et al. Dual HER2 inhibition in combination with anti-VEGF treatment is active in heavily pretreated HER2-positive breast cancer. Ann Oncol, 2013, 24（12）: 3004-3011.

［18］Swain SM, Miles D, Kim SB, et al. Pertuzumab, trastuzumab, and docetaxel for HER2-positive metastatic breast cancer（CLEOPATRA）: end-of-study results from a double-blind, randomised, placebo-controlled, phase 3 study. Lancet Oncol, 2020, 16: 2045.

［19］Swain SM, Baselga J, Miles D, et al. Incidence of central nervous system metastases in patients with HER2-positive metastatic breast cancer treated with pertuzumab, trastuzumab, and docetaxel: results from the randomized phase III study CLEOPATRA. Ann Oncol, 2014, 25（6）: 1116-1121.

［20］Diéras V, Miles D, Verma S, et al. Trastuzumab emtansine versus capecitabine plus lapatinib in patients with previously treated HER2-positive advanced breast cancer（EMILIA）: a descriptive analysis of final overall survival results from a randomised, open-label, phase 3 trial. Lancet Oncol, 2017, 18（6）: 732-742.

［21］Krop IE, Lin NU, Blackwell K, et al. Trastuzumab emtansine（T-DM1）versus lapatinib plus capecitabine in patients with HER2-positive metastatic breast cancer and central nervous system metastases: a retrospective, exploratory analysis in EMILIA Ann Oncol, 2015, 26（1）: 113-119.

［22］Montemurro F, Ellis P, Delaloge S, et al. Safety and efficacy of trastuzumab emtansine（T-DM1）in 399 patients with central nervous system metastases: Exploratory subgroup analysis from the KAMILLA study. Cancer Res, 2017, 77（4 Suppl）: 1-12.

［23］Emens LA, Esteva FJ, Beresford M, et al. Overall survival（OS）in KATE2, a phase II study of programmed death ligand 1（PD-L1）inhibitor atezolizumab（atezo）+ trastuzumab emtansine（T-DM1）vs placebo（pbo）+T-DM1 in previously treated HER2+advanced breast cancer（BC）. Ann Oncol, 2019, 30（suppl 5）: v104-v142.

［24］Dong R, Ji J, Liu H, et al. The evolving role of trastuzumab emtansine（T-DM1）in HER2-positive breast cancer with brain metastases. Crit Rev Oncol Hematol, 2019, 143: 20-26.

［25］Stumpf PK, Cittelly DM, Robin TP, et al. Combination of trastuzumab emtansine and stereotactic radiosurgery results in high rates of clinically significant radionecrosis and dysregulation of aquaporin-4. Clin Cancer Res, 2019, 25（13）: 3946-3953.

［26］Modi S, Saura C, Yamashita T, et al. Trastuzumab deruxtecan in previously treated HER2-positive breast cancer. N Engl J Med, 2020, 382（7）: 610-621.

［27］Banerji U, van Herpen CML, Saura C, et al. Trastuzumab duocarmazine in locally advanced and metastatic solid tumours and HER2-expressing breast cancer: a phase 1 dose-escalation and dose-expansion study. Lancet Oncol, 2019, 20（8）: 1124-1135.

［28］Lin NU, Diéras V, Paul D, et al. Multicenter phase II study of lapatinib in patients with brain metastases from HER2-positive breast cancer. Clin Cancer Res, 2009, 15（4）：1452-1459.

［29］Bachelot T, Romieu G, Campone M, et al. Lapatinib plus capecitabine in patients with previously untreated brain metastases from HER2-positive metastatic breast cancer（LANDSCAPE）：a single-group phase 2 study. Lancet Oncol, 2013, 14（1）：64-71.

［30］Awada A, Colomer R, Inoue K, et al. Neratinib plus paclitaxel vs trastuzumab plus paclitaxel in previously untreated metastatic ERBB2-positive breast cancer：the NEfERT-T randomized clinical trial. JAMA Oncol, 2016, 2（12）：1557-1564.

［31］Freedman RA, Gelman RS, Anders CK, et al. TBCRC 022：a phase Ⅱ trial of neratinib and capecitabine for patients with human epidermal growth factor receptor 2-positive breast cancer and brain metastases. J Clin Oncol, 2019, 37（13）：1081-1089.

［32］Saura C, Oliveira M, Feng Y, et al. Neratinib + capecitabine versus lapatinib+capecitabine in patients with HER2 + metastatic breast cancer previously treated with ≥ 2 HER2-directed regimens：findings from the multinational, randomized, phase Ⅲ NALA trial. J Clin Oncol, 2019, 37（15 suppl）：1002.

［33］Murthy RK, Loi S, Okines A, et al. Tucatinib, trastuzumab, and capecitabine for HER2-positive metastatic breast cancer. N Eng J Med, 2020, 382（7）：597-609.

［34］Borges VF, Ferrario C, Aucoin N, et al. Tucatinib combined with ado-trastuzumab emtansine in advanced ERBB2/HER2-positive metastatic breast cancer：a phase Ⅰb clinical trial. JAMA Oncol, 2018, 4（9）：1214-1220.

［35］Ma F, Ouyang Q, Li W, et al. Pyrotinib or lapatinib combined with capecitabine in HER2-positive metastatic breast cancer with prior taxanes, anthracyclines, and/or trastuzumab：a randomized, phase Ⅱ study. J Clin Oncol, 2019, 37（29）：2610-2619.

［36］Jiang Z, Yan M, Hu X, et al. Pyrotinib combined with capecitabine in women with HER2 + metastatic breast cancer previously treated with trastuzumab and taxanes：A randomized phase Ⅲ study. J Clin Oncol, 2019, 37（15 suppl）：1001.

［37］Shah N, Mohammad AS, Saralkar P, et al. Investigational chemotherapy and novel pharmacokinetic mechanisms for the treatment of breast cancer brain metastases. Pharmacol Res, 2018, 132：47-68.

［38］Jung J, Lee SH, Park M, et al. Discordances in ER, PR, and HER2 between primary breast cancer and brain metastasis. J Neurooncol, 2018, 137（2）：295-302.

［39］Anders CK, Rhun EL, Bachelot TD, et al. A phase Ⅱ study of abemaciclib in patients（pts）with brain metastases（BM）secondary to HR +, HER2-metastatic breast cancer（MBC）. J Clin Oncol, 2019, 37（15 suppl）：1017.

［40］Razavi P, Dos Anjos CH, Brown DN, et al. Molecular profiling of ER+metastatic breast cancers to reveal association of genomic alterations with acquired resistance to CDK4/6 inhibitors. J Clin Oncol, 2019, 37（15 suppl）：1009.

［41］Ippen FM, Alvarez-Breckenridge CA, Kuter BM, et al. The dual PI3K/mTOR pathway inhibitor GDC-0084 achieves antitumor activity in PIK3CA-mutant breast cancer brain metastases. Clin Cancer Res, 2019, 25（11）：3374-3383.

［42］Ippen FM, Grosch JK, Subramanian M, et al. Targeting the PI3K/AKT/mTOR pathway with the pan-AKT inhibitor GDC-0068 in PIK3CA-mutant breast cancer brain metastases. Neuro Oncol, 2019, 21（11）：1401-1411.

［43］Melisko ME, Assefa M, Hwang J, et al. Phase Ⅱ study of irinotecan and temozolomide in breast cancer patients with progressing central nervous system disease. Breast Cancer Res Treat, 2019, 177（2）：401-408.

［44］Hu T, Liu C, Li Q, et al. Apatinib + CPT－11 + S－1 for treatment of refractory brain metastases in patient with triple-negative breast cancer：Case report and literature review. Medicine, 2018, 97（15）：e0349.

［45］Lin NU, Gelman RS, Younger WJ, et al. Phase Ⅱ trial of carboplatin（C）and bevacizumab（BEV）in patients（pts）with breast cancer brain metastases（BCBM）. J Clin Oncol, 2013, 31（15 suppl）：513.

［46］Lu YS, Chen TW, Lin CH, et al. Bevacizumab preconditioning followed by Etoposide and Cisplatin is highly effective in treating brain metastases of breast cancer progressing from whole-brain radiotherapy. Clin Cancer Res, 2015, 21（8）：1851-1858.

［47］Besse B, Lasserre SF, Compton P, et al. Bevacizumab safety in patients with central nervous system metastases. Clin Cancer Res, 2010, 16（1）：269-278.

［48］Lee KH, Kim SB, Sohn J, et al. Talazoparib（TALA）vs physician's choice of chemotherapy（PCT）in Asian patients（Pts）with HER2-advanced breast cancer（ABC）and a germline BRCA1/2 mutation（gBRCA1/2mut）：Data from phase Ⅲ EMBRACA. Ann Oncol, 2019, 30（suppl 9）：ix14.

［49］Litton JK, Rugo HS, Ettl J, et al. Talazoparib in patients with advanced breast cancer and a germline BRCA mutation. N Eng J Med, 2018, 379（8）：753-763.

［50］Kumthekar P, Tang SC, Brenner AJ, et al. ANG1005, a brain penetrating peptide-drug conjugate, shows activity in patients with breast cancer with leptomeningeal carcinomatosis and recurrent brain metastases. Clin Cancer Res, 2020, 10：1158.

［51］Perez EA, Awada A, O'Shaughnessy J, et al. Etirinotecan pegol（NKTR-102）versus treatment of physician's choice in women with advanced breast cancer previously treated with an anthracycline, a taxane, and capecitabine（BEACON）：a randomised, open-label, multicentre, phase 3 trial. Lancet Oncol, 2015, 16（15）：1556-1568.

［52］Cortés J, Rugo HS, Awada A, et al. Prolonged survival in patients with breast cancer and a history of brain metastases：results of a preplanned subgroup analysis from the randomized phase Ⅲ BEACON trial. Breast Cancer Res Treat, 2017, 165（2）：329-341.

［53］Goldberg SB, Gettinger SN, Mahajan A, et al. Pembrolizumab for patients with melanoma or non-small-cell lung cancer and untreated brain metastases：early analysis of a non-randomised, open-label, phase 2 trial. Lancet Oncol, 2016, 17（7）：976-983.

［54］Kluger HM, Chiang V, Mahajan A, et al. Long-term survival of patients with melanoma with active brain metastases treated with pembrolizumab on a phase Ⅱ trial. J Clin Oncol, 2019, 37（1）：52-60.

［55］Schmid P, Rugo HS, Adams S, et al. Atezolizumab plus nab-paclitaxel as first-line treatment for unresectable, locally advanced or metastatic triple-negative breast cancer（IMpassion130）：updated efficacy results from a randomised, double-blind, placebo-controlled, phase 3 trial. Lancet Oncol, 2020, 21（1）：44-59.

［56］Liu J, Jiang Z, Li Q, et al. Efficacy and safety of anti-PD-1 antibody SHR-1210 combined with apatinib in patients with advanced triple-negative breast cancer. J Clin Oncol, 2019, 37（15 suppl）：1066.

［57］Niwińska A, Murawska M, Pogoda K. Breast cancer subtypes and response to systemic treatment after whole-brain radiotherapy in patients with brain metastases. Cancer, 2010, 116（18）：4238-4247.

［58］Niwińska A. Brain metastases as site of first and isolated recurrence of breast cancer：the role of systemic therapy after local treatment. Clin Exp Metastasis, 2016, 33（7）：677-685.

［59］Miller JA, Kotecha R, Ahluwalia MS, et al. Overall survival and the response to radiotherapy among molecular subtypes of breast cancer brain metastases treated with targeted therapies. Cancer, 2017, 123（12）：2283-2293.

［60］Sperduto PW, Kased N, Roberge D, et al. Summary report on the graded prognostic assessment：an accurate and facile diagnosis-specific tool to estimate survival for patients with brain metastases. J Clin Oncol, 2012, 30（4）：419-425.

［61］Subbiah IM, Lei X, Weinberg JS, et al. Validation and development of a modified breast graded prognostic assessment as a tool for survival in patients with breast cancer and brain metastases. J Clin Oncol, 2015, 33（20）：2239-2245.

［62］Griguolo G, Jacot W, Kantelhardt E, et al. External validation of modified breast graded prognostic assessment for breast cancer patients with brain metastases：a multicentric European experience. Breast, 2018, 37：36-41.

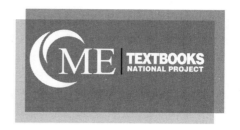

第二部分

乳腺癌重点临床试验及其解读

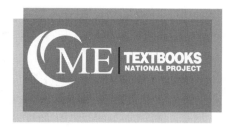

第四篇

乳腺癌发病、筛查、预防相关重点临床试验及其解读

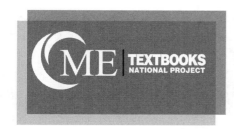

SJLIFE 研究：幼年恶性肿瘤健在者的乳腺癌发病分析

第 10 章

一、概 述

【文献来源】

Ehrhardt MJ，Howell CR，Hale K，et al. Subsequent breast cancer in female childhood cancer survivors in the St Jude Lifetime Cohort Study（SJLIFE）. J Clin Oncol，2019，37（19）：1647-1656.

【研究背景】

有赖于现代肿瘤治疗的发展，罹患恶性肿瘤的儿童、青少年的生存率可达 80% 以上。但有近 2/3 的患者可能因此出现治疗相关的慢性疾病，这其中有 1/3 的疾病可能威胁生命，乳腺癌正是其中之一。有研究发现，胸部放疗剂量及蒽环类药物的使用可能增加乳腺癌的发病率。其中，与 Li-Fraumeni 综合征相关的癌症生存者使用蒽环类药物后患乳腺癌的风险增加最多，报道者推测可能与基因突变有关（如抑癌蛋白 TP53 功能缺失），但缺乏确切证据。另外，医疗机构逐渐认识到幼年恶性肿瘤生存者长期随访的重要性，针对有胸部放疗史的患者，钼靶、磁共振成像（magnetic resonance imaging，MRI）或两者联合使用在许多医疗机构中作为筛查高危乳腺癌的手段，但实际效果未见报道。为回答上述问题，本章借助 SJLIFE 研究的随访数据，针对幼年恶性肿瘤生存者的乳腺癌发病展开分析。

【入组条件】

1. 年龄 ≥18 岁的女性。
2. 距离幼年恶性肿瘤确诊至少 10 年。

【试验设计】

1. 一项单中心（美国圣裘德儿童医院）试验。
2. 回顾性队列，前瞻性随访，持续入组。
3. 对有胸部放疗史的幼年肿瘤健在者行前瞻性影像学随访筛查乳腺癌。

【试验流程】

SJLIFE 研究的试验流程见图 10-1。

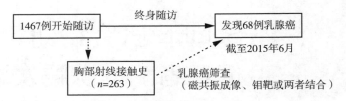

图 10-1   SJLIFE 研究的试验流程

【结果】

1. 幼年恶性肿瘤类型   以白血病、淋巴瘤为主，还包括中枢神经恶性肿瘤、肾癌、肉瘤等。

2. 乳腺癌累计发病率   未接受蒽环类药物，35 岁时乳腺癌累计发病率为 2%，50 岁时为 15%；接受蒽环类药物 250 mg/m² 或更大剂量，35 岁时为 7%，50 岁时为 46%。

3. 基因检测   75% 的乳腺癌患者未见基因异常，9% 的乳腺癌患者见基因异常（表 10-1），其余（16%）未参加检测或检测结果不详。

表 10-1   已知致癌基因检测结果

基因	数目（%）
BRCA1	1 (1.8)
BRCA2	2 (3.6)
PTEN	1 (1.8)
TP53	1 (1.8)

4. 乳腺癌发病多因素分析   蒽环类药物的使用剂量与乳腺癌风险呈正相关，不依赖于已知易感基因的突变（表 10-2）；胸部的放疗剂量与乳腺癌风险呈正相关，不依赖于已知易感基因的突变（表 10-2）。

表 10-2   蒽环类药物剂量/胸部放疗剂量与乳腺癌发病的多因素分析

治疗方式及剂量	未排除已知易感基因突变者			排除已知易感基因突变者		
	风险指数	95%CI	P	风险指数	95%CI	P
蒽环类药物剂量						
无	1.0			1.0		
1~249 mg/m²	2.6	1.1~6.2	0.034	2.5	1.0~6.1	0.053
>250 mg/m²	13.4	5.5~32.5	<0.001	15.1	6.1~37.6	<0.001
胸部放射剂量						
无	1.0			1.0		
0~10 Gy	0.7	0.2~2.8	0.656	1.2	0.3~5.0	0.823
10~20 Gy	2.4	0.4~15.0	0.362	8.0	1.1~56.3	0.038
≥20 Gy	7.6	2.9~20.4	<0.001	10.0	3.3~30.5	<0.001

5. 乳腺癌不同发现方式的 5 年 OS 率　预防性切除发现组（$n=2$）为 100%，影像学检查发现组（$n=28$）为 96%（95% CI：74.8%～99.4%），查体发现组（$n=17$）为 87.8%（95% CI：59.5%～96.8%），3 组差异无统计学意义（$P=0.535$）。

6. 乳腺癌不同发现方式后续化疗的比较　预防性切除发现组 1 例（14.3%）化疗，影像学检查发现组 8 例（25.0%）化疗，体检发现组 14 例（87.5%）化疗，3 组差异具有显著的统计学意义（$P<0.001$）。

7. 乳腺癌不同发现方式后续是否放疗对比　预防性切除发现组 0 例（0）放疗，影像学检查发现组 4 例（12.9%）放疗，查体发现组 4 例（25.0%）放疗，3 组差异无统计学意义（$P=0.412$）。

【结论】

1. 更高剂量的蒽环类药物与乳腺癌的发病风险增加相关，不依赖于已知癌症易感基因的突变。

2. 影像学筛查发现乳腺癌比查体发现乳腺癌接受化疗的可能性较小。

（上海交通大学医学院附属仁济医院　杨　凡　王慧玲　殷文瑾　陆劲松）

二、专家解读一

2019 年，《临床肿瘤学杂志》发表了 SJLIFE 研究的一项成果——女童肿瘤健在者的后续乳腺癌发病分析。SJLIFE 研究利用已经建立的儿童肿瘤生存者队列，对其远期的乳腺癌发生状况、暴露风险因素、筛查和预后等数据进行较全面的展示。

（一）独特的试验设计

这是一项以儿童肿瘤生存者为对象的队列研究。

一般儿童肿瘤是指 0～14 岁发生的恶性肿瘤。近年来，欧美国家将儿童肿瘤的范围扩大至儿童和青少年，年龄范围定义为 20 岁以前。儿童肿瘤非常罕见，15 岁之前的发生率约为 0.2%，20 岁之前约 0.29%。中国儿童肿瘤发病的数据很少，上海的发病与全球发达地区的水平大致相当。

过去几十年中，欧美国家儿童肿瘤的治疗水平大幅提升，儿童肿瘤的长期生存率越来越高。欧洲报道，儿童肿瘤的 5 年生存率达到 80%；美国报道，2010—2016 年 0～19 岁人群的 5 年生存率为 85.9%，比 20 世纪 70 年代增加 24%。中国儿童肿瘤的生存率低于欧美国家，以医疗资源最发达的上海为例，儿童肿瘤的总体 5 年生存率为 55.7%。

儿童肿瘤与成人肿瘤有非常多的差异。其中比较重要的特征是预后较好、生存期很长。这些患者的肿瘤发生在生命早期，因其早年放疗、药物等暴露，往往造成后续癌症发生的风险显著高于一般人群。这些患者治愈之后经历生长发育、成年乃至老年，观察他们的长期健康效应，对于了解肿瘤病因，特别是遗传与环境因素相互作用，提供了独特的机会。

本研究基于美国圣裘德终身队列研究（St Jude Lifetime Cohort Study，SJLIFE）进行。这个队列是美国圣裘德儿童医院于 10 多年前建立的，招募在该院诊治的儿童恶性肿瘤生存者，获取他们成年后的后续健康结局。这项队列研究包括全面的临床评估、新的临床指标测量，可以定量地评估患者的癌症死亡风险，监测癌症患者的长期生存风险，提供筛查和其他医学监护服务。

本研究的患者进入队列是在完成抗癌治疗 2 年后，仍处于缓解期，或诊断满 5 年后。进入队列后，每年由医院的临床医师进行评估，包括基线评估、病史摘录、综合健康调查问卷、基于风险的临床评估、神经骨骼功能评估、收集生物样品，直到年满 18 岁或生存满 10 年，之后转至社区医师，由医院的肿瘤登记员继续进行定期随访，持续终身。

本研究的优势是可以观察多个终点，故这个儿童肿瘤队列的长期密切跟踪随访收集到了这些患者的多种健康结局资料，包括生长发育、多原发肿瘤、其他疾病的发生状况，对于丰富对这些疾病的病因认识提供了独特机会。

（二）对乳腺癌风险和筛查的新认识

本研究关注的终点是乳腺癌。通过对这个队列 1467 例诊断后生存超过 10 年和年满 18 岁的女性儿童肿瘤生存者进行持续 10 多年的随访跟踪，共发现发生 56 例乳腺癌。与一般人群相比，这个群体在 35 岁和 50 岁发生乳腺癌的风险明显增高；平均发病年龄为 38.6 岁（95% CI：24.5~53.0），显著低于一般人群。结果确认了 20 Gy 以上的放疗暴露、蒽环类药物暴露，以及携带乳腺癌易感基因变异是成年后乳腺癌风险增高的独立因素。

生命早期暴露与乳腺癌关系的研究发现，青少年期的辐射可增加成年后患乳腺癌的风险，证据来源于病例对照研究和队列研究。美国国家癌症研究所的评估结果认为，具有良好的内部、外部有效性和一致性。以多个人群为基础的霍奇金淋巴瘤患者的队列研究表明，16 岁因霍奇金淋巴瘤接受放疗的人群在 40 岁时患乳腺癌的风险增加 35%。

化疗药物的不良反应可能会增加远期患乳腺癌的风险，但生命早期使用化疗药物对于远期患乳腺癌风险的人群证据很少。已有的证据来源于具有抑癌基因缺陷的人群，很难区分增加的乳腺癌风险是由于化疗药物暴露，还是易感基因所致。本研究的发现给出了比较充分的依据，蒽环类药物暴露是一个独立危险因素，与没有暴露者相比，接受过<250 mg/m^2 化疗剂量者，风险是没有暴露者的 2.6 倍；>250 mg/m^2 者，风险是没有暴露者的 13.4 倍。本研究纳入的对象都具有易感基因变异状况信息，多因素分析显示，蒽环类药物暴露增加患乳腺癌风险，无论是否携带易感基因，或携带何种易感基因，增加的风险都存在。本研究证实了蒽环类抗癌药物增加癌症的发生风险，为乳腺癌发生的基因环境交互作用的理论提供了有力证据。

本研究还报道了 263 例符合筛查条件的研究对象的筛查参与情况、筛查检查及其结果。这些筛查对象均为乳腺癌高危对象，采用了钼靶和 MRI。结果显示，对于这个非常年轻的筛查群体，钼靶的敏感性为 53.8%，MRI 的敏感性为 69.2%，两者相加的敏感性达 85.8%，特异性达 99.7%。再次证实了高危乳腺癌人群筛查的必要性，经影像学检查发现的乳腺癌患者，与体检发现的患者相比，肿瘤分期更早，无须全身化疗，OS 更长，成年后的影像学检查可以使儿童肿瘤生存者获益。同时，在儿童肿瘤生存者中，钼靶的检出能力低于一般人群，原因可能是这个人群的年龄非常小，乳腺密度高的可能比较大（研究中并未报道经钼靶检查人群的致密乳腺比例）。

（三）对临床实践的意义

40 岁之前发生的乳腺癌被称为年轻乳腺癌，与更高年龄段发生的乳腺癌相比，病因可能不同。年轻乳腺癌在人群中的比例非常低，开展人群研究存在困难，对其病因的认识仍存在不足。本研究聚焦儿童肿瘤生存者，较全面地探讨了这一独特乳腺癌高危人群的发病相关特征、筛查和预后，由于对这些患者进行了长期、密切的临床评估，故更有益于研究结果直接应用于临床实践。

大剂量蒽环类抗癌药物显著增加远期患乳腺癌的风险。之前的指南注重对儿童青少年时期放疗暴露的监护，而对大剂量蒽环类抗癌药物暴露并没有重视。本研究发现，生命早期使用蒽环类药物增加乳腺癌的发生风险，特别是高剂量与高风险之间的关联，对于这些患者提早开始乳腺癌筛查，可以检出早期乳腺癌，并在其治疗中更有可能避免全身化疗。因此，如果采取相应的医疗监护手段，这些患者在治疗和生存上应能获益。

本研究的证据提示，儿童肿瘤生存者可以从筛查中获益。对于这些患者的筛查方案选择，在钼靶检查致密乳腺存在缺陷的状况下，采用 MRI 作为补充手段，以提高敏感性和特异性。由于钼靶和 MRI 的特异性非常高，足以排除恶性病变的存在，达到筛检目的。

（四）对未来研究的启示

基于儿童肿瘤生存者的前瞻性观察性队列研究的难度远远高于其他患者的队列研究。儿童肿瘤生存者队列研究对象稀缺、分布分散，观察结局需要长达 10 年以上的跟踪随访，投入的人力、物力巨大，需要有长期且雄厚的经费支撑。例如，除了随访期间的临床评估、功能评估、综合健康评估生活的费用以外，为了保证这些患儿能够在 18 岁前都回到美国圣裘德儿童医院完成随访，本研究还支付了患儿及其家属回医院随访的旅费、食宿等费用，为了增强与研究对象的联系、教育，提供筛查，提供项目进展信息（网站、通信简报）。基于这些因素，同类研究非常罕见。

承担本研究的美国圣裘德儿童医院是美国国家癌症研究所的定点综合性癌症中心之一，对所诊治的儿童恶性肿瘤生存者提供全面、优质的临床服务，不仅包括诊断、治疗，还包括治疗结束后的长期生存、后遗症和后续疾病的诊疗服务。这些服务以医疗救治为目的，与患者家庭支付能力无关。

这样花费巨大的研究，面向未来，充分考虑其未来收益。美国圣裘德终身队列研究的设计目标是成为研究者发起研究的资源，无论是现有的还是未来提出的或由外部经费资助的研究，都可以使用该队列研究的资料。特别是一系列小样本的探索性研究，如基于一些特殊的人口学特征、诊断、治疗或家族/遗传因素。队列研究不仅对研究对象进行常规癌症筛查，还对与治疗相关的远期并发疾病进行评估，可以满足进一步研究的需求。

本研究精准地描述儿童肿瘤生存者成年后的患病风险和不良预后。许多治疗的不良反应发生于儿童肿瘤生存者成年之后，甚至中老年阶段，加剧器官功能退化，增加多原发肿瘤的发生风险。因而，此类研究可以提供成人癌症相关死亡机制的研究机会，改善治疗，处理长期不良反应对器官功能的影响，并增加对预防和改善预后措施的认识。

这样的队列研究持续多年，由于储存了生物样品，就有机会利用更先进的临床和实验室手段，基于长期的跟踪结果，丰富对乳腺癌风险的认识。

目前，美国圣裘德终身队列研究正在考虑扩展招募全美儿童肿瘤生存者。此外，世界卫生组织国际癌症研究中心也历经数十年，建立了全球儿童肿瘤登记项目，收集全球儿童肿瘤发病、死亡和生存数据，也为各区域建立类似的儿童肿瘤生存者队列打下基础。未来可以预见，基于儿童肿瘤队列的研究证据会逐步增多。

（复旦大学附属肿瘤医院　郑　莹）

三、专家解读二

美国圣裘德儿童医院由美国国家癌症研究所建立，为非营利性医疗中心，面向罹患恶性肿瘤及其他严重疾病的儿童。2010 年 1 月，该中心发起了 SJLIFE 研究（即美国圣裘德终身队列研究），共 3900 例幼年恶性肿瘤幸存者入组。旨在提高癌症幸存者及其家属的生活质量，向卫生工作者传播新的治疗方法，监测长期幸存者，以及推动保险公司审查和补救服务的准入和立法。

幼年恶性肿瘤生存者乳腺癌的发生风险尚不明确，有研究称可能与胸部放疗史及蒽环类药物的使用有关。其中，后者在 Li-Fraumeni 综合征患者中更加显著。Li-Fraumeni 综合征主要由著名的抑癌基因 p53 突变丧失功能所引起，表现为骨和软组织肉瘤、乳腺和肾上腺皮质癌、脑肿瘤和急性白血病的发生率上升。Li-Fraumeni 综合征是一种常染色体隐性遗传病，但常见 p53 突变杂合子携带者发病，提示即使 p53 部分功能缺失，同样增加罹患恶性肿瘤的风险。放疗及蒽环类药物都可能造成 DNA 损伤，抑癌基因（如 p53）的缺失加强这两者的致癌作用，存在理论上的合理性，但目前缺乏数据支持。另外，针对上述人群，目前相关指南建议的适用于健康人群的筛查方法（钼靶、MRI）是否有效也缺乏支持数据。

本研究借助 SJLIFE 研究的数据，对上述问题给出了自己的回答。SJLIFE 研究的数据提示胸部放疗史及蒽环类药物的使用与乳腺癌的发生风险呈正相关，但不依赖于已知的易感基因突变（包括 p53）。实际上在本研究的数据中，所有罹患二次恶性肿瘤的病例里仅有 9% 发现携带已知的易感基因突变，p53 突变仅有 1 例。这一结果提示即使没有已知易感基因的突变，接受胸部放疗或蒽环类药物治疗的患者也同样是乳腺癌的高发人群，需要给予积极的随访。

另外，本研究对有胸部放疗史的部分入组人群（$n = 263$）采用了积极的影像学检查。并以乳腺癌的不同发现方式分为体检发现组、影像学检查发现组及预防性切除发现组。通过影像学检查发现乳腺癌的概率低于查体发现的乳腺癌接受化疗的概率。从数据上来看，预防性切除发现组的化疗例数更少，预后也有更好的趋势，但该研究者并未在讨论中提及，且对于预防性乳腺切除的指征也同样没有提及（提到 BRCA1/2 基因突变的患者共 3 例，但因预防性乳腺切除而发现乳腺癌者为 7 例）。鉴于数据尚需要进一步积累，对特定人群采用预防性乳腺切除尚不可取，但本研究肯定了积极的影像学检查在减轻后续治疗强度中的正面作用，并有改善预后的趋势。

另一项类似的研究也在同时进行，即童年癌症幸存者研究（Childhood Cancer Survivor Study，CCSS）。其面向全美多家医疗中心，入组条件与 SJLIFE 研究略有不同，如 21 岁前首发恶性肿瘤、距首发恶性肿瘤确诊至少 5 年者。目前，共入组 20 227 例，其中也包括 SJLIFE 研究总人数中的 976 例（66.5%）和罹患乳腺癌者中的 37 例（66.1%）。其研究方法与 SJLIFE 研究类似，为回顾性队列研究，但借助其大样本数据，展开前瞻性的亚研究。这正是 SJLIFE 研究的积极意义所在：回顾性队列，前瞻性随访，许多悬而未决的临床问题也许将借此得以一窥端倪。

（上海交通大学医学院附属仁济医院　杨　凡　王慧玲　殷文瑾　陆劲松）

参考文献

[1] Siegel RL, Miller KD, Jemal A. Cancer statistics, 2019. CA Cancer J Clin, 2019, 69 (1)：7-34.

[2] Geenen MM, Cardous-Ubbink MC, Kremer LC, et al. Medical assessment of adverse health outcomes in long-term survivors of childhood cancer. JAMA, 2007, 297 (24)：2705-2715.

[3] Teepen JC, van Leeuwen FE, Tissing WJ, et al. Long-term risk of subsequent malignant neoplasms after treatment of childhood cancer in the DCOG LATER study cohort：role of chemotherapy. J Clin Oncol, 2017, 35 (20)：2288-2298.

[4] Inskip PD, Robison LL, Stovall M, et al. Radiation dose and breast cancer risk in the childhood cancer survivor study. J Clin Oncol, 2009, 27 (24)：3901-3907.

[5] Mertens AC, Yasui Y, Neglia JP, et al. Late mortality experience in five-year survivors of childhood and adolescent cancer：the Childhood Cancer Survivor Study. J Clin Oncol, 2001, 19 (13)：3163-3172.

[6] Oeffinger KC, Ford JS, Moskowitz CS, et al. Promoting breast cancer surveillance：the EMPOWER study, a rRandomized clinical trial in the childhood cancer survivor study. J Clin Oncol, 2019, 37 (24)：2131-2140.

[7] Bao PP, Zheng Y, Wu CX, et al. Population-based survival for childhood cancer patients diagnosed during 2002—2005 in Shanghai, China. Pediatr Blood Cancer, 2012, 59 (4)：657-661.

[8] Hudson MM, Ness KK, Nolan VG, et al.

Prospective medical assessment of adults surviving childhood cancer: study design, cohort characteristics, and feasibility of the St. Jude Lifetime Cohort study. Pediatr Blood Cancer, 2011, 56 (5): 825-836.

[9] Travis LB, Hill DA, Dores GM, et al. Breast cancer following radiotherapy and chemotherapy among young women with Hodgkin disease. JAMA, 2003, 290 (4): 465-475.

[10] Steliarova-Foucher E, Colombet M, Ries LAG,

et al. International incidence of childhood cancer, 2001-10: a population-based registry study. Lancet Oncol, 2017, 18 (6): 719-731.

[11] 鲍萍萍, 吴春晓, 顾凯, 等. 上海市儿童恶性肿瘤发病情况和时间趋势分析. 中华流行病学杂志, 2016, 37 (1): 106-110.

[12] Howlader N, Noone AM, Krapcho M, et al. SEER cancer statistics review, 1975—2017, National Cancer Institute. (2020-05-25) [2020-08-20]. https: //seer. cancer. gov/csr/1975_2017/.

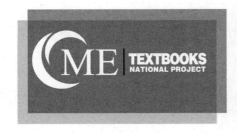

FaMRIsc 研究：在具有乳腺癌家族遗传风险的女性中对比乳腺磁共振成像和钼靶筛查效果的多中心、随机、对照试验

第 11 章

一、概　　述

【文献来源】

Saadatmand S, Geuzinge HA, Rutgers EJT, et al. MRI versus mammography for breast cancer screening in women with familial risk（FaMRIsc）：a multicentre, randomised, controlled trial. Lancet Oncol, 2019, 20（8）：1136-1147.

【研究背景】

约 15% 的乳腺癌患者具有乳腺癌家族史，这部分人群发生早发性乳腺癌的风险较高，但不一定能发现致病性遗传基因突变。肿瘤筛查有助于发现早期癌，由此改善患者的生存，但是在筛查中也会出现假阳性结果。2004 年至今，在具有乳腺癌家族遗传风险的人群中开展多项临床研究，初步证实在钼靶的基础上增加 MRI 可提高早期乳腺癌的诊断。然而，这些研究都是非随机对照研究，没有将乳腺密度考虑在内。FaMRIsc 研究就是在具有乳腺癌家族遗传风险但无 *BRCA*1/2 和（或）*TP*53 基因突变的女性中，对比每年 1 次 MRI+每 2 年 1 次钼靶+体格检查与每年 1 次钼靶+体格检查的筛查效果。

【入组条件】

1. 年龄在 30~55 岁的女性。

2. 家族遗传倾向导致的终身累计乳腺癌风险≥20%（根据改良的 Claus 模型或在临床基因中心评估）。

3. 排除既往患有浸润性乳腺癌或 *BRCA*1、*BRCA*2、*TP*53 基因突变（明确突变或有 50% 突变风险）的人群（因为对这类人群已推荐 MRI 检查）。

4. 排除增强 MRI 检查禁忌的人群。

【试验设计】

1. 一项多中心、随机、对照试验。

2. 主要研究终点为 2 组间筛查出的乳腺癌数量、肿瘤大小、淋巴结状态（ITT 分析）。

3. 次要研究终点为假阳性率、敏感性、特异性、乳腺超声影像报告数据系统（breast imaging and reporting and data system，BI-RADS）≥3 级的阳性预测值、活检的阳性预测值。

【试验流程】

FaMRIsc 研究的试验流程见图 11-1。

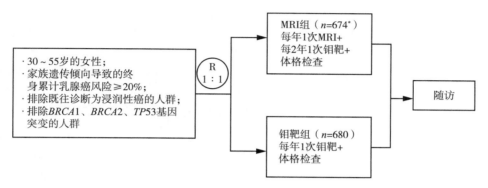

图 11-1　FaMRIsc 研究的试验流程

注：乳腺癌包括浸润性癌和导管内癌；*. MRI 组有 1 例患者在随机后和接受第 1 次筛查前诊断为乳腺癌，未纳入数据分析；主要研究终点为病理证实的乳腺癌数量、肿瘤大小、淋巴结状态；次要研究终点为假阳性率、敏感性、特异性、BI-RADS≥3 级的阳性预测值、活检的阳性预测值

【结果】

1. 研究人群　2011 年 1 月 1 日至 2017 年 12 月 31 日，共入组 1355 例女性，其中 675 例随机入组 MRI 组（每年 1 次 MRI+每 2 年 1 次钼靶+体格检查），680 例随机入组钼靶组（每年 1 次钼靶+体格检查）。

2. 主要研究终点　共有 55 例女性证实为乳腺癌，MRI 组比钼靶组筛查出的乳腺癌更多（40 例 *vs.* 15 例，$P=0.0017$）。其中，浸润性癌 32 例，导管内癌 23 例。在 32 例浸润性癌患者中，MRI 组比钼靶组的肿瘤更小［中位直径 9（5~14）mm *vs.* 17（13~22）mm，$P=0.01$］。MRI 组的淋巴结阳性率低于钼靶组［17%（4/24）*vs.* 63%（5/8），$P=0.023$］；且在年龄<50 岁的亚组中，MRI 组的淋巴结阳性率显著低于钼靶组［9%（1/11）*vs.* 100%（3/3），$P=0.011$］；而在年龄≥50 岁的亚组中，MRI 组和钼靶组的淋巴结阳性率的差异无统计学意义［23%（3/13）*vs.* 40%（2/5），$P=0.58$］。在每 1000 人次的筛查中，MRI 组较钼靶组可筛查出更多的乳腺癌患者［14.2（95% *CI*：10.0~18.8）*vs.* 4.9（95% *CI*：2.6~7.5），$P<0.0003$］。

3. 敏感性及特异性　MRI 组的敏感性较钼靶组的差异无统计学意义［97.5%（95% *CI*：86.8~99.9）*vs.* 86.7%（95% *CI*：59.5~98.3），$P=0.18$］；MRI 组的特异性明显低于钼靶组［83.8%（82.4~85.2）*vs.* 91.0%（89.9~92.0），$P<0.0001$］，且对于年龄<50 岁和年龄≥50 岁的亚组，MRI 组的特异性均低于钼靶组。

4. 假阳性率　MRI 组比钼靶组的总假阳性率高（66.6% *vs.* 40.6%，$P<0.001$）。

5. 阳性预测值　MRI 组 BI-RADS≥3 级的阳性预测值高于钼靶组，但 2 组间的差异无统计学意义［8.0%（95% *CI*：5.7~10.7）*vs.* 4.5%（95% *CI*：2.4~7.6），$P=0.074$］；MRI 组活检的阳

性预测值和钼靶组的差异无统计学意义 ［26.8%（95% *CI*：20.0～34.7）*vs.* 27.8%（95% *CI*：16.5～41.6），*P* = 1.00］。

6. 乳腺密度　根据钼靶，可将乳腺密度从低到高分为 A、B、C、D 4 个等级。随着乳腺密度的增加，钼靶组可筛查出更多的乳腺癌（*P* = 0.018），而 MRI 组筛查出的乳腺癌数量在 4 个等级间的差异无统计学意义（*P* = 0.92）。肿瘤 T 分期 ≥ T_2 的共有 7 例，其乳腺密度均 ≥ C 级（*P* = 0.007 7）。

【结论】

对于具有乳腺癌家族遗传风险的女性，每年 1 次 MRI + 每 2 年 1 次钼靶 + 体格检查较每年 1 次钼靶 + 体检的筛查方案，可发现更多、更早期、淋巴结阴性的乳腺癌。

（上海交通大学医学院附属仁济医院　沙　瑞　马嘉忆　殷文瑾　陆劲松）

二、专家解读一

约有 15% 的乳腺癌发生在有乳腺癌家族史但没有致病性遗传基因突变的女性中。乳腺癌筛查时，MRI、乳腺 X 线片及体格检查应该具体如何实施，不同的指南推荐不一样。此外，对于各项筛查，相关指南均未研究乳腺腺体类型可能对筛查造成影响。FaMRIsc 研究为家族性 MRI 筛查研究，比较 2 种筛查模式对有家族风险但无基因突变女性的结局，这 2 种筛查模式分别为年度 MRI + 乳腺体格检查 + 双乳乳腺 X 线片和年度乳腺 X 线片 + 乳腺体格检查。

FaMRIsc 研究的优点包括大样本多中心的随机化设计，使用 VolparaDensity 自动分析乳腺密度，以及数据收集的完整性。

来自荷兰的 Marije 进行了同类研究，其主要侧重于 MRI 作为补充检查可否提高极致密乳腺组织患者的乳腺癌早期检出率并降低其间期乳腺癌的发生率。在荷兰的这项多中心、随机、对照研究中，其作者邀请乳腺 X 线片结果正常且被评估为极致密型腺体的女性接受 MRI 补充检查或仅接受乳腺 X 线片检查。主要结局是在 2 年内间期乳腺癌发生率的组间差异。结果表明，在 MRI 组和单独乳腺 X 线片筛查组中，间期乳腺癌的发生率分别为 2.5/1000 和 5.0/1000。结论为在 2 年筛查期间，在乳腺 X 线片结果正常的极致密型腺体女性中，与单独使用乳腺 X 线片相比，MRI 补充检查显著减少诊断出的间期乳腺癌。

FaMRIs 研究的结果表明，MRI 发现的晚期乳腺癌和淋巴结阳性乳腺癌的数量低于乳腺 X 线片发现的乳腺癌。相对于乳腺 X 线片，MRI 检查可能有助于降低病死率，减少辅助化疗的次数，节省患者的费用。但是 MRI 并不完美，存在更高的假阳性和较低的特异性。根据笔者经验，极致密型腺体和年轻、显著背景强化的患者容易出现较高的活检阳性预测值。在结果中，由于乳房体格检查产生了大量假阳性结果，故在日常工作中，可以通过豁免乳房的体格检查，进一步减少 MRI 和乳腺 X 线片联合检查的频率。

FaMRIsc 研究主要存在 3 个局限性：①根据密度或年龄进行亚组分析时，乳腺癌病例数相对较少。②同一患者在纳入研究前所进行的乳腺癌筛查可能会影响乳腺癌发病率的估测。③FaMRIsc 研究未纳入行数字乳腺断层成像的患者。因此，下一步的研究应该进一步探索数字乳腺断层成像对乳腺癌筛查的影响。

（上海交通大学医学院附属仁济医院　耿小川）

三、专家解读二

目前，乳腺癌筛查的手段以钼靶为主，我国的相关指南也建议 40 岁以上的女性每年进行 1 次钼靶检查。但对于具有乳腺癌家族遗传风险的女性，尤其是 *BRCA*1/2 或 *TP*53 基因突变的女性，其乳腺癌的发生风险明显高于一般人群的平均水平，且发病年龄更早，故对于该部分人群筛查的年龄应该提前。钼靶敏感性与乳腺密度有关，乳腺密度可根据钼靶图像分为 4 个由低到高的等级：A，几乎全部为脂肪组织；B，散在有致密组织但主要为脂肪；C，具有中等密度的乳腺组织；D，致密组织>75% 的乳房。钼靶的敏感性随着乳腺密度的增加而降低，在年龄为 40~49 岁的女性中，有 74% 属于乳腺致密型；对于年龄<40 岁的女性，乳腺致密型的比例更高。因此，对于具有乳腺癌家族遗传风险的女性，仅行钼靶无法满足要求。

FaMRIsc 研究是一项多中心、随机、对照临床试验，入组人群为具有乳腺癌家族遗传风险的女性［定义为家族遗传倾向导致患乳腺癌的风险 ≥20%（根据 Claus 量表完成评估），且无 *BRCA*1/2 和（或）*TP*53 基因突变］。入组患者随机分为 2 组，MRI 组接受每年 1 次 MRI+每 2 年 1 次钼靶+体格检查，钼靶组接受每年 1 次钼靶+体格检查。结果显示，MRI 组较钼靶组可筛查出更多的乳腺癌患者。在筛查出的 32 例浸润性乳腺癌患者中，MRI 组比钼靶组筛查出的肿瘤更小，MRI 组的淋巴结阳性率低于钼靶组，均显示了 MRI 对于发现早期乳腺癌的优势。然而，MRI 组的特异性明显低于钼靶组。同时，MRI 组比钼靶组的假阳性率高。MRI 联合钼靶虽然可以发现更多早期乳腺癌，但是由于 MRI 检查存在较高的假阳性率，也就造成了过度诊断，不过对于这部分人群，由于其乳腺癌的发生风险更高、发病年龄更早，这种强化的筛查手段也具有一定必要性。

将乳腺密度纳入分析是 FaMRIsc 研究的一大特色。乳腺密度与腺体及结缔组织的含量呈正相关，对于乳腺密度高的女性，其乳腺癌的发生风险也更高。既往研究发现，钼靶的敏感性随着乳腺密度的增加而降低，而 MRI 受乳腺密度的影响较小。本研究的结果显示，随着乳腺密度的增加，钼靶组可筛查出更多的乳腺癌（乳腺密度为 A、B、C、D 的亚组分别筛查出 0、7、10、6 例乳腺癌，$P = 0.018$），而 MRI 组筛查出的乳腺癌数量无差别（分别筛查出 5、15、17、5 例，$P = 0.92$）。本研究中，钼靶和 MRI 的敏感性与乳腺密度无关，而特异性随着乳腺密度的增加而降低，这与既往研究的结果有所不同，可能是由于入组人群（家族遗传倾向导致的患乳腺癌风险 ≥20% 等）不同，同时筛查出的乳腺癌患者数量较少，导致统计学上 P 无意义。本研究的入组患者平均年龄为 44.7 岁，也明显小于既往研究。值得注意的是，肿瘤 T 分期 $\geq T_2$ 的共有 7 例，其乳腺密度均 $\geq$ C 级（$P = 0.0077$），这也提示致密型乳腺人群的肿瘤更难以早期发现。

2004 年和 2005 年，有 2 项研究对比了 MRI 和钼靶对于具有乳腺癌家族遗传风险女性筛查效果的研究。2004 年发表在 *The New England Journal of Medicine* 上的一项临床试验对比了 MRI 和钼靶对于具有乳腺癌家族遗传风险女性的筛查效果。入组人群为根据 Claus 量表评估得出乳腺癌家族遗传风险>15% 的 25~70 岁女性，共 1909 例，其中 358 例携带 *BRCA*1/2 或其他相关基因突变。患者分为 3 组：携带基因突变组（$n=358$，患乳腺癌风险 50%~85%），高风险组（$n=1052$，患乳腺癌风险 30%~49%），低风险组（$n=499$，患乳腺癌风险 15%~29%）。每半年体格检查、每年钼靶筛查、每年 MRI 筛查的敏感性分别为 17.0%、33.3% 和 79.5%，特异性分别为 98.1%、95.0% 和 89.8%。该研究揭示了 MRI 较钼靶对于具有乳腺癌家族遗传风险的女性筛查的敏感性更高。2005 年，英国学者在 *Lancet* 上发表了 MARIBS 研究。该研究入组 649 例 35~49 岁的女性，乳腺癌家族遗传风险包括 *BRCA*1/2 和（或）*TP*53 基因突变人群或该部分人群的一级亲属、乳腺癌和（或）卵巢癌家族史及李-佛美尼综合征（Li-Fraumeni syndrome）家族史。患者接受每年 1 次的钼靶和（或）MRI 筛查。结果显示，对于所有患者，MRI 和钼靶的敏感性分别为 77% 和 40%（$P=$ 0.01）；对于 $BRCA$1 基因突变的女性，MRI 和钼靶的敏感性分别为 92% 和 23%（$P=0.004$）；去除 $BRCA$1 基因突变的女性，其余女性对于 MRI 和钼靶的敏感性无显著差别，分别为 68% 和 50%（$P=0.45$）。该研究的结果初步说明，MRI 较钼靶的敏感性提升主要来源于 $BRCA$1 基因突变人群或一级亲属发生 $BRCA$1 基因突变的人群。

但随着检查技术和设备的发展，钼靶筛查的效果也在提升。对比 21 世纪初到现今的临床研究结果，虽然各个临床研究在试验设计、入组人群等方面存在差异，不能直接比较，但是纵观各个相关研究，还是能发现钼靶筛查本身的敏感性也随科学发展呈现增加的趋势，钼靶相较 MRI 的优势可能还需要根据乳腺密度、肿瘤特征等因素相关的亚组进一步探索。

（上海交通大学医学院附属仁济医院　沙　瑞　马嘉忆　殷文瑾　陆劲松）

参考文献

[1] Saadatmand S, Geuzinge HA, Rutgers EJT, et al. MRI versus mammography for breast cancer screening in women with familial risk (FaMRIsc): a multicentre, randomised, controlled trial. Lancet Oncol, 2019, 20 (8): 1136-1147.

[2] Kriege M, Brekelmans CT, Boetes C, et al. Efficacy of MRI and mammography for breast-cancer screening in women with a familial or genetic predisposition. N Engl J Med, 2004, 351 (5): 427-437.

[3] Leach MO, Boggis CR, Dixon AK, et al. Screening with magnetic resonance imaging and mammography of a UK population at high familial risk of breast cancer: a prospective multicentre cohort study (MARIBS). Lancet, 2005, 365 (9473): 1769-1778.

[4] Bakker MF, de Lange SV, Pijnappel RM, et al. Supplemental MRI Screening for Women with Extremely Dense Breast Tissue. N Engl J Med, 2019, 381 (22): 2091-2102.

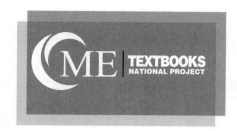

To-Be 研究：乳腺癌二维钼靶对比三维钼靶

第 12 章

一、概　　述

【文献来源】

Hofvind S, Holen ÅS, Aase HS, et al. Two-view digital breast tomosynthesis versus digital mammography in a population-based breast cancer screening programme（To-Be）：a randomised, controlled trial. Lancet Oncol，2019，20（6）：795–805.

【研究背景】

钼靶作为乳腺癌常用的筛查项目，其筛查效率有目共睹。然而，钼靶是将整个乳房组织投射到平面上，由于腺体组织的重叠，有的病灶容易被忽略。数字乳腺断层成像（digital breast tomosynthesis，DBT），又称三维钼靶。将数字化乳腺钼靶二维影像通过计算机合成三维影像，是乳腺钼靶的又一次进步。本研究探讨在随机对照试验中检验三维钼靶对比二维钼靶的效果。

【入组条件】

1. 年龄在 50~69 岁的女性。
2. 筛查时无乳腺疾病症状。
3. 排除既往乳腺癌或转移性黑色素瘤病史。
4. 排除既往乳腺植入物史。

【试验设计】

1. 一项大规模、平行、随机、对照临床试验。
2. 主要研究终点为浸润性乳腺癌或导管原位癌（ductal carcinoma in situ，DCIS）的筛查检出率。
3. 次要研究终点为召回率（受试者经钼靶检查显示有乳腺癌风险被召回做进一步检查的概率）、召回人群中乳腺癌的比例、召回后活检中发现乳腺癌的比例、肿瘤组织病理学特征及经济效应。
4. 样本量计算采用优效性检验。预计通过二维钼靶和三维钼靶筛查出的乳腺癌比例分别为

0.60% 和 0.88%。以此为假设，每组需要有 15 000 例女性来提供 80% 的检验效能，双侧 α = 0.05。

【试验流程】

To-Be 研究的试验流程见图 12-1。

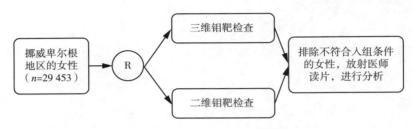

图 12-1　To-Be 研究的试验流程

注：女性同意入组时，女性和放射医师对随机化双盲；入组期间，放射医师对随机化算法单盲

【结果】

1. 入组情况　本研究共 29 453 例女性参与随机分组，三维组有 14 734 例，二维组有 14 719 例。最终共 28 749 例女性纳入分析，三维组共有 14 380 例纳入分析，二维组共有 14 369 例纳入分析。

2. 主要研究终点　三维组和二维组的乳腺癌筛查检出率相似：三维组的检出率为 0.66%（95%CI：0.53～0.79）；二维组的检出率为 0.61%（95%CI：0.48～0.73）（RR = 1.09，95%CI：0.82～1.46，P = 0.56）。

3. 召回率　三维组召回率较二维组低，三维组的召回人数为 444 例（3.1%，95%CI：2.8～3.4）；二维组的召回人数为 571 例（4.0%，95%CI：3.7～4.3，P < 0.000 1）。

4. 召回人群中乳腺癌的比例　三维组召回人群中乳腺癌的比例较二维组高：三维组召回人群中乳腺癌的比例为 21.4%（95/444，95%CI：17.6～25.2）；二维组为 15.2%（87/571，95%CI：12.3～18.2，P = 0.011）。

5. 召回后活检中发现乳腺癌的比例　三维组和二维组召回后活检中发现乳腺癌的比例相似：三维组召回后活检中发现乳腺癌的比例为 37.7%（95/252）（95%CI：31.7～43.7）；二维组为 32.1%（87/271，95%CI：26.5～37.7，P = 0.18）。

6. 肿瘤组织病理学特征　组织学类型、肿瘤大小、淋巴结转移、组织学分级、ER 状态、PR 状态、HER-2 状态、Ki-67 指数等 2 组差异均无统计学意义。

7. 读片时间　三维钼靶读片时间长于二维钼靶（P < 0.000 1）。三维组放射医师的平均读片时间为 66 秒 [中位读片时间 48 秒，四分位数间距（33，78）秒]，二维组放射医师的平均读片时间为 39 秒 [中位读片时间 23 秒，四分位数间距（13，44）秒]。

【结论】

三维钼靶与二维钼靶人群筛查的乳腺癌检出率相当，需要结合更多经济学方面的研究和进一步的随访来确定其在乳腺癌筛查中的效果。

（上海交通大学医学院附属仁济医院　吴一凡　殷文瑾　陆劲松）

二、专家解读

DBT 即三维钼靶，是 2012 年出现的新技术，可消除传统钼靶中组织重叠的影响。三维钼靶的原理为通过 X 射线管在乳房上沿圆弧运动，获得多张不同角度的低剂量投影图像后，由计算机重建乳腺的三维立体图，这是乳腺钼靶的又一次进步。一系列前瞻性研究，包括 2013 年发表的 STORM1 研究、2016 年发表的 STORM2 研究与 2018 年发表的 MBTST 研究，都证实了三维钼靶较二维钼靶对于乳腺癌的筛查率有明显提升。但是这些研究在三维钼靶的有效召回率方面却产生分歧（有效召回率指受试者经钼靶检查显示有乳腺癌风险，被召回做进一步检查后发现阳性结果的概率）。

本研究是一项大规模、平行、随机、对照临床试验，探讨在随机对照试验中检验三维钼靶对比二维钼靶的效果。共纳入 28 749 例 50～69 岁的女性，按 1∶1 的比例随机分配到传统二维钼靶组或三维钼靶组。结果显示，三维组和二维组的乳腺癌筛查检出率相似（$RR = 1.09$，$95\% CI$：$0.82～1.46$，$P = 0.56$），但是三维组在召回率相对较低的前提下，在召回人群中检出乳腺癌的比例比二维组高。另外，在经济效应方面，三维钼靶较二维钼靶增加了图像融合步骤，三维钼靶的读片时间较二维钼靶更长。

本研究作为首项三维钼靶相关的随机对照临床试验，探讨了三维钼靶在临床上的应用价值，对于新技术的推广是不可或缺的一环。设计临床试验验证一项新技术的效果势必会面临众多偏倚因素的干扰，如放疗剂量、放射医师的经验、器械软件、扫描角度、投影数量及剂量分布的差异等。本研究体现了大规模筛查中新技术与人工阅片之间复杂的相互作用，以及在未来新技术实施阶段可能面临的挑战。

不足之处为本试验的中心较单一，且受试者只进行一次的钼靶筛查，缺少长期随访。同时，入组人群多为绝经后女性，乳腺较为疏松，没有完全体现三维钼靶的优势。另外，研究者在设计试验时过高估计了乳腺癌的检出比例，导致检验效能降低。由于本试验是单中心研究，人群较为局限，故未来需要开展多中心的临床试验进一步验证三维钼靶检出乳腺癌的效能。

最早发表的一项前瞻性探索三维钼靶效能的研究是 STORM 研究（2013 年发表），在同一组人群中进行二维钼靶序贯三维钼靶，发现二维钼靶之后序贯三维钼靶较单独二维钼靶可改善乳腺癌的检出率，且能够降低因假阳性结果所造成的过度诊断，初步显现了三维钼靶的优势。为了明确三维钼靶的作用，之后 2016 年的 STORM-2 研究在试验设计上进行了改变，分组比较同时三维钼靶联合二维钼靶（传统或通过三维合成）和传统二维钼靶。其结果显示，传统二维钼靶检测到了更多的乳腺癌，但是增加了假阳性结果。另外，2018 年发表的 MBTST 研究是一项前瞻性临床试验，与其他研究不同的是，其让所有受试者同时进行二维钼靶及三维钼靶的拍摄，然后让 2 个单独的阅片组分别对三维钼靶或二维钼靶进行读片，即受试者的对照组就是其本人。主要研究终点为乳腺癌筛查的敏感性和特异性。在肿瘤分析中发现，三维钼靶较二维钼靶筛查出更多的浸润性乳腺癌［三维组每 1000 例中检测出 8.7 例（$95\% CI$：$7.3～10.3$）$vs.$ 二维组每 1000 例中检测出 6.5 例（$95\% CI$：$5.2～7.9$），$P < 0.000 1$］。但由于以上研究均不是随机对照研究，故需要进一步的研究来验证。作为三维钼靶相关的首项随机对照临床研究，To-be 研究虽然没得出阳性的主要研究结果，但有潜在获益的迹象，期待更多研究的报道。

三维钼靶是乳腺癌筛查技术上的一次革新，虽然其在 2012 年才问世，但是已经吸引众多乳腺医师及放射医师的目光。希望之后的长期临床研究给临床医师带来更多的惊喜。

（上海交通大学医学院附属仁济医院　吴一凡　殷文瑾　陆劲松）

参考文献

[1] Ciatto S, Houssami N, Bernardi D, et al. Integration of 3D digital mammography with tomosynthesis for population breast-cancer screening (STORM): a prospective comparison study. Lancet Oncol, 2013, 14 (7): 583-589.

[2] Bernardi D, Macaskill P, Pellegrini M, et al. Breast cancer screening with tomosynthesis (3D mammography) with acquired or synthetic 2D mammography compared with 2D mammography alone (STORM-2): a population-based prospective study. Lancet Oncol, 2016, 17 (8): 1105-1113.

[3] Zackrisson S, Lång K, Rosso A, et al. One-view breast tomosynthesis versus two-view mammography in the Malmö Breast Tomosynthesis Screening Trial (MBTST): a prospective, population-based, diagnostic accuracy study. Lancet Oncol, 2018, 19 (11): 1493-1503.

[4] Hofvind S, Holen ÅS, Aase HS, et al. Two-view digital breast tomosynthesis versus digital mammography in a population-based breast cancer screening programme (To-Be): a randomised, controlled trial. Lancet Oncol, 2019, 20 (6): 795-805.

[5] Skaane P, Sebuødegård S, Bandos AI, et al. Performance of breast cancer screening using digital breast tomosynthesis: results from the prospective population-based Oslo Tomosynthesis Screening Trial. Breast Cancer Res Treat, 2018, 169 (3): 489-496.

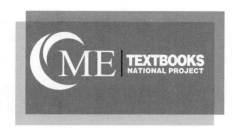

KARMA 队列研究：钼靶密度改变与乳腺癌风险

第 13 章

一、概　　述

【文献来源】

Azam S，Eriksson M，Sjölander A，et al. Mammographic density change and risk of breast cancer. J Natl Cancer Inst，2020，112（4）：391-399.

【研究背景】

乳腺钼靶密度（mammographic density，MD）是乳腺癌的高危因素，钼靶上致密组织占 75% 以上者患乳腺癌的风险较致密组织占 5% 以下者高 4~6 倍。但钼靶密度可随年龄变化，既往研究多进行单次测量，而有关钼靶密度变化的研究多数未纳入绝经前女性，且多为回顾性研究，定量方法陈旧。

本研究旨在开展前瞻性大规模队列研究，采用新方法检测基线 MD 及其随年龄变化发生的钼靶密度变化（mammographic density change，MDC），并按月经状态分层来评估乳腺癌的发生风险。本研究假设随着年龄增长，与乳腺密度降低的女性相比，密度未降低（包括密度无变化、密度增高）的女性罹患乳腺癌的风险可能会更高。

【入组条件】

（一）纳入标准

1. 参加卡罗林斯卡钼靶预测乳腺癌风险项目（Karolinska Mammography Project for Risk Prediction of Breast Cancer，KARMA）的女性，有基线期钼靶，同意接受连续的钼靶。

2. 年龄在 30~79 岁。

3. 已知乳腺癌风险因素。

（二）排除标准

1. 无知情同意书。

2. 年龄和（或）体重指数（body mass index，BMI）信息不全。

3. 乳腺癌患者。

4. 有其他恶性肿瘤（非黑色素瘤皮肤癌除外）。

5. 接受过隆乳或缩乳手术。

6. 接受过其他乳腺手术。

7. 钼靶检查次数<2 次。

【试验设计】

1. 一项前瞻性的筛查队列研究。

2. 采用 STRATUS 技术评估患者的钼靶密度。对于时间轴上任意连续 2 次的钼靶筛查，MDC 计算＝（MD2−MD1）/MD1/（t_2−t_1），t 为时间。

3. 主要研究终点为评估 MDC 与乳腺癌风险的相关性。

4. 次要研究终点为 MDC 联合钼靶密度是否能更好地预测乳腺癌的发生风险。

【试验流程】

KARMA 队列研究的试验流程见图 13−1。

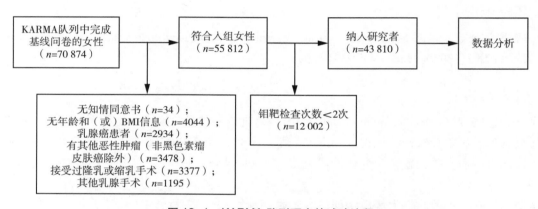

图 13−1　KARMA 队列研究的试验流程

【结果】

1. 基线特征　共入组 43 810 例女性，77.6%完成 3 次钼靶检查，最多完成 5 次钼靶检查，其中 563 例被诊断为乳腺癌。

2. 乳腺癌的危险因素　绝经前高 BMI（＞30 kg/m²）女性的乳腺癌发生风险低于低 BMI（<20 kg/m²）的女性（HR=0.47，95% CI：0.24~0.92）。绝经后 BMI 以连续变量计算时，高 BMI 者的乳腺癌发生风险增加（P=0.002）。乳腺癌的其他危险因素包括年龄增长、初育年龄晚、绝经后激素治疗、一级亲属罹患乳腺癌。

3. MDC 与乳腺癌的发生风险　与钼靶密度下降者（每年下降>10%）相比，钼靶密度稳定者（无变化）与钼靶密度上升者（每年上升>10%）患乳腺癌的风险相同。在绝经后的女性中，结果相同。在绝经前的女性中，钼靶密度上升者患乳腺癌的风险略高于钼靶密度下降者（HR=1.12，P=0.53）。仅在 40~49 岁组发现钼靶密度变化与乳腺癌的发生风险存在相关趋势，钼靶密度上升者患乳腺癌的风险较钼靶密度下降者增加 30%，差异无统计学意义（P>0.05）。

4. 基线钼靶密度与乳腺癌的发生风险　无论钼靶密度变化如何，基线钼靶密度较高的女性与较低女性相比，乳腺癌的发生风险增加 2~3 倍。在绝经前的女性中，基线钼靶密度较高女性患乳腺癌的风险比基线钼靶密度较低者增加 4 倍，与钼靶密度降低无关。在绝经后的女性中，基线钼靶密度较高女性患乳腺癌的风险比基线钼靶密度较低者高 2 倍。

【结论】

本研究的结果提示，基线乳腺钼靶密度是乳腺癌发病的危险因素，钼靶密度变化不影响乳腺癌的发生风险，且钼靶密度变化不影响基线钼靶密度与乳腺癌发生风险的相关性。

（上海交通大学医学院附属仁济医院　周力恒　王慧玲　殷文瑾　陆劲松）

二、专家解读一

本研究主要对乳腺 X 线片中乳腺密度变化与罹患乳腺癌风险的关联性进行分析。目前有关乳腺密度的研究存在较大争议，根本原因是对这些研究所采用的乳腺密度测量和分级方法未达成共识。大部分研究的结论支持致密型乳腺可能伴随更高的乳腺癌发生风险。大多数对乳腺密度与罹患乳腺癌风险之间关联的研究主要对乳腺密度进行测量，但是乳腺密度随着年龄增长而动态变化。对于大多数女性，乳腺密度会随年龄增长而下降，但是乳腺癌的发生率呈上升趋势。据此推测，根据乳腺密度的变化对乳腺癌的发生风险进行预测，可靠性可能会有一定提升。故提出假设，随着年龄增长，与乳腺密度降低的女性相比，密度未降低（包括密度无变化的、密度增高的）者罹患乳腺癌的风险可能会更高。

本研究总结了相关研究的局限性，明确提出了在前瞻性 KARMA 队列研究中选取 43 810 例女性作为研究对象（较其他相关回顾性病例对照研究降低了选择偏倚），所有检查者行全视野数字乳腺 X 线片（方法统一），提出采用一种测量乳腺腺体密度随时间变化的新方法（STRATUS 法），自动定量分析乳腺密度的变化面积及变化率，并且在分析前先对每组图像进行校准，提高定量测量的准确性。另外，本研究在亚组分析中考虑绝经前、后乳腺腺体变化与罹患乳腺癌风险之间的关联，之前大部分研究的纳入对象为筛查来源，且年龄都在 50 岁以上，为绝经后人群，故这些研究无法分析绝经前女性的乳腺密度变化与罹患乳腺癌风险之间的关系。

本研究的结果表明，年度乳腺密度变化与罹患乳腺癌风险之间并不存在具有统计学意义的关联。大多数研究证实，乳腺密度与罹患乳腺癌风险之间存在关联，本研究的结果与此结论一致，不同之处为年度乳腺密度变化的分析并未影响对乳腺密度与罹患乳腺癌风险之间的关联判断。但本研究的结果发现，无论在最后一次乳腺 X 线片上乳腺密度是否降低，以第 1 次乳腺 X 线片上观察到的乳腺密度判断罹患乳腺癌的风险最高。

本研究的不足之处有：有关罹患乳腺癌风险因素的信息基于调查问卷，容易产生信息偏倚；与大多数研究的参与者相比，KARMA 队列研究的参与者受过良好的教育且拥有更健康的生活方式，BMI 变化很小，解释了 BMI 与绝经后罹患乳腺癌风险之间的关联在统计学上无意义。

目前，绝大多数的乳腺密度测量方法都是基于二维叠加图像进行的，测量的体位亦不统一（有的采用头尾位，有的采用内外斜位）。另外，现有研究对乳腺实质分型应用得最多的是依据 BI-RADS 分类中的 4 型腺体类别，这种分型方法存在很大主观性，故上述诸多因素会造成研究结果之间难以比较。未来的研究在乳腺密度测量方面可以基于客观的测量方法代替主观分级，同时随着乳腺 X 线片等新兴技术的发展，如数字乳腺断层成像的应用，可以从乳腺实质结构特征等方面进行深入研究。总之，对于乳腺密度的评估需要确定一套公认的、临床可操作的、重复性高的评估方法来实现标准化。

（厦门大学附属翔安医院　张国君）

三、专家解读二

钼靶检查是乳腺癌重要的筛查手段之一，除了钙化灶的检出，乳腺组织的密度评判也是钼靶的优势之一。目前可以明确的是，高 MD 是乳腺癌发病的危险因素之一。乳腺致密组织与大量的乳腺上皮细胞、小叶、纤维细胞和大量的胶原及细胞外基质有关。根据 Moolgavkar 模型，这些组织单独地或联合地促进乳腺上皮细胞发生突变，继而从一个单克隆的恶性细胞生长为恶性肿瘤。大部分关于乳腺密度与乳腺癌发病风险的研究，都是选取某个时间点的 MD 进行评估，也就是基线钼靶下的乳腺密度。而通常情况下，乳腺密度随着年龄的增长而逐渐降低。乳腺密度的改变在本质上是乳腺上皮间质组织转化成脂肪组织的过程。这种动态变化的乳腺密度与乳腺癌发病风险之间的关系，目前尚缺乏高质量的研究，仅有的少量研究，但也没有得出一致的结论。因此，本研究的主要目的是评估 MDC 与乳腺癌发生风险之间的关联，以及基线 MD 与乳腺癌发生风险受到 MDC 的影响情况。

既往一些研究旨在评估 MDC 与乳腺癌发生风险之间的关联，但都存在一些缺陷。例如，试验设计方面采用回顾性病例对照研究、图像评估方法不精确及研究对象未纳入绝经前人群等。而本研究旨在克服上述众多缺陷，设计一个高质量的临床研究：①采用前瞻性的大样本队列研究，纳入不同年龄段的人群，同时纳入多种其他乳腺癌风险指标如酒精摄入量、首次生育年龄、哺乳时长、体力活动强度及使用激素治疗等。②在统计学方法中，将 MDC 作为随时间变化的暴露因素使用 Cox 回归模型，综合分析 MDC 与基线 MD 共同对乳腺癌发生风险的影响。作为本研究的特色之一，MD 测定方法采用机器学习人工智能工具 STRATUS 测量乳腺致密的区域，而非定性的 BI-RADS 致密度分级指标。在进行基线 MD 分析时，研究者也同时应用乳腺致密面积和乳腺致密百分比这 2 个指标进行分析，但发现乳腺致密百分比与 BMI 的相关性更高，故主要应用 MD 面积进行后续分析。在研究 MDC 时，将 MDC 分为降低（每年降低 10%）、稳定（无变化）和增高（每年增高 10%）3 类。

本研究最主要的发现为 MDC 与乳腺癌的发生风险之间不存在显著性关联，只有基线 MD 与乳腺癌的发生风险相关，且 MDC 不影响基线 MD 与乳腺癌发生风险的相关性。由此可见，在基线 MD 的基础上，增加 MDC 这一指标并未增加乳腺癌发生风险预测的价值。与本研究结论不同的是，当 MDC 以 BI-RADS 致密度分级为指标时，2019 年西班牙的一项研究发现，中位随访 5.8 年，相比于 BI-RADS 致密度分级没有变化的人群，致密度等级增加的人群，乳腺癌的发生风险增高；反之，致密度等级下降的人群，乳腺癌的发生风险亦降低。当致密度等级从 B 级升高至 C 级和 D 级时，乳腺癌发病的相对风险分别为 1.55 和 2.32；当致密度等级从 C 级升高至 D 级时，乳腺癌发病的相对风险为 1.51。本研究的作者认为，基线 MD 是绝经前暴露于性激素的累积效应，如果 MDC 在每年约为 10%，那么其作为乳腺癌危险因素的意义小于基线 MD。在亚组分析中，仅发现在围绝经期女性（年龄在 40~49 岁）中，若 MDC 评估为稳定或增高时，相比于 MDC 降低的人群，其乳腺癌的发生风险呈现统计学上的非显著性增高。

本研究证实了基线 MD 而非 MDC 与乳腺癌的发生风险存在显著的相关性，但是在围绝经期女性（年龄在 40~49 岁）中，MDC 可能与乳腺癌存在相关性，故强调了乳腺密度在年轻时发生改变的意义。大部分国家钼靶筛查的起始年龄一般为 50 岁，那么根据这一研究的结论，对于一般风险人群尤其是年龄在 40~49 岁的人群，会改变筛查的起始年龄以使之更具有临床经济学价值吗？另外，对于具有遗传性乳腺癌风险或其他高危人群，本研究的结论同样成立吗？如果钼靶下乳腺密度的改变与乳腺癌的发生风险无显著相关性，那么钼靶筛查的频率需要做出调整吗？此外，研究者将乳腺密度改变的阈值定义为每年 10% 的增高或降低，那么将这一阈值调整后会得出不同的结果吗？对于乳腺癌发病的病例，本研究并未分别比较患侧乳房和对侧乳房乳腺密度变化的差异。2019 年发表于 *Breast Cancer Research* 上的研究提示，在 1160 例乳腺癌患者中，分别比较诊断前 1~5 年及 2 个月内的患侧乳腺和对侧乳腺在乳腺致密体积和乳腺致密百分比的差异，分别是 $-2.10~\text{cm}^3$ *vs.* $-2.74~\text{cm}^3$（$P=0.002$）、-0.26% *vs.* -0.39%（$P<0.001$）。本研究对于激素用药与钼靶下乳腺密度的动态变化并未展开深入探究。WHI 研究提示，雌激素、孕激素联合治疗增加 MD 与乳腺癌的发生风险。该研究发现，MD 每增加 1%，乳腺癌的发生风险增加 3%。当 MD 增加 >19.3%，乳腺癌的发生风险增加 3.6 倍，故雌激素、孕激素治疗后 1 年的 MD 变化能预测后续的乳腺癌发生风险。由于上述问题尚未得到解答，需要进一步开展针对性的研究。

（复旦大学附属妇产科医院　陈宏亮）

四、专家解读三

钼靶作为乳腺癌常规的筛查工具，在诊断方面有不可替代的作用。钼靶上的乳腺密度定义为图像上不透光（白色）成分与透光（黑色）脂肪的相对比例。不透光成分的比例越高，乳腺密度就越大。乳腺密度根据 BI-RADS 可分为 4 个等级，即 A 级（脂肪）、B 级（散在纤维腺体）、C 级（不均匀致密）和 D 级（极度致密）。A 级和 B 级乳腺被定义为非致密型乳腺，C 级和 D 级被定义为致密型乳腺。研究提示，致密型乳腺是乳腺癌的高危因素。欧洲癌症和营养的前瞻性调查研究对比了乳腺癌与健康人群的乳腺 MD。结果发现，在首次钼靶检查时，乳腺癌患者的平均乳腺密度显著高于对照组（25.2% *vs.* 22.5%，$P=0.003$）；2 组人群在后续 10 年的观察中，平均乳腺密度下降相似，均为 11%。乳腺密度会随着年龄的增长动态变化。有研究提示，钼靶密度增加是乳腺癌的高危因素。Kerlikowske 等在一项纳入逾 30 万例女性的前瞻性队列研究中比较了 MDC 与乳腺癌发生风险的相关性。结果显示，钼靶密度增加者与密度维持不变者相比，乳腺癌的发生风险显著上升（$OR=3.0$，$95\%CI$：$2.3\sim3.9$，$P<0.001$）。

本研究提示，基线乳腺 MD 是乳腺癌发病的危险因素，这与既往研究的结果一致。但本研究采用的测量密度的新技术未能验证出乳腺密度变化对乳腺癌发生风险的评估作用。既往的评估通过粗略的 BI-RADS 分级，本研究对于乳腺密度的评估更精确，影像计算机信息分析技术更新后，可以更精确地结合不同参数，均衡不同钼靶机之间的参数差异，更准确地进行数据比对。

是什么原因引起 2 项研究之间的结果差异？研究者分析了一些可能的原因，如之前的数据分析并未进行患者 BMI 的调整；2 项研究的入组人群不一样，基线乳房密度不一样，存在偏倚；2 项研究 MDC 的计算方式不同，本研究通过前后 2 次密度相减并除以时间来计算乳腺密度变化，高密度乳腺前后 2 次差值可能极小，进而被归于稳定组，会造成其预估患者发病风险的偏倚等。其中，最大的原因为基线 MD 水平是影响乳腺癌发生风险的重要因素，且与基线 MD 相比，MDC 对乳腺癌发生风险的影响则显得并不那么重要。在 MDC 的计算公式中，基线 MD 被作为分母，故笔者认为计算机尽管能较传统分级更细致地评估出乳腺 MD 的变化，但致密型乳腺易发生乳腺癌仍是自然规律。在高密度的腺体中，即使发生上、下 10% 的变化仍属于致密型腺体；相反，低密度的腺体发生密度变化也仍然是低密度的。乳腺密度与女性本身的人种、遗传、生活习惯及体内激素水平等都有关系，腺体致密的女性需要进行定期的乳腺检查，尽早发现可疑的病变。

本研究是一项大型前瞻性队列研究，纳入绝经前女性，采用测量乳腺密度变化的新技术（STRATUS法），通过绝经状态分层评估钼靶密度变化与乳腺癌发生风险的相关性，且发现加入MDC能够比基线MD更好地预测乳腺癌的发生风险。

　　与之前的研究一致，本研究观察到在围绝经期（年龄在40~49岁）女性中MDC和乳腺癌的发生风险之间无统计学意义的相关性，故MDC与较年轻女性的乳腺癌发生风险可能存在相关性，未来的研究可以采用更客观的方法来测量乳腺密度，实现标准化分级。

（上海交通大学医学院附属仁济医院　周力恒　王慧玲　殷文瑾　陆劲松）

参考文献

[1] Boyd N, Berman H, Zhu J, et al. The origins of breast cancer associated with mammographic density: a testable biological hypothesis. Breast Cancer Res, 2018, 20 (1): 17.

[2] Azam S, Eriksson M, Sjölander A, et al. Mammographic density change and risk of breast cancer. J Natl Cancer Inst, 2020, 112 (4): 391-399.

[3] Román M, Sala M, Baré M, et al. Changes in mammographic density over time and the risk of breast cancer: an observational cohort study. Breast, 2019, 46: 108-115.

[4] Qaseem A, Lin JS, Mustafa RA, et al. Screening for breast cancer in average-risk women: a guidance statement from the American College of Physicians. Ann Int Med, 2019, 170 (8): 547-560.

[5] Brandt KR, Scott CG, Miglioretti DL, et al. Automated volumetric breast density measures: differential change between breasts in women with and without breast cancer. Breast Cancer Res, 2019, 21 (1): 118.

[6] Byrne C, Ursin G, Martin CF, et al. Mammographic density vhange with estrogen and progestin therapy and breast cancer risk. J Natl Cancer Inst, 2017, 109 (9): djx001.

[7] Vachon CM, van Gils CH, Sellers TA, et al. Mammographic density, breast cancer risk and risk prediction. Breast Cancer Res, 2007, 9 (6): 217.

[8] Lokate M, Stellato RK, Veldhuis WB, et al. Age-related changes in mammographic density and breast cancer risk. Am J Epidemiol, 2013, 178 (1): 101-109.

[9] Duffy SW, Morrish OWE, Allgood PC, et al. Mammographic density and breast cancer risk in breast screening assessment cases and women with a family history of breast cancer. Eur J Cancer, 2018, 88: 48-56.

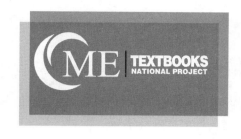

EA1141 研究：简化乳房磁共振成像对比数字乳腺断层成像在致密型乳腺女性中筛查乳腺癌的临床试验

第 14 章

一、概　　述

【文献来源】

Comstock CE，Gatsonis C，Newstead GM，et al. Comparison of abbreviated breast MRI vs digital breast tomosynthesis for breast cancer detection among women with dense breasts undergoing screening. JAMA，2020，323（8）：746-756.

【研究背景】

致密型乳腺组织使乳腺癌的早期诊断更加困难，而 50% 达到筛查标准的人群都是致密型乳腺。DBT 可以观察三维钼靶图像，改善了二维钼靶图像出现重叠的问题，具有较高的敏感性和特异性。MRI 是目前敏感性最高的乳房检查项目，但是费用高、耗时长，目前较少用于筛查。简化乳房MRI（abbreviated breast MRI，AB-MRI）是一项基于传统 MRI 且有针对性地采集有助于诊断乳腺癌图像的乳房检查方法，其检查时间降至 10 分钟以下，费用也有所降低，读片时间减少，更适合筛查。本研究旨在探究 AB-MRI 是否能代替 DBT 应用于致密型腺体女性的乳腺癌筛查。

【入组条件】

（一）纳入标准

1. 年龄在 40~75 岁临床上无症状的女性，需要 DBT 筛查。
2. 最近一次钼靶筛查显示为致密型腺体［根据钼靶，可将乳腺密度从低到高分为 A、B、C、D 4 个等级，C 级（不均匀致密）或 D 级（致密型）被认为是致密型腺体］。
3. 乳腺良性病变活检史、时间间隔较长的经治乳腺癌史、有乳腺癌家族史者可入组。

（二）排除标准

1. 12 个月内行超声筛查或曾行 MRI 筛查、乳腺分子成像、对比增强乳腺 X 线检查。
2. 根据美国癌症协会建议需要行 MRI 检查者。

【试验设计】

1. 一项多中心、横断面、Ⅱ期临床研究。

2. 主要研究终点为浸润性乳腺癌的检出率。

3. 次要研究终点为敏感性、特异性、需要额外检查的比例、阳性预测值及间隔乳腺癌（即随访的第 11~13 个月至第 2 年复查前诊断的乳腺癌作为敏感性和特异性的参考标准）。

4. 进行样本量计算。假设 2 组浸润性乳腺癌的检出率差异为 9‰，双边 $P=0.05$，达到 90% 的检验效能需要 1450 例患者。

【试验流程】

EA1141 研究的试验流程见图 14-1。

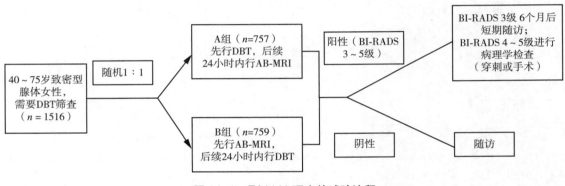

图 14-1　EA1141 研究的试验流程

【结果】

1. 主要研究终点　AB-MRI 较 DBT 检测出更多浸润性乳腺癌。AB-MRI 检测出 17 例（11.8/1000），DBT 检测出 7 例（4.8/1000）（$P=0.002$）

2. 总体乳腺癌（包括浸润性乳腺癌癌或 DCIS）的检出率　AB-MRI 检测出 15.2/1000，DBT检测出 6.2/1000（$P=0.001$）。

3. 检出乳腺癌的组织学分级　DBT 检测出的 7 例浸润性乳腺癌中 3 例低级别、4 例中级别，且这 7 例均同时被 AB-MRI 检出。而 AB-MRI 检出的 10 例浸润性乳腺癌则未被 DBT 检出，这 10 例中 3 例低级别、4 例中级别、3 例高级别。

4. 需要额外检查的比例　AB-MRI 相比于 DBT，需要额外的影像学检查（因检查结果不确定需要其他影像学检查辅助判断）的比例更低，AB-MRI 为 7.5%（95%CI：6.2%~9.0%），DBT 为10.1%（95% CI：8.7%~11.8%，$P=0.001$）。

5. 敏感性　AB-MRI 的敏感性为 95.7%（95%CI：79.0%~99.2%），明显高于 DBT 的 39.1%（95% CI：22.2%~59.2%，$P=0.001$）。

6. 特异性　AB-MRI 的特异性为 86.7%（95%CI：84.8%~88.4%），明显低于 DBT 的 97.4%（95% CI：96.5%~98.1%，$P<0.001$）。

7. 阳性预测值　AB-MRI 的阳性预测值为 19.6%（95% CI：13.2%~28.2%），与 DBT 的

31.0%（95% *CI*：17.0%～49.7%）相比，差异无统计学意义（*P*=0.15）。

【结论】

在致密型腺体的乳腺癌筛查中，AB-MRI 相比 DBT 能检测出更多乳腺癌。

（上海交通大学医学院附属仁济医院　盛小楠　殷文瑾　陆劲松）

二、专家解读一

乳腺 X 线片是最常用的乳腺癌筛查方式，但高密度乳腺对乳腺 X 线片筛查乳腺癌造成一定困难。目前，致密型腺体的女性越来越多，如何提高这部分人群乳腺癌的筛查效率越来越受到关注。MRI 是目前敏感性最高的乳房检查方式，但是由于其检查时间长、费用高，较少用于大规模的筛查。AB-MRI 是基于 MRI 的一项乳房检查，相比传统的 MRI，AB-MRI 有针对性地采集有助于诊断乳腺癌的图像，其检查时间降至 10 分钟以下，费用也有所降低，影像科读片时间减少，更适合筛查使用。本研究旨在探究 AB-MRI 代替 DBT 筛查致密型腺体乳腺癌，为乳腺癌筛查提供新的思路。本研究的主要研究终点和次要研究终点都聚焦在乳腺癌的检测效能方面。结果显示，无论是浸润性乳腺癌的检出率还是包括 DCIS 在内的乳腺癌检出率，AB-MRI 都显著高于 DBT。

本研究最大的亮点在于提出将 AB-MRI 应用于乳腺癌筛查，那么 AB-MRI 的检验效能与常规 MRI 相比如何？2014 年，发表于 *Journal of Clinical Oncology* 的一篇文献对此进行研究，入组 443 例女性进行 MRI 检查，入组的女性满足以下条件中的 1 条：有致密型腺体、有乳腺癌家族史、有对侧乳腺癌史。有致密型腺体的女性要求乳腺 X 线片和超声检查无异常或只有良性结果。在采集常规 MRI 的图像后提取简化的 MRI 图像作为 AB-MRI，并分别对常规 MRI 图像和 AB-MRI 图像进行判读。结果显示，在发现的 11 例乳腺癌（7 例浸润性乳腺癌、4 例 DCIS，所有检出的乳腺癌都为 T_1N_0，组织学分级都为低级或中级）中，AB-MRI 可以检出其中的 10 例。在特异性、阳性/阴性预测值方面，AB-MRI 与常规 MRI 也十分相近。由于 AB-MRI 的图像采集时间短（该研究中仅 3 分钟）、数量少，影像科医师判读阴性结果仅用时 3 秒就可以达到 99.8% 的阴性预测值。这一结果提示，AB-MRI 与常规 MRI 相比，在乳腺癌的筛查中是可靠的。

AB-MRI 虽然简化了图像采集步骤，但是其检测乳腺癌的效能被证明与常规 MRI 一致。本研究的另一个焦点在于对比 MRI 和乳腺 X 线片在乳腺癌诊断中的差异。既往文献显示，常规 MRI 和乳腺 X 线片相比的确在浸润性乳腺癌的诊断中有较大优势，但是在低级别 DCIS 的诊断上，乳腺 X 线片优于 MRI。这一结论与本研究中 AB-MRI 较 DBT 诊断出更多高组织学分级的乳腺癌一致。乳腺 X 线片对于低级别 DCIS 的诊断能力可能归因于一部分乳腺癌的表现形式为微小的簇状钙化灶，以及乳腺 X 线片对于钙化灶检测的敏感性。

本研究初步探索 AB-MRI 对比 DBT 在致密型腺体乳腺癌中的筛查效能，发现 AB-MRI 较 DBT 在致密型腺体人群中能更敏感地检测出乳腺癌，为致密型腺体人群中的乳腺癌筛查提供新思路。当然，本研究也存在一些局限性：第一，本研究的随访结果尚不成熟，故 AB-MRI 筛查出的乳腺癌患者的预后是否更好尚不明确。第二，AB-MRI 虽然较常规 MRI 价格更低，但是其经济学效益仍值得进一步探索，以寻找更适合 AB-MRI 筛查的人群。另外，虽然有研究表明 AB-MRI 与常规 MRI 的检验效能无差异，但是在致密型腺体乳腺癌的筛查中，尚不确定 AB-MRI 和拍摄时间更长的常规 MRI 之间的差异。目前，本研究的随访仍在继续，相关的经济学效益分析也在进一步研究中，其结果也十分令人期待。

（上海交通大学医学院附属仁济医院　盛小楠　殷文瑾　陆劲松）

三、专家解读二

通过乳腺 X 线片筛查乳腺癌时，致密型乳腺是导致乳腺癌早期诊断失败的重要原因。而在乳腺癌筛查的年龄范围内，约有 50% 的女性是致密型乳腺。DBT 可提供乳腺的准三维图像，提高乳腺癌筛查的敏感性和特异性，目前使用得越来越广泛。在现有的乳腺影像学检查手段中，MRI 检查拥有最高的乳腺癌检出率，但如果使用常规的、全序列的 MRI 检查进行乳腺癌筛查则费时费力，且成本高昂。有研究表明，AB-MRI 与全序列 MRI 的诊断准确性相当。因此，考虑运用 AB-MRI 对致密型乳腺女性进行乳腺癌筛查是可行的。EA1141 研究比较 AB-MRI 和 DBT 对具有致密型乳腺的平均风险女性乳腺癌筛查的诊断效能。

乳腺癌筛查一直是极具争议的话题，对于具有致密型乳腺的女性，乳腺 X 线片筛查乳腺癌的局限性受到越来越多的关注。ASTOUND-2 研究认为，对于致密型乳腺，如果乳腺 X 线片筛查阴性，可以追加超声筛查。而 DENSE 研究认为，对于极致密型乳腺，如果乳腺 X 线片筛查阴性，可以追加 MRI。超声筛查乳腺癌的主要问题是比较高的假阳性率，其对于致密型乳腺的临床价值有限。出于经济原因和易推广性考虑，MRI 检查目前仅推荐用于高风险女性（终身风险>20%）的乳腺癌筛查。最近荷兰的一项研究对乳腺 X 线片筛查阴性、具有极致密型乳腺的女性追加全序列 MRI 检查，接受 MRI 检查的女性筛查间隔乳腺癌的检出率降至 2.5‰，而没有进行乳腺 MRI 检查的女性间隔乳腺癌的检出率为 5.0‰。但目前国内还缺乏这方面的研究。

EA1141 研究中的 AB-MRI 可以提高乳腺癌的检出率，检查时间不到 10 分钟，费用低于常规 MRI 检查，这些是其优点，但 AB-MRI 与全序列 MRI 一样，仍需要用到对比剂，同样有含钆对比剂相关风险。不良反应发生共 13 例，大多数（62%）为 1 级或更低，最常见的不良反应是轻微的对比剂过敏反应（3 例）和焦虑（2 例），这些在临床上还是可以接受的。在 Comstock 等的研究中，1444 例女性完成 AB-MRI 和 DBT（随机分为先 AB-MRI 后 DBT 与先 DBT 后 AB-MRI）。穿刺活检或手术切除标本证实，浸润性乳腺癌有 17 例（伴或不伴随 DCIS），单独 DCIS 有 6 例。主要发现，在致密型乳腺的乳腺癌筛查中，AB-MRI 相对于 DBT，每 1000 例女性中可以多发现 7 例浸润性乳腺癌（11.8‰ vs. 4.8‰）。这些结果对于今后乳腺癌筛查手段的选择具有重要的临床意义。

Comstock 等的研究的主要研究终点是浸润性乳腺癌，而不是 DCIS，后者可能即使未被诊断也不会对患者造成伤害。值得注意的是，除了发现 10 例未被 DBT 检测出的浸润性乳腺癌（包括 3 例高级别）之外，AB-MRI 比 DBT 多发现 4 例 DCIS。虽然 DCIS 在缺乏明确预后信息的情况下仍存在争议，但其中 2 例 DCIS 是高级别的。但 AB-MRI 在致密型乳腺的乳腺癌筛查中也存在局限性：①特异性低，相对于 DBT，它将导致更多的良性病灶接受活检。②AB-MRI 没有额外的影像召回，所有 MRI 召回人群的均需要活检，由此导致接受活检的病例数较多（107 例），而 DBT 仅为 29 例，也导致 AB-MRI 的阳性预测值略低。总体来说，MRI 召回将可能导致一连串相应的费用增加（如 MRI 随访、MRI 引导下的活检等），接下来需要进一步研究 AB-MRI 筛查的成本与健康产出的关系。

该研究虽然排除满足进行全序列乳腺 MRI 筛查的高风险女性，但未必都由平均风险女性组成。事实上，该研究没有排除有乳腺癌病史、乳腺癌家族史或先前乳腺活检呈非典型增生的女性。AB-MRI 检查发现的 17 例浸润性乳腺癌中的 16 例适用于乳腺癌监测联盟的 5 年风险评分，其中 10 例（62.5%）发生于至少为中等风险的女性，5 例（31.2%）发生于高风险女性。这表明，对于具有致密型乳腺的女性，采用风险分级和更针对性地使用 AB-MRI，以及考虑其他一些危险因素可能是有帮助的。

在 AB-MRI 检查能被广泛推广运用之前，必须进一步证明其能解决运用常规乳腺 MRI 筛查大量致密型乳腺女性时在实用性和成本效益方面的局限性。重要的是，AB-MRI 缩短图像采集和阅片时间，但患者相关的准备时间和需要静脉注射含钆对比剂的问题仍未获得解决。此外，随着技术的进步，全序列乳腺 MRI 检查正变得越来越快速和高效，检查时间可以降到 15～20 分钟。因此，AB-MRI 的时间优势也可能没有最初预想的那么大。另外，尽管 AB-MRI 的短期筛查结果是有前景的，问题是其能否提高致密型乳腺女性的预期寿命，这还需要继续进行长期研究。

尽管考虑女性的乳腺密度和乳腺癌风险，对这类专门的乳腺癌筛查手段的关注有所增加，但是对于致密型乳腺女性，最佳的补充筛查方法仍一直存在争议。具有致密型乳腺的女性人数众多，另外，社会各界需要很长时间才能充分了解新兴乳腺癌筛查技术的潜在益处，故有必要设计追踪长期乳腺癌筛查结果的系统。事实上，在没有关于长期筛查结果的明确临床试验证据的情况下，新兴的乳腺癌筛查手段（包括本研究中 DBT 和 AB-MRI 的对照研究）已经进入临床实践。与此同时，致密型乳腺女性及其临床医师必须根据现有的筛查手段和已知的证据做出乳腺癌筛查的决定。目前，由于 AB-MRI 等新兴筛查技术带来的健康受益尚不确定，临床医师必须权衡乳腺癌的检出率、经济成本、时间、与召回和随后诊治带给患者的焦虑和不安等多个方面的问题。

（上海交通大学医学院附属仁济医院　庄治国）

参考文献

［1］Comstock CE, Gatsonis C, Newstead GM, et al. Comparison of abbreviated breast MRI vs digital breast tomosynthesis for breast cancer detection among women with dense breasts undergoing screening. JAMA, 2020, 323（8）：746-756.

［2］Kuhl CK. Abbreviated magnetic resonance Imaging（MRI）for breast cancer screening：rationale, concept, and transfer to clinical practice. Annu Rev Med, 2019, 70：501-519.

［3］Kuhl CK, Schrading S, Strobel K, et al. Abbreviated breast magnetic resonance imaging（MRI）：first postcontrast subtracted images and maximum-intensity projection-a novel approach to breast cancer screening with MRI. J Clin Oncol, 2014, 32（22）：2304-2310.

［4］Tagliafico AS, Mariscotti G, Valdora F, et al. A prospective comparative trial of adjunct screening with tomosynthesis or ultrasound in women with mammography-negative dense breasts（ASTOUND-2）. Eur J Cancer, 2018, 104：39-46.

［5］Bakker MF, de Lange SV, Pijnappel RM, et al. Supplemental MRI screening for women with extremely dense breast tissue. N Engl J Med, 2019, 381（22）：2091-2102.

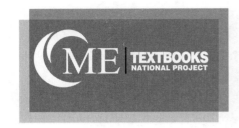

IBIS-Ⅱ研究：使用阿那曲唑预防乳腺癌的随机对照试验的长期随访结果

第 15 章

一、概　述

【文献来源】

Cuzick J，Sestak I，Forbes JF，et al. Use of anastrozole for breast cancer prevention（IBIS-Ⅱ）：long-term results of a randomised controlled trial. Lancet，2020，395（10218）：117-122.

【研究背景】

早期有关乳腺癌预防的研究集中于选择性雌激素受体调节药（selective oestrogen receptor modulators，SERMs），如他莫昔芬和雷洛昔芬。长期随访的结果表明，他莫昔芬的预防作用可以持续到治疗后阶段。IBIS-Ⅱ研究旨在评估高风险的绝经后女性服用阿那曲唑预防乳腺癌的效果和安全性，其 5 年随访结果表明，阿那曲唑组发生乳腺癌的相对风险降低 53%（$HR=0.47$，$95\%CI$：$0.32\sim0.68$，$P<0.000\ 1$）。本研究报道了 IBIS-Ⅱ研究中位随访 131 个月的结果。

【入组条件】

（一）纳入标准

1. 年龄在 40~70 岁。
2. 患乳腺癌风险高的绝经后女性。

（二）排除标准

1. 绝经前女性。
2. 既往诊断过乳腺癌［除外入组前 6 个月内诊断为 ER 阳性导管原位癌并接受手术切除的患者］。
3. 入组前 5 年内诊断为浸润性癌（除外非黑色素瘤皮肤癌或宫颈癌）。
4. 正在服用 SERMs 或既往服用 SERMs 超过 6 个月（除非是 IBIS-Ⅰ研究患者且其治疗在入组至少 5 年前结束）。
5. 拟继续使用激素替代治疗。

6. 已行或拟行预防性乳房切除。

7. 严重骨质疏松。

8. 预期寿命<10 年。

9. 在心理或生理上不适合该研究。

10. 有谷蛋白和（或）乳糖不耐受史。

【试验设计】

1. 一项国际、随机、双盲、安慰剂对照的Ⅲ期临床试验。

2. 主要研究终点为发生经组织学证实的乳腺癌（浸润性乳腺癌或导管原位癌）。

3. 次要研究终点为 ER 阳性乳腺癌、乳腺癌特异性死亡、其他癌症、心血管疾病、骨折及全因死亡。

【试验流程】

IBIS-Ⅱ研究的试验流程见图 15-1。

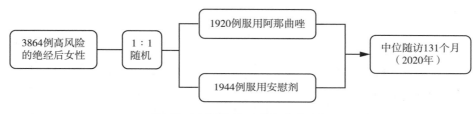

图 15-1　IBIS-Ⅱ研究的试验流程

【结果】

1. 2003 年 2 月 2 日至 2012 年 1 月 31 日共入组 3864 例患乳腺癌风险高的绝经后女性，中位随访 131 个月，共有 250 例乳腺癌事件。

2. 阿那曲唑组的乳腺癌发生风险比对照组降低 49%（$HR = 0.51$，95%CI：$0.39 \sim 0.66$，$P<0.0001$）。前 5 年阿那曲唑组的乳腺癌发生风险比对照组降低 61%（$HR = 0.39$，95%CI：$0.27 \sim 0.58$，$P<0.0001$），后 5 年阿那曲唑组的乳腺癌发生风险比对照组降低 37%（$HR = 0.64$，95%CI：$0.45 \sim 0.91$，$P = 0.014$），前 5 年和后 5 年阿那曲唑的预防效果无统计学差异。经过的 12 年随访，阿那曲唑组发生乳腺癌的预计风险是 5.3%（四分位数间距 4.3，6.6），对照组是 8.8%（四分位数间距 7.6，10.3），预防 1 例乳腺癌需要治疗 29 例女性。

3. 阿那曲唑组的 HR 阳性乳腺癌发生风险比对照组降低 54%（$HR = 0.46$，95%CI：$0.33 \sim 0.65$，$P<0.0001$），前 5 年阿那曲唑组的 HR 阳性乳腺癌发生风险比对照组降低 61%（$HR = 0.39$，95%CI：$0.23 \sim 0.66$，$P<0.0001$），后 5 年阿那曲唑组的 HR 阳性乳腺癌发生风险比对照组降低 48%（$HR = 0.52$，95%CI：$0.33 \sim 0.83$，$P = 0.0062$）。阿那曲唑组的导管原位癌发生风险降低 59%（$HR = 0.41$，95%CI：$0.22 \sim 0.79$，$P = 0.0081$），尤其是 HR 阳性导管原位癌的发生风险降低幅度更大（$HR = 0.22$，95%CI：$0.07 \sim 0.65$，$P = 0.0062$）。

4. 阿那曲唑组非黑色素瘤皮肤癌的发生风险比对照组降低 41%，2 组在其他肿瘤、不良反应（骨折、心血管疾病等）、乳腺癌特异性死亡和全因死亡等方面差异无统计学意义。

【结论】

经过中位 131 个月的随访，阿那曲唑在治疗后阶段具有持续预防乳腺癌（浸润性乳腺癌、导管原位癌）的作用，且未发现会引起显著的不良反应，本次长期随访结果的更新支持将阿那曲唑用于患乳腺癌风险高的绝经后女性作为预防性治疗。

（上海交通大学医学院附属仁济医院　王慧玲　殷文瑾　陆劲松）

二、专家解读

乳腺癌会给患病女性的生理和心理带来巨大创伤，预防乳腺癌的发生不仅有助于改善患病高风险女性的生活质量，也有利于降低社会经济负担。虽然生活方式对于乳腺癌的预防有重要作用，部分高风险的女性还需要使用有效的预防性治疗来降低罹患乳腺癌的风险。

内分泌治疗在 HR 阳性乳腺癌的治疗中拥有重要地位。长期的临床实践表明，辅助内分泌治疗可以有效预防对侧新发乳腺癌，这启发了研究者们探索内分泌治疗药物在高风险女性中预防乳腺癌的应用价值。内分泌治疗药物通过多种途径阻断 ER 对 HR 阳性乳腺癌的促进作用，主要包括 SERMs（如他莫昔芬、雷洛昔芬、托瑞米芬）、芳香化酶抑制药（如来曲唑、阿那曲唑、依西美坦）、选择性雌激素受体下调药（如氟维司群）及 OFS。早期有关乳腺癌预防的研究主要集中于 SERMs，如他莫昔芬和雷洛昔芬。

芳香化酶抑制药可以阻断绝经后女性外周组织中的雄激素转化为雌激素，减少体循环中雌激素的含量。芳香化酶抑制药在辅助治疗中可以有效预防绝经后患者乳腺癌复发及对侧新发乳腺癌，且作用较他莫昔芬更显著。目前，有 2 项大型临床试验探索芳香化酶抑制药预防乳腺癌的效果，其中之一便是 IBIS-Ⅱ 研究。IBIS-Ⅱ 研究是首项探索阿那曲唑预防乳腺癌作用的研究，旨在评估 5 年阿那曲唑治疗在高风险绝经后女性中的乳腺癌预防效果和安全性。2013 年报道的 5 年随访结果显示，服用阿那曲唑的高风险绝经后女性的乳腺癌发生风险降低 53%（$HR = 0.47$，$95\%CI$：$0.32 \sim 0.68$，$P < 0.000\,1$）。

第 1 项报道芳香化酶抑制药预防乳腺癌作用的研究是 MAP.3 研究，该研究发现依西美坦可以将高风险绝经后女性的乳腺癌发生风险降低 53%，但是这项研究的中位随访时间只有 35 个月，且在 2011 年首次报道研究结果之后就揭盲了，故未能继续观测依西美坦的长期预防效果及相关的长期不良反应。IBIS-Ⅱ 研究在报道 5 年随访结果后，继续实行双盲，首次证实阿那曲唑预防乳腺癌的作用具有后遗效应，即在阿那曲唑治疗停药后阶段，在不良反应逐渐减少的同时，预防作用仍持续存在，这表明阿那曲唑具有良好的获益-风险比。本次更新的中位随访 131 个月的结果验证了之前的 5 年随访结果，阿那曲唑组的乳腺癌发生风险比对照组降低 49%（$HR = 0.51$，$95\%CI$：$0.39 \sim 0.66$，$P < 0.000\,1$）。其中，前 5 年阿那曲唑组的乳腺癌发生风险比对照组降低 61%（$HR = 0.39$，$95\%CI$：$0.27 \sim 0.58$，$P < 0.000\,1$），后 5 年阿那曲唑组的乳腺癌发生风险比对照组降低 37%（$HR = 0.64$，$95\%CI$：$0.45 \sim 0.91$，$P = 0.014$），且前 5 年和 5 年后阿那曲唑的预防效果差异无统计学意义。在随访 12 年后，阿那曲唑组发生乳腺癌的预计风险为 5.3%，对照组为 8.8%，也就是说，预防 1 例乳腺癌需要治疗 29 例女性。IBIS-Ⅱ 研究的样本量大，随访时间长，乳腺癌发生的事件数多，结果具有良好的说服力。

IBIS-Ⅰ 研究评估了 35 ~ 70 岁绝经前和绝经后高风险女性服用 5 年他莫昔芬对乳腺癌的预防效果。结果发现，在随访的前 10 年，他莫昔芬组的乳腺癌发生风险降低 28%，且他莫昔芬的预防作用持续到 10 年后，10 年后他莫昔芬组的乳腺癌发生风险降低 31%。其中，风险降低最显著的是

ER 阳性浸润性乳腺癌和导管原位癌，但结果没有显示出他莫昔芬对 ER 阴性乳腺癌的预防作用。因此，与他莫昔芬相比，阿那曲唑对于高风险的绝经后女性可能是更好的预防用药。

在不良反应方面，阿那曲唑组在治疗后阶段没有发生新的不良反应，治疗期间略多于对照组的骨折在治疗结束后发生率也没有继续增加。另外，在治疗后 5 年，阿那曲唑也没有显著增加其他主要不良反应（心肌梗死、深静脉血栓、肺栓塞等）的发生率。

本研究的不足：第一，未能明确阿那曲唑对 ER 阴性乳腺癌是否有预防作用。亚组分析显示，阿那曲唑对 ER 阳性乳腺癌预防效果显著，阿那曲唑组 ER 阴性乳腺癌的发生率降低了 20%，但是没有统计学意义，这一发现还需要更长时间的随访来证实。第二，未观察到阿那曲唑对于生存的影响。第三，本研究在中位随访 5 年后没有继续收集潮红等次要不良反应的相关数据。

目前，有关乳腺癌预防的研究结果局限于内分泌治疗对于 ER 阳性乳腺癌的预防效果，有关其他分子分型乳腺癌的预防策略有待进一步探索。

ASCO 已经推荐将依西美坦、他莫昔芬和雷洛昔芬用于预防乳腺癌。本次更新的 IBIS-Ⅱ研究的长期随访结果提示，阿那曲唑的预防作用可以延续到治疗后，具有良好的获益-风险比，支持将阿那曲唑用于绝经后高风险女性的乳腺癌预防。

（上海交通大学医学院附属仁济医院　王慧玲　殷文瑾　陆劲松）

参考文献

［1］ Cuzick J, Sestak I, Forbes JF, et al. Use of anastrozole for breast cancer prevention（IBIS-Ⅱ）: long-term results of a randomised controlled trial. Lancet, 2020, 395（10218）: 117-122.

［2］ Cuzick J, Sestak I, Cawthorn S, et al. Tamoxifen for prevention of breast cancer: extended long-term follow-up of the IBIS-Ⅰ breast cancer prevention trial. Lancet Oncol, 2015, 16（1）: 67-75.

［3］ Goss PE, Ingle JN, Ales-Martinez JE, et al. Exemestane for breast-cancer prevention in postmenopausal women. N Engl J Med, 2011, 364（25）: 2381-2391.

［4］ Cuzick J, Sestak I, Forbes JF, et al. Anastrozole for prevention of breast cancer in high-risk postmenopausal women（IBIS-Ⅱ）: an international, double-blind, randomised placebo-controlled trial. Lancet, 2014, 383（9922）: 1041-1048.

［5］ Chumsri S, Thompson EA. Carryover effects of aromatase inhibitors in prevention. Lancet, 2020, 395（10218）: 91-92.

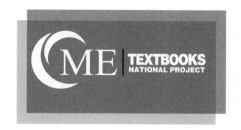

第五篇

乳腺癌新辅助治疗相关重点临床试验及其解读

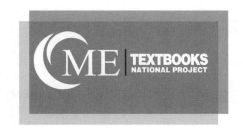

KRISTINE 研究随访更新：曲妥珠单抗-美坦新偶联物联合帕妥珠单抗新辅助治疗人表皮生长因子受体-2 阳性乳腺癌的 3 年随访结果

第 16 章

一、概 述

【文献来源】

1. Hurvitz SA, Martin M, Jung KH, et al. Neoadjuvant trastuzumab emtansine and pertuzumab in human epidermal growth factor receptor 2-positive breast cancer: three-year outcomes from the phase Ⅲ KRISTINE study. J Clin Oncol, 2019, 37 (25): 2206-2216.

2. Hurvitz SA, Martin M, Symmans WF, et al. Neoadjuvant trastuzumab, pertuzumab, and chemotherapy versus trastuzumab emtansine plus pertuzumab in patients with HER2-positive breast cancer (KRISTINE): a randomised, open-label, multicentre, phase 3 trial. Lancet Oncol, 2018, 19 (1): 115-126.

【研究背景】

HER-2 阳性乳腺癌预后的改善很大程度上依赖于抗 HER-2 治疗的进展。HER-2 阳性乳腺癌曾是预后最差的一种乳腺癌亚型，但曲妥珠单抗的问世大大提高了 HER-2 阳性乳腺癌患者的生存。抗 HER-2 药物不断更新，此后曲妥珠单抗联合帕妥珠单抗双靶向治疗方案的疗效又在曲妥珠单抗单靶向治疗的基础上更进一步。APHINITY 研究证实，在 HER-2 阳性早期乳腺癌患者术后曲妥珠单抗联合化疗的辅助治疗基础上加用帕妥珠单抗能够显著提高这类患者的 iDFS。NeoSphere 研究显示，在曲妥珠单抗+多西他赛新辅助治疗的基础上加用帕妥珠单抗可显著提高 HER-2 阳性早期乳腺癌、局部晚期乳腺癌或炎性乳癌患者的 pCR 率（29% *vs.* 46%，$P = 0.014\ 1$）。

T-DM1 作为一种新型抗 HER-2 药物，是由曲妥珠单抗偶联细胞毒药物美坦新（DM1）构成的 ADC。2018 年发表的 KRISTINE 研究首次报道了 T-DM1+帕妥珠单抗双靶向治疗方案对比多西他赛+卡铂+曲妥珠单抗+帕妥珠单抗新辅助治疗 Ⅱ~Ⅲ期 HER-2 阳性乳腺癌的 pCR（主要研究终点）结果，发现传统的化疗+曲妥珠单抗+帕妥珠单抗组的 pCR 率显著高于 T-DM1 联合帕妥珠单抗组（55.7% *vs.* 44.4%，$P = 0.016$），但≥3 级不良反应的比例显著增加（64% *vs.* 13%）。目前，新辅助治疗带来的 pCR 获益能否转化为生存获益尚存争议，本研究为 KRISTINE 研究的 3 年随访结果。

【入组条件】

（一）纳入标准

1. 年龄≥18 岁的男性或女性。
2. 诊断为 $cT_2 \sim cT_4/cN_0 \sim cN_3/cM_0$（Ⅱ～Ⅲ期，肿块直径>2 cm）HER-2 阳性原发性乳腺癌。
3. 美国东部肿瘤协作组（Eastern Cooperative Oncology Group，ECOG）评分为 0~1 分。
4. 左心室射血分数（left ventricular ejection fraction，LVEF）≥55%。
5. 无明显的重要脏器功能损害。

（二）排除标准

1. 双侧或多中心性乳腺癌。
2. Ⅳ期（转移性）乳腺癌。
3. 既往有浸润性乳腺癌病史
4. 既往因治疗或预防需要接受全身治疗。
5. 基线评估时前哨淋巴结阳性。
6. 心肺功能障碍。
7. 合并严重的内外科疾病。
8. ≥2 级的周围神经病变。
9. 随机前 28 天内使用过任何研究中的药物治疗。

【试验设计】

1. 一项随机对照、开放、多中心的Ⅲ期临床研究。
2. 主要研究终点为 pCR［定义为新辅助治疗完成后切除的乳腺标本和所有同侧淋巴结没有残留的浸润性癌（$ypT_{0/is}ypN_0$）］，由各个中心根据标准化的流程进行评估。
3. 次要研究终点包括：①非炎性乳腺癌患者接受保乳手术的比例。②患者生活质量评估使用健康相关生命质量（health-related quality of life，HRQOL）量表、生存质量核心量表（core quality of life questionnaire，QLQ-C30）、生命质量测定调查表－乳腺癌模块（quality of life questionnaire-breast cancer module，QLQ-BR23）评估。③EFS（从随机分组到疾病进展、疾病复发或任何原因死亡的时间）。④iDFS（从手术到首次记录到同侧浸润性乳腺癌复发、远处复发、对侧浸润性乳腺癌或任何原因死亡的时间）。⑤OS（从随机分组到任何原因死亡的时间）。
4. 进行安全性评估，根据美国国家癌症研究所《常见不良反应术语标准（4.0 版）》评估所有的不良反应。
5. 进行样本量估算。若需要 90% 的效能，双边 α=0.05 时，检测 pCR 率从 60%（对照组假设的 pCR 率）提升至 75%（试验组假设的 pCR 率），则每组至少需 216 例患者。
6. 采用 ITT 分析。

【试验流程】

KRISTINE 研究的试验流程见图 16-1。

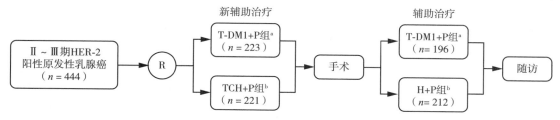

图16-1　KRISTINE研究的试验流程

注：a. 试验组（T-DM1+P组），新辅助治疗阶段和辅助治疗阶段均使用T-DM1（3.6 mg/kg）和帕妥珠单抗（负荷剂量840 mg，维持剂量420 mg），每3周1次。b. 新辅助治疗阶段对照组（TCH+P组），使用多西他赛（75 mg/m²）+卡铂（AUC = 6）+曲妥珠单抗（负荷剂量8 mg/kg，维持剂量6 mg/kg）+帕妥珠单抗（负荷剂量840 mg，维持剂量420 mg），每3周1次；辅助治疗阶段对照组（H+P组），使用曲妥珠单抗（负荷剂量8 mg/kg，维持剂量6 mg/kg）+帕妥珠单抗（负荷剂量840 mg，维持剂量420 mg），每3周1次

【结果】

1. EFS　T-DM1+P组3年的EFS患者比例为85.3%，TCH+P组3年的EFS患者比例为94.2%；T-DM1+P组3年的EFS事件发生风险显著高于TCH+P组（分层 $HR = 2.61$，$95\% CI$：$1.36 \sim 4.98$）。

2. iDFS　T-DM1+P组3年的iDFS患者比例为93%，TCH+P组3年的iDFS患者比例为92%；T-DM1+P组3年的iDFS事件发生风险与TCH+P组类似（分层 $HR = 1.11$，$95\% CI$：$0.52 \sim 2.40$）。

3. 安全性　新辅助治疗和辅助治疗中T-DM1+P组≥3级不良反应的发生率为31.8%，严重不良反应的发生率为13.5%；对照组≥3级不良反应的发生率为67.6%，严重不良反应的发生率为32.4%。辅助治疗中T-DM1+P组≥3级不良反应的发生率为24.5%，由于不良反应中断治疗的比例为18.4%；对照组≥3级不良反应的发生率为9.9%，由于不良反应中断治疗的比例为3.8%。

4. 患者生活质量评估　生活质量评估量表显示，在新辅助治疗阶段T-DM1+P组患者自我评估的生活质量较好，但在辅助治疗阶段2组结果的差异无统计学意义。

【结论】

T-DM1+帕妥珠单抗治疗的pCR率显著低于化疗+双靶向新辅助治疗（多西他赛+卡铂+曲妥珠单抗+帕妥珠单抗），发生EFS事件的风险显著高于化疗+双靶向新辅助治疗，而2种方案发生iDFS事件的风险相似。T-DM1+帕妥珠单抗治疗在新辅助治疗期间更少发生3级及以上不良反应，但在辅助治疗期间因发生更多的不良反应而导致治疗中断。

（上海交通大学医学院附属仁济医院　周伟航　殷文瑾　陆劲松）

二、专家解读一

KRISTINE（NCT02131064）研究是一项针对Ⅱ～Ⅲ期HER-2阳性乳腺癌患者对比术前应用曲妥珠单抗（H）+帕妥珠单抗（P）+多西他赛（T）+卡铂（C）与T-DM1+P疗效的Ⅲ期、多中心、开放性的随机对照临床试验。受试者接受 6 个疗程的新辅助 T-DM1+P 或 TCH+P，每 3 周 1 次。接受 T-DM1+P 的患者术后辅助治疗仍使用 T-DM1+P；接受 TCH+P 的患者术后辅助 H+P 治疗，每组 12 个疗程。鼓励 T-DM1+P 组残余病灶者在辅助治疗阶段次要研究终点前接受标准辅助化疗。主要研究终点为 pCR 率（$ypT_{0/is} ypN_0$）。次要研究终点包括 EFS（手术前、后全部事件）、iDFS（手术后事件）、OS、患者生存质量、安全性及患者报告的结局。2019 年，ASCO 大会及随后的 *Journal of Clinical Oncology* 报道该研究中位随访 37 个月的结果，发现 T-DM1+P 组 pCR 率相比 TCH+P 组在统计学上显著减少，2 组分别为 44.4% 和 55.3%（此前曾报道过）；与 TCH+P 组相比，T-DM1+P 组发生 EFS 事件的风险更大，2 组无 EFS 事件的发生率分别 85.3% 和 94.2%（$HR =$ 2.61，95% CI：1.36~4.98），这是因为 T-DM1+P 组术前局部区域进展事件较多（6.7% *vs.* 0）；2 组发生 iDFS 事件的风险相似（$HR = 1.11$，95% CI：0.52~2.40）；在新辅助治疗阶段，T-DM1+P 组发生严重或 3 级及以上不良反应更少，但辅助治疗阶段导致治疗中止的不良反应在 T-DM1+P 组发生率更高；2 组患者中，pCR 者的 3 年 iDFS 均优于未达 pCR 者。

　　NOAH 研究成就了曲妥珠单抗在 HER-2 阳性乳腺癌新辅助治疗中的地位，NeoSphere、NeoALTTO、PEONY 等研究再次巩固了针对 HER-2 阳性患者靶向治疗的重要性，含有曲妥珠单抗的双靶向治疗不仅取得更高的 pCR 率，且预后更佳。AFFINITY 研究证明，对于未接受新辅助治疗的早期乳腺癌患者，辅助治疗阶段的双靶向联合方案较单靶向联合化疗方案也可取得更好的远期生存。可以说，HER-2 阳性早期乳腺癌患者的双靶向时代已悄然来临，那么双靶向药物联合细胞毒药物的治疗方案，尤其在新辅助阶段就是完美无瑕吗？其实未必如此！一方面，尽管 pCR 率已经取得大幅提升（46%~62%），但仍有 15% 的患者在 3~5 年内复发或死亡。另一方面，在双靶向治疗的基础上联合多西他赛和卡铂双细胞毒药物会带来更多的全身不良反应。因此，追求更大的远期生存获益及更小的不良反应，对于靶向治疗新辅助或辅助方案的改进，没有最好，只有更好。

　　人们已经开始尝试在双靶向药物的保驾护航下减去细胞毒药物的（新）辅助治疗策略。例如，2020 年 ASCO 大会公布的 TRAIN-2 研究，就是在新辅助治疗阶段接受 3 个疗程 CEF（C，环磷酰胺；E，表柔比星；F，氟尿嘧啶）方案序贯 6 个疗程紫杉醇+卡铂或 9 个疗程紫杉醇+卡铂，2 组同时接受曲妥珠单抗和帕妥珠单抗，中位随访 48.8 个月后，2 组的 pCR 率、EFS 和 OS 没有因为蒽环类药物的有无而产生差异，且与 HR 和淋巴结转移状态无关。以紫杉类药物和卡铂联合双靶向的新辅助治疗方案安全有效，蒽环类药物的地位受到挑战。

　　T-DM1 是通过硫醚键将曲妥珠单抗与 DM1 偶联而成的药物，DM1 是一种微管抑制药，通过曲妥珠单抗的靶向作用精准地将化疗药物递送至 HER-2 过表达细胞，理论上不会引起传统化疗药物的不良反应。那么目前将其替代靶向与化疗联合治疗中的多药组合方案，在双靶向药物可靠疗效的前提下可以实现化疗的降阶梯治疗吗？KRISTINE 研究正是在这一背景下诞生的，将 T-DM1 代替 TCH 组合于术前给予 6 个疗程，旨在明确在保证双靶向药物治疗的前提下，减毒配方是否可以达到相同甚至更好的 pCR 率？在辅助治疗阶段若延续 T-DM1+P 是否可以取得更好的生存？KRISTINE 研究最大的亮点在于其严格的随机对照设计及在新辅助治疗和辅助治疗阶段均采用双重靶向 HER-2 的疗法作为对照，大胆地挑战了 TCH+P 序贯术后 H+P 的常规标准方案。因此，KRISTINE 研究的设计是非常值得钦佩的。类似的研究还有一项，为来自瑞典的 PREDIX HER-2 研究（Ⅱ期随机研究），同样都是研究 HER-2 阳性乳腺癌的新辅助治疗。PREDIX HER-2 研究比较的是多西他赛+曲妥珠单抗+帕妥珠单抗（THP）与 T-DM1 的疗效与安全性。从 2019 年 ASCO 大会公布的初期结果来看，T-DM1 与 THP 方案获得了相似的 pCR 率且安全性更高。但该研究为 Ⅱ 期研究，纳入的样本量较小，并且缺乏长期生存数据，故尚不成熟。对比 PREDIX HER-2 研究，KRISTINE 研究在新辅助治疗和辅助治疗中皆采用双靶向药物，试验设计更加严谨，对照组更接近真实世界临床医师的选择，且得到了 30 多个月的长期生存数据。

KRISTINE 研究中，尽管在初期分析时减毒配方 T-DM1+P 组的 pCR 率劣于 TCH+P 组，但在随后的分析中发现次要研究终点 iDFS 在 2 组中的发生风险相似。且与对照组相比，在辅助治疗阶段，试验组中有残余病灶的患者（未达 pCR）补充了标准辅助化疗的比例达 33.1%。深思此结果，发现正如 NeoALTTO 研究与 ALTTO 研究的结果一样，即使在 HER-2 阳性患者中取得更好的 pCR 率，也未必能够得到更好的生存；同理，没有达到 pCR，生存获益也未必一定很差。在新辅助阶段追求高 pCR 率固然重要，但如何对非 pCR 患者做好辅助治疗阶段的精准强化，取得生存上的最终获益才是新辅助治疗的终极目标。

KRISTINE 研究最大的局限在于未能检测到 iDFS、OS 这些次要研究终点的差异，且在新辅助治疗阶段发生局部进展的 15 例患者由于无手术记录描述而并未纳入后续 iDFS 的分析中，其中一些患者进入到 OS 的随访中。这些事件的发生对生存上的统计学效能产生影响。另外，与 TCH+P 组相比，T-DM1+P 组发生 EFS 事件的风险更大，发生局部进展的可能性更大，提示若考虑在新辅助治疗阶段给予患者低细胞毒的双靶向方案，需要尽量规避那些局部肿瘤负荷偏大的患者，以快速缩瘤为目的的患者应该尽量选择传统化疗联合双靶向治疗的方案。2019 年发表在 *Journal of Clinical Oncology* 上关于 KRISTINE 研究文章的最后，其作者也提出，期待 KAITLIN 研究能够正面回答 T-DM1 联合帕妥珠单抗能否在辅助治疗阶段取代或优于多西他赛联合卡铂联合双靶向治疗的方案。遗憾的是，2020 年 ASCO 大会公布了 KAITLIN 研究的最新结果。提示，在辅助治疗阶段，TCH+P 后序贯 HP 到 18 个疗程对比 T-DM1+P 序贯 T-DM1+P18 个疗程，并未达到共同主要研究终点。在淋巴结阳性者中（$n = 1658$），2 组患者的 iDFS 事件无显著差异（*HR* = 0.97，95% *CI*：0.71~1.32）；TCH+P 组和 T-DM1+P 组的 3 年 iDFS 发生率分别为 94.1% 和 92.7%。在 ITT 人群中，观察到相似的结果，OS 率分别为 4% 和 5%。安全性分析也显示 2 组 3 级以上不良反应和严重不良反应的发生率相似。

根据 KRISTINE 研究的随访更新，发现采用 T-DM1 替代多西他赛联合卡铂联合曲妥珠单抗并未在总人群中带来显著的疗效和更优的安全性；对于高风险人群，HP 联合化疗依然是首选的辅助或新辅助标准方案，但在双靶向治疗的基础上减少细胞毒药物也可以为某些 HER-2 扩增的亚组人群带来不错的生存。对于如何将 HER-2 阳性患者更加精细地分类，从肿瘤异质性、免疫微环境等角度出发，找到靶向治疗中分而治之的方法将是未来几年临床医师迫切需要解决的课题。

（大连医科大学附属第二医院　周天阳　王　嘉）

三、专家解读二

近年来，靶向药物在 HER-2 阳性乳腺癌治疗中的地位日益凸显。随着 T-DM1 的问世及各大临床试验数据的更新，HER-2 阳性乳腺癌的治疗理念正逐渐向"升阶靶向、降阶化疗"的方向靠拢，旨在减轻治疗对患者机体的损伤，提高患者的生活质量，为患者带来更多获益。T-DM1 作为 HER-2 靶向的 ADC，与帕妥珠单抗联合应用于实现 HER-2 阳性乳腺癌新辅助治疗的降阶是临床医师关注的热点。

KRISTINE（NCT02131064）研究探讨了 T-DM1+帕妥珠单抗（P）对比多西他赛（T）+卡铂（C）+曲妥珠单抗（H）+帕妥珠单抗（P）（TCH+P）用于早期 HER-2 阳性乳腺癌新辅助治疗的疗效和安全性。入组 Ⅱ~Ⅲ 期 HER-2 阳性乳腺癌患者，分别接受 6 个疗程新辅助 T-DM1+P 或 TCH+P（每 3 周 1 次）治疗。接受 T-DM1+P 的患者术后继续使用 T-DM1+P 进行辅助治疗，接受 TCH+P 的患者使用 HP 进行辅助治疗，均进行 12 个疗程。2016 年，ASCO 报道了 KRISTINE 研究新辅助治疗后的 pCR 对比结果，发现 TCH+P 组患者的 pCR 率高于 T-DM1+P 组（56% *vs.* 44%）。2019 年，ASCO 大会报道了其 3 年的生存数据，主要内容为 EFS 和 iDFS。结果显示，EFS 与 pCR 总体趋势相似，TCH+P 组优于 T-DM1+P 组（94.2% *vs.* 85.3%）。2 组术后发生 iDFS 事件的风险相似，且无论采取哪种治疗方案，pCR 与 iDFS 事件的风险降低相关。安全性方面，在新辅助治疗阶段，T-DM1+P 组出现 3 级或更高级别不良反应的患者比例更低（31.8% *vs.* 67.7%）；但在辅助治疗阶段，T-DM1+P 组出现 3 级或更高级别不良反应的患者比例更高（24.5% *vs.* 9.9%），出现导致治疗中断不良反应的比例也高于双靶向（H+P）辅助治疗组（18.4% *vs.* 3.8%）。

　　总体来说，KRISTINE 新辅助治疗研究中 T-DM1+P 降阶梯治疗的 pCR 率低于双靶向联合化疗的 TCP+H 治疗方案，T-DM1 在 HER-2 阳性乳腺癌新辅助治疗中的表现不是很令人满意。其中，2 组患者的 3 年 iDFS 相似，且 2 组患者中达 pCR 者 3 年的 iDFS 均优于未达 pCR 者。再次提示新辅助治疗后达 pCR 者的预后更优，规范足疗程的新辅助治疗可以使更多的患者达到 pCR，而通过新辅助治疗也可以达到筛选出未达 pCR 的高危患者的目的。此外，在 KRISTINE 研究中，T-DM1+P 组未达 pCR 的患者建议在 T-DM1+P 辅助治疗前接受标准的辅助化疗。结果显示，T-DM1+P 组共有 50 例未达 pCR 的患者术后接受了 EC（E，表柔比星；C，环磷酰胺）方案辅助化疗，最后 2 组 iDFS 差异无统计学意义。因此，对于新辅助治疗未达 pCR 的 HER-2 阳性乳腺癌患者，单纯强化辅助化疗不能改善患者的 iDFS。

　　值得注意的是，在 EFS 方面，TCH+P 组优于 T-DM1+P 组（94.2% *vs.* 85.3%），差别主要在 T-DM1+P 组在新辅助治疗阶段有 15 例（6.7%）患者出现局部进展，而这 15 例患者都存在 HER-2 低表达和 HER-2 高异质性的情况，提示对于存在上述情况的患者，采用传统化疗联合靶向治疗的新辅助治疗可能获益更大。这一结果也在另一方面提示临床医师，HER-2 免疫组织化学高表达或 FISH 强扩增且肿瘤 HER-2 表达异质性低的患者可能更适合优先选用 T-DM1。T-DM1 的毒性低于传统化疗，但有一部分 HER-2 阳性乳腺癌患者对细胞毒药物更加敏感，临床医师在新辅助治疗阶段应参考患者的疗效及时进行个体化方案的调整。如何筛选合适的降阶治疗人群是临床医师面临的一大问题，在将来的临床试验中可以做进一步探索。关于如何筛选敏感人群及进行个体化治疗，KATHERINE 研究也做了一定探索。对于生物标志物的分析结果显示，*PIK3CA* 基因突变状态、HER-2 表达水平、PD-L1 表达水平均不影响 T-DM1 的治疗获益。希望未来能有更多关于 KATHERINE 研究中相关生物标志物的分析研究，可以帮助临床医师筛选出对 T-DM1 更敏感的患者。

　　2020 年，ASCO 大会公布的 KAITLIN Ⅲ期临床研究的初步分析结果提示，在 HER-2 阳性早期高风险乳腺癌患者的辅助治疗中，T-DM1+曲妥珠单抗不优于双靶向药物+紫杉类药物，2 组均取得较好的 iDFS。TCH+P 方案仍为 HER-2 阳性早期高风险乳腺癌的标准治疗方案；但从另一角度进行分析，对于因某些原因不能耐受化疗的患者，T-DM1 也许可以作为化疗的替代选择。

　　随着更多靶向药物的临床可及，以及更多临床试验结果的公布，乳腺癌的临床个体化治疗会更为精准。低风险患者可考虑降阶治疗，部分高风险患者可在标准治疗的基础上进行升阶治疗，区分和筛选合适的患者，才能"量体裁衣"制定最优的方案。相信随着更多临床研究结果的发布，个体化治疗的道路会越走越光明，给患者带来生存获益是临床医师的最终目标。

（青岛大学附属医院　王海波）

参考文献

[1]　Hurvitz　SA,　Martin　M,　Jung　KH,　et al.　　　　Neoadjuvant trastuzumab emtansine and pertuzumab

in human epidermal growth factor receptor 2-positive breast cancer： three-year outcomes from the phase Ⅲ KRISTINE study. J Clin Oncol，2019，37 （25）：2206-2216.

[2] Hurvitz SA，Martin M，Symmans WF，et al. Neoadjuvant trastuzumab，pertuzumab，and chemotherapy versus trastuzumab emtansine plus pertuzumab in patients with HER2-positive breast cancer （KRISTINE）：a randomised，open-label， multicentre，phase 3 trial. Lancet Oncol，2018，

19 （1）：115-126.

[3] Fumagalli D，Venet D，Ignatiadis M，et al. RNA sequencing to predict response to neoadjuvant anti-HER2 therapy：a secondary analysis of the NeoALTTO randomized clinical trial. JAMA Oncol， 2017，3 （2）：227-234.

[4] von Minckwitz G，Procter M，de Azambuja E， et al. Adjuvant pertuzumab and trastuzumab in early HER2-positive breast cancer. N Engl J Med，2017， 377 （2）：122-131.

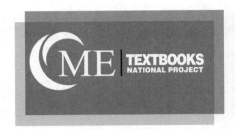

他拉唑帕利新辅助治疗携带胚系 *BRCA* 致病突变的可手术乳腺癌

第 17 章

一、概　　述

【文献来源】

Litton JK，Scoggins ME，Hess KR，et al. Neoadjuvant talazoparib for patients with operable breast cancer with a germline BRCA pathogenic variant. J Clin Oncol，2020，38（5）：388-394.

【研究背景】

DNA 损伤修复异常与多种恶性肿瘤的发生、发展有关。*BRCA* 基因编码的蛋白参与 DNA 双链损伤修复，*BRCA1/2* 胚系突变会增加乳腺癌的发生风险。PARP 家族参与 DNA 的单链修复。在 *BRCA1/2* 胚系突变的乳腺癌患者中，肿瘤细胞 DNA 双链修复被部分抑制，在这种情况下，使用 PARP 抑制药使得肿瘤细胞 DNA 修复的 2 条主要通路均被抑制，进而可抑制肿瘤发展。目前，多项临床研究均证实奥拉帕利（olaparib）、卢卡帕利（rucaparib）、尼拉帕利（niraparib）等 PARP 抑制药的疗效。他拉唑帕利（talazoparib）是美国 FDA 批准上市的第 4 种 PARP 抑制药。EMBRACA 研究证实，在 *BRCA* 胚系突变的进展期乳腺癌患者中，他拉唑帕利组较标准化疗组 PFS 显著延长（8.6 个月 *vs.* 5.6 个月，*HR*＝0.54，95%*CI*：0.41~0.71，*P*<0.001）。本研究旨在评估单药他拉唑帕利新辅助治疗 *BRCA* 胚系突变早期乳腺癌患者的疗效和安全性。

【入组条件】

1. 胚系 *BRCA1* 或 *BRCA2* 致病突变。

2. Ⅰ~Ⅲ期乳腺癌，肿瘤原发灶的直径≥1 cm。

3. HR 阳性或阴性均可，HER-2 阴性。

4. 既往未接受过针对乳腺癌的手术治疗、放疗和系统治疗。

【试验设计】

1. 一项预试验。

2. 主要研究终点为他拉唑帕利新辅助治疗 6 个月后的 pCR。

3. 次要研究终点为安全性。

4. 通过计算残余肿瘤负荷（residual cancer burden，RCB）来评估病理缓解率。

【试验流程】

本研究的试验流程见图 17-1。

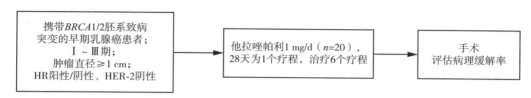

携带 *BRCA*1/2 胚系致病
突变的早期乳腺癌患者；
Ⅰ~Ⅲ期；
肿瘤直径≥1 cm；
HR 阳性/阴性、HER-2 阴性

他拉唑帕利 1 mg/d（*n*=20），
28 天为 1 个疗程，治疗 6 个疗程

手术
评估病理缓解率

图 17-1　本研究的试验流程

【结果】

1. 主要研究终点　20 例患者中有 19 例完成 6 个月的他拉唑帕利治疗，1 例治疗 5 个月后因淋巴结增大而改用化疗。其中，有 10 例达到病理缓解率 0 即 pCR（53%，95%*CI*：32%~73%），2 例患者达到病理缓解率Ⅰ，5 例患者达到病理缓解率Ⅱ，3 例患者达到病理缓解率Ⅲ。

2. 主要研究终点的亚组情况　达到病理缓解率 0/Ⅰ 的患者比例为 63%（95%*CI*：41%~81%），其中不同亚组的比例分别为三阴性乳腺癌 57%（*n*=15，95%*CI*：29%~82%），HR 阳性乳腺癌 80%（*n*=5，95%*CI*：28%~99%）；T_1 83%（*n*=6，95%*CI*：36%~100%），$T_{2~4}$ 54%（*n*=14，95%*CI*：25%~81%）。*BRCA*1 突变患者中 53%（95%*CI*：27%~79%）达到病理缓解率 0/Ⅰ，*BRCA*2 突变患者中 100%（*n*=4，95%*CI*：40%~100%）达到病理缓解率 0/Ⅰ。

3. 安全性　他拉唑帕利的不良反应以贫血、恶心为主。12 例患者出现 3 级不良反应，1 例患者出现 4 级不良反应。

4. 剂量减量　11 例患者未减量，2 例患者减量至 0.75 mg，6 例患者减量至 0.5 mg，1 例患者减量至 0.25 mg。剂量减量的原因均为血液毒性。

5. 依从性　9 例患者出现治疗延迟，平均延迟时间为 17（8~41）天，11 例患者按照预期的日程服药。

【结论】

单药他拉唑帕利在 *BRCA* 胚系致病突变、HER-2 阴性早期乳腺癌的新辅助治疗中可取得较高的病理缓解率。最常见不良反应为贫血，可通过延迟用药、降低剂量、输血来控制。

（上海交通大学医学院附属仁济医院　沙　瑞　王慧玲　殷文瑾　陆劲松）

二、专家解读

DNA 损伤修复异常与肿瘤的发生、发展相关。*BRCA*1/2 参与双链 DNA 的损伤修复，在携带 *BRCA*1/2 突变的乳腺癌患者中，DNA 双链修复被部分抑制，若能抑制 DNA 的另一种修复（PARP 依赖的单链 DNA 损伤修复），可抑制肿瘤的发生、发展。PARP 抑制药一方面可以抑制 PARP 酶的活性，另一方面可以使 PARP 与 DNA 断端结合后无法再次解离，形成 PARP 复合物，从而失去进一步修复DNA的能力。基础研究的结果显示，使PARP与DNA形成PARP-DNA复合物较直接抑制PARP酶的活性可造成更多的肿瘤细胞死亡。目前，已上市多种PARP抑制药，包括奥拉帕利、卢卡帕利、尼拉帕利，而本研究中的他拉唑帕利形成PARP-DNA复合物的能力比其他PARP抑制药强100倍，故具有更强的抑制DNA单链修复的能力。

已有多项临床研究探索他拉唑帕利，并证实其对乳腺癌的疗效。Ⅰ期临床研究显示，他拉唑帕利单药在14例*BRCA*1/2缺失突变的乳腺癌患者中，有50%的缓解率和86%的临床获益率。一项Ⅱ期临床研究（ABRAZO研究）的结果显示，他拉唑帕利用于*BRCA*1/2胚系突变的转移性乳腺癌患者，在队列1（铂类药物敏感的患者）中，接受他拉唑帕利治疗的缓解率为21%；在队列2（使用过3种及以上细胞毒药物且不含铂类药物的患者）中，接受他拉唑帕利的缓解率为37%。EMBRACA研究是一项他拉唑帕利用于治疗*BRCA*突变的进展期乳腺癌的研究，431例患者按2∶1的比例随机入组，试验组（$n=287$）为他拉唑帕利单药治疗组，对照组（$n=144$）为临床医师制定的标准化疗方案，主要研究终点为影像学评估的PFS。结果显示，他拉唑帕利组较对照组PFS显著延长（中位PFS 8.6个月 *vs.* 5.6个月，$HR=0.54$，$95\%CI$：$0.41\sim0.71$，$P<0.001$）。

本研究旨在探索他拉唑帕利单药的疗效，故选择了*BRCA*突变的早期乳腺癌患者，在新辅助队列中使用他拉唑帕利单药治疗，通过病理缓解率来评估疗效，可以在较短的时间内得出初步结论，也为后续的临床研究打下基础。本研究发现，他拉唑帕利单药1 mg/d使用6个月新辅助治疗胚系*BRCA*1/2致病突变的早期乳腺癌患者，有高达53%的患者实现了pCR，也再次证实了PARP抑制药对于*BRCA*致病突变的乳腺癌患者具有独特疗效。此外，由于本研究的入组患者较少，仅为20例，故各个亚组的数据结果无法直接进行比较。而EMBRACA研究在之前未接受过铂类药物治疗的患者中使用他拉唑帕利，较对照组疾病进展风险显著降低，可能提示铂类药物的使用会降低PARP抑制药的疗效，故在后续开展相关的临床研究中，尤其是患者在随机分组时，更需注意患者既往铂类药物的使用情况。

PARP抑制药在*BRCA*突变的晚期乳腺癌中的疗效已被证实，后续研究正将其逐步推广至早期*BRCA*突变的乳腺癌，除了单药研究外，在今后的研究中也需要考虑他拉唑帕利与其他药物的联用等问题，进一步提高疗效。

（上海交通大学医学院附属仁济医院　沙　瑞　王慧玲　殷文瑾　陆劲松）

参考文献

[1] Farmer H, McCabe N, Lord CJ, et al. Targeting the DNA repair defect in BRCA mutant cells as a therapeutic strategy. Nature, 2005, 434 (7035): 917-921.

[2] Murai J, Huang SY, Das BB, et al. Trapping of PARP1 and PARP2 by clinical PARP inhibitors. Cancer Res, 2012, 72 (21): 5588-5599.

[3] Litton JK, Scoggins M, Ramirez DL, et al. A feasibility study of neoadjuvant talazoparib for operable breast cancer patients with a germline BRCA mutation demonstrates marked activity. NPJ Breast Cancer, 2017, 3: 49.

[4] Robson M, Im SA, Senkus E, et al. Olaparib for metastatic breast cancer in patients with a germline BRCA mutation. N Engl J Med, 2017, 377 (6): 523-533.

[5] Ettl J, Quek RGW, Lee KH, et al. Quality of life with talazoparib versus physician's choice of chemotherapy in patients with advanced breast cancer and germline BRCA1/2 mutation: patient-reported outcomes from the EMBRACA phase Ⅲ trial. Ann Oncol, 2018, 29 (9): 1939-1947.

[6] Litton JK, Rugo HS, Ettl J, et al. Talazoparib in patients with advanced breast cancer and a germline BRCA mutation. N Engl J Med, 2018, 379 (8): 753-763.

[7] Loibl S, O'Shaughnessy J, Untch M, et al. Addition of the PARP inhibitor veliparib plus carboplatin or carboplatin alone to standard neoadjuvant chemotherapy in triple-negative breast cancer (BrighTNess): a randomised, phase 3 trial. Lancet Oncol, 2018, 19 (4): 497-509.

[8] Litton JK, Scoggins ME, Hess KR, et al. Neoadjuvant talazoparib for patients with operable breast cancer with a germline BRCA pathogenic variant. J Clin Oncol, 2020, 38 (5): 388-394.

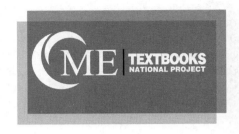

I-SPY2 研究：早期乳腺癌应用帕博利珠单抗联合新辅助化疗影响病理完全缓解的 II 期自适性随机临床试验

第 18 章

一、概　　述

【文献来源】

Nanda R，Liu MC，Yau C，et al. Effect of pembrolizumab plus neoadjuvant chemotherapy on pathologic complete response in women with early-stage breast cancer：an analysis of the ongoing phase 2 adaptively randomized I-SPY2 Trial. JAMA Oncol，2020，6（5）：1-9.

【研究背景】

免疫系统通过多种组分的精妙平衡发挥免疫监视、免疫应答的能力。近年来有研究发现，肿瘤细胞的免疫逃逸与肿瘤的发生、发展密切相关，宿主免疫系统识别并清除肿瘤细胞的能力取决于肿瘤细胞的异质性及肿瘤浸润淋巴细胞（tumor infiltrating lymphocytes，TILs）的分布、肿瘤细胞和 TILs 表面 PD-L1 的表达状态及 T 细胞表面 PD-1 的表达状态等。帕博利珠单抗（pembrolizumab）是一种 PD-1 抑制药，在进展期三阴性乳腺癌及 HR 阳性乳腺癌中具有一定疗效，但在早期乳腺癌中，帕博利珠单抗的疗效尚缺乏证据。本研究旨在探究早期乳腺癌患者在新辅助化疗的基础上加用帕博利珠单抗的疗效。

【入组条件】

1. 年龄≥18 岁，病理证实为浸润性乳腺癌。

2. 临床分期为 II／III 期，HER-2 阴性，原发病灶直径>2.5 cm 或影像学病灶直径>2 cm。

3. 根据 MammaPrint 基因检测评估为高风险。

4. ECOG 评分为 0~1 分。

5. 排除对被研究药物或其类似物过敏的患者。

6. 排除存在其他严重疾病的患者，如急性感染、心力衰竭、不稳定型心绞痛、心律失常及精神障碍。

【试验设计】

1. 一项多中心、开放、自适性随机、Ⅱ期临床研究

2. 2015 年 11 月 26 日至 2016 年 11 月 5 日入组 I-SPY2 研究队列的 HER-2 阴性乳腺癌患者，自适性随机化至帕博利珠单抗组，共入组 69 例；2010 年 3 月 30 日至 2016 年 11 月 5 日入组 I-SPY2 研究队列的 181 例为对照组。

3. 主要研究终点为 pCR 率（定义为 $ypT_{0/is}ypN_0$）。

4. 次要研究终点为 RCB、3 年 EFS、无远处复发生存（distant relapse-free survival，DRFS）。

【试验流程】

I-SPY2 研究的试验流程见图 18-1。

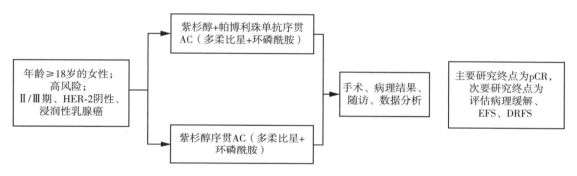

图 18-1　I-SPY2 研究的试验流程

注：高风险（基于 MammaPrint 的检测结果）；紫杉醇，80 mg/m² 单周化疗，共 12 周；帕博利珠单抗 200 mg，每 3 周 1 次，共 12 周；序贯 AC（60 mg/m² 多柔比星 +600 mg/m² 环磷酰胺，每 2~3 周 1 次）共 4 个疗程

【结果】

1. 帕博利珠单抗组的 pCR 率高于对照组，分别为 HER-2 阴性人群（44% *vs.* 17%），HR 阳性、HER-2 阴性人群（30% *vs.* 13%），三阴性乳腺癌人群（60% *vs.* 22%）。

2. 帕博利珠单抗组 RCB Ⅲ的患者数低于对照组，分别为 HER-2 阴性人群 [10%（7）*vs.* 22%（38）]，HR 阳性、HER-2 阴性人群 [18%（7）*vs.* 28%（27）]，TNBC 人群 [0（0）*vs.* 14%（11）]。共有 9 例患者最终未行手术治疗（帕博利珠单抗组 2 例，对照组 7 例），未纳入 RCB 分析。

3. 帕博利珠单抗组 66 例及对照组 172 例的随访数据可进行生存分析，2 组的中位随访时间分别为 2.8 年和 3.5 年，事件数分别为 10 例和 37 例，2 组 EFS 相似。

4. 安全性的结果显示，最常见的内分泌疾病相关不良反应包括甲状腺功能亢进和甲状腺功能减退（9/69，13%），以及肾上腺功能不全（6/69，8.7%）。

【结论】

对于 HER-2 阴性早期高风险乳腺癌患者，在标准新辅助化疗的基础上加用帕博利珠单抗，可使 pCR 率提高至 2 倍以上，其不良反应可控。

（上海交通大学医学院附属仁济医院　沙　瑞　王慧玲　殷文瑾　陆劲松）

二、专家解读

近年来，免疫治疗逐渐改变了肿瘤的传统治疗模式，成为多种肿瘤的治疗措施之一，显著提高肿瘤治疗的反应率及改善患者的生存。肿瘤免疫治疗是指任何通过调节或增强宿主免疫系统以抵抗肿瘤的治疗方式。PD-1 主要表达于 T 细胞，通过与其他细胞表达的 PD-L1 分子结合，启动免疫自体识别避免自体免疫误伤的功能，抑制效应 T 细胞发挥杀伤功能，肿瘤细胞表达 PD-L1，则会产生"免疫逃逸"，从而逃脱 T 细胞对肿瘤细胞这一"非己"成分的清除。PD-1 抗体或 PD-L1 抗体可阻断 PD-1 与 PD-L1 结合，从而避免肿瘤细胞产生"免疫逃逸"。帕博利珠单抗是一种 PD-1 抗体，最早用于治疗进展期乳腺癌。前期的研究初步显示了帕博利珠单抗的疗效，进展期 HR 阳性和三阴性乳腺癌患者的反应率分别为 12% 和 4.8%~18.5%。KEYNOTE 012 研究评估了帕博利珠单抗治疗进展期三阴性乳腺癌患者的反应率。结果显示，反应率（CR+PR）为 18.5%。KEYNOTE 086-cohort B 研究的结果显示，既往未接受治疗的 PD-L1 阳性进展期三阴性乳腺癌患者使用帕博利珠单抗的反应率为 23%。可见帕博利珠单抗在晚期乳腺癌中的应用的确会取得一定疗效，但尚需要进一步寻找合适的治疗人群和合理的治疗方案。有理由推测，既往的大部分研究针对的是晚期或进展期的乳腺癌患者，由于其体内肿瘤负荷较重，人体的免疫系统往往已失去平衡，针对这一部分人群使用免疫治疗，疗效可能有限。而在免疫系统尚未受破坏的人群中即早期乳腺癌患者中使用免疫治疗，结果可能可以更加体现免疫治疗的疗效。

本研究入组的患者来自 I-SPY2 研究，根据 HR 状态和 MammaPrint 风险定义的分子亚型通过自适性随机方法来评估新型药物组合作为乳腺癌新辅助治疗的疗效。其主要优点是能帮助临床医师在相对小样本、短时间的研究中评估新药或新方案在乳腺癌治疗中的可能作用，快速提示是否有进一步扩大样本并开展前瞻性研究的价值。本研究对比在标准新辅助化疗的基础上加用帕博利珠单抗的 pCR 情况。结果显示，帕博利珠单抗组的 pCR 率明显高于对照组，分别为 HER-2 阴性人群的 44% vs. 17%，HR 阳性、HER-2 阴性人群的 30% vs. 13%，尤其值得一提的是三阴性乳腺癌患者中帕博利珠单抗组的 pCR 率更是高达 60%（对照组为 22%）。次要研究终点的结果也显示，帕博利珠单抗组评估病理缓解Ⅲ级（新辅助化疗后广泛残留病变）的患者明显少于对照组。这提示临床医师，对于具有高复发风险的早期乳腺癌患者，在新辅助化疗的基础上加用免疫治疗可以显著提高 pCR 率。本研究中，帕博利珠单抗组和对照组的 3 年 EFS 无显著差别，不过生存结果可能还需要Ⅲ期临床研究进一步验证。

KEYNOTE-522 研究（Ⅲ期）评估了在Ⅱ~Ⅲ期三阴性乳腺癌患者标准新辅助化疗方案中加用帕博利珠单抗及术后辅助使用帕博利珠单抗的疗效。对照组（单用新辅助化疗）和试验组（新辅助化疗联合帕博利珠单抗与术后使用帕博利珠单抗）的 pCR 率分别为 51.2%（95%CI：44.1~58.3）和 64.8%（95%CI：59.9~69.5），试验组的 pCR 率与本研究相似。该研究的中位随访时间仅有 15.5 个月，还需要通过更长时间的随访来评估生存获益。

本研究中，2 组的不良反应也是基本可控的。值得注意的是，内分泌疾病相关不良反应包括甲状腺功能亢进、甲状腺功能减退及肾上腺功能不全。因此，在治疗的过程中监测血常规及肝肾功能的同时，还需要注意监测甲状腺激素、肾上腺素等内分泌激素的水平变化。

但本研究未测定患者的 PD-L1 状态。对于 PD-L1 不同状态的亚组，帕博利珠单抗的疗效是否会有差异也不可知，期待在接下来的Ⅲ期临床研究中可以看到这一结果。

总之，本研究取得了令人震惊的初步结果，针对早期乳腺癌患者，在化疗的基础上加用免疫治疗，可较单纯化疗提高 pCR 率至 2 倍以上。这提示临床医师在今后的治疗中，化疗、靶向治疗、内分泌治疗与免疫治疗 4 种治疗方案的选择及先后顺序值得进一步探索。

（上海交通大学医学院附属仁济医院　沙　瑞　王慧玲　殷文瑾　陆劲松）

参考文献

[1] Nanda R, Liu MC, Yau C, et al. Effect of pembrolizumab plus neoadjuvant chemotherapy on pathologic complete response in women with early-stage breast cancer：an analysis of the ongoing phase 2 adaptively randomized I-SPY2 trial. JAMA Oncol, 2020, 6 (5)：1-9.

[2] Barker AD, Sigman CC, Kelloff GJ, et al. I-SPY 2：an adaptive breast cancer trial design in the setting of neoadjuvant chemotherapy. Clin Pharmacol Ther, 2009, 86 (1)：97-100.

[3] Nanda R, Chow LQ, Dees EC, et al. Pembrolizumab in patients with advanced triple-negative breast cancer：phase I b KEYNOTE-012 study. J Clin Oncol, 2016, 34 (21)：2460-2467.

[4] Early Breast Cancer Trialists' Collaborative Group (EBCTCG). Long-term outcomes for neoadjuvant versus adjuvant chemotherapy in early breast cancer：meta-analysis of individual patient data from ten randomised trials. Lancet Oncol, 2018, 19 (1)：27-39.

[5] Rugo HS, Delord JP, Im SA, et al. Safety and antitumor activity of pembrolizumab in patients with estrogen receptor-positive/human epidermal growth factor receptor 2-negative advanced breast cancer. Clin Cancer Res, 2018, 24 (12)：2804-2811.

[6] Adams S, Loi S, Toppmeyer D, et al. Pembrolizumab monotherapy for previously untreated, PD-L1-positive, metastatic triple-negative breast cancer：cohort B of the phase II KEYNOTE-086 study. Anna Oncol, 2019, 30 (3)：405-411.

[7] Adams S, Schmid P, Rugo HS, et al. Pembrolizumab monotherapy for previously treated metastatic triple-negative breast cancer：cohort A of the phase II KEYNOTE-086 study. Ann Oncol, 2019, 30 (3)：397-404.

[8] Schmid P, Cortes J, Pusztai L, et al. Pembrolizumab for early triple-negative breast cancer. N Engl J Med, 2020, 382 (9)：810-821.

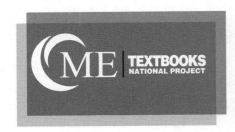

GeparOcto 研究的二次分析：高危早期乳腺癌胚系突变状态与治疗反应的关系

第 19 章

一、概　述

【文献来源】

Pohl-Rescigno E, Hauke J, Loibl S, et al. Association of germline variant status with therapy response in high-risk early-stage breast cancer: a secondary analysis of the GeparOcto randomized clinical trial. JAMA Oncol, 2020, 6 (5): 1-5.

【研究背景】

目前，三阴性乳腺癌的标准治疗仍以化疗为主。新辅助化疗方案选择蒽环类和紫杉类药物，是否应用铂类药物存在争议。GeparOcto 研究比较了序贯强化剂量密集型（idd）表柔比星、紫杉醇、环磷酰胺（EPC）方案对比每周紫杉醇+脂质体多柔比星（PM）方案新辅助治疗高危早期乳腺癌的疗效。其中，HER-2 阳性患者均联合曲妥珠单抗和帕妥珠单抗双靶向治疗，PM 组的三阴性乳腺癌患者还联合卡铂。结果显示，EPC 组和 PM 组的 pCR 率相似。本研究为 GeparOcto 研究的二次分析，旨在研究 *BRCA* 胚系突变状态对 2 种剂量密集型化疗方案治疗结局的影响。

【入组条件】

1. 年龄≥18 岁。

2. KPS≥90 分。

3. $T_{1c} \sim T_{4a \sim d}$。

4. 分子分型为 HER-2 阳性或三阴性（中心评估 ER、PR 和 HER-2 状态，HR 阴性定义为<1%肿瘤细胞染色；HER-2 阳性定义为免疫组织化学染色+++或++，但 FISH 比值≥2.0）。

5. 分子分型为 Luminal B 型［定义为 ER 和（或）PR≥1%，HER-2 阴性，Ki-67>20%］时，需同时组织学证实淋巴结阳性可入组。

6. 成功检测 *BRCA*1/2 胚系突变状态。

【试验设计】

1. 一项随机、对照、Ⅲ期临床试验。

2. 主要研究终点为 pCR［定义为乳房和淋巴结内未见浸润性癌残留（$ypT_{0/is}ypN_0$）］。

3. 次要研究终点为其他定义的 pCR（ypT_0ypN_0、$ypT_0ypN_{0/+}$；$ypT_{0/is}ypN_{0/+}$、$ypT_{any}ypN_0$），以及各分层亚组的 pCR 率、临床缓解率（CR *vs.* PR *vs.* SD）、保乳率、耐受性及治疗依从性（包括剂量延迟和减量）。

【试验流程】

GeparOcto 研究的母试验流程见图 19-1。

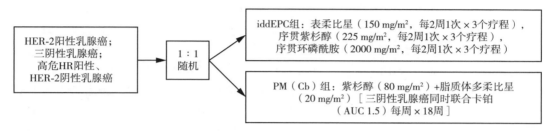

图 19-1　GeparOcto 研究的母试验流程

注：除了 iddEPC 组中表柔比星治疗之外，2 组中 HER-2 阳性乳腺癌患者均联合曲妥珠单抗（首剂 8 mg/kg，后续 6 mg/kg，每 3 周 1 次）和帕妥珠单抗治疗（首剂 840 mg，后续 420 mg，每 3 周 1 次）

【结果】

1. pCR　在本研究入组的 914 例患者的亚组中，iddEPC 组和 PM（Cb）组的总 pCR 率分别为 48.3%、47.9%，2 组差异无统计学意义（$P=0.91$）。

2. *BRCA1/2* 的突变率　在本研究入组的 914 例患者中，96 例（10.5%）携带致病性 *BRCA1/2* 胚系突变。三阴性乳腺癌患者中有更高比例的 *BRCA1/2* 胚系突变（17.6%），其次是 HER-2 阴性、HR 阳性亚型（14.1%），而 HER-2 阳性乳腺癌的突变率较低（1.4%）。

3. 三阴性乳腺癌患者的 pCR　不考虑治疗方案的差异，三阴性乳腺癌中携带 *BRCA1/2* 胚系突变的患者与野生型患者相比，pCR 率更高（69.6% *vs.* 46.0%，$P=0.001$）。在不同方案的亚组分析中，也呈现同样的趋势［PM（Cb）74.3% *vs.* 47.0%，$P=0.005$；iddEPC 64.7% *vs.* 45.0%，$P=0.04$］。但 2 种方案的 pCR 率的差异无统计学意义（$P=0.39$）。*BRCA1/2* 胚系突变和治疗方案之间无交互作用（$P=0.51$）。

4. HER-2 阳性乳腺癌患者的 pCR　约 60% HER-2 阳性患者达到 pCR，但由于该亚型患者 *BRCA1/2* 胚系突变率较低，未根据突变状态计算 pCR 率的差异。

5. HR 阳性、HER-2 阴性乳腺癌患者的 pCR　不考虑治疗方案的差异，携带 *BRCA1/2* 胚系突变的患者与野生型患者相比，pCR 率更高（31.8% *vs.* 11.9%，$P=0.02$）。*BRCA1/2* 胚系突变和治疗方案之间无交互作用（$P=0.44$）。

【结论】

在三阴性乳腺癌与 HR 阳性、HER-2 阴性高危乳腺癌患者中，存在 *BRCA1/2* 胚系突变的患者的 pCR 率均显著高于野生型患者，推荐在治疗前接受 *BRCA1/2* 检测。*BRCA1/2* 胚系突变的三阴性乳腺癌患者接受 iddEPC 方案治疗的疗效与 PM（Cb）方案相近。

（上海交通大学医学院附属仁济医院　林燕苹　许雅芊　殷文瑾　陆劲松）

二、专家解读

DNA 双链断裂是 DNA 损伤中较为严重的一种类型，主要修复机制为同源重组修复。在这一修复过程中，*BRCA*1/2 基因发挥重要作用，其失活将导致同源重组缺陷，使肿瘤细胞 DNA 修复能力受到限制。GeparOcto 研究的母试验对比了 2 种 DNA 损伤药物方案 iddEPC 或 PM（Cb）新辅助治疗高危早期乳腺癌的疗效。其结果提示，2 种治疗方案的 pCR 率相似。为进一步探讨 *BRCA*1/2 突变状态是否影响这 2 种治疗方案的 pCR 率，回顾性生物标志物研究的结果将解答这一难题。

二次分析提示，*BRCA*1/2 胚系突变的患者从 2 种治疗方案中均获益较大，尤其是三阴性乳腺癌和 HR 阳性、HER-2 阴性高危患者的 pCR 率较非突变者显著提高。值得注意的是，这 2 种亚型的患者出现 *BRCA*1/2 胚系突变状态的比例也相对较高。这提示三阴性乳腺癌和 HR 阳性、HER-2 阴性高危患者可在治疗前接受 *BRCA*1/2 检测，从而进一步判断最大的获益人群，优化治疗方案。

此外，二次分析还发现，*BRCA*1/2 胚系突变状态与治疗方案无关。这与既往较为经典的临床研究结果不同。Bryski 等比较不同方案治疗 *BRCA*1 突变乳腺癌的 pCR 率。结果显示，顺铂方案治疗组患者的 pCR 率最高，达到 83%；而环磷酰胺、甲氨蝶呤和氟尿嘧啶（CMF）方案的 pCR 率为 7%，多柔比星和多西他赛（AT）方案的 pCR 率为 8%，多柔比星和环磷酰胺（AC）或氟尿嘧啶、多柔比星和环磷酰胺方案（FAC）方案的 pCR 率为 22%。TNT 研究招募晚期三阴性乳腺癌患者。其结果提示，*BRCA*1/2 胚系突变患者对于卡铂的缓解率优于多西他赛（ORR 68.0% *vs.* 33.3%，*P* = 0.03），且铂类方案化疗与 *BRCA*1/2 突变状态之间存在显著的交互作用（*P* = 0.01）。GeparOcto 研究虽不能比较出 iddEPC 方案与 PM（Cb）方案治疗 *BRCA*1/2 胚系突变三阴性乳腺癌的疗效优劣，但从数值上看，iddEPC 组患者的 pCR 率低于 PM（Cb）组，故扩大人群规模将有助于进一步得到结论。

既往 GeparSixto 研究母试验的结果提示，*BRCA*1/2 胚系突变三阴性乳腺癌患者的 DFS 较非突变者显著延长，但卡铂组与非卡铂组间无明显差异 [86.3%（95%*CI*：63.1%~95.4%）*vs.* 82.5%（95% *CI*：59.6%~93.1%）]。GeparOcto 研究的母试验中，*BRCA*1/2 胚系突变患者 pCR 的获益转化为生存获益尚不清楚，需要延长随访时间以得到生存结果。

总而言之，三阴性乳腺癌及 HR 阳性、HER-2 阴性高危乳腺癌患者可在治疗前接受 *BRCA*1/2 检测，进一步判断新辅助化疗获益的人群，优化治疗方案。未来将需要进一步持续关注 iddEPC 方案与 PM（Cb）方案的优劣，以及新辅助化疗获益向生存获益的转化。

（上海交通大学医学院附属仁济医院　林燕苹　许雅芊　陆劲松）

参考文献

[1] Pohl-Rescigno E, Hauke J, Loibl S, et al. Association of germline variant status with therapy response in high-risk early-stage breast cancer：a secondary analysis of the GeparOcto randomized vlinical trial. JAMA Oncol, 2020, 6 (5)：1-5.

[2] Severson TM, Peeters J, Majewski I, et al. BRCA1-like signature in triple negative breast cancer：molecular and clinical characterization reveals subgroups with therapeutic potential. Mol Oncol, 2015, 9 (8)：1528-1538.

[3] Schneeweiss A, Möbus V, Tesch H, et al. Intense dose-dense epirubicin, paclitaxel, cyclophosphamide versus weekly paclitaxel, liposomal doxorubicin (plus carboplatin in triple-negative breast cancer) for neoadjuvant treatment of high-risk early breast cancer (GeparOcto-GBG 84)：a randomised phase III trial. Eur J Cancer, 2019, 106：181-192.

[4] Byrski T, Huzarski T, Dent R, et al. Pathologic

complete response to neoadjuvant cisplatin in BRCA1-positive breast cancer patients. Breast Cancer Res Treat，2014，147（2）：401－405.

［5］ Tutt A，Tovey H，Cheang MCU，et al. Carboplatin in BRCA1/2-mutated and triple-negative breast cancer BRCAness subgroups：the TNT trial. Nature Med，2018，24（5）：628－637.

［6］ Hahnen E，Lederer B，Hauke J，et al. Germline mutation status，pathological complete response，and disease-free survival in triple-negative breast cancer：secondary analysis of the GeparSixto randomized clinical trial. JAMA Oncol，2017，3（10）：1378－1385.

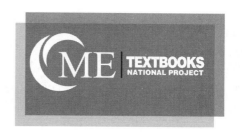

第六篇

乳腺癌手术治疗和复发预测相关重点临床试验及其解读

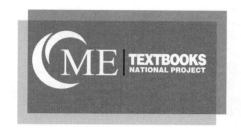

SenSzi（GBG80）研究：评估淋巴结显像加入早期乳腺癌前哨淋巴结活检的前瞻性、随机、多中心Ⅲ期临床试验

第 20 章

一、概　　述

【文献来源】

Kuemmel S，Holtschmidt J，Gerber B，et al. Prospective，multicenter，randomized phase Ⅲ trial evaluating the impact of lymphoscintigraphy as part of sentinel node biopsy in early breast cancer：SenSzi（GBG80）Trial. J Clin Oncol，2019，37（17）：1490-1498.

【研究背景】

对于控制局部复发和远处转移，既往临床研究的结果提示，前哨淋巴结活检阴性的患者通过传统腋窝淋巴结清扫没有额外获益；前哨淋巴结活检的术后并发症少于腋窝淋巴结清扫。因此，对于临床淋巴结阴性的患者，建议首先采用前哨淋巴结活检进行腋窝淋巴结评估。淋巴结显像是一种通过放射性核素示踪来显示淋巴结图像的方法，可以使淋巴引流不理想的淋巴结在图像上呈现出来，对于经验不足的临床医师比较有帮助，在临床上仍比较常用。但是评估淋巴结显像对淋巴结分期准确性的影响尚无前瞻性临床研究报道。本研究旨在评估淋巴结显像对前哨淋巴结活检准确性的影响。

【入组条件】

（一）纳入标准

1. 组织学确认的初治原发性乳腺癌 $cT_{1\sim3}$、广泛导管原位癌（直径>5 cm）或高级别导管原位癌（直径>2.5 cm）。

2. 触诊和超声检查淋巴结阴性（cN_0）。

3. 年龄≥18 岁的男性或女性。

4. ECOG 评分≤1 分或 KPS≥70%。

（二）排除标准

1. cT_4 或乳房以外存在原发性肿瘤。

2. cN_+（触诊或超声）。

3. 复发性乳腺癌。

4. 既往接受同侧乳房或腋窝手术、新辅助化疗或新辅助内分泌治疗持续 4 周以上。

5. 妊娠状态。

6. 有放射性示踪剂的禁忌证。

7. 无能力理解本研究目的的患者。

8. 无法接受手术的患者。

【试验设计】

1. 一项前瞻性、多中心、随机的Ⅲ期临床试验，将患者按 1∶1 的比例随机分组，一组在不参考淋巴结显像的情况下行前哨淋巴结活检，另一组在参考淋巴结显像的情况下行前哨淋巴结活检。

2. 主要研究终点为组织学检测的前哨淋巴结平均数量。

3. 次要研究终点为前哨淋巴结活检阳性率、全身治疗前腋窝淋巴结清扫完成率、不同方法（术前通过淋巴结显像、术中 γ 探测仪检测或术后组织学检测）的前哨淋巴结检出率。

4. 进行统计学假设。使用非劣效检验，预计 2 组的前哨淋巴结平均数为 2.7 枚，假设标准差为 1.8 枚。非劣效定义为组织学检测的前哨淋巴结平均数之差（不参考淋巴结显像-参考淋巴结显像）的单侧 95%CI 应>-0.27（10%非劣效界值）。为获得 80% 的检验效能，预计至少入组 1102 例可评估的患者。

【试验流程】

SenSzi（GBG80）研究的试验流程见图 20-1。

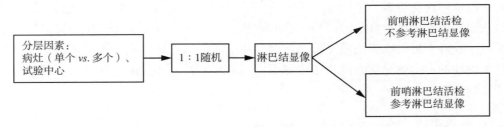

图 20-1　SenSzi（GBG80）研究的试验流程

【结果】

1. 主要研究终点　参考淋巴结显像组组织学检测的前哨淋巴结平均数为 2.21 枚，不参考淋巴结显像组组织学检测的前哨淋巴结平均数为 2.26 枚，2 组平均数差值的单侧 95%CI 为-0.18 至无限大，非劣效假设成立，即不参考淋巴结显像的前哨淋巴结活检方法不劣于参考淋巴结显像的前哨淋巴结活检方法。亚组分析表明，在乳晕注射、活检前 1 天注射示踪剂、不加用蓝染示踪、送术中冷冻、不行腋窝清扫的亚组中，非劣效检验有意义；而在肿瘤周围注射、活检当天注射示踪剂、不送冷冻、行腋窝清扫的亚组中，非劣效性假设不成立。

2. 次要研究终点　参考淋巴结显像组的淋巴结病理阳性率为 21.6%，不参考淋巴结显像组的淋巴结病理阳性率为 22.1%（$OR=1.033$，$95\%CI$：$0.778\sim1.370$，$P=0.842$），差异无统计学意义。亚组分析表明，各个亚组中淋巴结病理阳性率均无统计学差异。此外，1137 例患者中有 112 例术前淋巴结显像未发现前哨淋巴结，但其中 88 例可通过 γ 探测仪发现前哨淋巴结（参考淋巴结显像组为 77.2%，不参考淋巴结显像组为 80.0%）。

【结论】

对于初治淋巴结阴性的原发性乳腺癌患者，不参考淋巴结显像的前哨淋巴结活检不劣于结合淋巴结显像的前哨淋巴结活检。

（上海交通大学医学院附属仁济医院　许雅芊　殷文瑾　陆劲松）

二、专家解读

淋巴结显像是一种通过放射性核素示踪来显现淋巴结图像的方法。事先在患者乳晕或肿瘤周围注射 $^{99}Tc^m$ 标记的胶体示踪剂，1 天后患者至核医学科进行扫描得到淋巴结图像结果，手术时医师可以参考淋巴结显像图像，从而辅助医师进行前哨淋巴结活检；术中还可以通过 γ 探测仪实时寻找前哨淋巴结。然而，淋巴结显像不仅增加术前的工作量和医疗支出，还增加患者的检查负担，目前在国内已经逐渐被荧光示踪等方法替代，仅在国内少部分医院和国外的医院仍有使用。

SenSzi 研究是一项多中心、随机的Ⅲ期临床试验，旨在评估淋巴结显像对前哨淋巴结活检准确性的影响。2 组患者术前均进行淋巴结显像检查，术中一组允许参考该结果，另一组不允许参考该结果，比较 2 组组织学检测的前哨淋巴结平均数。影响前哨淋巴结活检假阴性率的最重要参数是活检的前哨淋巴结数量，其数量越少，假阴性率越高。表明不参考淋巴结显像的前哨淋巴结活检方法不劣于允许参考淋巴结显像的方法。此外，由于 γ 探测仪的敏感性较高，在淋巴结显像中发现前哨淋巴结患者中仅有极少数不能被 γ 探测仪检出（0.98% vs. 1.20%）。因此，本研究的结果提示，需要行前哨淋巴结活检的初治原发 cN_0 乳腺癌患者或可免除行术前淋巴结显像。

上述结论与另外 2 项同类临床研究的结论也较为一致。2000 年，美国路易斯维尔大学医学院 James Graham Brown 癌症中心发表的一项研究入组 588 例活检证实为 $cT_{1\sim2}N_0$ 的乳腺癌患者，接受前哨淋巴结活检后，进行Ⅰ、Ⅱ级腋窝淋巴结清扫。结果表明，不参考淋巴结显像组（240 例）的前哨淋巴结检出率为 92.1%，假阴性率为 1.6%，相比允许参考淋巴结显像组（348 例）的 89.1%、8.7%，差异无统计学意义。2010 年，山东省肿瘤医院发表的一项研究将 565 例准备接受前哨淋巴结活检的乳腺癌患者按 1∶1 的比例随机分组，一组在术前接受 $^{99}Tc^m$ 淋巴结显像，另一组不接受，比较 2 组的前哨淋巴结检出率（99.6% vs. 98.1%，$P=0.594$）和假阴性率（4.2% vs. 4.8%，$P=1.00$），差异均无统计学意义。

本研究的亚组分析发现，在乳晕注射、活检前 1 天注射示踪剂、不加用蓝染示踪剂、送术中冷冻、不行腋窝清扫的亚组中，不参考淋巴结显像的前哨淋巴结活检方法不劣于参考淋巴结显像的前哨淋巴结活检方法；而肿瘤周围注射、活检当天注射示踪剂、不送冷冻、行腋窝清扫的亚组中，不能得到上述结论。这一结果可能表明，腋窝没有转移的患者无须参考淋巴结显像的结果，而对于腋窝有转移的患者，淋巴结显像的结果可能具有辅助医师术中寻找前哨淋巴结的价值。

本研究的亮点在于研究终点的设计，利用前瞻性数据首先探讨替代参数（2 组的前哨淋巴结平均数）；而考虑不能参考术前淋巴结显像一组的医师出于保守起见可能会在术中多摘除一些淋巴结，本研究进一步比较了前哨淋巴结阳性率，探索淋巴结显像改善转移阳性前哨淋巴结活检的准确性。

值得注意的是，本研究也存在一定局限性。随机试验需要保证 2 组各个因素的平衡，但本研究却存在 2 组医师的手术水平无法平衡的问题，也就导致结果可能存在一定偏倚，而这一类偏倚是无法被客观消除的。因此，还要辩证地看待本研究的结果，未来从前哨淋巴结活检中免除淋巴结显像仍需要进一步探讨，不可盲目将结论应用于临床实践。

此外，上述结果还启发临床医师产生另一思考，即对于新辅助治疗后临床淋巴结转阴的人群，免除淋巴结显像是否不劣于结合淋巴结显像? 期待未来的临床试验做进一步深入研究。

（上海交通大学医学院附属仁济医院　许雅芊　殷文瑾　陆劲松）

参考文献

[1] McMasters KM, Wong SL, Tuttle TM, et al. Preoperative lymphoscintigraphy for breast cancer does not improve the ability to identify axillary sentinel lymph nodes. Ann Surg, 2000, 231 (5): 724-731.

[2] Sun X, Liu JJ, Wang YS, et al. Roles of preoperative lymphoscintigraphy for sentinel lymph node biopsy in breast cancer patients. J Clin Oncol, 2010, 40 (8): 722-725.

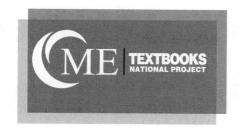

NRG Oncology/RTOG 1014 Ⅱ期临床研究：保乳手术和三维适形放疗对同侧乳腺癌复发的疗效

第 *21* 章

一、概　　述

【文献来源】

Arthur DW，Winter KA，Kuerer HM，et al. Effectiveness of breast-conserving surgery and 3-Dimensional conformal partial breast reirradiation for recurrence of breast cancer in the ipsilateral breast：the NRG oncology/RTOG 1014 ihase 2 clinical trial. JAMA Oncol，2019，6（1）：75-82.

【研究背景】

　　保乳手术+全乳放疗使同侧乳腺癌的复发率降至 5%～10%，而患者的保乳需求和美容需求也日渐提升，那么对于复发灶较小的患者可以实现再次保乳吗？考虑二次放疗的不良反应和再次保乳的美容效果不佳等问题，目前临床上仍以全乳切除作为标准治疗。随着部分乳腺加速照射和三维适形放疗技术的出现，放疗范围的缩小伴随安全性的增高而疗效不减，NRG Oncology/RTOG 1014 Ⅱ期临床研究通过这种新的放疗技术对二次保乳的安全性与疗效是否可以代替全乳切除进行了探究。

【入组条件】

　　1. 受试者≥18 岁，首次保乳手术后同侧乳房复发≥1 年，MRI 诊断为单病灶，病灶直径≤3 cm，皮肤未受侵犯。

　　2. 复发灶组织学亚型为浸润性乳腺癌和非浸润性乳腺癌皆可入组，浸润性乳腺癌需行正电子发射计算机体层成像（positron emission tomography and computed tomography，PET/CT）或全身 CT 证明无转移灶。

　　3. CT 或手术定位夹明确目标肿块切除后残腔的边界，并确保乳房局部放疗可行（目标肿块切除残腔或放疗参考范围<全乳体积的 30%）。

　　4. 二次保乳手术后，切缘组织学阴性（墨迹缘无肿瘤）。

　　5. 淋巴结转移 0～3 枚且无淋巴结外浸润。

【试验设计】

1. 一项前瞻性、多中心Ⅱ期临床试验。

2. 主要研究终点为局部乳房再次放疗结束后1年内出现的治疗相关且≥3级的皮肤、纤维化、乳房疼痛不良反应，以及耐受性和安全性。

3. 次要研究终点为同侧乳腺癌复发情况、迟发不良反应（治疗1年后）、全乳切除的发生率、无远处转移生存、OS和循环肿瘤细胞（circulating tumor cell，CTC）的发生率。

【试验流程】

NRG Oncology/RTOG 1014 Ⅱ期临床研究的试验流程见图21-1。

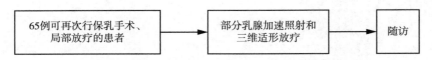

图21-1　NRG Oncology/RTOG 1014 Ⅱ期临床研究的试验流程

【结果】

1. 2010年6月4日至2013年6月18日共纳入65例患者，其中55例纳入2017年首次评估，58例纳入2019年二次评估。

2. 在2017年统计的数据中，皮肤、纤维化、乳房疼痛不良反应中64%的患者出现1级不良反应，7%出现2级不良反应，1例（<2%）出现3级不良反应，没有4级或5级不良反应发生。皮肤和皮下组织病变是主要的1级和2级不良反应，3级不良反应为深层结缔组织纤维化。不良反应在可接受的范围内。

3. 在2019年统计的数据中，4例患者同侧乳腺癌复发，相当于3年复发率为3.4%（95%CI：0.6%~10.7%），5年复发率为5.2%（95%CI：1.4%~13.2%）。在之前的55例患者中，3年复发率为3.6%（95%CI：0.7%~11.2%，$P<0.001$）。

4. 7例患者接受全乳切除，相当于5年全乳切除发生率为10%（95%CI：4%~20%）。

5. 5年的无远处转移生存率和OS率皆为95%（95%CI：85%~98%）。

6. 迟发性治疗相关不良反应主要包括乳房皮肤硬化、乳房疼痛和深层结缔组织纤维化，24.6%发生1级不良反应，26.3%发生2级不良反应，7%发生3级不良反应，无4级或5级不良反应的报道。

7. 47例（81%）患者参与CTC采集，40例参与治疗前CTC采集，8例检出CTC，其中4例同侧复发为浸润性乳腺癌，4例同侧复发为导管原位癌。

【结论】

对于保乳手术+全乳放疗后同侧复发为单病灶且病灶直径≤3 cm、淋巴结转移≤3枚、无全身转移的患者，再次保乳+部分乳腺加速照射的成功保乳率高达90%，同侧再次复发率较低，不良反应均在耐受的范围内，可替代全乳切除。

（上海交通大学医学院附属仁济医院　马嘉忆　陆劲松）

二、专家解读

随着科技的发展和手术水平的提高，保乳手术+全乳放疗后的同侧乳腺癌复发率已从 20 世纪 90 年代的 20%~30%下降至 5%~10%，复发患者对于再次保乳手术的需求也随之提升。但是由于再次保乳手术后再行全乳放疗对于已经接受过放疗的皮肤来说毒性较大，且再次手术所能达到的美容效果也有限，以及还有再次出现同侧复发的可能，故目前标准的治疗方式依旧是全乳切除。但随着影像学检测的精确度和人们对自己身体健康关注度的提升，复发灶的发现也逐渐变早，也就是说很多复发灶可以在直径<3 cm 时被发现。对于这些患者，是否可以实现再次保乳，以减少放疗的不良反应？

近距离放疗和部分乳腺加速照射在欧洲有着较长的历史。GEC-ESTRO 乳腺癌工作组回顾部分乳腺加速照射联合间质内近距离放疗作用于同侧乳腺癌复发后二次保乳的多中心治疗结果，共纳入 217 例，经过中位 3.9 年的随访，5 和 10 年的二次局部复发率分别为 5.6%和 7.2%，5 和 10 年的远处转移率分别为 9.6%和 19.1%，5 和 10 年的 OS 率分别为 88.7%和 76.4%。结果并不乐观，可能与其纳入的患者的肿瘤直径在 1~55 mm 有关，且其未报道切缘情况，这也提示了可以考虑进行二次保乳治疗患者的条件还需进一步明确和限制。

NRG Oncology/RTOG 是一个致力于研究放疗的组织，尤其在早期乳腺癌保乳术后的放疗方式方面做了不少创新性研究，包括近距离放疗、部分乳腺加速照射、低剂量脉冲剂量和高剂量照射，以及三维适形放疗等。其中，RTOG 0319 研究是一项部分乳腺加速照射联合三维适形放疗的 Ⅱ 期临床试验，在 52 例 Ⅰ 或 Ⅱ 期病灶直径≤3 cm、淋巴结转移≤3 枚、切缘阴性的保乳患者中，82% 在治疗 1 年后对美容效果表示满意，3 年后仍有 64%表示满意，不良反应仅限于 1~3 级，3 级不良反应主要是皮肤和骨骼肌肉相关症状。在明确治疗方式可行性的基础上，该组织开展了 RTOG 1014 Ⅱ期临床研究，即本研究。本研究对患者的入组条件和放疗方式都有比较严格的限制和规定，样本量为 65 例，受试者≥18 岁，首次保乳手术距同侧乳腺癌复发≥1 年，MRI 诊断为单病灶，病灶直径≤3 cm，淋巴结转移≤3 枚，并对转移情况、切缘病理及部分乳腺放疗的可行性进行了明确限定。所采用的部分乳腺加速照射方式是针对乳腺瘤床区放疗 1.5 Gy/次，每天 2 次，共 30 次，每次间隔大于 6 小时。2017 年率先发表的结果（主要研究终点）显示，主要不良反应为 1~3 级的皮肤感染、放疗性皮炎、深层结缔组织纤维化、乳房疼痛及皮肤和皮下组织疾病。本次发表的次要研究终点表明，同侧乳腺癌的 3 年复发率为 3.4%，5 年复发率为 5.2%，达到了单边检验 3 年同侧乳腺癌复发率降低到 9%的假设。治疗 1 年以后的迟发不良反应为 1~3 级深层结缔组织纤维化、乳房疼痛，故本研究的结果使二次保乳手术代替全乳切除成为可能。

本研究的局限在于样本量较小，无法进行亚组分析，并且是单臂研究。另外，本研究设置的假设，即 25%的同侧复发率下降至 9%，数据来源于过去二次保乳手术+全乳放疗的回顾性研究，结论可以说明三维适形放疗结合部分乳腺加速照射的效果优于全乳放疗，但是其代替全乳切除仍有待考虑。此外，基线数据显示，患者的平均年龄为 65 岁，大部分为 HR 阳性，亚洲人只有 1 例，说明该结论在我国的实践还缺少足够的数据支持。尽管如此，本研究还是为临床实践提供了一定质量的证据，对于年纪较大、HR 阳性、复发灶较小且再次保乳意愿强烈、能够接受连续 3 周每天 2 次放疗的患者，可以考虑二次保乳手术+部分乳腺加速照射+三维适形放疗。期待该治疗方式能有更多相关疗效、不良反应的报道和更多的数据支持，以及 CTC 的研究结果。

（上海交通大学医学院附属仁济医院　马嘉忆　陆劲松）

参考文献

［1］Arthur DW，Winter KA，Kuerer HM，et al. Effectiveness of breast-conserving surgery and 3-Dimensional conformal partial breast reirradiation for recurrence of breast cancer in the ipsilateral breast：the NRG Oncology/RTOG 1014 phase 2 clinical trial. JAMA Oncol, 2019, 6（1）：75-82.

［2］Arthur DW，Winter KA，Kuerer HM，et al. NRG oncology-radiation therapy oncology group study 1014：1-year toxicity report from a phase 2 study of repeat breast-preserving surgery and 3-Dimensional conformal partial-breast reirradiation for in-breast recurrence. Int J Radiat Oncol Biol Phys, 2017, 98（5）：1028-1035.

［3］Hannoun-Levi JM，Resch A，Gal J，et al. Accelerated partial breast irradiation with interstitial brachytherapy as second conservative treatment for ipsilateral breast tumour recurrence：multicentric study of the GEC-ESTRO Breast Cancer Working Group. Radiother Oncol, 2013, 108（2）：226-231.

［4］Chafe S，Moughan J，McCormick B，et al. Late toxicity and patient self-assessment of breast appearance/satisfaction on RTOG 0319：a phase 2 trial of 3-dimensional conformal radiation therapy-accelerated partial breast irradiation following lumpectomy for stages Ⅰ and Ⅱ breast cancer. Int J Radiat Oncol Biol Phys，2013, 86（5）：854-859.

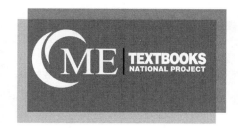

第 22 章

BrighTNess 亚研究：三阴性乳腺癌新辅助化疗后保乳手术的随机临床试验的结果

一、概　　述

【文献来源】

Golshan M，Loibl S，Wong SM，et al. Breast conservation fter neoadjuvant chemotherapy for triple-negative breast cancer：surgical results from the BrighTNess randomized clinical trial. JAMA Surg，2020，155（3）：e195410.

【研究背景】

新辅助化疗可以使原本需要切除乳房的大肿块患者得以行保乳手术。PARP 抑制药通过阻碍肿瘤细胞 DNA 损伤修复，促进肿瘤细胞凋亡，从而增强放疗及化疗对肿瘤细胞的杀伤作用。BrighTNess 研究评估了 PARP 抑制药维拉帕利联合卡铂及紫杉醇对比紫杉醇±卡铂的新辅助治疗方案是否可以增加三阴性乳腺癌患者的 pCR 率。本研究在前瞻性数据的基础上，进一步评估无法保乳者接受新辅助治疗后转变为可保乳者的比例，分析术前的基因检测结果对患者选择保乳或切除乳房的影响，并且研究术前评估的保乳可行性与 pCR 的相关性。

【入组条件】

（一）纳入标准

1. 年龄≥18 岁的女性。
2. 组织学或细胞学证实的三阴性乳腺癌，临床分期为 Ⅱ ~ Ⅲ 期（$T_1N_{1~2}$ 或 $T_{2~4}N_{0~2}$）。
3. ECOG 评分为 0~1 分。
4. 肝、肾功能等无严重损害。
5. 外科医师评估为可行根治性手术的患者。
6. g*BRCA* 突变状态明确。

（二）排除标准

1. 既往接受过抗肿瘤治疗。

2. 正在接受卵巢的激素替代治疗。

3. 1 年内有癫痫病史。

4. 已经存在神经病变。

5. 对含有蓖麻油的药物过敏。

6. 任何临床无法控制的疾病。

7. 既往或同时存在其他恶性肿瘤。

8. 妊娠或哺乳期女性。

【试验设计】

1. 一项随机、多中心、Ⅲ期、双盲、安慰剂对照的临床研究。

2. 主要研究终点为 pCR 率 [定义为切除的乳房和淋巴结标本无浸润性癌残留（$ypT_{0/is}$ ypN_0）]。

3. 次要研究终点为 EFS、OS 及新辅助治疗前后的可保乳率等。

4. 统计分析采用优效性假设检验，假设 3 个治疗组的 pCR 率分别为 60%、45%、40%，检验效能为 80%，组间比较采用 χ^2 检验。基于以上假设，预计 10% 的患者脱落，计算所得样本量为 624 例。

【试验流程】

BrighTNess 亚研究的试验流程见图 22-1。

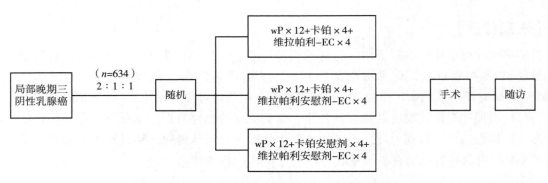

图 22-1　BrighTNess 亚研究的试验流程

注：wP. 紫杉醇周方案，80 mg/m²，静脉滴注，每周 1 次；卡铂，AUC 6，静脉滴注，每 3 周 1 次；维拉帕利 50 mg，口服，每天 2 次；EC. 表柔比星 60 mg/m²+环磷酰胺 600 mg/m²，每 2 周或 3 周 1 次

【结果】

1. 手术资料完整的有 604 例患者，其中 346 例（57.3%）行保乳手术，258 例（42.7%）行乳房切除手术。在新辅助化疗前、后，分别有 599 例和 604 例患者可获得保乳手术可行性评估的数据。在新辅助化疗前，458 例（76.5%）患者被评估为符合保乳条件，141 例（23.5%）患者由于肿瘤大小 [92 例（65.2%）]、肿瘤位置 [33 例（23.4%）]、多中心病灶 [14 例（9.9%）] 及不可评估 [2 例（1.5%）] 被评估为不符合保乳条件。基线评估符合保乳条件的患者在新辅助化疗后，有 425 例（92.8%）仍符合保乳条件，其中有 300 例（70.6%）选择保乳手术。基线评

估不符合保乳条件的患者在新辅助化疗后，有 75 例（53.2%）转变为符合保乳条件，其中 42 例（56.0%）选择保乳手术。新辅助化疗使符合保乳条件的患者由 458 例（76.5%）转变为 502 例（83.8%），其中 342 例（68.1%）选择保乳手术。

2. 基线评估为不符合保乳条件的有 141 例患者，不同方案新辅助化疗后保乳可行性改变的差异无统计学意义（P=0.11）。紫杉醇单药组新辅助化疗前有 34 例患者不符合保乳条件，新辅助化疗后 15 例（44.1%）转变为符合保乳条件。紫杉醇联合卡铂组新辅助化疗前有 34 例患者不符合保乳条件，新辅助化疗后有 15 例（44.1%）转变为符合保乳条件。紫杉醇联合卡铂及维拉帕利组新辅助化疗前有 73 例患者不符合保乳条件，新辅助化疗后有 45 例（61.6%）转变为符合保乳条件，差异有统计学意义（P=0.01）；紫杉醇单药组、紫杉醇联合卡铂组、紫杉醇联合卡铂及维拉帕利组分别有 12.8%、5.0% 和 4.8% 的患者治疗后进展为不符合保乳条件。

3. 无 gBRCA 有害突变的患者有 519 例，其中 436 例（84.0%）新辅助化疗后评估为符合保乳条件，有 326 例（62.8%）选择了保乳手术。在 193 例选择乳房切除的患者中，有 83 例（43.0%）选择了双侧乳房切除。不同地区选择双侧乳房切除的患者比例，差异无统计学意义。在亚欧地区有 214 例（79.6%）符合保乳条件的患者选择保乳，而在北美地区有 131 例（55.0%）选择了保乳。在北美地区无 gBRCA 致病突变且新辅助化疗后符合保乳条件的患者中，保乳率为 61.0%（209 例）；在亚欧地区，这部分患者的保乳率为 86.1%（230 例，P<0.001）。在北美地区，有 81 例患者选择乳房切除，其中 57 例（70.4%）选择了双侧乳房切除；在亚欧地区，有 30 例患者选择乳房切除，其中 6 例（20.0%）选择双侧乳房切除（P<0.001）。

4. 有 gBRCA 有害突变的患者为 85 例，新辅助化疗后有 68 例（80.0%）符合保乳条件。85 例中有 20 例（23.5%）选择保乳；65 例（76.5%）选择乳房切除，其中 38 例（58.5%）选择双侧乳房切除。不同地区选择乳房切除的患者比例差异显著。在北美地区，有 gBRCA 突变且新辅助化疗后符合保乳条件的患者为 29 例，4 例（13.8%）选择保乳，25 例选择乳房切除，其中 23 例（92.0%）选择双侧乳房切除。在亚欧地区，有 gBRCA 突变且新辅助化疗后符合保乳条件的患者为 37 例，16 例（41.0%）选择保乳，23 例选择乳房切除，其中 8 例（34.8%）选择双侧乳房切除。经过多因素调整（年龄、gBRCA 状态、肿瘤大小和吸烟史），地区因素是保乳率的独立预测因素，亚欧地区女性选择保乳的概率是北美地区女性的 2.7 倍（OR=2.66，95%CI：1.84～3.84，P<0.001）。

5. 新辅助化疗前、疗后有 425 例患者符合保乳条件，235 例患者获得 pCR，占比为 55.3%；选择保乳和乳房切除的患者的 pCR 率相似（55.0% vs. 52.8%，P=0.72），与新辅助化疗后转变为可保乳患者的 pCR 率（49.3%）差异无统计学意义（P=0.38）。新辅助化疗后仍无法保乳的患者有 66 例，pCR 率为 36.4%（P=0.12）。基线时符合保乳条件但新辅助化疗后进展为无法保乳的患者有 31 例，pCR 率为 32.3%。

【结论】

新辅助化疗可以使 53.2% 基线时无法保乳的三阴性乳腺癌患者转变为可保乳。

（上海交通大学医学院附属仁济医院　杜跃耀　殷文瑾　陆劲松）

二、专家解读一

新辅助化疗越来越多地用于降期保乳和评估药物的敏感性。三阴性乳腺癌患者是否确实可以通过新辅助化疗提高保乳率？BRCA 突变对保乳率是否有影响？新辅助治疗中加用铂类药物或

PARP抑制药对保乳转换率有影响吗？BrighTNess亚研究试图解决这些问题。

BrighTNess亚研究为一项三臂、多中心、双盲、随机对照的Ⅲ期临床试验，纳入15个国家145个医疗中心临床Ⅱ～Ⅲ期（$T_{2\sim4}N_{0\sim2}$或$T_1N_{1\sim2}$）的三阴性乳腺癌患者，拟接受12周的紫杉醇周疗方案序贯多柔比星及环磷酰胺4个疗程，纳入患者以2∶1∶1的比例分为3组，即紫杉醇联合卡铂及维拉帕利组、紫杉醇联合卡铂组、紫杉醇单药组。结果显示，新辅助化疗前评估为可保乳的患者比例为76.5%（458/599）、不可保乳的比例为23.5%（141/599）（92例因肿瘤大小，33例因肿瘤位置，14例因多中心病灶，2例无法评估）。基线评估为可保乳的患者中有425例（92.8%，425/458）在新辅助化疗后仍评估为可保乳，其中70.6%（300/425）实际接受了保乳手术。基线评估不可保乳的患者中，75例（53.2%，75/141）转换为可保乳，但仅有42例（56%，42/75）实际接受了保乳手术。新辅助化疗的实施将可保乳率从76.5%提升到了83.8%。新辅助化疗后评估为可保乳的患者的实际保乳率达68.1%（342/502），整体人群的实际保乳率为57.3%（346/604）。在141例基线评估为不可保乳的患者中，保乳转换率与新辅助系统治疗方案的选择无相关性（紫杉醇单药组44.1%，紫杉醇联合卡铂组44.1%，紫杉醇联合卡铂及维拉帕利组61.6%，$P=0.11$）。而在460例基线评估可保乳的患者中，紫杉醇单药组有12.8%进展为不可保乳，紫杉醇联合卡铂组为5%，紫杉醇联合卡铂及维拉帕利组为4.8%（$P=0.01$）。对于无gBRCA有害突变的患者，新辅助化疗后评估的可保乳率在北美地区为61%，在亚欧地区为86.1%（$P<0.001$）；在接受乳房切除的患者中，70.4%（57/81）的北美患者接受了双侧乳房切除，而欧亚地区选择双侧乳房切除的比例仅为20%（6/30）。在85例携带gBRCA突变的患者中，68例（80%）在新辅助化疗后被评为可保乳，其中20例（23.5%）选择了保乳；65例选择了乳房切除术，其中38例（58.5%）选择了双侧乳房切除。在携带gBRCA突变的新辅助化疗后适合保乳的患者中，最终实施保乳手术的比例，在北美地区为13.8%（4/29）；在选择全切的患者中，92%（23/25）进行了双侧乳房切除。而在亚欧地区，41%（16/37）实施保乳手术；在放弃保乳的患者中，34.8%选择双侧乳房切除。

本研究的结果显示，新辅助化疗使53.2%在治疗前不适合保乳的患者转变为可保乳，将符合保乳条件的患者比例从新辅助化疗前的76.5%提高到83.8%。这提示对于不可保乳的三阴性乳腺癌患者，有50%可以通过新辅助化疗达到保乳目的。所以对于Ⅱ～Ⅲ期可手术的三阴性乳腺癌患者，如果在初治时无保乳条件但有保乳意愿，可考虑新辅助化疗。但在标准新辅助化疗方案中加入卡铂并没有增加保乳转换率，故对于三阴性乳腺癌患者，新辅助化疗中加入铂类药物仍缺乏充足数据。携带gBRCA突变的患者保乳率明显降低。地区差异对保乳率及对侧乳房切除的影响有统计学差异。但没有对化疗前的可保乳率进行统计，且对可保乳的评估标准没有进行阐明。虽然本研究的结果显示不可保乳的患者行新辅助化疗后有53.2%变为可保乳，但对于新辅助化疗前评估不可保乳原因（肿瘤大小、肿瘤位置、多中心病灶）未进行统计。

本研究的前期结果及其他临床研究的结果显示，在标准新辅助化疗方案中加入卡铂可能会得到pCR获益，但该获益未能很好地转化为远期生存获益。本研究的结果表明，在标准治疗的基础上增加铂类或铂类+PARP抑制药并没有显著增加保乳转换率；在标准新辅助化疗方案中增加铂类药物未达pCR的患者，后续能否从强化卡培他滨的治疗中获益，这一问题尚未解决。基于上述3个原因，目前推荐在早期三阴性乳腺癌的新辅助化疗中加入卡铂可能为时尚早。

（山东大学齐鲁医院　杨其峰　孔晓丽）

三、专家解读二

Ⅱ～Ⅲ期三阴性乳腺癌患者在接受蒽环类和紫杉类药物新辅助化疗后至少有1/3获得pCR。三阴性乳腺癌对烷化剂和铂类药物敏感，如果同时联合抑制 DNA 修复的药物可能效果更好。三阴性乳腺癌患者在接受新辅助化疗后，获得 pCR 的患者 EFS 和 OS 都优于有浸润性癌残留的患者。PARP 是一种 DNA 修复酶，在 DNA 修复通路中起关键作用。PARP 抑制药可阻止肿瘤细胞 DNA 损伤修复，促进肿瘤细胞凋亡，进而增强放疗和烷化剂/铂类等药物化疗的疗效。

　　BrighTNess 研究是一项多中心、Ⅲ 期、双盲、安慰剂对照的临床研究，纳入的是可手术、Ⅱ～Ⅲ 期的三阴性乳腺癌患者。旨在评估 PARP 抑制药维拉帕利联合卡铂及紫杉醇序贯 EC 对比紫杉醇±卡铂序贯 EC 的新辅助化疗方案是否可以增加三阴性乳腺癌患者的 pCR 率。2018 年发表的结果显示，紫杉醇联合卡铂及维拉帕利组的 pCR 率为 53%，紫杉醇联合卡铂组的 pCR 率为 58%，紫杉醇单药组的 pCR 率为 31%。紫杉醇联合卡铂及维拉帕利组的 pCR 率显著优于紫杉醇单药组，但紫杉醇联合卡铂及维拉帕利组的 pCR 率并不优于紫杉醇+卡铂组，说明 BrighTNess 研究未能发现 PARP 抑制药维拉帕利可以在紫杉醇和卡铂的基础上增加 pCR 率。

　　BrighTNess 研究的次要研究终点包括保乳手术的可行性。结果显示，新辅助化疗可以使约 50% 的 Ⅱ～Ⅲ 期三阴性乳腺癌患者得以行保乳手术。这一结果与既往一些研究的结果相似。CALGB 40603 研究是一项随机、Ⅱ 期临床研究，其在 Ⅱ～Ⅲ 期三阴性乳腺癌中评估紫杉醇新辅助化疗加用卡铂和（或）贝伐珠单抗的疗效。CALGB 40603 研究的前瞻性亚组分析显示，无法保乳的患者接受新辅助化疗后有 42% 转变为符合保乳条件，符合保乳条件的患者由 54% 增加至 68%。符合保乳条件且选择保乳的患者中有 93% 保乳成功、切缘阴性。在符合保乳条件的患者中，69% 选择保乳手术，总保乳率受 pCR 的影响。CALGB 40603 研究的结果显示，三阴性乳腺癌患者新辅助化疗后的保乳率为 46.8%。与上述研究报道的保乳率不同的是 GeparSixto 研究，该研究在三阴性乳腺癌患者中评估新辅助化疗加用卡铂的疗效。GeparSixto 研究的结果显示，加用卡铂后 pCR 率由 37% 提高到 53%，保乳率>73%。不同的临床研究所报道到的三阴性乳腺癌患者保乳率有所差异，原因在于不同地区临床实践有所不同，不同研究所选择的人群基因易感性也不同。三阴性乳腺癌患者的 gBRCA 致病性突变的概率较高，gBRCA 的状态可能会影响患者手术方式的选择。

　　从 BrighTNess 研究的主要研究终点数据来看，PARP 抑制药维拉帕利并没有在紫杉醇和卡铂的基础上增加 pCR 率。BrighTNess 亚研究的结果显示，在基线评估为不符合保乳条件的患者中，3 个不同方案新辅助化疗后保乳可行性改变的差异无统计学意义（$P=0.11$），紫杉醇联合卡铂及维拉帕利组、紫杉醇联合卡铂组和紫杉醇单药组新辅助化疗后转变为可以保乳的患者分别占 61.6%、44.1% 和 44.1%，尽管统计学上没有差异，但是从数值上还是可以看到 PARP 抑制药维拉帕利在不能保乳患者的降期上有增效作用。

　　此外，BrighTNess 研究的结果显示，尽管不同地区的患者保乳可行性相似，但保乳率差异有统计学意义，这提示不同地区外科医师和患者相互沟通做出决策的结果差异较大。北美地区与亚欧地区相比，保乳率较低，双侧乳房切除的比例更高。其中的原因值得进一步研究，其中一点可能为北美地区乳腺癌患者选择保乳手术、单侧乳房切除、双侧乳房切除及乳房重建手术的费用都由保险涵盖；而在亚欧地区，预防性对侧乳房切除及乳房重建手术的费用通常不在保险范畴内。

　　BrighTNess 研究的手术结果表明，在患者术前，应对局部区域复发、对侧乳腺癌的发生及第二原发癌的发生风险进行准确评估，并且与患者讨论不同手术方式的风险及美容效果。在患者接受新辅助化疗前、后对影像学结果进行更准确的评估可以使得更多符合保乳条件的患者尝试保乳手术。

（上海交通大学医学院附属仁济医院　杜跃耀　殷文瑾　陆劲松）

参考文献

[1] Golshan M, Cirrincione CT, Sikov WM, et al. Impact of neoadjuvant chemotherapy in stage Ⅱ~Ⅲ triple negative breast cancer on eligibility for breast-conserving surgery and breast conservation rates: surgical results from CALGB 40603 (Alliance). Ann Surg, 2015, 262 (3): 434-439.

[2] Boughey JC, McCall LM, Ballman KV, et al. Tumor biology correlates with rates of breast-conserving surgery and pathologic complete response after neoadjuvant chemotherapy for breast cancer: findings from the ACOSOG Z1071 (Alliance) prospective multicenter clinical trial. Ann Surg, 2014, 260 (4): 608-614.

[3] von Minckwitz G, Schneeweiss A, Loibl S, et al. Neoadjuvant carboplatin in patients with triple-negative and HER2-positive early breast cancer (GeparSixto; GBG 66): a randomised phase 2 trial. Lancet Oncol, 2014, 15 (7): 747-756.

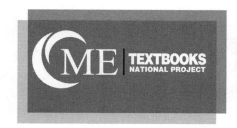

循环肿瘤 DNA 对早期乳腺癌复发的预测作用

第 23 章

一、概　　述

【文献来源】

Garcia-Murillas I，Chopra N，Comino-Méndez I，et al. Assessment of molecular relapse detection in early-stage breast cancer. JAMA Oncol，2019，5（10）：1473–1478.

【研究背景】

乳腺癌是一种全身性疾病，在早期阶段即可能发生远处转移，而肿瘤的复发转移仍是致死的主要原因。如何能有效地早期发现复发转移迹象，更早地采取有效的干预措施，从而提高乳腺癌患者的生存率，近期的多项研究青睐于血浆中的循环肿瘤 DNA（circulating tumor DNA，ctDNA）。ctDNA 液体活检具有微创性，以及能够连续监控疾病进展和高度肿瘤异质性的优点。本研究评估了 ctDNA 在早期乳腺癌疾病复发检测中的应用价值。

【入组条件】

1. 组织病理学证实为原发性乳腺癌。

2. 排除远处转移。

3. 签署知情同意书。

【试验设计】

1. 一项多中心、前瞻性、观察性临床研究。

2. 主要研究终点为评估检出 ctDNA 者的无复发生存（relapse free survival，RFS）率是否劣于未检出 ctDNA 者。

3. 次要研究终点为检出 ctDNA 比临床复发（Kaplan-Meier 法计算）的先导时间，以及 Cox 回归模型计算新辅助化疗前检出 ctDNA 的临床意义。

【试验流程】

本研究的试验流程见图 23-1。

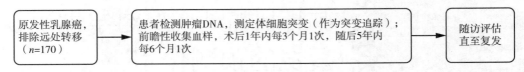

图 23-1　本研究的试验流程

注：170 例患者中 140 例接受新辅助化疗后手术，40 例手术后接受辅助治疗

【结果】

1. 原始分析队列　2011 年 11 月 24 日至 2016 年 10 月 18 日，170 例患者的原发肿瘤标本共检出 101 例体细胞突变，作为原始分析队列。在原始分析队列中，共有 165 个突变被鉴定出，78 例患者具有 1 个突变，23 例患者有多个突变。

2. 任何治疗前获得的 80 例血样　80 例中有 41 例检出 ctDNA。在任何治疗前获得的血样中检出 ctDNA 患者与较差的 RFS 明显相关（$HR = 5.8$，$95\%CI$：$1.2 \sim 27.1$）。

3. 随访过程中获得的 101 例血样　在中位 35 个月的随访中，101 例患者中有 16 例患者检出 ctDNA，检出 ctDNA 的中位 RFS 为 38 个月，而未检出 ctDNA 的中位 RFS 还未达到（$HR = 16.7$，$95\%CI$：$3.5 \sim 80.5$，$P < 0.001$）。采用时间依赖性 Cox 多因素分析，检出 ctDNA 是强预后因素（$HR = 35.7$，$95\%CI$：$6.0 \sim 212.0$，$P < 0.001$）。

4. 联合前期初步临床研究的 43 例患者综合分析　整合之前小样本初步研究队列进行综合分析，共 144 例 210 个可追踪突变，中位随访时间为 36.5 个月，共有 29 例出现复发，其中有 23 例检出 ctDNA；ctDNA 的检出比复发平均提前 10.7 个月（$95\%CI$：$9.1 \sim 19.1$）。亚组分析显示，51 例 ER 阳性者中有 12 例检出 ctDNA，56 例 HER-2 阳性者中有 7 例检出 ctDNA，38 例三阴性乳腺癌患者中有 10 例检出 ctDNA。

5. 出现复发的患者　在 29 例出现复发的患者中，有 23 例提前检出 ctDNA，但有 6 例未检出 ctDNA。这 6 例患者均为孤立转移，3 例为孤立脑转移未合并颅外复发，1 例为孤立卵巢转移，2 例为孤立局部区域复发。

【结论】

这项独立、前瞻性、多中心的观察研究显示，在随访样本中检出 ctDNA 与总体远期复发明显相关，在治疗时检出 ctDNA 也预测早期乳腺癌的复发风险。目前，如何根据 ctDNA 检测指导早期乳腺癌的治疗仍是未知数，需要进一步通过前瞻性、多中心的随机研究来证实。

（上海交通大学医学院附属仁济医院　林燕苹　陆劲松）

二、专家解读一

乳腺癌是一种全身性疾病，在早期阶段可发生远处转移。而肿瘤的复发转移仍是致死的主要原因，如何通过有效手段早期发现复发转移迹象，采取有效干预措施，最终提高患者的生存，是目前研究的热点。目前，临床对于排除远处转移的乳腺癌患者的标准治疗是仍以手术为主的综合治疗，通过采用术前、术后的辅助治疗以消灭体内可能存在的微小转移灶。虽然目前推荐患者在治疗结束后需要定期进行随访，但影像学检查检测出的病灶往往是宏转移病灶，那么如何更早地检出这些微小病灶或微小残留病灶？在临床实践中，急需找到一种能够更敏感、更早识别乳腺癌复发的检测手段。血浆肿瘤 DNA 可能是一个好的候选分子。血浆肿瘤 DNA 活检具有创伤小、易重复采集且可连续监控疾病进展及更好地反映肿瘤异质性的特点，近期在各类肿瘤的检测、早期诊断、预后评判等方面具有重要意义，这项新近发表在 *JAMA Oncology* 上的研究提示了血浆中 ctDNA 可以提前预测早期乳腺癌的复发。

本研究是一项前瞻性、多中心的临床观察研究。研究者发现随访期间检测血浆 ctDNA 对早期乳腺癌的复发有很强的预测作用。在这项多中心、前瞻性观察研究中，无论患者的 HR 状态或 HER-2 状态如何，均纳入研究，患者接受新辅助化疗后手术或手术后进行辅助化疗。随访过程中，在术后第 1 年，每 3 个月收集 1 次血浆样本，随后每 6 个月收集 1 次血浆样本。结果显示，有 101 例患者检出体细胞突变并进行追踪。随后这一队列又和其初步研究队列（Pilot 研究）中的 43 例患者进行整合分析，合计有 144 例患者。结果显示，合并队列中，26 例复发（除外脑转移）的患者中有 23 例（88.4%）提前检出 ctDNA，比临床复发平均提前了 10.7 个月。

本研究的最大亮点在于前瞻性收集样本，此前大多数有关 ctDNA 的研究均是回顾性分析研究，而回顾性研究的样本一致性较差。目前，ctDNA 作为预后和预测生物指标的研究越来越多，需要前瞻性研究证实其临床应用价值。但目前尚未有大型前瞻性 ctDNA 作为生物标志物的研究。本研究为多中心入组，样本量相对较大，纳入不同亚型的乳腺癌，与"真实世界"较为贴合。

在本研究的前期初步研究（Pilot 研究）中，55 例接受新辅助化疗的患者出现原发灶肿瘤 DNA 突变情况，其中 43 例患者存在至少 1 个体细胞突变，分别在新辅助化疗前、术后 2~4 周、辅助治疗期间采集血样，应用数字聚合酶链反应（polymerase chain reaction，PCR）技术检测血浆中每个肿瘤特异性体细胞的突变情况。结果显示，80% 的复发转移患者在辅助治疗连续随访期间检测到 ctDNA，50% 的复发患者在术后首次血液检测中就能检测到 ctDNA，平均早于临床影像学检查 7.9 个月预测复发转移发生。

2019 年 4 月，发表在 *Clincal Cancer Research* 上的研究提示，患者特异性 ctDNA 分析可监测乳腺癌患者的疾病复发。该研究入组 49 例接受手术和辅助治疗的原发性乳腺癌患者，每 6 个月收集 1 次血浆样品（208 份）。结果显示，在 18 例复发的患者中，16 例血浆 ctDNA 的检测结果可先于临床或影像学发现复发，平均比临床复发提前 8.9 个月。而 31 例非复发患者的任一时间点血浆样本（156 份）中均未发现阳性 ctDNA。

2020 年 6 月，Radovich 等在 *JAMA Oncology* 上报道了一项有关早期三阴性乳腺癌的 ctDNA 结果，提示 ctDNA 的存在可以预测新辅助化疗后手术患者的复发风险。该研究入组 196 例患者，使用 FoudationOne 液体活检技术对 142 例患者的 ctDNA 进行测序，其中 90 例检测到 ctDNA。经过随访发现，ctDNA 的检出与远处无病生存（distant disease free survival，DDFS）及 OS 结果更差显著相关，多因素分析结果同样提示 ctDNA 的检出是较差 DDFS 的独立因素。该研究的结果证实，新辅助治疗后 ctDNA 阳性的三阴性乳腺癌患者复发风险更高，ctDNA 可以作为高复发风险患者的指标之一，而提供治疗指导还有待于更多临床试验证实。

本研究的一个局限性是对 2 个不同队列进行了综合分析，在之前的研究队列中，15 例复发患者来自 43 例（34.9%）可评估患者，在较短的随访时间（约 2 年）有较高的复发率提示这组患者可能存在较大的选择偏倚，而合并后可能造成综合分析数据的偏倚。

其结果提示，在新辅助化疗前，80 例患者中有 41 例 ctDNA 阳性，而在总人群的随访过程中，101 例患者 16 例检出 ctDNA，即有一部分患者在新辅助化疗后 ctDNA 由阳性转为阴性，那么这部分患者与 pCR 之间的关系如何？其预后如何？是否优于其他亚组（ctDNA 阴性及 ctDNA 再次阳性者）？这些重要临床课题值得进一步研究。

虽然本研究包含了所有的乳腺癌亚型，但研究者也发现检测 ctDNA 的能力可能受到生物学因素的影响，包括受体类型等。本研究的平均随访时间为 36.3 个月，而 ER 阳性乳腺癌复发的风险可持续数十年，故这些数据不能用于晚期复发，需要对 ctDNA 进行连续取样的长期随访，以证明其临床应用价值。

本研究的结果提示，ctDNA 在预测乳腺癌早期复发方面具有重要价值，这一指标能否改变患者的治疗方案？基于 ctDNA 的治疗决策是否能带来生存获益？还需要更多的前瞻性研究来验证 ctDNA 的临床应用价值。此外，研究者在亚组分析中发现，三阴性乳腺癌的 ctDNA 检出值高于其他亚型，下一步研究的重点可着眼于三阴性乳腺癌，其一可以通过检测 ctDNA 评估新辅助化疗后患者的复发风险，其二可以作为分层因素用于筛选能接受新辅助化疗后强化治疗的患者。

（上海交通大学医学院附属仁济医院　林燕苹　周伟航　陆劲松）

三、专家解读二

目前，乳腺癌是女性最常见的恶性肿瘤。随着早期筛查技术的发展，初诊病例中绝大多数为早期乳腺癌，早期乳腺癌治疗的目的是治愈。乳腺癌是一种全身性疾病，在疾病早期也可能出现血行播散，因而人们期待采用以 ctDNA、CTC 和外泌体为代表的液体活检手段来评估患者早期乳腺癌的复发风险。

本研究通过 ctDNA 检测来对早期乳腺癌进行分子残留病灶（molecular residual disease，MRD）的检测，探索 ctDNA 预测疾病复发的作用。本研究是一项多中心、前瞻性的基于样本的验证性研究，于 2011 年 11 月 24 日至 2016 年 10 月 18 日在英国多中心收集接受（新）辅助治疗的早期乳腺癌标本（含所有分子分型）。本研究共入组 170 例患者，以 101 例检出体系突变的病例作为主要研究对象。然后将这 101 例患者及之前原理验证性研究中的 43 例整合，合计 144 例患者纳入次要研究的分析。通过对患者原发灶的组织标本进行测序来检测体细胞的突变情况，然后再对每例存在肿瘤体细胞突变的患者采集血浆进行数字 PCR（droplet digital PCR，ddPCR）监测其变化，第 1 年每 3 个月进行 1 次，随后每 6 个月进行 1 次。主要研究终点为采用 Cox 等比例风险回归模型，比较能检测出 ctDNA 的患者与未能检测出 ctDNA 患者 RFS 率的差异。次要研究终点为采用 Kaplan-Meier 方法，分析检出 ctDNA 比临床检测到复发转移所提前的时间；同时，采用 Cox 等比例风险回归模型，分析治疗前 ctDNA 的预后预测价值。

其结果如下。

1. 患者的基线情况　在纳入的 170 例患者中，101 例的原发灶通过测序发现体细胞突变，故作为主要研究队列，年龄为（54±11）岁；共检测出 165 个突变，其中 78 例患者仅出现 1 个突变，23 例患者出现多个突变，中位数变异频率为 26%；后续采用 ddPCR 在 101 例患者随访的血浆中发现 150 个突变。后续随访期间，在 101 例患者的 695 份血浆标本中检测 ctDNA，每例患者取样的中位数为 7 次（四分位数 5 ~ 8 次）。将分离出的白细胞用于意义不明的克隆性造血（clonal hematopoiesis of indeterminate potential，CHIP）检测做对比，结果发现，101 例患者中有 3 例检出 CHIP，不纳入复发风险预测分析。在初诊时（未接受任何治疗），51.2%（41/80）患者的血浆中可检测出 ctDNA，中位数变异频率为 0.36%，初诊时检出 ctDNA 与 RFS 率明显相关（$HR = 5.8$，$95\%CI：1.2 ~ 27.1$）。

2. 随访期间的 ctDNA 可用于评估 MRD 并预测复发　中位随访 35.5 个月（四分位数 27.9 ~ 43.0 个月），16 例患者检测出 ctDNA，提示存在 MRD，中位数变异频率为 0.16%，其中位 RFS 为 38.0 个月（$95\%CI：20.8$ 至未定），而未检测出 MRD 的患者的中位 RFS 数据尚未成熟，提示随访期间 ctDNA 与 PFS 明显相关（$HR = 16.7$，$95\%CI$：$3.5 \sim 80.5$，$P < 0.001$）。这 16 例患者大多在入组时 ctDNA 呈阴性，但在后续随访时能检测出 ctDNA。基于随访期间时间因素的影响，采用含时间依存性自变量的 Cox 回归分析（时间依存 $HR = 25.2$，$95\%CI$：$6.7 \sim 95.6$，$P < 0.001$）。经临床病理影响因素（分子分型、肿瘤大小、淋巴结状态、肿瘤分级等）及 pCR 和初诊时 ctDNA 等因素的调整后，多因素回归模型分析显示，ctDNA 是复发的独立危险因素（时间依存 $HR = 35.7$，$95\%CI$：$6.0 \sim 212.0$，$P < 0.001$）。

3. 不同分子亚型中 ctDNA 的预测作用　将这 101 例患者与之前的原理验证性研究中的 43 例一并作为研究对象来分析 ctDNA 在不同分子分型早期乳腺癌中的作用。在 144 例患者中，共检测出 210 个肿瘤特异性突变。中位随访时间为 36.3 个月（四分位数 $24.7 \sim 41.9$ 个月），期间在 29 例患者中检测出 ctDNA，标准模型（$HR = 17.4$，$95\%CI$：$6.3 \sim 47.8$，$P < 0.001$）及时间依存模型（$HR = 32.8$，$95\%CI$：$13.5 \sim 79.2$，$P < 0.001$）均表明检出 ctDNA 提示预后不良，ctDNA 检出比临床发现疾病进展中位提前 10.7 个月（$95\%CI$：$8.1 \sim 19.1$）。不同分子分型的分组分析结果显示，在 51 例 ER 阳性、HER-2 阴性的患者中，12 例检测出 ctDNA；55 例 HER-2 阳性的患者中，7 例检测出 ctDNA；38 例三阴性乳腺癌患者中，10 例检测出 ctDNA。Kaplan-Meier 曲线的分析结果显示，在各种分子分型中，ctDNA 均表现出预测预后的作用，检测出 ctDNA 提示预后不良。

在初诊时，不同分子分型中检测出 ctDNA 的结果显示明显差异（$P = 0.004$）。三阴性乳腺癌的 ctDNA 水平最高（中位 ctDNA 数为 4.96 copies/ml，四分位数间距为 $0 \sim 17$ copies/ml），HER-2 阳性早期乳腺癌的 ctDNA 水平次之（中位 ctDNA 数为 0.81 copies/ml，四分位数间距为 $0 \sim 5.4$ copies/ml），HR 阳性、HER-2 阴性早期乳腺癌的 ctDNA 水平最低（中位 ctDNA 数为 0 copies/ml，四分位数间距为 $0 \sim 4.4$ copies/ml）。初诊时 ctDNA 的水平与肿瘤大小、分级呈正相关。

4. 未能检测出 ctDNA 的转移病例　在 29 例出现复发的患者中，23 例（88.4%）在复发前可检测出 ctDNA，而 6 例在复发前未能检测出 ctDNA。这 6 例患者均为孤立转移病灶，3 例为脑转移（不伴颅外转移病灶），1 例为卵巢孤立转移，2 例为局部区域复发（$P = 0.02$）。以脑转移为首发转移的患者，其 ctDNA 检出率低，与脑原发肿瘤的特点一致。

5. 讨论　ctDNA 是指肿瘤细胞出现坏死、凋亡时释放或主动分泌体细胞 DNA 至血液循环，可通过检测 ctDNA 的遗传信息和表观遗传信息等来揭示其来源细胞的遗传和表观遗传等特点，可作为肿瘤动态监测的高度特异性标志物。近年来，新一代测序技术（next-generation sequencing，NGS）革命性的改变推动人们对 ctDNA 的生物学特征进行更深入的研究，为其临床转化应用打下坚实的基础。

早期乳腺癌患者在接受根治性手术和辅助治疗后，仍然有 30% 有复发转移的风险，故寻找敏感且特异的指标比临床更早预测微小残留病灶及复发十分重要。本研究旨在探讨 MRD（无创 ctDNA）在早期乳腺癌中的预后预测价值。采用 ddPCR 连续监测 ctDNA，发现血浆中 ctDNA 与 RFS 呈明显的相关性。在不同的乳腺癌分子亚型中，ctDNA 均表现出预测预后的能力，但其水平存在一定差异。既往的研究证实，ctDNA 的浓度与肿瘤的负荷呈正相关，早期患者血浆中的 ctDNA 含量极低，而Ⅳ期患者血浆中的 ctDNA 是Ⅰ期患者的 100 倍，故 ctDNA 具有潜在的预测预后的能力。一些小样本研究发现，ctDNA 的检测结果可提示乳腺癌的 MRD。本研究团队在 2015 年发表的文章中，通过监测行新辅助治疗的早期乳腺癌患者接受根治性治疗后血浆 ctDNA 水平的动态变化，可早于临床 7.9 个月发现疾病复发，后采用高深度靶向测序对 ctDNA 进行检测，发现 ctDNA 可反映 MRD 的遗传学信息，且预测肿瘤内的遗传异质性，MRD 的遗传信息可反映原发性肿瘤或复发转移性肿瘤的遗传特点。Coombes 等采用超深度测序法对 49 例早期乳腺癌患者治疗后的连续血浆样本 ctDNA 进行全外显子测序，监测 ctDNA 的动态变化。在 18 例后续出现临床证实的复发患者中，16 例患者的血浆中可检测出 ctDNA，且早于临床 8.9 个月发现疾病复发。Parsons 等采用全外显子测序及特定的 488 个常见突变的 panel 对 ctDNA 进行监测以评估 MRD，纳入 16 例 HR 阳性晚期患者及 142 例早期乳腺癌术后随访患者进行检测，因增加了突变检测数，故明显提高敏感性，且可早于临床 18.9 个月发现疾病复发。

上述研究均提示，通过检测 ctDNA 评估 MRD，筛选经常规治疗未能使肿瘤完全消除且需在辅助治疗阶段进行加强的患者，进行个体化、精准化的治疗。因此，具有高复发风险的早期乳腺癌患者将通过 ctDNA 评估 MRD 而进行精准治疗，但也面临一些挑战，最主要的是假阴性和假阳性的问题。

随着年龄的增长，CHIP 较常见，可能会导致 ctDNA 的假阳性结果。本研究前瞻性地检测了相应对照标本（白细胞）中 CHIP 的状态，3 例患者出现 TP53 突变，但在随后的随访中仍未发现临床进展，不纳入复发风险预测分析。因此，在 ctDNA 检测的同时进行 CHIP 检测，可有效控制假阳性率。

另外，本研究的 MRD 检测选择了 ddPCR，通过 12 基因扩增子 panel 或部分增加全外显子测序入组了在原发肿瘤组织找到阳性变异的 101 例患者作为后续 MRD 检测。然而，MRD 的检测能力依赖于 NGS 的结果，故带来潜在的复发肿瘤 ddPCR 检测假阴性结果。其中，3 例患者未检测出 ctDNA，但临床发现复发。在 Parsons 等的研究中，因选用 NGS 技术，故能检测出不存在于原发肿瘤组织中的突变，明显提高了检测的敏感性，可早于临床 18.9 个月发现疾病复发。因而，优化检测方法或增加检测突变的数量可有效控制假阴性率。本研究中，3 例孤立脑转移患者均未检出 ctDNA。既往研究也发现原发性脑肿瘤患者的血浆中 ctDNA 的浓度极低，但在脑脊液中 ctDNA 的浓度明显增高。因此，除了血液样本，对于脑转移患者应采取"近端取样"的模式，采集离器官附近的体液如脑脊液来检测 ctDNA，可提高检测的敏感性。

肿瘤的治疗已迈入精准治疗时代，通过 ctDNA 的检测结果来制定晚期乳腺癌的精准治疗方案，相关的临床研究也正在进行中。英国的一项开放性、多中心的 II 期研究（plasmaMATCH 研究）通过热点突变检测（包括 ESR1、HER-2、AKT1 和 PIK3CA）和 HER-2 拷贝数的检测，对晚期乳腺癌患者进行个体化精准治疗。2020 年，ASCO 大会报道了一项在法国正在进行的随机性、开放性、多中心的 III 期研究（PADA-1 研究），在 ER 阳性、HER-2 阴性晚期乳腺癌患者行帕博西林（palbociclib）联合氟维司群的治疗期间检测 ESR1 的突变状态，进而探讨监测 ESR1 突变对个体化精准治疗的意义。

但是，对于早期乳腺癌患者，如何利用 ctDNA 对患者进行精准治疗，尚没有临床应用性研究。本研究验证了监测 ctDNA 可预测早期乳腺癌的复发风险，但本研究并非临床应用性研究。将 ctDNA 用于评估 MRD 来筛选高复发风险患者，指导临床对此类患者进行强化治疗，进而更早地开始干预？未来期待临床应用性研究来解答这个疑问。

（武汉大学人民医院　李娟娟）

参考文献

［1］Garcia-Murillas I, Chopra N, Comino-Mendez I, et al. Assessment of molecular relapse detection in early-stage breast cancer. JAMA Oncol, 2019, 5 (10): 1473-1478.

［2］Garcia-Murillas I, Schiavon G, Weigelt B, et al. Mutation tracking in circulating tumor DNA predicts relapse in early breast cancer. Transl Med, 2015, 7

(302): 302.

［3］Coombes RC, Page K, Salari R, et al. Personalized detection of circulating tumor DNA antedates breast cancer metastatic recurrence. Clin Cancer Res, 2019, 25 (14): 4255-4263.

［4］Radovich M, Jiang G, Hancock BA, et al. Association of circulating tumor DNA and circulating tumor cells after neoadjuvant chemotherapy with disease recurrence in patients with triple-negative breast cancer: preplanned secondary analysis of the BRE12 - 158 randomized clinical trial. JAMA Oncol, 2020: e202295.

[5] Snyder MW, Kircher M1, Hill AJ, et al. Cell-free DNA comprises an in vivo nucleosome footprint that informs its tissues-of-origin. Cell, 2016, 164 (1-2): 57-68.

[6] Diehl F, Schmidt K, Choti MA, et al. Circulating mutant DNA to assess tumor dynamics. Nat Med, 2008, 14 (9): 985-990.

[7] Kamat AA, Bischoff FZ, Dang D, et al. Circulating cell-free DNA: a novel biomarker for response to therapy in ovarian carcinoma. Cancer Biol Ther, 2006, 5 (10): 1369-1374.

[8] Bettegowda C, Sausen M, Leary RJ, et al. Detection of circulating tumor DNA in early- and late-stage human malignancies. Sci Transl Med, 2014, 6 (224): 224.

[9] Lecomte T, Berger A, Zinzindohoué F, et al. Detection of free-circulating tumor associated DNA in plasma of colorectal cancer patients and its association with prognosis. Int J Cancer, 2002, 100 (5): 542-548.

[10] Parsons HA, Rhoades J, Reed SC, et al. Sensitive detection of minimal residual disease in patients treated for early-stage breast cancer. Clin Cancer Res, 2020, 26 (11): 2556-2564.

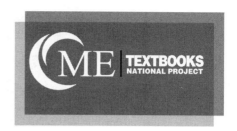

第七篇

乳腺癌辅助化疗和其他辅助治疗相关重点临床试验及其解读

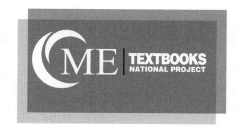

CALGB 49907 研究 10 年结果更新：标准辅助化疗方案对比卡培他滨治疗早期老年乳腺癌患者的随机试验

第 24 章

一、概　述

【文献来源】

1. Muss HB, Berry DA, Cirrincione CT, et al. Adjuvant chemotherapy in older women with early-stage breast cancer. New Eng J Med, 2009, 360（20）：2055-2065.

2. Muss HB, Polley MC, Berry DA, et al. Randomized trial of standard adjuvant vhemotherapy regimens versus capecitabine in older women with early breast cancer：10-year update of the CALGB 49907 trial. J Clin Oncol, 2019, 37（26）：2338-2348.

【研究背景】

乳腺癌的发病率随着年龄的增长而增加。随着乳腺癌研究的深入，虽然乳腺癌患者总体的平均生存时间得到一定程度的提高，但是老年女性的乳腺癌特异性生存（breast cancer-specific survival，BCSS）相比其他年龄段患者依然较差。老年乳腺癌患者 BCSS 较低可能部分与选择的辅助化疗方案有关。2009 年，美国癌症研究网络肿瘤临床试验联盟中的癌症与白血病 B 组（CALGB）开展了 CALGB 49907 研究，旨在探究在老年乳腺癌患者辅助治疗中单药卡培他滨是否能达到与环磷酰胺+甲氨蝶呤+氟尿嘧啶（CMF）/多柔比星+环磷酰胺（AC）方案相近的疗效。前期分析的结果显示，卡培他滨组的疗效劣于 CMF/AC 组（主要研究终点为 RFS，卡培他滨组对比 CMF/AC 组 $HR=2.09$，$95\%CI$：$1.38\sim3.17$，$P<0.001$）。本研究是 CALGB 49907 研究 10 年随访结果的更新。

【入组条件】

1. 年龄≥65 岁。
2. 组织学明确的乳腺癌（腺癌），肿块直径>1 cm，可手术。
3. 手术切缘阴性。
4. 根据美国国家癌症研究所（National Cancer Institute，NCI）的标准，一般健康状态评分为 0~2 分。

5. 骨髓、肝、肾功能正常。

6. HR 状态明确。

【试验设计】

1. 一项Ⅲ期、随机、开放的临床试验。

2. 非劣效性研究。

3. 随机分组使用贝叶斯自适应设计。

4. 主要研究终点为 RFS。

5. 次要研究终点为 OS、BCSS、不良反应、生活质量等。

6. 进行研究假设。若 $HR > 0.8046$（如果 CMF/AC 组的 5 年 RFS 率为 60%，需要卡培他滨组 5 年 RFS 率≥53%），就认为卡培他滨组不劣于标准化疗，计划纳入样本量 600~1800 例，入组 600、900、1200 和 1500 例后进行中期分析，若入组 600 例后的中期分析 $HR < 0.8046$ 的概率超过 80%，入组 900 例后的中期分析 $HR < 0.8046$ 的概率超过 70%，入组 1200~1500 例后的中期分析 < 0.8046 的概率超过 60%，或任何时间点 $HR < 0.8046$ 的概率超过 99% 则不再继续入组。

【试验流程】

CALGB 49907 研究的试验流程见图 24-1。

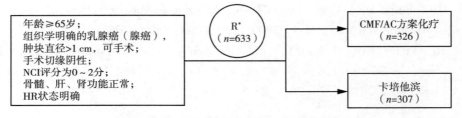

图 24-1 CALGB 49907 研究的试验流程

注：CMF. 环磷酰胺（100 mg/m²，口服，第 1~14 天）+甲氨蝶呤（40 g/m²，静脉滴注，第 1、8 天）+氟尿嘧啶（600 mg/m²，静脉滴注，第 1、8 天，每 28 天为 1 个疗程，6 个疗程）；AC. 多柔比星（60 g/m²，静脉滴注，第 1 天）+环磷酰胺（600 mg/m²，静脉滴注，第 1、8 天，每 21 天为 1 个疗程，4 个疗程）；卡培他滨（2 g/m²，口服 2 周停 1 周，6 个疗程）。*. 随机分组采用贝叶斯自适应设计

【结果】

1. 前期报道的主要结果（2009 年发表） 卡培他滨组的疗效劣于 CMF/AC 组（$HR = 2.09$，$95\%CI$：$1.38 \sim 3.17$，$P < 0.001$）。卡培他滨组的 3 年 RFS 率为 68%，CMF/AC 组为 91%。安全性方面，CMF/AC 组中重度不良反应的比例高于卡培他滨组（64% vs. 33%）。

2. 本次报道的主要结果

（1）在所有的入组患者中，CMF/AC 组患者的预后优于卡培他滨组。CMF/AC 组的 10 年 RFS 率为 55.7%，卡培他滨组为 49.7%（$HR = 0.80$，$95\%CI$：$0.62 \sim 0.98$，$P = 0.05$）。CMF/AC 组的 OS 率为 57%，卡培他滨组为 55%（$HR = 0.84$，$95\%CI$：$0.66 \sim 1.07$，$P = 0.02$）。经多因素调整后，CMF/AC 组因乳腺癌病死的比例为 10%，卡培他滨组为 16%（$HR = 0.62$，$95\%CI$：$0.39 \sim 0.97$，$P = 0.03$）。

（2）在 HR 阴性患者中，CMF/AC 组较卡培他滨组的 RFS 优势更明显（HR 阳性组 $HR = 0.89$，$95\%CI$：$0.68 \sim 1.18$，$P = 0.43$；HR 阴性组 $HR = 0.66$，$95\%CI$：$0.46 \sim 0.95$，$P = 0.02$）。

（3）在 154 例三阴性乳腺癌患者中，CMF/AC 组较卡培他滨组 RFS 更优（$HR = 0.61$，$95\%CI$：$0.39 \sim 0.95$，$P = 0.03$）。OS 和 BCSS 则无显著差异（OS $HR = 0.71$，$95\%CI$：$0.45 \sim 1.14$，$P = 0.15$；BCSS $HR = 0.56$，$95\%CI$：$0.25 \sim 1.25$，$P = 0.16$）。

（4）第二肿瘤发生方面，CMF/AC 组与卡培他滨组类似（$P = 0.12$），分别为 55 例（16.9%）和 38 例（12.4%）。

【结论】

在早期老年乳腺癌患者的辅助治疗中，卡培他滨的疗效劣于 CMF/AC 方案化疗，尤其是在 HR 阴性患者中。

（上海交通大学医学院附属仁济医院　盛小楠　殷文瑾　陆劲松）

二、专家解读

CALGB 49907 研究本次更新的结果与先前发表的一致，卡培他滨单药在老年乳腺癌患者辅助治疗中的疗效劣于 CMF/AC 方案；在 HR 阴性患者中，CMF/AC 方案的优势更大。本研究共入组 633 例老年早期乳腺癌患者（CMF/AC 组 326 例，卡培他滨组 307 例）。经过 11.4 年的中位随访，CMF/AC 组对比卡培他滨组，主要研究终点 RFS 率的 $HR = 0.80$（$95\%CI$：$0.62 \sim 0.98$），与非劣效假设的 0.804 6 相近（$P = 0.05$）；次要研究终点 OS 和 BCSS 也显示了 CMF/AC 组优于卡培他滨组。另外，对比 HR 阳性和 HR 阴性亚组，可能是受到 HR 阳性患者辅助内分泌治疗的影响，CMF/AC 方案在 HR 阴性组中较卡培他滨的 RFS 优势更明显（$HR = 0.66$，$95\%CI$：$0.46 \sim 0.95$，$P = 0.02$）。这一结论与 2009 年发表的结果也是类似的（主要研究终点 RFS 卡培他滨组 $HR = 2.09$，$95\%CI$：$1.38 \sim 3.17$，$P < 0.001$）。在不良反应方面，本次分析主要关注第二肿瘤的发生情况，2 组类似［CMF/AC 组 55 例（16.9%），卡培他滨组 38 例（12.4%）］。

本研究的特色在于聚焦老年乳腺癌患者这一群体辅助治疗的选择。有一项同样对老年乳腺癌患者辅助治疗方案选择的研究，即 ICE 研究，入组 1358 例中高复发风险的早期老年乳腺癌患者，对比伊班膦酸钠和伊班膦酸钠联合卡培他滨的疗效。该研究的结果目前尚未正式发布，但从一些会议报告的结果来看，2 组的 DFS 暂未呈现明显差异。从本研究和 ICE 研究来看，卡培他滨单药在老年乳腺癌患者的辅助化疗中并非是较好的选择。本研究中预后较好的 CMF/AC 组中的 CMF 和 AC 方案已在先前的 NSABP B-15 研究中被证实疗效相近。那么 CMF/AC 方案和其他方案在老年乳腺癌患者的辅助治疗中应该如何选择？2009 年报道的 US Oncology 9735 研究入组了 1016 例早期乳腺癌患者，510 例患者使用 AC 方案，506 例患者使用多西他赛+环磷酰胺（TC）方案，4 个疗程 TC 方案在 DFS、OS 方面都优于 4 个疗程 AC 方案，但该研究入组的老年乳腺癌患者比例较低（占全部入组患者的 15%）。

另外，从试验设计的角度来看，本研究的随机分组方法与常见的按特定比例及分层方法不同，采用的是贝叶斯自适应设计。贝叶斯自适应设计是一种根据前期研究结果对后期入组样本非平衡随机的方法，即当试验中某一组的前期结果显示更优时，后期就会有更多的样本进入该组。这一方法的优势为在保证统计检验效能的同时以更伦理的方式考虑受试者的处理分配，使后期更多的受试者进入优效处理组。在本研究中，2 组的入组人数就是不均衡的，且根据统计假设，在入组 600 例后，由于数据显示卡培他滨组劣于 CMF/AC 组，故后续不再继续入组。

　　本次发表的更新结果与2009年发表的结果类似，但是和先前发表的结果相比，此次更新的结果中增加了BCSS。BCSS是指患者从进入临床试验开始到死于乳腺癌的时间，若患者死于非乳腺癌的因素，则作为删失计算。由于本研究入组的都是年龄≥65岁的老年患者，这部分人群中非乳腺癌死亡的比例会高于更年轻的群体，这部分事件的发生可能会影响2种治疗的疗效评估。因此，引入BCSS是为了更客观地了解这2种治疗对老年乳腺癌患者的疗效。

（上海交通大学医学院附属仁济医院　盛小楠　殷文瑾　陆劲松）

参考文献

［1］Muss HB, Polley MC, Berry DA, et al. Randomized trial of standard adjuvant chemotherapy regimens versus capecitabine in older women with early breast cancer：10-year update of the CALGB 49907 trial. J Clin Oncol, 2019, 37（26）：2338-2348.

［2］Muss HB, Berry DA, Cirrincione CT, et al. Adjuvant chemotherapy in older women with early-stage breast cancer. N Eng J Med, 2009, 360（20）：2055-2065.

［3］Jones S, Holmes FA, O'Shaughnessy J, et al. Docetaxel with cyclophosphamide is associated with an overall survival benefit compared with doxorubicin and cyclophosphamide：7-year follow-up of US oncology research trial 9735. J Clin Oncol, 2009, 27（8）：1177-1183.

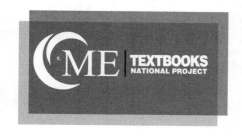

GEICAM/2003-11_CIBOMA/2004-01 研究：新辅助/辅助化疗后卡培他滨辅助治疗早期三阴性乳腺癌的Ⅲ期临床试验

第 25 章

一、概　　述

【文献来源】

Lluch A，Barrios CH，Torrecillas L，et al. Phase Ⅲ trial of adjuvant capecitabine after standard neo-/adjuvant chemotherapy in patients with early triple-negative breast cancer（GEICAM/2003－11＿CIBOMA/2004-01）. J Clin Oncol，2020，38（3）：203-213.

【研究背景】

早期三阴性乳腺癌可以通过手术及后续含蒽环类和紫杉类药物的辅助化疗方案提高疗效。然而，美国国家癌症研究所的数据显示，Ⅰ～Ⅲ期三阴性乳腺癌患者的 3 年复发率分别约为 8%、15% 和 40%。因此，有必要寻求新的辅助治疗方案以进一步改善三阴性乳腺癌患者的预后。基于此，本研究旨在探索新辅助/辅助化疗后辅助卡培他滨治疗降低可手术三阴性乳腺癌的疾病复发率并增加生存率。

【入组条件】

（一）纳入标准

1. 组织学确认的浸润性乳腺癌。
2. HR 阴性、HER-2 阴性。
3. 在新辅助或辅助治疗中，患者曾接受 6~8 个疗程的标准蒽环类或紫杉类药物化疗，并根据相关指南进行放疗。
4. 若淋巴结阴性，允许多柔比星和环磷酰胺方案化疗 4 个疗程。

（二）排除标准

1. 双侧浸润性乳腺癌。
2. 缺乏根治性手术的机会。

3. 腋窝淋巴结清扫少于 6 枚淋巴结。

4. 妊娠或母乳喂养。

【试验设计】

1. 一项随机、开放的 III 期临床试验。

2. 主要研究终点为 DFS（定义为从 ITT 人群随机分组开始到首次出现局部区域复发、远处转移、第二原发恶性肿瘤或死亡的时间）。

3. 次要研究终点为 5 年 DFS、OS、亚组分析及生物标志物分析。

4. 分层因素包括基底样表型（是 *vs.* 否）、腋窝淋巴结数量（0 枚 *vs.* 1~3 枚 *vs.* ≥4 枚）、（新）辅助化疗方案（蒽环类联合紫杉类 *vs.* 仅蒽环类）及治疗中心。

【试验流程】

GEICAM/2003-11_CIBOMA/2004-01 研究的试验流程见图 25-1。

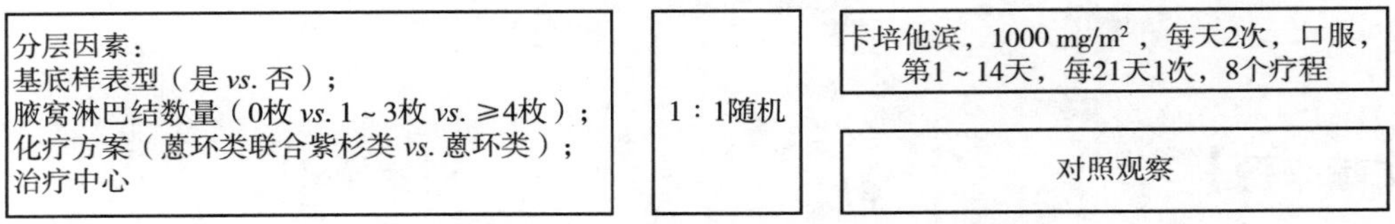

| 分层因素：
基底样表型（是 *vs.* 否）；
腋窝淋巴结数量（0枚 *vs.* 1~3枚 *vs.* ≥4枚）；
化疗方案（蒽环类联合紫杉类 *vs.* 蒽环类）；
治疗中心 | 1：1随机 | 卡培他滨，1000 mg/m²，每天2次，口服，第1~14天，每21天1次，8个疗程 |
| | | 对照观察 |

图 25-1　GEICAM/2003-11_CIBOMA/2004-01 研究的试验流程

【结果】

1. 整体患者疗效　中位随访时间，卡培他滨组为 7.4 年，观察组为 7.2 年。卡培他滨组的 5 年 DFS 率（79.6%）在数值上优于观察组（76.8%），但无统计学意义（单因素 $HR=0.82$，95% CI：$0.63~1.06$，$P=0.136$；多因素 $HR=0.77$，95%CI：$0.59~1.00$，$P=0.051$）。卡培他滨组的 5 年 OS 率（86.2%）在数值上也优于观察组（85.9%），但无统计学意义（单因素 $HR=0.92$，95% CI：$0.66~1.28$，$P=0.623$；多因素 $HR=0.86$，95%CI：$0.62~1.20$，$P=0.371$）。

2. 亚组疗效分析　在非基底样表型患者中，卡培他滨组的 DFS（$HR=0.53$，95% CI：$0.31~0.91$，$P=0.022$）和 OS（$HR=0.42$，95%CI：$0.21~0.81$，$P=0.009\,5$）均显著优于观察组。此外，卡培他滨治疗与非基底样表型对乳腺癌患者的生存存在交互作用（DFS $P=0.069\,4$；OS $P=0.005\,2$）。

3. 安全性　卡培他滨组有 75.2% 的患者完成治疗，有 36.9% 的患者进行药物减量。另外，终止卡培他滨治疗的主要因素为患者拒绝、不良反应不能耐受、疾病复发或由于不良反应停药 3 周以上。卡培他滨组和观察组中分别有 95.4% 和 63.8% 的患者出现不良反应。卡培他滨组的常见不良反应为手足综合征（70.2% *vs.* 0.7%）、腹泻（35.3% *vs.* 1.4%）、恶心（23.6% *vs.* 1.4%）、呕吐（10.3% *vs.* 0.5%）等。3 级或以上的不良反应发生率也以卡培他滨组为著（40.6% *vs.* 15.5%），主要是手足综合征（18.8% *vs.* 0）和月经不调（13.1% *vs.* 12.9%）。此外，卡培他滨组中严重不良反应的发生率为 5.3%，导致 1.1%（5 例）的患者死亡，其中 2 例研究者判断可能与研究药物相关（1 例感染性休克不伴中性粒细胞减少，1 例 4 级高胆红素血症和全身器官衰竭），略高于观察组的发生率 1.4% 和 0.5%。

【结论】

在可手术三阴性乳腺癌患者完成标准（新）辅助化疗后进行 8 个疗程的卡培他滨辅助治疗，相比非卡培他滨治疗组不能显著改善患者的预后。亚组分析表明，非基底样表型患者接受卡培他滨辅助治疗后，长期预后显著获益。

（上海交通大学医学院附属仁济医院　许雅芊　殷文瑾　陆劲松）

二、专家解读一

步入靶向治疗时代后，三阴性乳腺癌因为治疗手段少、特异性差而成为预后最差的一种乳腺癌分子亚型。随着临床医师对三阴性乳腺癌内在发生、发展机制及基因表型的认识，可以通过其表型将三阴性乳腺癌分为不同亚型，如 Lehmann 的六分型等。随着对不同亚型生物学行为的认识，三阴性乳腺癌的免疫治疗及化疗也有了长足进步。但由于缺少明确有效的治疗靶点，故三阴性乳腺癌还是所有乳腺癌分子分型中预后最差的一种。

以蒽环类和紫杉类药物为主的化疗依然是三阴性乳腺癌主要的系统治疗方式，在伴有明确同源重组缺陷（homologous recombination deficiency，HRD）的患者中，铂类药物也被证明是有效的。因为缺乏明确的治疗靶点，临床医师都在探索不同药物或不同药物的组合对三阴性乳腺癌的疗效。卡培他滨作为一种抗代谢类化疗药物，因其与蒽环类和紫杉类药物无交叉耐药，而登上了三阴性乳腺癌辅助治疗的历史舞台。

GEICAM/2003-11_CIBOMA/2004-01 研究是一项在早期可手术三阴性乳腺癌标准（新）辅助化疗后应用卡培他滨维持的随机、对照、开放的 Ⅲ 期临床试验，其目的就是探讨辅助卡培他滨的维持治疗能否改善早期可手术三阴性乳腺癌患者的长期生存。

很可惜的是，GEICAM/2003-11_CIBOMA/2004-01 研究的整体结果是阴性的，也就是在 876 例入组患者中，平均随访 7.4 年后，维持应用 1 年卡培他滨的患者与观察组的患者相比，并没有获得更佳的 DFS 率（79.6% $vs.$ 76.8%，$P=0.135$）。同样，5 年 OS 率的差异也无统计学意义（86.2% $vs.$ 85.9%，$P=0.623$）。但在预设的亚组分析中可以看到，在非基底样表型［表皮生长因子受体（epidermal growth factor receptor，EGFR）和细胞角蛋白 5/6（cytokeratin 5/6，CK5/6）均阴性］患者中，卡培他滨组与观察组相比，DFS（5 年 DFS 率 82.6% $vs.$ 72.9%，$HR=0.53$，95%CI：0.31~0.91，$P=0.022$）和 OS（5 年 OS 率 89.5% $vs.$ 79.6%，$HR=0.42$，95%CI：0.21~0.81，$P=0.0095$）均有明显改善，而且这种改善主要表现在重要脏器的远处转移明显减少，如肝、中枢神经系统及淋巴结。而其他预设亚组，包括腋窝淋巴结转移数量、治疗中心、化疗方案，卡培他滨组和观察组之间的差异均无统计学意义。

到目前为止，多项临床研究探讨卡培他滨在早期乳腺癌中作用，但结果并不一致。最著名的就是新辅助化疗后有残留病变的 HER-2 阴性早期乳腺癌患者强化辅助应用卡培他滨 6~8 个疗程的 CREAT-X 研究，三阴性乳腺癌术后辅助方案中加入卡培他滨的 FinXX 研究和 CBCSG-010 研究，以及今年 ASCO 大会报道的三阴性乳腺癌术后辅助维持治疗的 SYSUCC-001 研究。这 4 个临床研究都表明，在原来化疗方案的基础上加用卡培他滨或用卡培他滨替换氟尿嘧啶，都给患者的长期生存带来显著获益，特别是三阴性乳腺癌患者。

与上述临床研究相比，GEICAM/2003-11_CIBOMA/2004-01 研究的整体结果是阴性的，分析原因，本研究没有 CREAT-X 研究依据新辅助化疗疗效筛选高危人群的过程，也没有 SYSUCC-001 研究维持治疗的时长，故本研究随访 7.4 年后，ITT 人群的 DFS 没有达到统计学显著差异的指标。

但可喜的是，GEICAM/2003-11_CIBOMA/2004-01 研究发现了基底样表型患者在术后从卡培他滨辅助治疗中获益，给临床医师指明了一个方向，即简单地应用免疫组织化学对乳腺癌进行分子分型可能是不合适的，即使采用 EGFR 和 CK5/6 来进一步区分基底样表型和非基底样表型也不够，可以选择更加精确的 DNA 微阵列分析或 PAM50 来获得精准的分子分型。

相关临床研究提示，卡培他滨的耐受性良好，除了特殊的手足综合征之外，未发现额外的不良反应。但不容忽视的是，也有少数患者在治疗过程中出现复发，即卡培他滨原发性耐药，这也是临床医师需要进一步研究的问题。

整体来说，卡培他滨作为一种抗代谢的化疗药物，对早期乳腺癌，特别是三阴性乳腺癌的长期生存有一定获益；在合适的高危人群中，使用卡培他滨强化治疗或维持治疗，能够明显降低复发转移的概率，提高 DFS 及 OS；但对于卡培他滨在早期乳腺癌中应用的精准人群问题，还需要更多设计周密的临床研究来回答。

（哈尔滨医科大学附属肿瘤医院　王劲松）

三、专家解读二

卡培他滨是一种能够在体内转变为氟尿嘧啶的口服化疗药物，通过抑制细胞分裂和干扰 RNA 及蛋白合成达到抑制肿瘤的作用。有研究表明，卡培他滨可用于治疗蒽环类、紫杉类药物治疗后进展的转移性乳腺癌患者，这提示卡培他滨与这 2 类药物均不具有交叉耐药。

GEICAM/2003-11_CIBOMA/2004-01 研究是一项随机、开放的 III 期临床试验，入组了 876 例患者，旨在探索（新）辅助化疗后辅助卡培他滨治疗降低可手术三阴性乳腺癌患者的疾病复发率并增加生存。本研究表明，在可手术三阴性乳腺癌患者完成标准（新）辅助化疗后，进行 8 个疗程的卡培他滨辅助治疗不能显著改善患者的 DFS 和 OS。然而，对生存进行的亚组分析表明，卡培他滨与是否为基底样表型可能存在交互作用（DFS $P=0.069\,4$，OS $P=0.005\,2$）。在本研究中，基底样表型是指 EGFR 或 CK5/6 任一指标呈阳性的乳腺癌，而这类患者恰好为高危三阴性乳腺癌患者。结果显示，接受卡培他滨辅助治疗后非基底样表型患者的 DFS 显著提高（5 年 DFS 率 82.6% vs. 72.6%，$HR=0.53$，95%CI：$0.31\sim0.91$，$P=0.022$）；从远处复发的部位来看，主要是淋巴结、肝、中枢神经系统转移的事件数减少；此外，在非基底样三阴性乳腺癌亚组中，卡培他滨组的 OS 也显著提高（5 年 OS 率 89.5% vs. 79.6%，$HR=0.42$，95%CI：$0.21\sim0.81$，$P=0.009\,5$）。在基底样表型患者中，则不存在卡培他滨组的获益。这提示临床医师在诊疗方案的制定过程中，应当将三阴性乳腺癌患者进一步分型，来考虑是否需要推荐患者接受卡培他滨辅助治疗。

本研究的亮点在于对乳腺癌精准治疗的进一步诠释，也是首次涉及非基底样三阴性乳腺癌化疗方案的研究，为非基底样三阴性乳腺癌患者的辅助治疗方案进行优化。但本研究也存在一些不足：第一，由于本研究既可以入组完成新辅助化疗的患者，又可以入组完成辅助化疗的患者，是否应当考虑依照这 2 种情况对患者进行分层？第二，完成新辅助治疗方案的患者是否达到 pCR，可能也对研究结果存在一定影响。未来可以通过优化以上设计来进一步探讨。

对于完成新辅助化疗后未达到 pCR 的患者，经典的 CREATE-X 研究揭示一个优化的答案。该研究入组了 910 例完成新辅助化疗后残余浸润灶或淋巴结阳性的 HER-2 阴性乳腺癌患者，一组给予标准治疗联合卡培他滨（1250 mg/m²，每天 2 次，口服，服 2 周停 1 周，累计 6~8 个疗程），另一组给予标准治疗。三阴性乳腺癌患者的亚组分析结果显示，卡培他滨组的 DFS（3 年 DFS 率 69.8% vs. 56.1%，$HR=0.58$，95%CI：$0.39\sim0.87$）和 OS（3 年 OS 率 78.8% vs. 70.3%，$HR=0.52$，95% CI：$0.30\sim0.90$）显著优于对照组。这提示完成新辅助化疗后未达到 pCR 的三阴性乳腺癌患者，也需要进一步行卡培他滨治疗来改善预后。此外，FinXX 研究入组了 1500 例淋巴结阳性或淋巴结阴性且肿块直径≥2 cm 和 PR 阴性的乳腺癌患者，按 1：1 的比例随机分组，一组接受 3 个疗程的 TX（多西他赛，60 mg/m²，第 1 天；卡培他滨，900 mg/m²，每天 2 次，第 1~15 天，每 21 天为 1 个疗程）序贯 3 个疗程的 CEX（环磷酰胺，600 mg/m²，第 1 天；表柔比星 75 mg/m²，第 1 天；卡培他滨，900 mg/m²，每天 2 次，第 1~15 天，每 21 天为 1 个疗程）方案，对照组则接受 3 个疗程的 T（多西他赛，80 mg/m²，第 1 天，每 21 天为 1 个疗程）序贯 3 个疗程的 CEF（环磷酰胺，600 mg/m²，第 1 天；表柔比星，75 mg/m²，第 1 天；氟尿嘧啶，600 mg/m²，第 1 天，每 21 天为 1 个疗程）方案。亚组的分析结果显示，三阴性乳腺癌患者中 TX-CEX 组的无复发生存期（$HR = 0.53$，$95\% CI$：$0.31 \sim 0.92$，$P = 0.02$）和 OS（$HR = 0.55$，$95\% CI$：$0.31 \sim 0.96$，$P = 0.03$）相比观察组获益显著。

　　尽管上述几项研究的试验设计和入组特征不尽相同，却都提示卡培他滨在高危三阴性乳腺癌患者的辅助治疗中具有潜在疗效。同时，对于三阴性乳腺癌患者，如何根据患者特征进一步筛选卡培他滨的获益人群，以及不同特征人群选择什么时机加用卡培他滨，仍需未来的临床试验来深入探究。

（上海交通大学医学院附属仁济医院　许雅芊　殷文瑾　陆劲松）

参考文献

[1] Lluch A, Barrios CH, Torrecillas L, et al. Phase Ⅲ trial of adjuvant capecitabine after standard neo-/adjuvant chemotherapy in patients with early triple-negative breast cancer（GEICAM/2003 – 11_CIBOMA/2004-01）. J Clin Oncol, 2020, 38（3）：203-213.

[2] Masuda N, Lee SJ, Ohtani S, et al. Adjuvant capecitabine for breast cancer after preoperative chemotherapy. N Engl J Med, 2017, 376（22）：2147-2159.

[3] Joensuu H, Kellokumpu-Lehtinen PL, Huovinen R, et al. Adjuvant capecitabine in combination with docetaxel, epirubicin, and cyclophosphamide for early breast cancer：the randomized clinical FinXX trial. JAMA Oncol, 2017, 3（6）：793-800.

[4] Jiang Y, Yin W, Zhou L, et al. First efficacy results of capecitabine with anthracycline-and taxane-based adjuvant therapy in high-risk early breast cancer：a meta-analysis. PLoS One, 2012, 7（3）：e32474.

[5] Walko CM, Lindley C. Capecitabine：a review. Clin Ther, 2005, 27（1）：23-44.

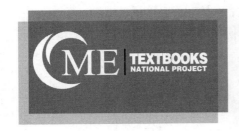

SWOG 9313 研究亚分析：DNA 损伤免疫应答特征预测早期三阴性乳腺癌辅助化疗的获益

第 26 章

一、概　　述

【文献来源】

Sharma P，Barlow WE，Godwin AK，et al. Validation of the DNA damage immune response signature in patients with triple-negative breast cancer from the SWOG 9313c trial. J Clin Oncol，2019，37（36）：3484-3492.

【研究背景】

　　三阴性乳腺癌预后较差，尽管予以蒽环类或紫杉类药物辅助化疗，但仍有 20%~40% 的早期三阴性乳腺癌会出现复发转移。因此，找到能够分辨三阴性乳腺癌化疗获益的标志物有助于对患者进行筛选，并对辅助化疗方案进行优化。有研究表明，间质内肿瘤浸润淋巴细胞（stromal tumor-infiltrating lymphocytes，sTILs）与三阴性乳腺癌患者新辅助/辅助化疗的应答及预后相关，DNA 损伤免疫应答（DNA damage immune response，DDIR）特征可显示因 DNA 损伤修复机制缺陷而导致的免疫激活，可用于预测 HR 阳性和阴性的乳腺癌蒽环类新辅助化疗或辅助化疗的疗效。本研究以 SWOG 9313 临床试验作为基础，选择 425 例三阴性乳腺癌患者，对肿瘤组织的 DDIR 特征和 sTIL 进行评估，验证了 DDIR 特征和 sTILs 在预测化疗获益中的价值。

【入组条件】

　　1. 病理确诊的乳腺癌。

　　2. 经当地医院和医疗中心确认为 ER 阴性、PR 阴性、HER-2 阴性。

　　3. 肿块直径>1 cm 或有 1~3 枚淋巴结转移的 Ⅰ 或 Ⅱ 期乳腺癌。

　　4. 可获得甲醛固定的肿瘤组织标本用于 DDIR 和 sTILs 评估。

【试验设计】

　　1. 一项基于前瞻性临床试验数据的回顾性分析。

　　2. 主要研究终点为 DFS（定义为从登记到首次出现对侧新发浸润性乳腺癌，或局部、区域或远处复发，或任何原因死亡的时间）。

3. 次要研究终点为 OS（定义为从登记到任何原因死亡的时间）。

【试验流程】

SWOG 9313 研究的试验流程见图 26-1。

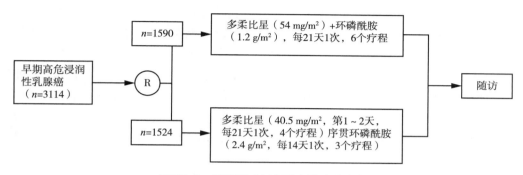

图 26-1　SWOG 9313 研究的试验流程

【结果】

1. 样本量　共有 425 例三阴性乳腺癌患者纳入此次分析，其中 33% 淋巴结阳性。中位随访时间为 12.6 年。

2. DDIR 与生存获益　在调整了化疗方案、淋巴结状态、肿瘤大小这些因素后，多因素 Cox 回归显示，DDIR 特征阳性患者与阴性患者相比，DFS（$HR=0.67$，$95\%CI$：$0.48\sim0.92$，$P=0.015$）和 OS（$HR=0.61$，$95\%CI$：$0.43\sim0.89$，$P=0.01$）均显著获益。

3. sTILs 与生存获益　在调整了化疗方案、淋巴结状态、肿瘤大小这些因素后，多因素 Cox 回归显示，sTILs≥20% 的患者与 <20% 者相比，DFS（$HR=0.70$，$95\%CI$：$0.51\sim0.96$，$P=0.026$）和 OS（$HR=0.59$，$95\%CI$：$0.41\sim0.85$，$P=0.004$）均显著获益。

4. DDIR 与 sTILs 的关系　DDIR 与 sTILs 呈正相关（$r=0.60$）。

【结论】

对于接受多柔比星联合/序贯环磷酰胺方案辅助化疗的早期三阴性乳腺癌，DDIR 和 sTILs 对其生存获益具有预测价值。DDIR 和 sTILs 较高的患者的生存获益较好。

（上海交通大学医学院附属仁济医院　王　岩　王慧玲　殷文瑾　陆劲松）

二、专家解读一

三阴性乳腺癌是指 ER、PR 和 HER-2 表达均为阴性的乳腺癌，占所有乳腺癌病理类型的 10%~20%。恶性程度高、预后较差。当前的相关指南和规范都将蒽环类和紫杉类的联合方案作为三阴性乳腺癌新辅助和辅助化疗的标准方案，但仍有 20%~40% 的早期三阴性乳腺癌患者可发展为转移性乳腺癌，内脏转移多见，尤其是肺和脑的转移。而且，近年来一些去蒽环类的含铂类方案在三阴性乳腺癌的全身化疗中也取得良好的疗效。因此，三阴性乳腺癌 AC 方案的个体化选择就显得十分重要了。

美国堪萨斯大学医学中心 Sharma 教授团队组织了一项 S9313c 研究，将一个含有 44 个基因组成的 DNA 损伤修复的分子标志（DDIR）和 sTILs 引入早期三阴性乳腺癌患者的预后评估和 AC 方案的化疗价值评估。DDIR 特征代表的是 DNA 损伤修复缺陷的免疫激活，在 Sharma 教授团队的前期研究中已发现 DDIR 特征可用于预测 HR 阳性和阴性乳腺癌蒽环类新辅助化疗或辅助化疗的疗效。sTILs 是三阴性乳腺癌的独立预后因子，sTILs 高往往预示着更低的复发、远处转移和 OS。DDIR 特征和 sTIL 密度都可以衡量人体修复 DNA 损伤和增强针对癌症免疫反应的能力，而 AC 方案最适用于 DNA 修复缺陷的肿瘤。因此，可以推测 DDIR 特征阳性和高 sTILs 密度可用于预测 AC 方案的更好结局。

SWOG 9313 研究在 S9313 研究中确定了 425 例三阴性乳腺癌患者，利用石蜡包埋的肿瘤组织样本分离出 RNA 检测 DDIR 特征，并对肿瘤组织中的 sTILs 进行评估，采用 Cox 回归模型检测标志物对 DFS 和 OS 的预后价值。结果显示，在 425 例三阴性乳腺癌患者中，90%（381 例）的患者成功检测到 DDIR，62%（381 例）DDIR 特征阳性，且 DDIR 特征阳性与 DFS 较好（$HR=0.67$，$95\%CI$：$0.48\sim0.92$，$P=0.015$）和 OS 较好（$HR=0.61$，$95\%CI$：$0.43\sim0.89$，$P=0.01$）有关。基于 S9313 研究的结果，AC 方案的疗效更好。sTILs 密度评估数据在 99% 的患者中可用，sTILs 密度越高，DFS（$HR=0.70$，$95\%CI$：$0.51\sim0.96$，$P=0.026$）和 OS（$HR=0.59$，$95\%CI$：$0.41\sim0.85$，$P=0.004$）均更好，AC 方案的结果也越好。上述数据证实了 sTILs 和 DDIR 在早期三阴性乳腺癌中的预后作用，可用于预测三阴性乳腺癌患者行 AC 方案的获益情况。

本研究对三阴性乳腺癌的诊断和个体化治疗具有重要意义。DDIR 特征和 sTILs 评分可用于指导三阴性乳腺癌患者的治疗。DDIR 特征阳性的患者可以单独接受 AC 方案化疗，而 DDIR 阴性的患者可以单独接受其他治疗或 AC 方案化疗联用其他治疗。此外，44 个基因的 DDIR 特征组合包括著名的免疫检查靶标，如 PDL-1、IDO-1 等，而 DDIR 特征阳性肿瘤中最重要的生物学过程是免疫系统激活，这些乳腺癌可能成为免疫检查点抑制药的良好靶点，在免疫治疗中获益，并成为未来临床试验的研究方向。

本项研究纳入的全是行 AC 方案的乳腺癌患者，不包括无化疗、紫杉类和铂类方案的患者，故无法评估 DDIR 特征对这些三阴性乳腺癌患者预后评估的价值，这将限制 DDIR 特征应用的广泛性。另外，DDIR 特征的检测都是 AC 辅助化疗前手术标本的检测，缺少化疗过程中 DDIR 特征的检测结果，因而无法评估化疗期间患者体内肿瘤免疫反应的状态，为肿瘤后续免疫治疗提供方向。

（南昌市第三医院/江西乳腺专科医院　李志华）

三、专家解读二

三阴性乳腺癌是预后相对较差的一类乳腺癌。对于早期三阴性乳腺癌，尽管予以蒽环类或紫杉类药物化疗，但仍有 20%~40% 的患者会发生复发和转移。因此，如果可以找到某些生物标志物将三阴性乳腺癌进一步划分亚型，或能给予患者更针对性的治疗，以增加患者的生存获益。实际上，超过 50% 的三阴性乳腺癌患者虽然没有 BRCA1/2 突变，但却与 BRCA1/2 突变的乳腺癌具有相似的分子和基因组特征，即具有 DNA 损伤修复机制的缺陷，这些肿瘤也被称为 BRCAness。有研究报道，BRCAness 与 sTILs 和免疫基因表达有关。而 DDIR 特征包括 44 个免疫相关基因 RNA 的表达特征，可以识别因 DNA 损伤修复机制缺陷而导致免疫激活的患者，DDIR 特征代表了环 GMP-AMP 合酶（cGAS）-干扰素基因（STING）免疫通路的激活，并以免疫基因表达增加为特征。本研究旨在探究 DDIR 和 sTILs 在预测三阴性乳腺癌化疗获益方面的价值。

本研究纳入了 425 例接受多柔比星联合/序贯环磷酰胺方案辅助化疗的早期三阴性乳腺癌患

者，基于多柔比星联合/序贯环磷酰胺方案可以损害癌细胞 DNA 损伤修复能力的原理，假设 DDIR 特征阳性的三阴性乳腺癌患者从该辅助化疗方案中获益更多。本研究还检测了 DDIR 特征和 sTILs 之间的联系，结果发现，62% 的患者 DDIR 特征阳性，且对于接受多柔比星联合/序贯环磷酰胺方案辅助化疗的早期三阴性乳腺癌患者，DDIR 和 sTILs 越高，患者的生存获益越好。因此，可以使用 DDIR 和 sTILs 来对三阴性乳腺癌进一步分型，筛选出从化疗中获益更多的患者。但 DDIR 和 sTILs 呈正相关，削弱了这 2 个指标联合使用的临床预测价值。

本研究的临床价值有以下几点：①由于化疗对 DNA 修复能力缺陷的肿瘤更有效，DDIR 特征阳性的三阴性乳腺癌患者可能具有更好的临床结局。因此，对于 DDIR 阴性的患者，需要在临床试验中验证可以替代或补充基于蒽环类药物化疗的治疗方法，以及进一步寻找这部分患者的分子驱动因素，以获得更好的治疗方法。而 DDIR 特征阳性的患者由于预后较好，可以开展有关降级治疗的临床试验，如更短的化疗时间、无蒽环类方案等。②以往的研究表明，sTILs 与三阴性乳腺癌患者新辅助/辅助化疗的应答及预后相关。本研究显示，DDIR 特征阳性在识别预后良好的患者方面与 sTILs 的效果相似，且比 sTILs 更客观、识别的预后良好的患者比例更高。③DDIR 特征阳性可能提示患者对免疫检查点抑制药敏感。有研究发现，DDIR 特征阳性的癌细胞存在 cGAS-STING 免疫通路的组成性激活，通过 STING 通路引起的肿瘤特异性免疫激活导致 T 淋巴细胞浸润和免疫检查点上调，形成炎症微环境，所以此类患者可能受益于免疫检查点抑制药。④PARP 抑制药在 *BRCA* 突变的转移性乳腺癌中显示良好的疗效，而 BRCAness 也存在 DNA 损伤修复机制的缺陷，可能也会对 PARP 抑制药敏感，所以 DDIR 特征有利于筛选出这部分患者，研究这部分患者使用 PARP 抑制药的疗效。

本研究也有一些局限性，如仅研究了多柔比星联合/序贯环磷酰胺化疗方案，而对于三阴性乳腺癌，紫杉类和铂类是更常用的化疗药物，故还需要将来进一步评估 DDIR 和 sTILs 对紫杉类和铂类化疗方案的预测价值。另外，抗 HER-2 靶向治疗也和免疫状态相关，那么 DDIR 特征是否对患者靶向治疗的获益也有预测价值？期待将来可以看到相关研究的报道。

（上海交通大学医学院附属仁济医院　王　岩　王慧玲　殷文瑾　陆劲松）

参考文献

[1] Turner N, Tutt A, Ashworth A. Hallmarks of 'BRCAness' in sporadic cancers. Nat Rev Cancer, 2004, 4 (10)：814-819.

[2] Nolan E, Savas P, Policheni AN, et al. Combined immune checkpoint blockade as a therapeutic strategy for BRCA1-mutated breast cancer. Sci Transl Med, 2017, 9 (393)：4922.

[3] Sharma P, Lopez-Tarruella S, Garcia-Saenz JA, et al. Efficacy of neoadjuvant carboplatin plus docetaxel in triple-negative breast cancer：combined analysis of two cohorts. Clin Cancer Res, 2017, 23 (3)：649-657.

[4] Loi S, Drubay D, Adams S, et al. Tumor-infiltrating lymphocytes and prognosis：a pooled individual patient analysis of early-stage triple-negative breast cancers. J Clin Oncol, 2019, 37 (7)：559-569.

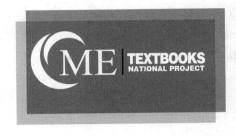

TAILORx 研究二次分析：21 基因检测为 26～100 分高复发风险的早期乳腺癌患者接受化疗及内分泌治疗后临床结局的随机临床试验

第 27 章

一、概　　述

【文献来源】

Sparano JA，Gray RJ，Makower DF，et al. Clinical utcomes in early breast cancer with a high 21-gene recurrence score of 26 to 100 assigned to adjuvant chemotherapy plus endocrine therapy：a secondary analysis of the TAILORx randomized clinical trial. JAMA Oncol，2019，6（3）：367-374.

【研究背景】

TAILORx 前期研究的结果显示，21 基因的 RS 可作为 HR 阳性、HER-2 阴性早期乳腺癌患者远处转移风险的独立预测因子；同时，高 RS 也可预测化疗获益。本研究在 TAILORx 研究中评估高 RS 患者在接受不同辅助化疗及内分泌治疗的预后。

【入组条件】

（一）纳入标准

1. 年龄在 18～75 岁的女性。

2. HR［ER 和（或）PR］阳性、HER-2 阴性浸润性乳腺癌。

3. 腋窝淋巴结阴性。

4. 根据美国 NCCN 指南推荐或考虑辅助化疗［原发灶直径为 1.1～5.0 cm 或 0.5～1.0 cm，且具有不良组织学特征（中等或较差的核分裂象、组织学分级或淋巴血管浸润）］。

5. ECOG 评分为 0～1 分。

6. RS 26～100 分。

（二）排除标准

1. HER-2 过表达。
2. 对已知化疗药物过敏。
3. 严重的相关合并症。
4. 既往有恶性肿瘤病史，除外皮肤基底细胞癌、宫颈原位癌和同侧乳腺 DCIS。
5. 不可手术的乳腺癌，包括炎性乳腺癌。
6. 妊娠/哺乳期乳腺癌。

【试验设计】

1. TAILORx 研究中，保证 RS 11~25 分组有足够的患者来验证单纯内分泌治疗非劣效于化疗联合内分泌治疗的假设。假设化疗联合内分泌治疗组的 5 年 iDFS 率为 90%，单纯内分泌治疗组 ≤87%，以提供 95% 的检验效能，单侧 $\alpha = 0.01$，如果不使用化疗出现 iDFS 事件的风险增加 32.2% 以上（即 $HR > 1.322$）是不能接受的。

2. 由于不依从性（12%）大于预期（5%），故样本量增加了 73%，即计划入组 6517 例。

3. 截至 2018 年 3 月 2 日，有 1389 例 RS 26~100 分的患者入组，中位随访 61 个月。

4. 二次分析的研究终点为 iDFS（自登记至首次出现同侧乳腺癌复发/局部区域复发、远处转移、对侧乳腺第二原发浸润性癌、非乳腺第二原发浸润性癌或无复发死亡的时间）、无远处转移间期（DMFI，自登记至远处转移或死亡的时间）、无复发间期（RFI，自登记至首次出现同侧乳腺复发/局部区域复发、远处转移或死亡的时间）及 OS（自登记至任何原因死亡的时间）。

【试验流程】

TAILORx 研究的试验流程见图 27-1。

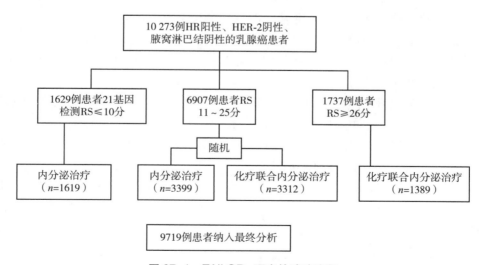

图 27-1　TAILORx 研究的试验流程

【结果】

1. 共筛选 10 273 例患者，其中 9719 例入组，1389 例患者 RS 26～100 分，占 14%。其中，RS 26～30 分者有 598 例（42%），RS 31～100 分者有 791 例（58%）。

2. 最常用的化疗方案包括 TC（多西他赛+环磷酰胺）42%、蒽环类不含紫杉类 24%、蒽环联合紫杉类 18%、CMF（环磷酰胺+甲氨蝶呤+氟尿嘧啶）4%、其他 6%、未化疗者 6%。在未接受化疗的人群中，RS 26～30 分者的占比最高（58%）。

3. RS 26～100 分者的 5 年 iDFS 率为 87.6%，无远处转移生存率为 93%，OS 率为 95.9%。

4. 在调整了肿瘤大小、年龄、肿瘤分级和 RS 后，加用化疗可显著改善 RS 26～100 分患者的 iDFS（$HR=0.48$，95%CI：0.29～0.80）。

5. 对于在 TAILORx 研究中接受化疗的患者，5 年和 9 年无远处转移生存率分别为 93.0% 和 88.1%。相比较，将 TAILORx 研究中 RS 26～100 分的患者和 NSABP B-20 研究中 HR 阳性、HER-2 阴性、未化疗的患者进行联合分析，5 年和 9 年的无远处转移生存率分别为 78.8% 和 65.4%。

【结论】

HR 阳性、HER-2 阴性、淋巴结阴性、高 21 基因复发风险的乳腺癌患者通过化疗及内分泌治疗，可以比单纯内分泌治疗获得更好的无远处复发生存。

（上海交通大学医学院附属仁济医院　周力恒　殷文瑾　陆劲松）

二、专家解读一

早期乳腺癌的辅助治疗是在根治性手术的基础上以治愈为目的的系统治疗，辅助化疗在其中有至关重要的作用和地位。早期乳腺癌患者的辅助化疗取决于多个因素，临床往往需要结合分子分型和临床病理特征 2 个方面评估患者的复发风险，制定辅助化疗策略。相当一部分 Luminal 型早期乳腺癌患者辅助化疗的效能较低，不能从辅助化疗中获益。有效筛选出能从辅助化疗中获益的人群是提高辅助化疗效能且使部分患者避免过度化疗的重要环节。随着基因检测的发展，多基因检测逐渐被认为具有辅助临床决策的重要作用，能够将高复发风险与低复发风险患者区分开，进而指导个体精准化辅助化疗。

Paik 等将与乳腺癌复发风险相关的 21 个基因从 NSABP-B14 研究的 ER 阳性、HER-2 阴性、腋窝淋巴结阴性患者的组织标本中筛选出，应用特定的算法将基因的表达量转化为 RS（0～100 分），RS 不同分组（RS<18 分，18 分≤RS<31 分，RS≥31 分）对应的 10 年远处转移风险分别为 6.8%、14.3% 和 30.5%，提示 RS 是 ER 阳性、HER-2 阴性、腋窝淋巴结阴性早期乳腺癌患者的独立预后指标。在 NSABP B-20 研究中，对随机分配接受他莫昔芬±化疗的 RS 26～100 分的患者（$n=122$）进行分析后发现，单独内分泌治疗组和化疗+内分泌治疗组 10 年的无远处转移生存率分别为 62% 和 88%（$P=0.01$），初次提出高 RS 不仅是远处复发转移的预后指标，还能够预测化疗获益。

TAILORx 研究是一项旨在评估 21 基因 RS 指导 HR 阳性、HER-2 阴性、腋窝淋巴结阴性早期乳腺癌患者辅助治疗选择的多中心前瞻性试验。其对 RS 进行了重新分组（RS<11 分，RS 11～25 分，RS>25 分），并给予相应不同的辅助治疗方案，RS 11～25 分组患者使用单纯辅助内分泌治疗的疗效不劣于化疗联合内分泌治疗，单独使用内分泌治疗的患者的 9 年 DFS 率与内分泌治疗联合化疗组相似（83.3% *vs.* 84.3%）。亚组分析则发现，辅助化疗在年龄≤50 岁且 RS 16～25 分的患者中有获益。

Joseph 等在 2019 年 9 月的 *JAMA* 上报道了其对 TAILORx 研究的二次分析结果，评估了辅助化疗联合内分泌治疗在高 RS（26 ~ 100 分）早期乳腺癌中的疗效。该研究共纳入 1389 例高 RS（26~100 分）患者，RS 26~30 分有 598 例（42%），RS 31~100 分有 791 例（58%）。由治疗医师选择辅助治疗方案，其中化疗方案包括 TC 589 例（42%）、单蒽环类 334 例（24%）、蒽环类联合紫杉类 244 例（18%）、CMF 52 例（4%）、其他方案 81 例（6%）、未接受化疗 89 例（6%）。结果显示，乳腺癌 5 年的无远处复发率为 93.0%，无远处转移和局部复发率为 91.0%，iDFS 率为 87.6%，OS 率为 95.9%。高 RS（26 ~ 100 分）患者 5 年和 9 年的无远处复发率分别为 93.0% 和 86.8%，该二次分析结果与 NSABP-B20 研究中高 RS 并接受他莫昔芬联合化疗（MF±C）的患者预后相似（10 年无远处转移/复发率为 88%），但明显优于 B20 研究（10 年无远处转移/复发率为 62%）和 B14 研究（10 年无远处转移/复发率为 70%）中单独使用他莫昔芬内分泌治疗的患者。

此外，该研究按化疗方案分层，除了 CMF 方案外，其他所有化疗方案的 5 年无远处转移生存率为 92.3%~95.5%，CMF 方案的 5 年无远处转移生存率为 88.5%，未接受化疗的患者与接受化疗的患者的 5 年无远处转移生存率相似（92.8% *vs.* 93.0%）。Cox 模型调整因素（如肿瘤大小、年龄、组织学分级、RS 等）后对比有化疗和无化疗的影响，发现无远处转移生存的 *HR* = 0.74（95% *CI*：0.32~1.69），无侵袭性远处生存的 *HR* = 0.48（95% *CI*：0.29 ~ 0.80），提示不接受化疗的高 RS（26~100 分）人群的预后更差。而在 1300 例接受化疗联合内分泌治疗的患者中，RS 26~30 分组 5 年和 9 年的无远处转移生存率分别为 94.6% 和 88.58%，RS 31~100 分组 5 年和 9 年的无远处转移生存率分别为 91.9% 和 85.5%，提示无远处转移生存率随着 RS 分值的增大有所下降。该研究进一步支持 21 基因检测能够预测化疗获益，可以指导 HR 阳性、HER-2 阴性、腋窝淋巴结阴性、高 RS（26~100 分）早期乳腺癌患者选择辅助化疗联合内分泌治疗。

TAILORx 研究二次分析的样本量（*n* = 1389）虽然显著多于 NSABP-B20 研究（*n* = 122），但分层更多集中于 RS 26~35 分亚组人群，更高 RS 患者的例数偏少，导致不同 RS 分组之间的比较不够充分。该研究包含多种不同化疗方案，除了 CMF 方案的 5 年无远处转移生存和 OS 稍低，其他各方案间似乎并没有生存差异，不能为筛选更合适的化疗方案提供依据，若增加样本量、延长随访时间可能会有更多信息提示。该研究缺乏单独内分泌治疗人群的随机对照来论证高 RS 与化疗获益的关系，证据级别相对偏低。

21 基因检测（Oncotype DX）主要根据结果评估患者的复发风险，有助于在临床和病理以外提供预测生存的有效信息，从而帮助进行辅助治疗决策的制定，但这种信息可能与临床病理特征具有一致性，也可能不尽一致。其他多基因检测工具（如 70 基因检测，MammaPrint）存在类似问题。这使得多基因检测在临床实际的应用中存在一定争议。目前，大部分专家认为，早期乳腺癌多基因检测的适用人群应该符合 Luminal 型，且需要个体化使用；少数专家则认为，应该术后常规应用。而年龄<50 岁的 HR 阳性、HER-2 阴性临床低危患者是否需要结合多基因检测豁免化疗及 HR 阳性、HER-2 阴性临床高危患者是否使用多基因检测以决定辅助化疗仍存在较大争议。

2015 年，一项大型回顾性综述研究了 21 基因检测影响辅助化疗的使用。该综述假设采用 21 基因检测可能会降低化疗的比例，但结果并非如此。该综述共纳入 44 000 例患者，总体显示 21 基因检测与化疗的使用不相关。但对于高复发风险的患者，采用 RS 检测相比于不采用 RS 检测，化疗的比例降低（*OR* = 0.36，99% *CI*：0.26~0.50）。而对于临床复发低风险的女性，采用 RS 检测相比于不采用 RS 检测，化疗的比例升高（*OR* = 3.71，99% *CI*：2.30~5.98）。在临床高 RS 的患者中，66~70 岁患者的亚组分析显示，采用 21 基因检测后整体化疗的比例从 29% 下降到 24%。

尽管多基因检测工具在不同人群中的应用选择存在一定争议，但是多项研究证实，多基因检测具有预测复发和转移风险的价值，且能够在一定程度上预测化疗的获益情况。基于我国国情，目前尚缺乏本土多基因检测相关的临床研究和高级别的循证证据，探索和开展符合中国人群的多基因检测研究对于我国早期乳腺癌患者的精准化治疗至关重要，且任重道远。

（华中科技大学同济医学院附属同济医院　李兴睿）

三、专家解读二

TAILORx 研究在 *The New England Journal of Medicine* 上发表了一系列报道，证实在 HR 阳性、HER-2 阴性、腋窝淋巴结阴性的早期乳腺癌患者中，21 基因检测的 RS 可以评估患者的复发风险。RS<10 分且具有良好基因表达谱的患者接受单纯内分泌治疗的 5 年复发率也非常低。RS 11~25 分的中危患者行辅助内分泌和化疗的疗效相似。之后，TAILORx 研究又将 RS 与临床风险因素相结合。进一步的亚组分析显示，21 基因联合患者的肿瘤大小和组织学分级等信息并不能更好地预测化疗的获益；然而，RS 与患者年龄结合，提示 RS 16~25 分且年龄<50 岁的绝经前患者可以从化疗中获益。

本次的报道更进一步证实高 RS 患者可以从化疗中获益。TAILORx 研究在试验设计时虽然没有设对照组，但研究者将试验中未接受化疗的患者数据与 NSABP-B20 研究中未接受化疗的患者信息联合分析，作为对照的参考数据。通过这样间接的对照，可以看到 5 年和 9 年的无远处转移生存，化疗的患者都优于未化疗的患者。尤其在 RS 31~100 分的患者中，化疗组的 9 年无远处转移生存率为 85.5%，而未化疗者仅为 54%。TAILORx 研究涵盖了现今乳腺癌临床常规治疗的方案，包括蒽环类、紫杉类等方案，后续内分泌治疗中绝经后的患者也应用了芳香化酶抑制药，结果比较贴近临床实际，故 RS 很快被纳入美国 NCCN 指南，并在临床广泛开展与应用。

同类采用基因检测作为复发风险评估的研究还有 MINDACT 研究（70 基因检测，MammaPrint）。该研究与 TAILORx 研究不同的是将入组标准扩大到了≤3 枚淋巴结阳性的患者，且评估了临床高风险、基因组低风险的患者是否可以豁免化疗。从结果来看，在化疗组和非化疗组中，这类人群的 5 年无远处转移生存率相似，分别为 95.9% 和 94.4%（$P=0.267$）。目前，临床医师可用的评估工具越来越多，但是结论却不尽相同。PROMIS 研究就发现经 21 基因检测判断为中复发风险的患者再经 MammaPrint 检测，有 45% 改判为低风险，55% 改判为高风险。但是参考 TAILORx 研究对年龄进行分层，在 MINDACT 研究中未发现年龄<50 岁的患者的 5 年无远处转移生存能从化疗中显著获益。提示，不同基因组检测的临床意义不同，21 基因检测的结果或可进一步分类，具体临床应用还需更多的数据积累。整体而言，肿瘤的基因检测作为患者预后及化疗获益的预测工具，在今后会越来越多地应用于临床，主治医师可根据每例患者的特征选择合适的工具，联合现有的临床信息进行综合分析，为患者制定优化的个体化治疗方案。

（上海交通大学医学院附属仁济医院　周力恒　陆劲松）

参考文献

[1] Sparano JA, Gray RJ, Makower DF, et al. Adjuvant chemotherapy guided by a 21-gene expression assay in breast cancer. N Eng J Med, 2018, 379 (2): 111-121.

[2] Sparano JA, Gray RJ, Ravdin PM, et al. Clinical and genomic risk to guide the use of adjuvant therapy for breast cancer. N Eng J Med, 2019, 380 (25): 2395-2405.

[3] Cardoso F, van't Veer LJ, Bogaerts J, et al. 70-gene signature as an aid to treatment decisions in early-stage breast cancer. N Eng J Med, 2016, 375 (8): 717-729.

［4］Tsai M，Lo S，Audeh W，et al. Association of 70-gene signature assay findings with physicians' treatment guidance for patients with early breast cancer classified as intermediate risk by the 21-gene assay. JAMA Oncol，2018，4（1）：e173470.

［5］Sparano JA，Gray RJ，Makower DF，et al. Prospective validation of a 21-gene expression assay in breast cancer. N Eng J Med，2015，373（21）：2005-2014.

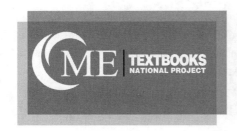

TAILORx 研究二次分析：临床和基因风险指导乳腺癌辅助治疗

第 28 章

一、概　述

【文献来源】

1. Sparano JA，Gray RJ，Ravdin PM，et al. Clinical and genomic risk to guide the use of adjuvant therapy for breast cancer. N Engl J Med，2019，380（25）：2395-2405.

2. Sparano JA，Gray RJ，Makower DF，et al. Adjuvant chemotherapy guided by a 21-gene expression assay in breast cancer. N Engl J Med，2018，379（2）：111-121.

【研究背景】

21 基因 RS（Oncotype DX）通过测定乳腺癌中的特定基因，能够为 HR 阳性、HER-2 阴性、腋窝淋巴结阴性的早期乳腺癌患者提供有效的预后信息。2018 年发于 *The New England Journal of Medicine* 的 TAILORx 研究回答了 21 基因 RS 中等患者从辅助化疗中获益的问题，即在 HR 阳性、HER-2 阴性、腋窝淋巴结阴性且具有中等 RS 的乳腺癌患者中，尽管年龄≤50 岁的亚组可能从辅助化疗中获益，但在总体人群中，术后辅助化疗联合内分泌治疗与单用内分泌治疗的疗效差异无统计学意义。21 基因检测的确改变了临床实践，但临床上更常用、更经典的预后指标为肿瘤大小、组织学分级、淋巴结转移状态等临床病理特征，其也可为乳腺癌患者提供预后信息。如果将传统的临床预后指标和 21 基因检测相结合，是否可以得到更有效的预后信息？本研究为 TAILORx 试验的二次分析结果，旨在探究常用的临床预后指标对 21 基因检测得到的预后信息进行补充，并预测化疗获益。

【入组条件】

1. 年龄在 18~75 岁的女性浸润性乳腺癌患者。

2. HR 阳性、HER-2 阴性。

3. 无淋巴结转移。

4. 符合美国 NCCN 指南推荐或考虑辅助化疗的标准［肿块直径在 1.1~5.0 cm 或 0.5~1.0 cm，且具有不良组织学特征（中等或较差的核分裂象、组织学分级或淋巴血管浸润）］。

5. 入组时在乳腺癌相关手术后的 84 天内，手术方式包括乳房切除术或保乳手术联合腋窝淋巴结清扫术；如果手术规定了无瘤切除边缘，则无瘤切除边缘至少需要 1 mm。

【试验设计】

1. 一项前瞻性、多中心、随机对照 Ⅲ 期临床试验。

2. 主要研究终点为 iDFS［从登记到出现复发（同侧乳房、远处或局部区域）、对侧第二原发浸润性乳腺癌、第二原发非乳房浸润性癌（非黑色素瘤皮肤癌除外）或无复发死亡的时间］。

3. 次要研究终点为 DRFI［从登记到出现远处复发或因远处复发而死亡（如果死亡是远处转移的首发表现）的时间］、RFI［从登记到乳腺癌首次复发（同侧乳腺、远处或局部区域）的时间，或到复发死亡的时间（如果死亡是复发的首发表现）］及 OS（从登记到任何原因死亡的时间）。

4. 临床风险水平分级：肿块直径≤3 cm、低组织学分级，或肿块直径≤2 cm、中度组织学分级，或肿块直径≤1 cm、高组织学分级，则定义为低临床风险；否则为高临床风险。

5. 采用 ITT 分析。

【试验流程】

TAILORx 研究的试验流程见图 28-1。

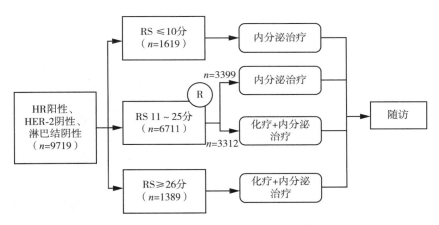

图 28-1　TAILORx 研究的试验流程

【结果】

1. 基本情况　本次分析（二次分析）可获得完整数据的患者共 9427 例，其中低临床风险者 6615 例（70.2%），高临床风险者 2812 例（29.8%）。

2. 高临床风险与更差的预后相关　在 RS 11~25 分的患者中，接受单纯内分泌治疗，高临床风险患者的无远处复发时间更短（$HR = 2.73$，95%CI：1.93~3.87）；RS 11~25 分，接受化疗序贯内分泌治疗者，高临床风险者的无远处复发时间同样更短（$HR = 2.41$，95%CI：1.66~3.48）；RS≥26 分，接受化疗序贯内分泌治疗者，高临床风险者的无远处复发时间也更短（$HR = 3.17$，95%CI：1.94~5.19）。

3. 临床风险水平与 RS　在 RS 11~25 分的患者中，将临床风险水平和 RS 纳入远处复发的模型中，临床风险水平及 RS 均与无远处复发时间显著相关（高临床风险 *vs.* 低临床风险 $HR = 2.42$，$P < 0.001$；RS 增加 1 分，$HR = 1.08$，$P < 0.001$）。

4. 年龄分层下 9 年的远处复发风险　对于年龄 >50 岁且 RS 11～25 分的患者，无论高临床风险或低临床风险者，内分泌治疗 ± 化疗的 9 年远处复发风险均相似 ［临床风险较低组（3.9%±1.0%）*vs.*（4.7%±1.0%），临床风险较高组（8.3%±1.5%）*vs.*（9.3%±1.9%）］；对于年龄 ≤50 岁且 RS 11～25 分的患者，高临床风险者，化疗序贯内分泌治疗相比单纯内分泌治疗有更低的 9 年远处复发风险 ［（6.1%±1.8%）*vs.*（12.3%±2.4%）］，临床风险较低组 9 年远处复发风险相似 ［（3.9%+1.0%）*vs.*（4.7%±1.0%）］。

5. 年龄与化疗获益　在 RS 16～25 分的患者中，年龄 ≤50 岁的患者可能化疗获益更明显。在年龄 ≤50 岁患者中，RS 16～20 分的患者使用内分泌治疗 + 化疗相较于单纯内分泌治疗有更高的 iDFS（$HR=1.90$，95%CI：1.27～2.84），RS 21～25 分的患者使用内分泌治疗 + 化疗相较于单纯内分泌治疗也有更高的 iDFS（$HR=1.70$，95%CI：1.03～2.80）。

【结论】

在 21 基因检测的基础上，加入临床风险水平分层，可以提供更多的预后信息，帮助辨别更能从治疗中获益的患者。

（上海交通大学医学院附属仁济医院　王　岩　周伟航　殷文瑾　陆劲松）

二、专家解读

RS 可以为乳腺癌患者提供有效的预后信息，目前已经进入美国 NCCN 指南，广泛应用于临床实践。21 基因检测在临床实践中地位的确立，离不开 TAILORx 系列研究的结果。2018 年 7 月，TAILORx 研究的主要结果之一发表在 *The New England Journal of Medicine* 上，入组 18～75 岁浸润性乳腺癌女性患者，病理学特征为 HR 阳性、HER-2 阴性、无淋巴结转移，浸润性癌的直径为 1.1～5.0 cm 或 0.5～1.0 cm，且具有不良组织学特征（中等或较差的核分裂象、组织学分级或淋巴血管浸润）。其中，RS 0～10 分的患者辅助治疗接受单纯内分泌治疗，RS ≥26 分的患者辅助治疗接受化疗序贯内分泌治疗，RS 11～25 分的患者进行 1∶1 随机分组，辅助治疗分别接受单纯内分泌治疗或化疗序贯内分泌治疗。结果发现，在 RS 11～25 分的患者中，单纯内分泌治疗的 iDFS 不劣于化疗序贯内分泌治疗（9 年 iDFS 率 83.3% *vs.* 84.3%，$HR=1.08$，95%CI：0.94～1.24，$P=0.26$）。

临床实践中，患者的肿瘤大小、组织学分级、淋巴结转移状态等临床信息也能有效评估患者的预后。那么，将 21 基因检测结果与临床信息结合起来能否为患者提供更准确的预后信息？本次分析就是在 2018 年 TAILORx 研究报道的基础上，探索临床风险水平对患者预后的价值。时隔一年，其进一步亚组分析的结果于 2019 年 6 月发表在 *The New England Journal of Medicine* 上。

本研究将 21 基因检测结果与临床复发风险水平（包括肿瘤大小、组织学分级）进行结合，发现两者都是患者预后的独立预测因子。这警示临床医师，原始的临床信息依然很重要，尤其是在现今 21 基因检测等先进工具崭露头角的情况下，原始临床病理信息的地位仍不可撼动。在临床决策中，不应顾此失彼，而应将两者联合考虑，才能得到更有效的预后信息，从而找到患者获益最大的治疗方案。

此外，本研究以年龄进行分层，探索性分析发现，在 RS 11～25 分、年龄 ≤50 岁的亚组中，辅助化疗的获益似乎更明显，且在该亚组中，高临床风险的患者从化疗中获益最明显；而在 RS 11～25 分、年龄 >50 岁的患者中，辅助化疗序贯内分泌治疗相比单纯内分泌治疗的获益不太明显。对于该结论，临床医师应谨慎对待，毕竟这是亚组分析的结果，其真实性有待进一步更有针对性的临床试验证实。

与本研究相似的，MINDACT 研究也是将基因风险与临床风险相结合以评估患者预后的临床试验。该研究入组了 $T_{1\sim3}$、≤3 枚淋巴结转移的浸润性乳腺癌患者，进行 70 基因检测和临床风险评估，将高基因风险、低临床风险或低基因风险、高临床风险的患者随机分组，接受单纯内分泌治疗或化疗序贯内分泌治疗，中位随访时间为 5 年。结果发现，1550 例同时具有高临床风险和低基因风险的患者在 5 年时的无远处转移生存率为 94.7%（95%CI：92.5%～96.2%），这些患者与接受化疗的患者之间的生存率绝对差异为 1.5%（$HR=0.78$，$P=0.27$）。根据 70 基因检测的结果，低临床风险的患者不能从辅助化疗中获得显著的临床获益；对于高临床风险的患者，70 基因检测结果判定为低复发风险而不接受化疗的患者降低了 1.5% 的 5 年疾病控制获益（有获益趋势但没有统计学差异）。以上结果提示，不同基因检测的结果可能有不同的临床意义，70 基因检测和 21 基因检测由于检测内容存在差异，提供的临床预后信息也不同，70 基因检测可能相对不依赖传统临床风险信息的补充。结合 TAILORx 研究和 MINDACT 研究，可以发现基因风险与临床风险水平均能提供重要的患者预后信息。在精准医学时代，各种基因检测方法层出不穷，临床医师唯有以慧眼辨别不同基因检测为患者带来的真实获益，临床上能否避免化疗还需更多综合的考量。

总之，本研究提示，乳腺癌患者的临床病理特征和 21 基因检测结果均对预后判断具有一定作用，且相互独立，在临床决策时应同时考虑，从而找到对患者最优的治疗方案。

（上海交通大学医学院附属仁济医院　王　岩　周伟航　殷文瑾　陆劲松）

参考文献

［1］ Sparano JA, Gray RJ, Makower DF, et al. Adjuvant chemotherapy guided by a 21-gene expression assay in breast cancer. N Engl J Med, 2018, 379（2）：111-121.

［2］ Cardoso F, van't Veer LJ, Bogaerts J, et al. 70-gene signature as an aid to treatment decisions in early-stage breast cancer. N Engl J Med, 2016, 375（8）：717-729.

［3］ Sparano JA, Gray RJ, Ravdin PM, et al. Clinical and genomic risk to guide the use of adjuvant therapy for breast cancer. N Engl J Med, 2019, 380（25）：2395-2405.

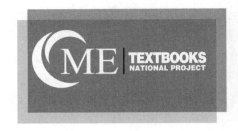

D-CARE 研究：早期乳腺癌辅助应用地舒单抗的国际、多中心、随机、对照、Ⅲ期试验

第 29 章

一、概　述

【文献来源】

Coleman R，Finkelstein DM，Barrios C，et al Adjuvant denosumab in early breast cancer（D-CARE）：an international，multicentre，randomised，controlled，phase 3 trial. Lancet Oncol, 2020, 21（1）：60–72.

【研究背景】

高达 80% 的晚期乳腺癌患者在病程中会发生骨转移，骨转移发生后可影响患者的长期生存和生活质量。在骨转移发生机制中，核因子 κB 受体活化因子（receptor activator for nuclear factor-κB，RANK）-RANK 配体（receptor activator for nuclear factor-κB ligand，RANKL）通路的激活发挥重要作用。地舒单抗（denosumab）是 RANKL 抑制药，可阻止 RANKL 与其受体结合，抑制破骨细胞介导的骨吸收，增加骨强度。目前，地舒单抗主要用于治疗实体瘤的骨转移和骨质疏松。有研究发现，辅助应用双膦酸盐可以显著降低绝经后乳腺癌患者骨转移的发生风险及乳腺癌相关病死率，已纳入相关指南推荐。临床前研究表明，地舒单抗可以预防骨转移的发生，故本研究旨在探索地舒单抗在乳腺癌辅助治疗中的作用。

【入组条件】

1. 年龄≥18 岁。
2. 组织学确诊的 Ⅱ~Ⅲ 期乳腺癌或局部晚期乳腺癌（根据 AJCC 7.0 版）。
3. ECOG 评分为 0~1 分。

【试验设计】

1. 一项国际、多中心、随机、双盲、安慰剂对照、Ⅲ期临床试验。
2. 主要研究终点为无骨转移生存期［定义为从随机化到首次观察到骨转移或任何原因死亡的时间（无论有无其他解剖部位的转移）］。
3. 关键次要研究终点为 DFS 和绝经后患者的 DFS。其他次要研究终点为 OS、无远处复发生存

（DRFS）、亚组分析及安全性分析。

【试验流程】

D-CARE 研究的试验流程见图 29-1。

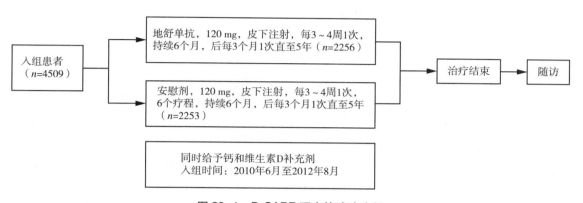

图 29-1　D-CARE 研究的试验流程

注：分层因素包括乳腺癌治疗、淋巴结状态、ER/PR 状态、HER-2 状态、年龄及地理区域

【结果】

1. 2010 年 6 月 2 日至 2012 年 8 月 24 日共纳入 4509 例乳腺癌女性患者，其中 2256 例接受地舒单抗，2253 例接受安慰剂。2 组患者的基线特征平衡，77% HR 阳性，20% HER-2 阳性。在入组的患者中，淋巴结阳性的患者比例为 94%，绝经前患者的比例在 50% 以上。

2. 中位随访 67.2 个月，2 组无骨转移生存（brain-metastasis-free survival，BMFS）（597 个事件）的差异无统计学意义（$HR = 0.97$，$95\%CI$：$0.82 \sim 1.14$，$P = 0.70$）。2 组的 DFS 也相似（875 个事件）（$HR = 1.04$，$95\%CI$：$0.91 \sim 1.19$，$P = 0.57$）。2 组的 OS（412 个事件）也相似（$HR = 1.03$，$95\%CI$：$0.85 \sim 1.25$，$P = 0.76$）。

3. 亚组分析中，无论任何患者亚组，地舒单抗组均未观察到明显的 BMFS 获益及 DFS 获益。

4. 唯一的阳性结果是在探索性分析中，至首发骨转移时间，地舒单抗组有获益（$HR = 0.76$，$95\%CI$：$0.59 \sim 0.97$，$P = 0.031$）。

5. 不良反应方面，最常见的 3 级及以上不良反应为中性粒细胞减少，2 组发生率相似（均为 15%）。地舒单抗组下颌骨坏死的发生率明显高于安慰剂组（122 例 *vs.* 4 例）。

【结论】

本研究表明，对接受标准系统治疗的早期高危乳腺癌患者，地舒单抗辅助治疗未能提高 BMFS，也未能降低乳腺癌的复发或死亡。

（上海交通大学医学院附属仁济医院　林燕苹　殷文瑾　陆劲松）

二、专家解读一

（一）科学问题

地舒单抗可否提高早期中高危乳腺癌患者的 BMFS 率？

（二）背景介绍

骨是乳腺癌发生远处复发转移的常见部位，约 40% 发生在首次远处复发转移，晚期患者中骨转移高达 80%。肿瘤分泌的甲状旁腺激素相关蛋白（parathyroid hormone related protein，PTHrP）能够激活成骨细胞，产生 RANKL。RANKL 与破骨细胞前体上表达的 RANK 结合，进一步激活破骨细胞，增强骨吸收；随后，骨基质储存的矿物质和生长因子被释放，反过来促进肿瘤细胞生长。众多细胞因子如白介素（interleukin，IL）-1、IL-6、PTHrP、前列腺素 E_2（prostaglandin E_2，PGE_2）、巨噬细胞集落刺激因子（granulocyte-macrophage colony stimulating factor，GM-CSF）-1、肿瘤坏死因子-α、IL-11、转化生长因子-β、胰岛素样生长因子、成纤维细胞生长因子、血小板源性生长因子、尿激酶型纤溶酶原激活因子及人护骨素等均参与了骨转移时溶骨、成骨异常的病理过程。

地舒单抗是一种完全来源于人类的单克隆抗体。临床前研究证实，地舒单抗通过结合 RANKL（TNFSF11），阻断破骨细胞活化，从而减少骨破坏。因此，通过抑制破骨细胞改变骨骼微环境是防止骨甚至脏器转移的合理策略。地舒单抗可能会影响乳腺癌细胞的生物学特征。

（三）研究方法

D-CARE 研究是一项国际、双盲、随机、安慰剂对照、Ⅲ期临床研究。2010 年 6 月 2 日至 2012 年 8 月 24 日从 39 个国家或地区的 389 个研究中心入组年龄 ≥18 岁、经组织学确认为 Ⅱ~Ⅲ 期乳腺癌且 ECOG 评分为 0~1 分的 4509 例女性，其中地舒单抗组 HR 阳性占 77%、绝经后患者占 47%，按 1：1 的比例随机分为 2 组，从术前新辅助治疗或术后辅助化疗开始，前 6 个月每 3~4 周、6 个月后每 12 周皮下注射 120 mg 地舒单抗（$n=2256$）或安慰剂（$n=2253$），每日补充钙（≥500 mg）和维生素 D（≥400 U），合计 5 年。对乳腺癌的治疗方法、淋巴结状态、HR 和 HER-2 状态、年龄、地理区域因素进行分层。

主要研究终点为 BMFS 复合终点（根据活检确认的研究者报告或双盲独立中心复核的影像学检查结果或任何原因的死亡，自随机分组至首次出现骨转移，伴或不伴其他部位的远处转移）。

次要研究终点为 DFS（自随机至出现复发或任何原因死亡的时间，包括绝经后亚族人群）、OS（自随机至死亡的时间）及 DRFS（从随机到出现远处复发或任何原因死亡的时间）。

特别关注的不良反应包括第二原发恶性肿瘤、低钙血症、可能与超敏反应有关的事件、下颌骨坏死、不典型股骨骨折、心脏病、血管性疾病、感染、肌肉骨骼疼痛、骨坏死、30 天内发生的高钙血症及停药。本研究对不良骨事件的出现时间进行探索性分析。

（四）结果

截至 2017 年 8 月 31 日，所有患者完成 5 年随访，进行了首次分析。主要研究终点 BMFS 2 组无显著性差异（均未达到中位数；$HR=0.97$，$95\%CI$：$0.82~1.14$，$P=0.70$）。因为主要研究终点未达到，故次要研究终点仅为描述性，地舒单抗未带来 DFS 获益。

主要研究终点按照淋巴结状态、系统治疗、绝经状态、年龄、HR 状态及 HER-2 表达进行亚组分析。提示，地舒单抗治疗的任意亚组 BMFS 及 DFS 均未见获益，亦不受绝经状态和系统治疗的影响。

在无骨转移事件中，地舒单抗无论是在骨相关事件、骨相关死亡及 DFS 方面均未见任何探索性获益。

（五）安全性

99% 的患者接受了至少 1 个剂量的研究药物治疗，均纳入安全性分析，地舒单抗未增加常见不良反应的发生。2 组最常见的≥3 级不良反应为中性粒细胞减少、发热性中性粒细胞减少及白细胞减少。

任何级别的治疗相关不良反应：下颌骨坏死的发生率，地舒单抗组 5%，安慰剂组<1%；下颌骨坏死发病中位时间，地舒单抗组 30.5 个月，安慰剂组 35.8 个月。大部分下颌骨坏死患者有牙科操作史，如拔牙（50%）、牙科器械治疗（30%）、牙周病（12%）、骨切除术（2%）。出现下颌骨坏死后，治疗方式有抗生素、微创外科手术（如死骨切除术、清创）及漱口液等。

（六）双膦酸盐（唑来膦酸）研究

ABCSG-12 研究的结果提示，绝经前去势人群的乳腺癌辅助治疗中加入唑来膦酸，DFS 有 23% 的获益。ZO-FAST 研究发现，行唑来膦酸治疗的绝经后人群不仅骨密度得到改善，DFS 风险也降低 34%，绝经>5 年或>60 岁人群的死亡风险降低 50%。AZURE 研究在总人群的 DFS 方面，并没有显示联合唑来膦酸组的明确获益；但亚组分析显示，绝经后的乳腺癌患者，尤其是绝经 5 年以上的患者，联合唑来膦酸治疗 DFS 有显著获益，降低 iDFS 风险 25%，降低死亡风险 26%。EBCTCG 荟萃分析报道了早期乳腺癌辅助治疗加用双膦酸盐可以改善绝经后患者的临床获益（自然绝经或人工绝经），降低乳腺癌的骨转移率，提高生存获益。在总人群中，降低骨转移风险 17%，降低乳腺癌相关死亡风险 9%；在绝经后人群中，降低骨转移风险 28%，降低乳腺癌相关死亡风险 18%。体外研究显示，双膦酸盐类药物有抗肿瘤的作用。多项临床研究及 Meta 分析的结果显示，在乳腺癌术后标准放疗、化疗、内分泌治疗的基础上加用双膦酸盐，可显著降低绝经后患者的复发转移、远处转移和骨转移风险，显著降低乳腺癌相关死亡风险。尽管没有相关适应证批，但目前 ASCO 指南推荐双膦酸盐可作为绝经后乳腺癌患者（包括绝经前使用卵巢功能抑制的患者）术后辅助内分泌期间的治疗用药。2020 年美国 NCCN 指南推荐接受辅助治疗的绝经后（包括自然和诱发）乳腺癌患者，考虑双膦酸盐辅助治疗。

（七）地舒单抗研究

ABCSG-18 研究发现，3425 例 HR 阳性绝经后早期乳腺癌女性患者在芳香化酶抑制药辅助治疗期间每 6 个月接受皮下注射地舒单抗 60 mg，显著延缓了临床骨折的发生风险（$HR=0.50$，95% CI：$0.39\sim0.65$，$P<0.0001$），降低椎体新发骨折的发生率（$OR=0.53$，95% CI：$0.33\sim0.85$，$P=0.009$）。地舒单抗提高 DFS（$HR=0.82$，95% CI：$0.69\sim0.98$，$P=0.026$），但生存获益多是来源于第二原发肿瘤及未经组织学证实的远处转移的减少，而非组织学证实的远处转移。因此，地舒单抗在 ABCSG-18 研究中对绝经后早期乳腺癌的改善效果与 EBCTCG 荟萃分析比较获益有限。

ABCSG-18 研究最早证实了地舒单抗骨健康的剂量（低剂量和长间隔），未见下颌骨坏死的报道。而 D-CARE 研究中，人群的复发风险较高，故地舒单抗的剂量参考了晚期治疗的强化剂量，安全性方面没有观察到新的不良反应，5 年的地舒单抗治疗后，低血钙的发生率为 7%，下颌骨坏死的发生率为 5%，这与晚期癌症患者的发生率相似。

虽然有相似的患者人群，但 D-CARE 研究不同于双膦酸盐辅助及 ABCSG-18 研究的结果，整体人群及绝经后人群未显现出骨相关事件及生存获益。D-CARE 研究得到这样的结果与很多因素相关。第一，ABCSG-18 研究的人群为低复发风险人群，故抗肿瘤治疗方案不同，结局也会不同。第二，D-CARE 研究以骨转移为主要研究终点，预期疗效终点事件数较少，对计划进行了修正，可能影响检验效力。D-CARE 研究的人群为未经选择的异质性比较强的群体（如 *MAF* 状态的异质性，以及 RANK/RANKL 表达水平、肿瘤类型和绝经状态不同），有超过 10% 的患者出组，均影响了研究结果。

（八）小结

尽管临床前研究表明，RANKL 抑制药可能延缓早期乳腺癌的骨转移或疾病复发。但在 D-CARE 研究中，地舒单抗没有改善高危早期乳腺癌女性患者疾病相关的预后；亚组分析显示，地舒单抗在 BMFS 及 DFS 方面均未见获益，故不支持地舒单抗的抗肿瘤作用。期待未来的研究将进一步证实骨改良药物对早期乳腺癌患者产生更广泛、更长期的生物学影响，而非仅仅是对骨事件的影响。

（大连医科大学附属第一医院　李　佳　方凤奇）

三、专家解读二

骨是乳腺癌最常见的远处转移部位，骨转移在约 40% 的乳腺癌患者中作为首发转移出现。减少或延迟骨转移的发生对于改善早期乳腺癌的预后具有重要的临床意义。地舒单抗是一种特异靶向 RANKL 的单克隆抗体，可以阻止 RANKL 活化破骨细胞表面的 RANK，抑制破骨细胞活化，并进一步引起乳腺癌细胞的一系列生理、生化改变。地舒单抗早前被美国 FDA 批准用于早期乳腺癌相关治疗引起的骨质丢失及预防恶性肿瘤骨转移引起的骨相关事件。但地舒单抗预防早期乳腺癌发生骨转移并改善患者预后的作用没有定论，虽然临床前研究的数据提示地舒单抗有可能预防乳腺癌骨转移的发生，但该作用并没有在临床研究中证实。

来自英国谢菲尔德大学的 Coleman 等于 2019 年 12 月在 *Lancet Oncology* 上在线发表了 D-CARE 研究的结果，旨在评估在标准的辅助治疗或新辅助治疗中加入地舒单抗对高危早期乳腺癌患者 BMFS 的改善情况。D-CARE 研究是一项国际、多中心、随机、双盲、安慰剂对照的 Ⅲ 期临床试验，纳入标准为年龄 ≥18 岁、经组织学证实为 Ⅱ 期或 Ⅲ 期、ECOG 评分为 0~1 分的女性乳腺癌患者。主要研究终点为 BMFS 的复合终点（包括从随机化到首次出现被证实的骨转移或因任何原因死亡的时间）。关键的次要研究终点包括 DFS（从随机化到首次观察到疾病复发或因任何原因死亡的时间）和绝经后亚群的 DFS，此外还包括 OS 和安全性等。2010 年 6 月 2 日至 2012 年 8 月 24 日，39 个国家的 389 个研究中心的 4509 例患者，按 1∶1 的比例随机分配到地舒单抗组（$n=2256$）或安慰剂组（$n=2253$），分层因素包括乳腺癌治疗、淋巴结状态、HR 和 HER-2 状态、年龄及地理区域，治疗方案为从新辅助治疗或辅助化疗开始，每 3~4 周皮下注射地舒单抗（120 mg）或匹配的安慰剂，持续约 6 个月，然后改为每 12 周 1 次，共持续 5 年。所有患者均随访 5 年以上，并纳入 ITT 分析。结果表明，2 组的 BMFS 无显著差异（2 组均未达到中位数；$HR=0.97$，$95\%CI$：$0.82~1.14$，$P=0.70$）。此外，DFS 在 2 组整体人群之间与亚组人群之间差异均无统计学意义。安全性方面，最常见的 3 级及以上不良反应为中性粒细胞减少［340 例（15%）*vs.* 328 例（15%）］、发热性中性粒细胞减少［112 例（5%）*vs.* 142 例（6%）］和白细胞减少［62 例（3%）*vs.* 61 例（3%）］。地舒单抗组中有 122 例（5%）、安慰剂组中有 4 例（<1%）发生下颌骨坏死；2 组分别有 152 例（7%）和 82 例（4%）在治疗期间出现低钙血症。安慰剂组因急性髓系白血病和意识下降而发生 2 例治疗相关性死亡。综上所述，地舒单抗辅助治疗在 BMFS、DFS 与 OS 等方面均未改善高危早期乳腺癌患者的预后。

从 D-CARE 研究的试验设计和执行过程来看，以下因素可能影响了结果的可靠性，也是今后开展类似研究时需要注意的问题。首先，主要研究终点为 BMFS 的复合终点，而在末次随访时，终点事件中约 40% 的患者死亡，而这部分患者在死亡时并没有发生骨转移，复合终点的设置从某种程度上稀释了地舒单抗对骨转移的直接干预作用。其次，在研究进行过程中发现终点事件的发生数明显低于预期，导致中途修改分析计划，有可能降低了对原始研究假设的检验效能。再次，*MAF* 基因状态、RANK/RANKL 表达水平与绝经状态可能影响了地舒单抗的疗效，而研究在随机化分组时并未设置上述分层因素。最后，在研究的执行过程中，超过 10% 的患者在随机化后撤回了知情同意，也影响了结果的可靠性。

D-CARE 研究并不是地舒单抗用于早期乳腺癌辅助治疗的唯一大型临床研究。另外一项大型Ⅲ期临床研究（ABCSG-18 研究）的入组人群、治疗方案及研究终点与 D-CARE 研究均有所不同。ABCSG-18 研究共纳入 3425 例接受芳香化酶抑制药治疗的 HR 阳性绝经后女性乳腺癌患者，随机分为地舒单抗组（每 6 个月 1 次，60 mg 皮下注射）或安慰剂组，主要研究终点为临床骨折，次要研究终点为 DFS。初步结果显示，与安慰剂组相比，地舒单抗组患者发生首次临床骨折的时间明显延迟（*HR*=0.50，95%*CI*：0.39~0.65，*P*<0.000 1）。地舒单抗组的 DFS 优于安慰剂组（*HR*=0.82，95%*CI*：0.69~0.98，*P*=0.026）。由于 DFS 只是 ABCSG-18 研究的次要研究终点，其统计分析结果只是描述性的，而且其生存获益主要与第二原发肿瘤及未经病理证实的远处转移减少有关，即使在复发风险较低的绝经后 HR 阳性乳腺癌患者中，地舒单抗辅助治疗的生存获益也是有限的。结合 D-CARE 研究在生存获益上的阴性结果，笔者认为地舒单抗用于早期乳腺癌辅助抗肿瘤治疗的证据不足。

破骨细胞抑制药在早期乳腺癌辅助治疗中的研究方兴未艾。双膦酸盐是另一类抑制破骨细胞活性的药物，既往亦有多项临床试验研究双膦酸盐在早期乳腺癌辅助治疗中的作用，但结果并不一致。而 2017 年的一项荟萃分析表明，绝经后乳腺癌女性患者辅助使用双膦酸盐有效。其结果显示，与安慰剂/无双膦酸盐治疗相比，双膦酸盐降低了早期乳腺癌发生骨转移的风险（*HR*=0.86，95%*CI*：0.75~0.99，*P*=0.03）；双膦酸盐组的 OS 优于安慰剂组/无双膦酸盐组（*HR*=0.91，95%*CI*：0.83~0.99，*P*=0.04），但这种生存改善仅限于绝经后女性（*HR*=0.77，95%*CI*：0.66~0.90，*P*=0.001），绝经前女性没有这种改善（*HR*=1.03，95%*CI*：0.83~1.22，*P*=0.78）。双膦酸盐治疗也未降低早期乳腺癌患者的骨折风险、局部区域复发或延长 DFS。类似地，另一项荟萃分析纳入 11 767 例绝经后早期乳腺癌患者，双膦酸盐辅助治疗显著降低骨转移发生率、乳腺癌复发率及乳腺癌相关病死率。基于上述高级别证据，欧美多项指南推荐双膦酸盐用于具有中高复发风险的绝经后乳腺癌女性患者的辅助治疗。若这部分患者中有双膦酸盐禁忌证且治疗目的为降低骨折风险，可以推荐使用地舒单抗。

（上海市第六人民医院　张剑军）

四、专家解读三

（一）研究拟解决的临床难题及目前存在的争议

在乳腺癌骨转移发生机制中，RANK-RANKL 通路的激活起重要作用。RANK 高度表达于破骨细胞前体细胞、成熟破骨细胞、乳腺癌细胞等表面。RANKL 是肿瘤坏死因子家族中的一员，RANKL 表达于成骨细胞、骨基质细胞和激活的 T 细胞中。RANKL 与破骨细胞前体细胞表面的 RANK 结合后，可通过 JNK 途径、NF-κB 途径、AKT 途径等调控破骨细胞特异性基因的表达，促使破骨细胞前体细胞分化为成熟的破骨细胞，破骨细胞的作用加强。肿瘤细胞上表达 RANK，可以直接激活破骨细胞，随后骨基质释放更多的细胞因子，促进肿瘤细胞的生长和 RANKL 的表达，这种和肿瘤细胞之间的相互作用就是骨转移的恶性循环学说。很多肿瘤细胞都可以自身表达 RANK，直接激活破骨细胞，随后骨基质释放更多的细胞激素和生长因子，促进肿瘤细胞的生长和 RANKL 的表达。地舒单抗作为 RANKL 抑制药，可下调破骨细胞引起的骨吸收，从理论上给乳腺癌的治疗增加了一种新手段。D-CARE 研究的目的在于探索早期高危乳腺癌患者在标准化疗的基础上加用地舒单抗能否起到"锦上添花"的作用。

双膦酸盐辅助治疗用于降低乳腺癌骨转移风险的研究已广泛开展。EBCTCG 研究是一项双膦酸盐辅助治疗的 Meta 分析，共纳入 18 776 例患者。结果提示，辅助应用双膦酸盐可以显著降低绝经后乳腺癌患者的乳腺癌相关病死率（$HR=0.82$，$95\%CI$：$0.73\sim0.93$，$P=0.002$）。因此，辅助唑来膦酸等双膦酸盐作为绝经后乳腺癌患者的辅助治疗被纳入相关指南。一些晚期骨转移肿瘤的临床研究显示，地舒单抗对比唑来膦酸可以有效延缓首次骨相关事件的发生时间。那么地舒单抗在早期乳腺癌中能预防骨转移吗？ABCSG-18 研究首先在绝经后 HR 阳性、接受芳香化酶抑制药治疗的患者中加用地舒单抗。结果显示，地舒单抗组较安慰剂组的 8 年 DFS 率的绝对获益为 3.1%。与 ABSCG-18 研究有所不同的是，D-CARE 研究入组的患者大部分为淋巴结阳性患者，且接受了（新）辅助化疗，预后相对劣于 ABCSG-18 研究的入组患者。另外，尽管 D-CARE 研究中地舒单抗采用强化的给药方式，但是治疗组并未显示出任何的生存获益（不论是 DFS，还是 OS）。因此，针对地舒单抗的适合人群可能还需要更多的临床研究来验证。

（二）研究结果中的亮点

从地舒单抗的作用机制来看，研究者希望看到骨生存上的获益，故 D-CARE 研究也是以首次观察到骨转移的时间（BMFS）作为主要研究终点，但是 BMFS 事件包含任何原因的死亡，增加了不确定因素，可能相对稀释了地舒单抗的骨保护作用。

在主要研究终点和次要研究终点均是阴性的情况下，研究者也进一步进行了探索性分析，地舒单抗在至首发骨转移的时间上有获益，这点也体现了地舒单抗的骨保护作用，与 ABCSG-18 研究的结论相一致。

（三）与其他同类研究相比

同样辅助应用地舒单抗的临床研究为 ABCSG-18 研究，其纳入淋巴结阴性早期乳腺癌的比例为 70%，ER 阳性/PR 阳性患者占 84%，75% 的患者未接受（新）辅助化疗，纳入人群相对 D-CARE 研究预后较好。此外，在 ABCSG-18 研究中，地舒单抗是每 6 个月给药 1 次，而 D-CARE 探究则是强化的给药方式，故 D-CARE 研究报道的下颌骨坏死发生率也相对较高。ABCSG-18 研究经过中位随访 73 个月的结果提示，地舒单抗组较安慰剂组 DFS 率显著提高（$HR=0.82$，$95\%CI$：$0.69\sim0.98$，$P=0.026$）。ABCSG-18 研究的结论提示，对于接受芳香化酶抑制药治疗的绝经后 HR 阳性早期乳腺癌患者，地舒单抗是一种安全有效的辅助治疗药物。

（四）研究的不足与局限性，对未来研究的启发

D-CARE 研究的给药是与（新）辅助化疗同时进行的，那么不良反应的发生可能出现混淆。

但是研究中报道的 3 级及以上中性粒细胞减少的发生率仅 15%，那么是否同时使用了粒细胞集落刺激因子，以及粒细胞集落刺激因子的应用是否也会干扰研究结果，这点在文章中并没有分析。

　　D-CARE 研究给临床医师带来的最大启发是地舒单抗的可能获益人群。例如，ABCSG-18 研究得出的结论是绝经后 HR 阳性、淋巴结阴性、接受芳香化酶抑制药治疗的人群，如果盲目扩大到所有乳腺癌人群或高复发风险人群，地舒单抗在骨保护上的获益进而到预防骨转移的获益可能被稀释。AZURE 研究与本研究的试验设计相似，AZURE 研究将 3360 例 Ⅱ 或 Ⅲ 期乳腺癌患者按 1∶1 的比例随机分配至唑来膦酸联合标准化疗组和安慰剂联合标准化疗组，得到的也是阴性结果，但联合唑来膦酸组的 DFS 在入组时确认绝经的患者中展现了一定优势（$HR = 0.77$）。因此，临床医师在设计临床试验时，入组人群的选择与临床终点的选择也是非常重要的，甚至会影响临床试验的结论。

（上海交通大学医学院附属仁济医院　林燕苹　殷文瑾　陆劲松）

参考文献

[1] Coleman R, Finkelstein DM, Barrios C, et al. Adjuvant denosumab in early breast cancer (D-CARE)：an international, multicentre, randomised, controlled, phase 3 trial. Lancet Oncol, 2020, 21 (1)：60-72.

[2] Dhesy-Thind S, Fletcher GG, Blanchette PS, et al. Use of adjuvant bisphosphonates and other bone-modifying agents in breast cancer：a cancer care ontario and American Society of Clinical Oncology clinical practice guideline. J Clin Oncol, 2017, 35 (18)：2062-2081.

[3] Early Breast Cancer Trialists' Collaborative G. Adjuvant bisphosphonate treatment in early breast cancer：meta-analyses of individual patient data from randomised trials. Lancet, 2015, 386 (10001)：1353-1361.

[4] Gnant M, Pfeiler G, Steger GG, et al. Adjuvant denosumab in postmenopausal patients with hormone receptor-positive breast cancer (ABCSG-18)：disease-free survival results from a randomised, double-blind, placebo-controlled, phase 3 trial. Lancet Oncol, 2019, 20 (3)：339-351.

[5] Goldvaser H, Amir E. Role of bisphosphonates in breast cancer therapy. Curr Treat Options Oncol, 2019, 20 (4)：26.

[6] Stopeck AT, Lipton A, Body JJ, et al. Denosumab compared with zoledronic acid for the treatment of bone metastases in patients with advanced breast cancer：a randomized, double-blind study. J Clin Oncol, 2010, 28 (35)：5132-5139.

[7] Gnant M, Pfeiler G, Dubsky PC, et al. Adjuvant denosumab in breast cancer (ABCSG-18)：amulticentre, randomised, double-blind, placebo-controlled trial. Lancet, 2015, 386 (9992)：433-443.

[8] Coleman R, de Boer R, Eidtmann H, et al. Zoledronic acid (zoledronate) for postmenopausal women with early breast cancer receiving adjuvant letrozole (ZO-FAST study)：final 60-month results. Ann Oncol, 2013, 24 (2)：398-405.

[9] Costa L, Ferreira AR. Adjuvant zoledronic acid to treat breast cancer：not for all. Lancet Oncol, 2017, 18 (11)：1437-1439.

[10] 中国抗癌协会乳腺癌专业委员会. 中国抗癌协会乳腺癌诊治指南与规范 (2019 年版). 中国癌症杂志, 2019, 29 (8)：609-680.

[11] Coleman R, Cameron D, Dodwell D, et al. Adjuvant zoledronic acid in patients with early breast cancer：final efficacy analysis of the AZURE (BIG 01/04) randomised open-label phase 3 trial. Lancet Oncol, 2014, 15 (9)：997-1006.

[12] Gonzalez-Suarez E, Jacob AP, Jones J, et al. RANK ligand mediates progestin-induced mammary epithelial proliferation and carcinogenesis. Nature, 2010, 468 (7320)：103-107.

[13] O'Carrigan B, Wong MH, Willson ML, et al. Bisphosphonates and other bone agents for breast cancer. Cochrane Database Syst Rev, 2017, 10：CD003474.

［14］Hadji P, Coleman RE, Wilson C, et al. Adjuvant bisphosphonates in early breast cancer: consensus guidance for clinical practice from a European Panel. Ann Oncol, 2016, 27: 379-390.

［15］Brandao M, Debiasi M, de Azambuja E. Denosumab in early-stage breast cancer. Lancet Oncol, 2019, 20: e234-e235.

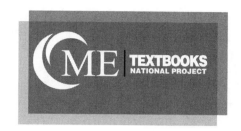

第八篇

人表皮生长因子受体-2靶向辅助治疗相关重点临床试验及其解读

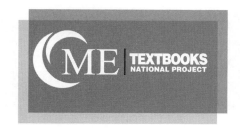

PERSEPHONE 研究：6 个 月 对比 12 个月曲妥珠单抗辅助治疗人表皮生长因子受体-2 阳性早期乳腺癌的 Ⅲ 期、随机、非劣效性试验

第 30 章

一、概　　述

【文献来源】

Earl HM，Hiller L，Vallier AL，et al. 6 versus 12 months of adjuvant trastuzumab for HER2-positive early breast cancer（PERSEPHONE）：4-year disease-free survival results of a randomised phase 3 non-inferiority trial. Lancet，2019，393（10191）：2599-2612.

【研究背景】

12 个月曲妥珠单抗（新）辅助治疗是目前 HER-2 阳性乳腺癌的标准治疗方案。短疗程的曲妥珠单抗辅助治疗是否可以减少心脏毒性、降低经济负担，同时不降低治疗效果尚不清楚。

【入组条件】

1. 18 岁以上。

2. 组织学确诊 HER-2 阳性的早期浸润性乳腺癌。

3. 具有明确的化疗指征。

4. 一般情况良好，可以接受曲妥珠单抗治疗。

【试验设计】

1. 一项非劣效性检验的随机、开放、Ⅲ期临床试验，对 ITT 进行分析。

2. 假设试验组（6 个月曲妥珠单抗治疗）比对照组（12 个月曲妥珠单抗治疗）的 4 年 DFS 率绝对差值不大于 3%。预计对照组的 4 年 DFS 率为 80%，在 4 年非劣效界值为 3%、85% 的检验效能、单边 $\alpha=0.05$ 的前提下，共需要入组 4000 例患者以验证试验组不劣于对照组。

3. 主要研究终点为 DFS（定义为穿刺确诊到首次浸润性乳腺癌复发、死亡或无复发生存的时间）。

4. 次要研究终点为 OS（定义为穿刺确诊到任何原因死亡的时间）、卫生经济学分析、治疗过程中的 LVEF。

【试验流程】

PERSEPHONE 研究的试验流程见图 30-1。

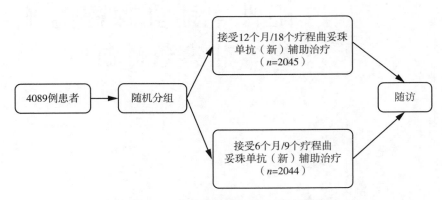

图 30-1　PERSEPHONE 研究的试验流程

注：分层因素包括 ER 状态、化疗种类（蒽环类、紫杉类、蒽环类联合紫杉类、既无蒽环类也无紫杉类）、化疗时间（辅助或新辅助）、曲妥珠单抗时间（化疗同期或序贯）

【结果】

1. DFS 率　中位随访 5.4 年，6 个月曲妥珠单抗治疗组的 DFS 率为 89.4%，12 个月曲妥珠单抗治疗组为 89.8%（$HR = 1.07$，$90\%CI$：$0.93 \sim 1.24$，单边非劣效性 $P = 0.011$）。亚组分析显示，在使用紫杉类药物化疗且同时联用曲妥珠单抗的患者中，12 个月曲妥珠单抗治疗组的 DFS 率更优。

2. OS 率　中位随访 5.4 年，6 个月曲妥珠单抗治疗组的 OS 率为 93.8%，12 个月曲妥珠单抗治疗组为 94.8%（$HR = 1.14$，$90\%CI$：$0.95 \sim 1.37$，单边非劣效性 $P = 0.001$）。亚组分析显示，在 ER 阴性患者中行化疗联用曲妥珠单抗，12 个月曲妥珠单抗治疗组的 OS 率更优（$P = 0.019$）。

3. 不良反应及 LVEF　对于所有 CTCAE 分级为 3~4 级（2 级以上的心悸）不良反应的发生率，6 个月曲妥珠单抗治疗组为 19%，12 个月曲妥珠单抗治疗组为 24%（$P = 0.0002$）；对于低 LVEF 的发生率，6 个月曲妥珠单抗治疗组为 9%，12 个月曲妥珠单抗治疗组为 11%。

【结论】

对于 HER-2 阳性早期乳腺癌，6 个月曲妥珠单抗的治疗效果不劣于 12 个月，且心脏毒性和其他严重不良反应更少。对于与 PERSEPHONE 研究入组类似的患者，可以考虑缩短曲妥珠单抗的治疗时长。

（上海交通大学医学院附属仁济医院　吴子平　殷文瑾　陆劲松）

二、专家解读

曲妥珠单抗改变了 HER-2 阳性乳腺癌的治疗方式，显著提高了该类乳腺癌患者的疗效和生存。目前，对于早期 HER-2 阳性乳腺癌患者，总时长 1 年的曲妥珠单抗（新）辅助治疗已常规进行。然而，曲妥珠单抗作为一种靶向 HER-2 蛋白的药物，可能会造成部分心脏毒性，且由于价格高昂，给各国的公共医疗卫生造成了巨大的经济负担。

曲妥珠单抗的使用时长是国内外临床研究关注的重要问题。HERA 研究奠定了曲妥珠单抗辅助治疗使用 12 个月的基石。该研究对比不用曲妥珠单抗（观察组）、使用 1 年曲妥珠单抗与 2 年曲妥珠单抗辅助治疗的差别。由于曲妥珠单抗的优越疗效，在 2005 年中期分析后就有部分观察组的患者交叉入组至曲妥珠单抗组。但在中位随访 11 年后，结果显示，使用 2 年曲妥珠单抗治疗与 1 年治疗比较，并未改变患者的 DFS 或 OS。因此，目前 1 年曲妥珠单抗辅助治疗仍是标准方案。

缩短时长的辅助曲妥珠单抗治疗并非空穴来风。早在 2009 年，FinHer 研究就汇报了其 4 年的 DFS 数据。对于 HER-2 阳性乳腺癌，9 周曲妥珠单抗治疗与观察组相比，就足以提高 18.4% 的 DFS 率（$HR = 0.32$，$95\%CI$：$0.12 \sim 0.89$，$P = 0.029$）。虽然短疗程的曲妥珠单抗治疗与不使用曲妥珠单抗相比，可以改善 HER-2 阳性乳腺癌患者的生存，但与 1 年的标准治疗时长相比，在 PERSEPHONE 研究之前，尚未有缩短疗程的曲妥珠单抗治疗在与 1 年曲妥珠单抗辅助靶向治疗的头对头比较临床研究中获得阳性结论。

HORG 研究入组了淋巴结阳性或淋巴结阴性的 HER-2 阳性高危乳腺癌患者，对比了 6 个月和 12 个月曲妥珠单抗治疗的疗效差别。结果显示，3 年 DFS 率 6 个月组为 93.3%，12 个月组为 95.7%（非劣效性 $P = 0.08$），未能说明 6 个月曲妥珠单抗治疗不劣于 12 个月曲妥珠单抗治疗。ShortHER 研究和 SOLD 研究都在高危 HER-2 阳性乳腺癌患者中对比了 9 周和 12 个月曲妥珠单抗治疗的疗效差别。ShortHER 研究中，2 组患者的 5 年 DFS 率分别为 85% 和 88%（$HR = 1.13$，$90\%CI$：$0.89 \sim 1.42$，非劣效界值为 1.29）。SOLD 研究中，2 组患者的 5 年 DFS 率分别为 88% 和 90%（$HR = 1.39$，$90\%CI$：$1.12 \sim 1.72$，非劣效界值为 1.3）。这 2 个研究的结论都是 9 周曲妥珠单抗治疗劣于 12 个月曲妥珠单抗治疗。以上几个短疗程研究中，曲妥珠单抗的使用总量与标准用量相比都不及对照组的 1/2，DFS 率的差值为 2% ~ 3%。

PHARE 研究是另一项对比 6 个月和 12 个月曲妥珠单抗治疗差别的试验。入组 HER-2 阳性浸润性乳腺癌，辅助化疗期间使用曲妥珠单抗。中位随访 7.5 年后，6 个月的 DFS 率为 80.6%，12 个月的 DFS 率为 82.3%（$HR = 1.08$，$95\% CI$：$0.39 \sim 1.25$，非劣效性 $P = 0.39$）。虽然该研究设定的 HR（1.07）与 PERSEPHONE 研究非常接近，但由于两者统计的设计不同，故在 PHARE 研究中，6 个月曲妥珠单抗治疗劣于 12 个月曲妥珠单抗治疗。在 PHARE 研究中，终点根据 HR 假设；而 PERSEPHONE 研究的终点则根据 DFS 率的绝对值假设。

为什么 2 项设计如此类似的临床研究得到了 2 个完全不同的结果？第一，目前 PERSEPHONE 研究的随访时间尚短，而 HER-2 阳性乳腺癌相关的临床研究随着随访时间的延长生存结果可能会发生改变。例如，HERA 研究随机分组后第 3 年时，曲妥珠单抗 2 年治疗组与 1 年治疗组相比仍有 2.4% 的绝对获益；但中位随访 8 年后，2 组生存趋向一致；中位随访 11 年后，2 组的 DFS 率皆为 69%（$HR = 1.02$，$95\%CI$：$0.89 \sim 1.17$）。因此，PERSEPHONE 研究的生存结果还有待延长的随访验证。此外，临床研究的数据显示，HER-2 阳性乳腺癌患者在术后 2 ~ 3 年存在一个复发高峰。因此，有必要延长抗 HER-2 辅助治疗时长以覆盖 HER-2 阳性乳腺癌的术后复发高峰，或能改善这类患者的预后。虽然 HERA 研究是阴性结果，但若改变抗 HER-2 辅助治疗策略，如 ExteNET 研究中试验组为曲妥珠单抗治疗 1 年后序贯 1 年的来那替尼治疗，可以较对照组（曲妥珠单抗治疗 1 年）显著提高 HER-2 阳性乳腺癌患者的预后。因此，对于 PERSEPHONE 研究中缩短抗 HER-2 治疗的结果更应采取谨慎观察、验证的态度。第二，2 个临床研究入组的患者构成不同。PERSEPHONE 研究的亚组分析显示，在使用紫杉类药物化疗且同时联用曲妥珠单抗的患者中，12 个月曲妥珠单抗治疗的 DFS 率更优。而这 2 个人群的入组比例在 PHARE 研究中都高于 PERSEPHONE 研究。一方面，文献分析和 NSABP N9831 研究均显示，化疗联合曲妥珠单抗的疗效优于序贯曲妥珠单抗，PHARE 研究和 PERSEPONE 研究中这类患者的组成比例不同，可能对结果有所影响。另一方面，30% 的 HER-2 阳性乳腺癌患者同时也伴有 17 号染色体上的 *TOP2α* 基因扩增，这类患者对蒽环类药物特别敏感，单纯使用该类药物化疗即可达到类似曲妥珠单抗的疗效。根据 BCIRG006 研究，HER-2 和 *TOP2α* 共扩增的患者使用 AC-TH（A，多柔比星；C，环磷酰胺；T，多西他赛；H，曲妥珠单抗）方案治疗和单独使用 AC-T（不用靶向治疗）方案的疗效相似。因此，2 个临床研究中不同 *TOP2α* 扩增的患者比例与使用蒽环类药物的比例可能会导致疗效差异。

PERSEPHONE 探究纳入行辅助/新辅助各种化疗方案的患者，且时间跨度很大，不同患者前后治疗策略可能已经发生改变。因此，笔者对本研究的结论采取谨慎观望的态度，有待后续的随访和分析。

（上海交通大学医学院附属仁济医院　吴子平　殷文瑾　陆劲松）

参考文献

［1］Cameron D, Piccart-Gebhart MJ, Gelber RD, et al. 11 years' follow-up of trastuzumab after adjuvant chemotherapy in HER2-positive early breast cancer：final analysis of the HERceptin Adjuvant（HERA）trial. Lancet, 2017, 389（10075）：1195-1205.

［2］Joensuu H, Bono P, Kataja V, et al. Fluorouracil, epirubicin, and cyclophosphamide with either docetaxel or vinorelbine, with or without trastuzumab, as adjuvant treatments of breast cancer：final results of the FinHer Trial. J Clin Oncol, 2009, 27（34）：5685-5692.

［3］Mavroudis D, Saloustros E, Malamos N, et al. Six versus 12 months of adjuvant trastuzumab in combination with dose-dense chemotherapy for women with HER2-positive breast cancer：a multicenter randomized study by the Hellenic Oncology Research Group（HORG）. Ann Oncol, 2015, 26（7）：1333-1340.

［4］Conte P, Frassoldati A, Bisagni G, et al. Nine weeks versus 1 year adjuvant trastuzumab in combination with chemotherapy：final results of the phase Ⅲ randomized Short-HER studydouble dagger. Ann Oncol, 2018, 29（12）：2328-2333.

［5］Joensuu H, Fraser J, Wildiers H, et al. Effect of adjuvant trastuzumab for a duration of 9 weeks vs 1 year with concomitant chemotherapy for early human epidermal growth factor receptor 2-positive breast cancer：the SOLD randomized clinical trial. JAMA Oncol, 2018, 4（9）：1199-1206.

［6］Pivot X, Romieu G, Debled M, et al. 6 months versus 12 months of adjuvant trastuzumab in early breast cancer（PHARE）：final analysis of a multicentre, open-label, phase 3 randomised trial. Lancet, 2019, 393（10191）：2591-2598.

［7］Yin W, Di G, Zhou L, et al. Time-varying pattern of recurrence risk for Chinese breast cancer patients. Breast Cancer Res Treat, 2009, 114（3）：527-535.

［8］Martin M, Holmes FA, Ejlertsen B, et al. Neratinib after trastuzumab-based adjuvant therapy in HER2-positive breast cancer（ExteNET）：5-year analysis of a randomised, double-blind, placebo-controlled, phase 3 trial. Lancet Oncol, 2017, 18（12）：1688-1700.

［9］Yin W, Jiang Y, Shen Z, et al. Trastuzumab in the adjuvant treatment of HER2-positive early breast cancer patients：a meta-analysis of published randomized controlled trials. PLoS One, 2011, 6（6）：e21030.

［10］Perez EA, Romond EH, Suman VJ, et al. Four-year follow-up of trastuzumab plus adjuvant chemotherapy for operable human epidermal growth factor receptor 2-positive breast cancer：joint analysis of data from NCCTG N9831 and NSABP B-31. J Clin Oncol, 2011, 29（25）：3366-3373.

［11］Di Leo A, Gancberg D, Larsimont D, et al. HER-2 amplification and topoisomerase IIalpha gene aberrations as predictive markers in node-positive breast cancer patients randomly treated either with an anthracycline-based therapy or with cyclophosphamide, methotrexate, and 5-fluorouracil. Clin Cancer Res, 2002, 8 (5): 1107-1116.

[12] Schindlbeck C, Mayr D, Olivier C, et al. Topoisomerase Ⅱ alpha expression rather than gene amplification predicts responsiveness of adjuvant anthracycline-based chemotherapy in women with primary breast cancer. J Cancer Res Clin Oncol, 2010, 136 (7): 1029-1037.

[13] Slamon D, Eiermann W, Robert N, et al. Adjuvant trastuzumab in HER2-positive breast cancer. N Engl J Med, 2011, 365 (14): 1273-1283.

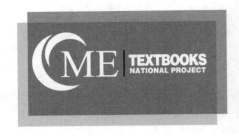

HannaH 研究的最终分析：皮下或静脉注射曲妥珠单抗治疗人表皮生长因子受体-2 阳性早期乳腺癌的 Ⅲ 期随机临床试验

第 31 章

一、概　　述

【文献来源】

Jackisch C，Stroyakovskiy D，Pivot X，et al. Subcutaneous vsintravenous trastuzumab for patients with ERBB2-positive early breast cancer：final analysis of the HannaH phase 3 randomized clinical trial. JAMA Oncol，2019，5（5）：e190339.

【研究背景】

曲妥珠单抗是 HER-2 阳性乳腺癌的重要治疗药物，目前多采用静脉注射的给药方式。本研究旨在评估皮下或静脉注射曲妥珠单抗（新）辅助治疗 HER-2 阳性早期乳腺癌的长期疗效及安全性（中位随访约 6 年的最终分析结果）。

【入组条件】

1. 年龄≥18 岁的女性。

2. HER-2 阳性乳腺癌（HER-2 阳性定义为免疫组织化学示+++或 FISH 阳性）。

3. 原发的、未转移的、组织学确诊的浸润性乳腺癌（临床分期为 Ⅰ~ⅢC 期，包括炎性乳腺癌和多中心/多灶性乳腺癌，B 超测量肿瘤直径≥1 cm 或触诊≥2 cm）。

4. ECOG 评分为 0~1 分。

5. LVEF≥55%。

【试验设计】

1. 一项前瞻性、多中心、开放标签、随机、国际Ⅲ期非劣效性（新）辅助治疗临床试验。

2. 主要研究终点（双终点）

（1）术前 8 个疗程治疗后曲妥珠单抗的血药谷浓度（C_{trough}）：血药浓度指药物吸收后在血浆

内的总浓度。本研究检测的为谷浓度，即给药期间的最低浓度。按试验设计，皮下注射组与静脉注射组的术前C_{trough}的几何平均比的$90\% CI$的下限>0.8表示皮下注射组不劣于静脉注射组。

（2）pCR：乳腺原发灶中无浸润性癌细胞残留，允许存在原位癌成分。按试验设计，皮下注射组与静脉注射组的pCR差异的$95\% CI$的下限>−12.5%即表示皮下注射组不劣于静脉注射组。

3. 次要研究终点

（1）EFS：从随机化到疾病复发或进展（局部、区域、远处或对侧）或任何原因死亡的时间。

（2）OS：从随机化到任何原因死亡的时间。

（3）安全性。

（4）原发性肿瘤的总病理完全缓解（total pathologic complete response，tpCR）：乳腺原发灶及同侧腋窝淋巴结中均无浸润性癌细胞残留。

4. 中位随访时间为皮下组5.9（0.03~6.30）年、静脉组6.0（0.08~6.80）年。

【试验流程】

HannaH研究的试验流程见图31-1。

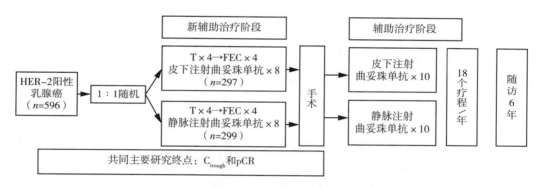

图31-1　HannaH研究的试验流程

注：曲妥珠单抗皮下注射，600 mg，每3周1次；曲妥珠单抗静脉注射，首剂8 mg/kg，维持6 mg/kg；多西他赛（T），75 mg/m²；氟尿嘧啶（F），500 mg/m²；表柔比星（E），75 mg/m²；环磷酰胺（C），500 mg/m²

【结果】

（一）HannaH研究主要研究终点的结果

1. 术前8个疗程治疗后曲妥珠单抗的血药谷浓度（C_{trough}）　静脉注射组的术前C_{trough}的几何平均值为51.8 μg/ml（变异系数为52.5%），皮下注射组为69.0 μg/ml（变异系数为55.8%）。皮下注射组的术前C_{trough}与静脉注射组的术前C_{trough}的几何平均比是1.33（$90\% CI$：1.24~1.44）。

2. pCR　静脉注射组的患者中有40.7%达到了pCR，皮下注射组中有45.4%达到pCR。组间的pCR差异为4.7%（$95\% CI$：4.0~13.4）。

（二）HannaH研究次要研究终点的长期随访结果

1. EFS　皮下注射组与静脉注射组的6年EFS率相同，均为65%（$HR = 0.98$，$95\% CI$：0.74~1.29）。亚组分析显示，无论是否达到tpCR，皮下注射组与静脉注射组的6年EFS率差异均无统计学意义（达到tpCR组82% vs. 83%；未达到tpCR组54% vs. 57%）。

2. OS　皮下注射组与静脉注射组的 6 年 OS 率相同，均为 84%（$HR = 0.94$，95% CI：0.61~1.45）。亚组分析显示，无论是否达到 tpCR，皮下注射组与静脉注射组的 6 年 OS 率差异均无统计学意义（达到 tpCR 组 91% *vs*. 89%；未达到 tpCR 组 79% *vs*. 81%）。

3. 安全性　皮下注射组与静脉注射组在总体不良反应发生率（97.6% *vs*. 94.6%）、3 级或以上不良反应发生率（53.2% *vs*. 53.7%）和严重不良反应发生率（21.9% *vs*. 15.1%）方面，差异均无统计学意义。此外，皮下注射组与静脉注射组在心脏相关不良反应发生率上也较为相近（14.8% *vs*. 14.1%）。

【结论】

曲妥珠单抗皮下给药与静脉给药相比，具有长期相近的疗效和安全性。

（上海交通大学医学院附属仁济医院　袁陈伟　殷文瑾　陆劲松）

二、专家解读

曲妥珠单抗是 HER-2 阳性乳腺癌的重要靶向治疗药物，已经得到包括 HERA 研究、BCIRG006 研究、NSABP B-31 研究和 NOAH 研究等众多大型临床研究的证实。目前，曲妥珠单抗主要以静脉注射的方式给药。相较而言，皮下注射曲妥珠单抗有更多的优势，如缩短治疗时间、节约医疗资源、使用便利等。HannaH 研究的前期结论提示，皮下注射曲妥珠单抗的药代动力学和疗效不劣于标准静脉给药，且安全性相近。但皮下注射曲妥珠单抗的长期疗效如何，目前尚不得知。本研究旨在评估皮下注射或静脉注射曲妥珠单抗治疗 HER-2 阳性乳腺癌的长期疗效及安全性（中位随访 6 年的最终分析结果）。

本研究是一项前瞻性、国际多中心、开放标签、随机、Ⅲ 期非劣效性临床试验，假设皮下注射曲妥珠单抗在治疗 HER-2 阳性乳腺癌的疗效及安全性上不劣于静脉注射。按 1∶1 的比例随机分组，分为皮下注射组和静脉注射组，每组均完成术前和术后共计 1 年的抗 HER-2 治疗。结果显示，皮下注射与静脉注射相比，具有长期相近的疗效和安全性。

本次报道的是原试验中位随访 6 年的更新数据，提示曲妥珠单抗皮下注射组与静脉注射组的 6 年 EFS 率（均为 65%）和 OS 率（均为 84%）差异均无统计学意义，同时 2 组的安全性相当，这为皮下注射曲妥珠单抗的长期疗效和安全性提供了依据。此外，达到 tpCR 组的 6 年 EFS 和 OS 均显著优于未达 tpCR 组，提示 tpCR 是一个预测长期疗效的可靠研究终点指标，可用于后续的临床试验设计。

那么，对于晚期 HER-2 阳性乳腺癌，皮下注射曲妥珠单抗的疗效如何？在 2019 年的 SABCS 上，Sherko Kümmel 报道了 MetaPHER 研究的最终分析结果。MetaPHER 研究是目前最大规模评估皮下注射曲妥珠单抗联合静脉注射帕妥珠单抗加多西他赛一线治疗 HER-2 阳性转移性/局部晚期乳腺癌的安全性和耐受性的临床研究（$n = 418$）。结果发现，约 98.5% 的患者经历 ≥1 次的任何等级不良反应，约 53.6% 的患者经历 ≥3 级的不良反应，约 26.0% 的患者经历了严重不良反应。研究者评估的 PFS 中位数为 18.7 个月，ORR 为 75.6%（95% CI：70.6~80.1），CBR 为 92.0%。这些结果提示，皮下注射曲妥珠单抗联合静脉注射帕妥珠单抗加多西他赛与静脉注射曲妥珠单抗联合静脉注射帕妥珠单抗加多西他赛的已知安全性和疗效相似，期待正式的文章发表以提供更多的信息。上述结果提示，皮下注射曲妥珠单抗也可能适用于晚期 HER-2 阳性乳腺癌。

本研究仍有一些不足：第一，本研究亚组分析的样本量较小且不完全平衡，可能导致结果偏倚。第二，本研究的探索性亚组分析并非预先设定，其结果有待其他前瞻性临床试验进一步验证。

（上海交通大学医学院附属仁济医院　袁陈伟　殷文瑾　陆劲松）

参考文献

［1］Ismael　G，Hegg　R，Muehlbauer　S，et al. Subcutaneous versus intravenous administration of （neo）adjuvant trastuzumab in patients with HER2-positive，clinical stage Ⅰ～Ⅲ breast cancer （HannaH study）：a phase 3，open-label，multicentre，randomised trial. Lancet Oncol，2012，13（9）：869-878.

［2］Jackisch　C，Stroyakovskiy　D，Pivot　X，et al. Subcutaneous vs intravenous trastuzumab for patients with ERBB2-positive early breast cancer：final analysis of the HannaH phase 3 randomized clinical trial. JAMA Oncol，2019，5（5）：e190339.

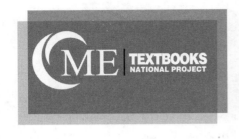

NSABP B-47/NRG Oncology 研究：人表皮生长因子受体-2 阴性（荧光原位杂交阴性且免疫组织化学示+/++）、高危浸润性乳腺癌患者辅助化疗是否联合曲妥珠单抗的 Ⅲ 期随机临床试验

第 32 章

一、概　　述

【文献来源】

Fehrenbacher L, Cecchini RS, Geyer CE Jr, et al. NSABP B-47/NRG oncology phase Ⅲ randomized trial comparing adjuvant chemotherapy with or without trastuzumab in high-risk invasive breast cancer negative for HER2 by FISH and with IHC 1+or 2+. J Clin Oncol, 2020, 38 (5)：444-453.

【研究背景】

曲妥珠单抗在 HER-2 过表达乳腺癌患者中疗效显著，显著降低复发和死亡风险。四大研究（NSABP B-31 研究、NCCTG N9831 研究、BCIRG 006 研究及 HERA 研究）奠定了曲妥珠单抗在 HER-2 阳性乳腺癌辅助治疗中的基石地位。但是在回顾性研究中发现，NSABP B-31 研究和 NCCTG N9831 研究中纳入的部分 HER-2 阴性患者也可以从曲妥珠单抗中获益，故本研究旨在淋巴结阳性或高危淋巴结阴性、HER-2 阴性［免疫组织化学示+/++且荧光原位杂交（fluorescence in situ hybridization，FISH）示阴性］的浸润性乳腺癌患者中明确辅助化疗中加入曲妥珠单抗可否改善预后。

【入组条件】

1. 组织学确诊的原发性浸润性乳腺癌，已接受乳房切除或切缘为阴性的保乳手术。
2. 行淋巴结清扫病理呈阳性的患者或高危淋巴结阴性患者，且无远处转移。
3. HER-2 阴性患者（HER-2 阴性定义为免疫组织化学示+，不需要 FISH；或免疫组织化学示+，且 HER-2/CEP17<2.0，或未检测比值时 *HER-2* 基因拷贝数<4.0)。

4. 对于行 TC（T，多西他赛；C，环磷酰胺）方案化疗的患者，LVEF≥50%；对于行 AC→wP（A，多柔比星；C，环磷酰胺；wP，每周紫杉醇）方案化疗的患者，LVEF≥55%。

5. 排除既往乳腺癌（原位小叶癌除外）。

6. 排除既往 5 年内非乳腺恶性肿瘤（除非黑色素瘤皮肤癌或仅需通过局部切除来治疗的原位癌外）。

7. 排除不可控制的高血压。

8. 年龄>50 岁，高血压药物控制中的患者不可接受 AC→wP 方案化疗。

【试验设计】

1. 一项Ⅲ期、多中心、随机临床试验。

2. 主要研究终点为 iDFS［定义为自随机分组至全乳切除术后局部浸润性癌复发、保乳术后同侧乳房局部浸润性癌复发、区域复发、远处复发、对侧浸润性乳腺癌、非乳腺第二原发癌（除外皮肤鳞状或基底细胞癌）、未发生复发或第二原发癌的全因死亡的时间］。

3. 次要研究终点为 DFS、无乳腺癌生存、无复发间期、无远处复发间期、OS 及安全性。

4. 设置 90% 的检验效能，检测到化疗联合曲妥珠单抗（CRxT）组的 iDFS 较化疗（CRx）组相对降低 33%，单边 α=0.025。预设在第 66、131、197 个事件发生时进行中期分析，考虑 α 消耗，调整后单边 α=0.024 6。因此，主要研究终点双边 *P*<0.049 被认为有统计学意义。其余研究终点双边 *P* 定在 0.05。

5. 采用 ITT 分析。

【试验流程】

NSABP B-47/NRG Oncology 研究的试验流程见图 32-1。

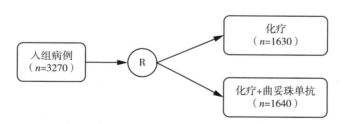

图 32-1 NSABP B-47/NRG Oncology 研究的试验流程

注：TC 方案+曲妥珠单抗. 每 3 周曲妥珠单抗，首剂 8 mg/kg，之后 6 mg/kg，总共 1 年；AC→wP 方案+曲妥珠单抗. 曲妥珠单抗从周方案开始应用，前 12 次单周曲妥珠单抗，首剂 4 mg/kg，之后 2 mg/kg，化疗结束后每 3 周 6 mg/kg，总共 1 年；分层因素包括免疫组织化学示+/++，阳性淋巴结数量（0~3 枚、4~9 枚、≥10 枚），HR 状态（ER 阴性、PR 阴性、ER 阳性、PR 阳性/阴性）及化疗方案（TC 方案或 AC→wP 方案）；2011 年 2 月 8 日至 2015 年 2 月 10 日共纳入 3270 例患者，中位随访 46 个月

【结果】

1. iDFS 共 261 个 iDFS 事件，其中 CRx 组 133 个，CRxT 组 128 个，2 组间差异无统计学意义（*HR*=0.98，95%*CI*：0.76~1.25，*P*=0.85）。

2. OS　CRx 组与 CRxT 组相比，差异无统计学意义（$HR = 1.33$，$95\% CI$：$0.90 \sim 1.95$，$P = 0.15$）。

3. DFS　CRx 组与 CRxT 组相比，差异无统计学意义（$HR = 0.98$；$95\% CI$：$0.77 \sim 1.24$，$P = 0.84$）。

4. 无乳腺癌生存　CRx 组与 CRxT 组相比，差异无统计学意义（$HR = 1.00$，$95\% CI$：$0.77 \sim 1.30$，$P = 0.99$）。

5. 无复发间期　CRx 组与 CRxT 组相比，差异无统计学意义（$HR = 1.00$，$95\% CI$：$0.75 \sim 1.33$，$P = 0.98$）。

6. 无远处复发间　CRx 组与 CRxT 组相比，差异无统计学意义（$HR = 1.10$，$95\% CI$：$0.81 \sim 1.50$，$P = 0.55$）。

7. 安全性　CRx 组与 CRxT 组总体安全，无新发安全性事件。

【结论】

将曲妥珠单抗添加至化疗不能使 HER-2 阴性（免疫组织化学示+/++且 FISH 示−）浸润性乳腺癌患者受益。

（上海交通大学医学院附属仁济医院　吴一凡　殷文瑾　陆劲松）

二、专家解读一

曲妥珠单抗是抗 HER-2 的单克隆抗体。曲妥珠单抗在 HER-2 过表达乳腺癌患者中疗效显著，显著降低复发和死亡风险。四大研究（NSABP B-31 研究、NCCTG N9831 研究、BCIRG 006 研究、HERA 研究）奠定了曲妥珠单抗在 HER-2 阳性乳腺癌辅助治疗中的基石地位。

但有意思的是，在 NSABP B-31 研究和 NCCTG N9831 研究中，由于受试者的 HER-2 判定是由当地病理科实验室完成的，故中心病理实验室进行集中评估后发现部分患者并不符合 HER-2 阳性（免疫组织化学示+++或 FISH 示+）的条件。而进一步的回顾性分析提示，这部分 HER-2 阴性患者或可从曲妥珠单抗的治疗中获益。这个前瞻性研究基础上的回顾性研究的结论是否正确，急需前瞻性随机对照研究进一步证实。

NSABP B-47 研究则旨在淋巴结阳性或高危淋巴结阴性、HER-2 阴性（免疫组织化学示+/++且荧光原位杂交示−）的浸润性乳腺癌患者中明确辅助化疗联合曲妥珠单抗可否较化疗改善预后。NSABP B-47 研究中所涉及的化疗及曲妥珠单抗靶向治疗均采用标准方案和标准剂量，但得出了阴性的结论，即 iDFS、DFS、OS 等的差异均无统计学意义。在现有的临床证据下，HER-2 阴性患者不能从辅助曲妥珠单抗治疗中获益。

本研究虽然得出阴性的结果，但是有很多值得临床医师思考的地方。首先，NSABP B-47 研究入组患者的基线特征与先前 NSABP B-31 或 NCCTG N9831 研究相比存在一定区别。在 NSABP B-47 研究中，0~3 枚淋巴结转移的患者占 72.6%，淋巴结转移情况相对较轻，而 NSABP B-31 研究中所有患者都为淋巴结转移阳性，且 1~3 枚淋巴结转移的患者占 55.6%，比例较小。此外，NSABP B-47 研究入组的 HR 阳性患者占 82.7%，而 NSABP B-31 研究和 NCCTG N9831 研究中 HR 阳性患者仅占 50%。同时，NSABP B-47 研究中不同 HER-2 状态患者的 HR 阳性比例可能也存在差异。NSABP B-47 研究的中位随访时间为 46 个月，按照相关指南，大部分患者术后辅助内分泌治疗还未结束，故延长本研究的随访时间可能出现新的生存获益趋势。且从另一个角度来看，随着病理检测判断的修正，对于 HER-2 阳性及 HER-2 不确定的要求更加严格，可能也是本研究未能重现

NCCTG N9831 研究和 NSABP B-31 研究结果的重要原因。

再者，*TOP2A* 基因（拓扑异构酶 II 基因）扩增比例不同，可能也会影响曲妥珠单抗的疗效。这个基因编码是一种 DNA 拓扑异构酶，在转录过程中控制和改变 DNA 的拓扑状态。BCIRG 006 研究对 *HER-2* 和 *TOP2A* 的扩增情况进行了分析，*TOP2A* 协同扩增发生在 35% 的 HER-2 阳性患者中，在 *TOP2A* 无协同扩增的 HER-2 阳性患者中，曲妥珠单抗的 DFS 获益高于总人群。然而，曲妥珠单抗在 *TOP2A* 协同扩增患者的 DFS 获益中并不显著。因此，*TOP2A* 基因是否扩增可能可作为 HER-2 阳性的亚型分类，进一步预测曲妥珠单抗的疗效。

当然，肿瘤异质性也是需要考虑的一个因素。一项研究表明，根据 ASCO/CAP 的定义，有 14.7% 的乳腺癌表现出 HER-2 遗传异质性；HER-2 遗传异质性在 HER-2 阴性且免疫组织化学示++ 的乳腺癌中最常见，且在 16% 的乳腺癌及 42% 的 HER-2 阴性且免疫组织化学示++的乳腺癌中表现出 *HER-2* 扩增阴性，故肿瘤异质性也是一个潜在的分层因素，提示对可能从曲妥珠单抗治疗中获益的 HER-2 阴性乳腺癌患者亚群需要进行更多的探索。另外，曲妥珠单抗在抗肿瘤方面除了靶向抑制作用，还有潜在的抗体依赖细胞介导的细胞毒作用（antibody-dependent cell-mediated cytotoxicity，ADCC），而该研究无法确定纯二聚抑制药（仅通过干扰抑制 HER-2 蛋白二聚化起到抗 HER-2 作用的药物）是否对 HER-2 中表达或低表达患者有效。

虽然 NSABP B-47 研究未能带来阳性结论，但是也带来了不少启示。在病理工作中，对于 HER-2 免疫组织化学示+/++且 FISH 比值<2.0 的浸润性乳腺癌患者，诊断要更严格、谨慎。总之，本研究的结论与目前的相关指南相符，即适用于曲妥珠单抗靶向治疗的人群仅限于根据 ASCO/CAP 指南推荐认定的 HER-2 阳性患者。

（上海交通大学医学院附属仁济医院　吴一凡　殷文瑾　陆劲松）

三、专家解读二

NSABP B-47 研究是一项 III 期、前瞻性、随机对照临床研究，目的是探索淋巴结阳性或淋巴结阴性合并其他临床高危因素的 HER-2 低表达浸润性乳腺癌在辅助化疗的基础上加入曲妥珠单抗对患者远期生存的影响。

（一）研究背景及拟解决的临床难题

10%~25% 的乳腺癌中存在 *HER-2* 基因的异常扩增或过度表达，这部分患者复发进展快，复发率和病死率均高于其他乳腺癌类型。首个抗 HER-2 靶向药物曲妥珠单抗的应用显著改善了 HER-2 阳性乳腺癌患者的预后。

部分 HER-2 阴性患者肿瘤细胞表面也有不同程度的 HER-2 蛋白表达，又称 HER-2 低表达。HER-2 低表达包含 HER-2 免疫组织化学+和++（+，>10%的浸润癌细胞呈不完整的、微弱的胞膜染色；++，>10%的浸润癌细胞呈弱至中等强度的完整细胞膜染色，或≤10%的浸润癌细胞呈强而完整的细胞膜染色）。HER-2 低表达人群占乳腺癌整体人群的 40%~50%，这部分人群是否可以从抗 HER-2 治疗中获益？

NSABP B-31 研究、NCCTG N9831 研究、BCIRG 006 研究和 HERA 研究奠定了曲妥珠单抗在 HER-2 阳性乳腺癌治疗中的基石地位，曲妥珠单抗 1 年辅助治疗成为早期乳腺癌患者辅助治疗的标准治疗方案。然而，回顾性分析 NSABP B-31 研究和 NCCTG N9831 研究的数据，发现一小部分 HER-2 阴性患者也可以从曲妥珠单抗中获益。入组患者的 HER-2 检测除当地实验室检测之外，还进行了中心病理集中评估。部分当地评估 HER-2 阳性（免疫组织化学+++或 FISH+）的患者中仍有约10%经中心病理评估为免疫组织化学和FISH双阴性。进行分析后发现这类患者经抗HER-2治疗后远期生存指标DFS亦有显著改善。当时，这一结果引起研究者的关注，美国乳腺与肠道外科辅助治疗研究协作组（National Surgical Adjuvant Breastand Bowel Project，NSABP）决定开展一项大规模Ⅲ期临床研究，针对HER-2阴性（免疫组织化学+/++且FISH−）患者，观察这类患者在抗HER-2辅助治疗中的获益情况，这就是NSABP B-47研究的背景。

（二）入组情况和结果

在本研究中，HER-2低表达的定义为免疫组织化学+/++且FISH−。2011—2015年，本研究共纳入3270例HER-2低表达、淋巴结阳性或高危淋巴结阴性的乳腺癌患者。按1∶1的比例随机分配至CRxT组或CRx组，其中研究者可以选择AC→wP化疗方案或TC化疗方案。主要研究终点为iDFS。分层因素包括免疫组织化学评分（+ *vs.* ++）、阳性淋巴结数量（0~3枚、4~9枚、≥10枚）、ER/PR状态（阳性 *vs.* 阴性）及化疗方案（TC *vs.* AC→wP）。基线数据显示，年龄≥50岁的患者占比过半（58.5%）；57%的患者免疫组织化学示+；17.3%的患者ER/PR阴性；19.9%的患者淋巴结阴性，27.4%的患者有≥4枚阳性淋巴结。

中位随访46.1个月，共发生264例iDFS事件。总体来看，在入组的HER-2低表达患者的辅助治疗中，CRxT组的1640例患者与CRx组的1630例患者相比，5年iDFS率分别为89.6%、89.2%（$HR = 0.98$，$95\%CI$：$0.77 \sim 1.26$，$P = 0.9$），5年OS率分别为94.8%、96.3%（$HR = 1.33$，$95\%CI$：$0.90 \sim 1.95$，$P = 0.15$），差异均无统计学意义。

各分层亚组（包括免疫组织化学+/++、不同淋巴结状态、HR状态及化疗方案）的iDFS及OS结果一致，均未达到统计学差异。甚至免疫组织化学++亚组的OS在CRx组中更好，结果出乎意料。

总结4个结果：①对于HER-2低表达患者，在标准辅助化疗的基础上联合曲妥珠单抗的生存预后无改善。②其他各次要研究终点均未达到，亦无获益趋势。③各分层因素之间无差异。④2组患者的治疗效果均较满意，iDFS率分别达89.2%和89.8%。严重的不良反应罕见，无新发不良反应。

（三）研究亮点

本研究的亮点在于针对HER-2低表达这个群体，解答了临床医师较为疑惑、有较多猜测却一直没有结论的问题。在亚组分析中，排除其他干扰因素进行深入讨论，对比免疫组织化学+或++对曲妥珠单抗疗效的影响，也是亮点之一。相对于免疫组织化学+组，免疫组织化学++组HR阳性的患者更多，接受TC方案的患者更多，以及肿瘤分期高的患者更多。从亚组分析的结果来看，各亚组的iDFS及OS，免疫组织化学+组与免疫组织化学++组的差异均无统计学意义。

（四）对目前相关指南和实践的影响

本研究为阴性结果，并未推动相关指南和实践的变更，但具有3270例样本量、严格分层分析的Ⅲ期临床试验设计，足以解答临床医师的疑惑，明确了HER-2阴性乳腺癌患者并不能从曲妥珠单抗的治疗中获益这一事实。

（五）有哪些相关问题没有完全解决？对未来的研究有何启发意义？

本研究的结果与NCCTG N9831研究和NSABP B-31研究中HER-2低表达（未扩增）亚组的结果不一致，目前仍没有很好的理论可以解释这一结果。NSABP B-47研究的作者也指出NSABP

B-31 研究中的患者是 HER-2 假阴性的说法不可信。

Louis Fehren 教授认为，尽管很难从机制上解释为什么曲妥珠单抗没有在免疫组织化学示++的患者中得到比免疫组织化学示+的患者更好的疗效，但基于本研究大样本数据的结果，很难认为免疫组织化学示++的患者中存在潜在获益的亚组。

然而，也有专家将本研究入组患者的基线数据与 NCCTG N9831 研究和 NSABP B-31 研究中 HER-2 低表达患者的基线数据做对比，发现患者基线数据存在较大差异，故不能排除一小部分 HER-2 阴性患者也可以从曲妥珠单抗治疗中获益。

事实上，NSABP B-47 研究中 HR 阳性患者的比例高达 80%，0~3 枚淋巴结转移的患者比例在 70% 以上，与 NCCTG N9831 和 NSABP B-31 研究的入组人群相比，整体人群的危险度偏低，很可能削弱曲妥珠单抗对预后的影响。从信号转导通路上讲，HR 阳性及内分泌治疗药物是否影响曲妥珠单抗的作用也未可知。对于进一步的试验设计，笔者认为基线均衡或 HR 阴性、HER-2 低表达这一相对更高危人群可以作为一个切入点。

（六）不足之处

本研究也有不足之处，如其并非双盲安慰剂对照设计，不能完全排除医师及患者的主观因素对结果带来的影响。入组人群 HR 阳性、0~3 枚淋巴结转移患者的比例偏高，很可能影响最终结果。本研究也没有进一步分析免疫组织化学+/++且 FISH 结果不明的患者能否从曲妥珠单抗联合化疗的治疗方案中获益。以上提及的未完全解决的问题，仍需进一步进行研究和探索。

（解放军总医院 张少华）

参考文献

［1］Chumsri S, Li Z, Serie DJ, et al. Incidence of late relapses in patients with HER2-positive breast cancer receiving adjuvant trastuzumab: combined analysis of NCCTG N9831 (Alliance) and NRG Oncology/NSABP B-31. J Clin Oncol, 2019, 37 (35): 3425-3435.

［2］Slamon D, Eiermann W, Robert N, et al. Adjuvant trastuzumab in HER2-positive breast cancer. N Engl J Med, 2011, 365 (14): 1273-1283.

［3］Cameron D, Piccart-Gebhart MJ, Gelber RD, et al. 11 years' follow-up of trastuzumab after adjuvant chemotherapy in HER2-positive early breast cancer: final analysis of the HERceptin Adjuvant (HERA) trial. Lancet, 2017, 389 (10075): 1195-1205.

［4］Perez EA, Reinholz MM, Hillman DW, et al. HER2 and chromosome 17 effect on patient outcome in the N9831 adjuvant trastuzumab trial. J Clin Oncol, 2010, 28 (28): 4307-4315.

［5］Tan-Chiu E, Yothers G, Romond E, et al. Assessment of cardiac dysfunction in a randomized trial comparing doxorubicin and cyclophosphamide followed by paclitaxel, with or without trastuzumab as adjuvant therapy in node-positive, human epidermal growth factor receptor 2-overexpressing breast cancer: NSABP B-31. J Clin Oncol, 2005, 23 (31): 7811-7819.

［6］Fehrenbacher L, Cecchini RS, Geyer CE, et al. NSABP B-47/NRG oncology phase Ⅲ randomized trial comparing adjuvant chemotherapy with or without trastuzumab in high-risk invasive breast cancer negative for HER2 by FISH and with IHC 1+ or 2+. J Clin Oncol, 2020, 38 (5): 444-453.

［7］Ohlschlegel C, Zahel K, Kradolfer D, et al. HER2 genetic heterogeneity in breast carcinoma. J Clin Pathol, 2011, 64 (12): 1112-1116.

［8］Wolff AC, Hammond MEH, Allison KH, et al. Human epidermal growth factor receptor 2 testing in breast cancer: American Society of Clinical Oncology/College of American Pathologists clinical practice guideline focused update. J Clin Oncol,

2018, 36 (20): 2105-2122.

[9] Slamon DJ, Godolphin W, Jones LA, et al. Studies of the HER-2/neu proto-oncogene in human breast and ovarian cancer. Science, 1989, 244: 707-712.

[10] Slamon DJ, Clark GM, Wong SG, et al. Human breast cancer: correlation of relapse and survival with amplification of the HER-2/neu oncogene. Science, 1987, 235: 177-182.

[11] Slamon DJ, Leyland-Jones B, Shak S, et al. Use of chemotherapy plus a monoclonal antibody against HER2 for metastatic breast cancer that overexpresses HER2. N Engl J Med, 2001, 344: 783-792.

[12] Marty M, Cognetti F, Maraninchi D, et al. Randomized phase II trial of the efficacy and safety of trastuzumab combined with docetaxel in patients with human epidermal growth factor receptor 2-positive metastatic breast cancer administered as first-line treatment: The M77001 study group. J Clin Oncol, 2005, 23: 4265-4274.

[13] Mass RD, Press MF, Anderson S, et al. Evaluation of clinical outcomes according to HER2 detection by fluorescence in situ hybridization in women with metastatic breast cancer treated with trastuzumab. Clin Breast Cancer, 2005, 6: 240-246.

[14] Romond EH, Perez EA, Bryant J, et al. Trastuzumab plus adjuvant chemotherapy for operable HER2-positive breast cancer. N Engl J Med, 2005, 353: 1673-1684.

[15] Paik S, Kim C, Wolmark N. HER2 status and benefit from adjuvant trastuzumab in breast cancer. N Engl J Med, 2008, 358: 1409-1411.

[16] Wolff AC, Hammond ME, Hicks DG, et al. Recommendations for human epidermal growth factor receptor 2 testing in breast cancer: American Society of Clinical Oncology/College of American Pathologists clinical practice guideline update. J Clin Oncol, 2013, 31 (31): 3997-4013.

[17] Perez EA, Romond EH, Suman VJ, et al. Trastuzumab plus adjuvant chemotherapy for human epidermal growth factor receptor 2-positive breast cancer: planned joint analysis of overall survival from NSABP B-31 and NCCTG N9831. J Clin Oncol, 2014, 32: 3744-3752.

[18] Piccart-Gebhart MJ, Procter M, Leyland-Jones B, et al. Trastuzumab after adjuvant chemotherapy in HER2-positive breast cancer. N Engl J Med, 2005, 353: 1659-1672.

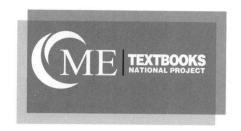

第九篇

乳腺癌内分泌辅助治疗相关重点临床试验及其解读

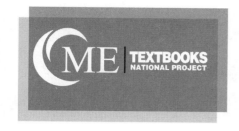

TEXT 和 SOFT 研究：绝经前女性辅助内分泌治疗个体化定制的无远处复发绝对改善结果

第 33 章

一、概　述

【文献来源】

Pagani O，Francis PA，Fleming GF，et al. Absolute improvements in freedom from distant recurrence to tailor adjuvant endocrine therapies for premenopausal women：results from TEXT and SOFT. J Clin Oncol，2020，38（12）：1293-1303.

【研究背景】

5 年他莫昔芬联合依西美坦的研究（TEXT 研究）和卵巢功能抑制的研究（SOFT 研究）的初步结果为绝经前 HR 阳性乳腺癌患者的内分泌治疗奠定了基础。因为远处复发与局部区域复发相比，会对患者的生存、经济压力及社会负担产生更大影响，故本研究的目的是根据进一步的随访结果，通过 STEPP（subpopulation treatment effect pattern plot）分析的复合风险分值找到不同 HR 阳性、HER-2 阴性乳腺癌亚组患者所对应的无远处复发的绝对获益结果，为这些亚组患者制定治疗方案提供新的证据。

【入组条件】

（一）纳入标准

1. 绝经前女性。
2. 乳房和同侧淋巴结病灶可手术切除（前哨淋巴结检查发现内乳淋巴结受累除外）。
3. 免疫组织化学结果示肿瘤组织中 ER 和（或）PR≥10%。
4. 允许同时性双侧 HR 阳性乳腺癌患者入组。
5. 患者接受过全乳切除±放疗或保乳+放疗。
6. 患者接受过腋窝淋巴结清扫或前哨淋巴结呈阴性。
7. 前哨淋巴结宏转移，需要进行清扫或放疗。
8. 所有 TEXT 研究的患者和 SOFT 研究中未接受过化疗的患者在术后 12 周内进入随机试验。
9. 允许 SOFT 研究中完成新辅助或辅助化疗 8 个月内且雌二醇处于绝经前水平的患者进入随

机试验。

10. 允许 SOFT 研究而非 TEXT 研究的患者在随机之前接受辅助内分泌治疗。

（二）排除标准

1. 入组后提交给实验室复核的组织为 HR 阴性。
2. 当地医院实验室检测为 HR 阴性。
3. 当地或中心实验室检测为 HER-2 阳性。

【试验设计】

1. 一项前瞻性、随机、多中心、Ⅲ期临床试验。
2. 主要研究终点为 DFS。
3. 次要研究终点为无乳腺癌间期、无远处复发生存、OS。

【试验流程】

TEXT 和 SOFT 研究的试验流程见图 33-1。

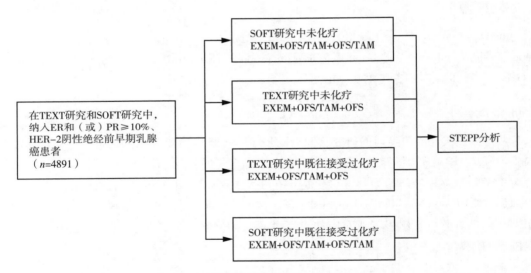

图 33-1　TEXT 和 SOFT 研究的试验流程

注：TEXT 研究的分层因素包括是否接受辅助化疗及淋巴结状态；SOFT 研究的分层因素包括既往是否接受辅助或新辅助化疗、淋巴结状态、计划采用的卵巢抑制方式；EXEM 为依西美坦，OFS 为卵巢功能抑制，TAM 为他莫昔芬

【结果】

1. TEXT 研究的中位随访时间为 9 年，SOFT 研究的中位随访时间为 8 年。
2. 4891 例患者中，433 例出现远处转移，8 年无远处复发率为 91.1%（95% CI：90.2% ~ 92.0%）。远处复发（风险）主要出现在接受过化疗的患者中。
3. 根据 STEPP 分析，复合风险（中位数 1.42）最低和最高对应的 8 年无远处复发率分别为 100% 和 63%。
4. 在 TEXT 研究中，既往接受过化疗的 1276 例患者的 8 年无远处复发率为 87.5%，依西美坦+卵巢功能抑制相比他莫昔芬+卵巢功能抑制增加了 5.1% 的 8 年无远处复发率（90.0% *vs.* 84.9%）。STEPP 分析显示，在复合风险最高的人群中，依西美坦+卵巢功能抑制相比他莫昔芬+卵巢功能抑制增加了超过 15% 的 8 年无远处复发绝对获益结果。

5. 在 SOFT 研究中，既往接受过化疗的 1271 例患者的 8 年无远处复发率为 82.5%，依西美坦+卵巢功能抑制相比他莫昔芬增加了 5.2% 的 8 年无远处复发率（86.2% *vs.* 81.0%）。STEPP 分析显示，依西美坦+卵巢功能抑制相比他莫昔芬单药最多增加约 10% 的绝对获益；他莫昔芬+卵巢功能抑制对比他莫昔芬单药，在复合风险最高的人群中有 0~3.5% 的绝对获益。

6. 在 TEXT 研究中，未化疗的 991 例患者的 8 年无远处复发率为 97.0%。依西美坦+卵巢功能抑制相比他莫昔芬+卵巢功能抑制仅增加了 0.9% 的 8 年无远处复发率。STEPP 分析显示，依西美坦+卵巢功能抑制相比他莫昔芬+卵巢功能抑制在复合风险最高的患者中，8 年无远处复发率有 2.5%~4.0% 的绝对获益。

7. 在 SOFT 研究中，未化疗的 1353 例患者的 8 年无远处复发率为 98.5%。依西美坦+卵巢功能抑制、他莫昔芬+卵巢功能抑制、他莫昔芬单药的 8 年无远处复发率分别为 99.3%、98.3%、98.0%。STEPP 分析显示，依西美坦+卵巢功能抑制相比他莫昔芬单药，8 年无远处复发率有 1.0%~2.5% 的绝对获益，他莫昔芬+卵巢功能抑制相比他莫昔芬单药的绝对获益则最多只有 1%。

【结论】

在 TEXT 和 SOFT 研究中，绝经前 HR 阳性、HER-2 阴性临床病理特征高风险乳腺癌患者使用依西美坦+卵巢功能抑制相比他莫昔芬+卵巢功能抑制或他莫昔芬单药，可以增加 10%~15% 的 8 年无远处复发率。

（上海交通大学医学院附属仁济医院　马嘉忆　殷文瑾　陆劲松）

二、专家解读

卵巢释放的雌激素会促进乳腺癌生长，不利于乳腺癌的预后。卵巢功能抑制，即 GnRHa，是一种促性腺激素释放激素的合成类似物，其与 GnRH 受体的亲和力远高于下丘脑正常释放的 GnRH，使垂体对下丘脑释放的 GnRH 反应降低，导致黄体生成素（luteinizing hormone，LH）和 FSH 分泌减少，从而使卵巢分泌的雌激素降低至绝经水平。对于绝经前女性，GnRHa 可以代替卵巢切除达到卵巢去势的效果。临床治疗中，GnRHa 常与他莫昔芬或芳香化酶抑制药（AI）联用。常用的 GnRHa 包括戈舍瑞林（诺雷得）、亮丙瑞林（抑那通）和曲普瑞林（达菲林）。那么哪些绝经前 HR 阳性乳腺癌患者适合使用卵巢功能抑制？由 Regan 自 2003 年牵头的 TEXT 和 SOFT 研究就探索了这个问题。

TEXT 研究和 SOFT 研究的入组标准相似，都是 ER 和（或）PR≥10% 的绝经前早期乳腺癌患者。TEXT 研究的患者在入组前未接受化疗，入组后可选择是否化疗。SOFT 研究允许化疗后未绝经的患者入组。TEXT 研究将患者按 1∶1 的比例随机分为卵巢功能抑制+他莫昔芬治疗组和卵巢功能抑制+依西美坦治疗组；SOFT 研究除了与 TEXT 研究相同的 2 组以外另设有他莫昔芬单药组，联合分析时将相同治疗方案者合并统计。经过 68 个月的中位随访，2014 年的联合分析结果发现，依西美坦+卵巢功能抑制的 DFS 优于他莫昔芬+卵巢功能抑制（$HR = 0.72$，$P < 0.001$）。2015 年，SOFT 研究的单独分析结果显示，卵巢功能抑制+他莫昔芬和他莫昔芬单药在 5 年 DFS 上并无统计学差异，而在既往化疗即复发风险高的亚组患者中，加用卵巢功能抑制能够改善预后，即加用卵巢功能抑制可能更适用于复发风险较高的绝经前 HR 阳性乳腺癌患者。2018 年，TEXT 和 SOFT 研

究的中位随访 9 年的结果显示，SOFT 研究中他莫昔芬+卵巢功能抑制比他莫昔芬单药组的 DFS 绝对获益增加 4.2%，依西美坦+卵巢功能抑制比他莫昔芬单药的 DFS 绝对获益增加 7.0%；在既往接受过化疗的患者中，他莫昔芬+卵巢功能抑制和依西美坦+卵巢功能抑制相对他莫昔芬单药的 DFS 绝对获益分别为 5.3% 和 9.0%，无远处复发率的绝对获益增加 2.1% 和 4.5%。

本研究在联合分析 TEXT 和 SOFT 研究时使用了 STEPP 分析法，对患者的年龄、淋巴结状态、肿瘤大小和分级、ER 和 PR 及 Ki-67 表达水平等赋值，累计得到复合风险。STEPP 分析法适用于缺少最佳预测生物标志物时，根据患者的临床肿瘤特征对特定人群的复发风险进行复合评估，从而给予患者个体化治疗。本研究对来自 TEXT 研究或 SOFT 研究及是否接受过化疗 4 个亚组的无远处复发间期重新进行计算，得到低风险和高风险所对应的绝对获益。例如，复合风险 = 0.89，年龄 40~44 岁，组织学 2 级，pT_1pN_0，ER 和 PR≥50%，Ki-67 处于 14%~19%，属于低风险；复合风险 = 1.78，年龄 40~44 岁，组织学 2 级，pT_1pN_{1a}，ER 和 PR≥50%，Ki-67 处于 20%~25%，属于中风险；复合风险 = 3.00，年龄 35~39 岁，组织学 3 级，pT_2pN_{1a}，ER 和 PR≥50%，Ki-67≥26%，属于高风险。这种数据处理方式使患者从不同治疗方案中的获益程度趋于个体化，为日后 TEXT 和 SOFT 研究的结果应用于临床实践提供了可行性，还提高了临床研究数据结果的科学性和实用性。

2017 年，EBCTCG 研究对乳腺癌患者使用 5 年内分泌治疗的 20 年复发情况进行荟萃分析，该研究纳入的患者是 ER 阳性患者，未将 HER-2 阳性排除在外，且大多数为绝经后女性。该研究主要通过 TN 分期进行分层分析。结果发现，20 年的远处复发率为 T_1N_0 13%、T_2N_2 41%；T_1N_0 中肿瘤低级别者 20 年的远处复发率为 10%，高级别者为 17%。因此认为，TN 分期高、组织学级别高的乳腺癌更容易远处复发。

综上所述，本次 TEXT 和 SOFT 研究的无远处复发结果为绝经前 HR 阳性、HER-2 阴性乳腺癌内分泌治疗方案的量身定制提供数据支持，对于临床病理特征为高风险即复合风险高的患者，依西美坦联合卵巢功能抑制相对他莫昔芬联合卵巢功能抑制或他莫昔芬单药可显著降低无远处复发率，即根据本研究，依西美坦联合卵巢功能抑制是高复合风险患者的推荐方案。对于中风险患者，TEXT 和 SOFT 研究的 OS 结果及其同类研究的结果还有待未来发布。由于 TEXT 和 SOFT 研究纳入的是绝经前女性，样本量大且随访时间长达 9 年，类似的研究相对比较少，远处复发事件还缺少足够的同类研究进行比较。另外，芳香化酶抑制药和他莫昔芬的 OS 差异需要更长时间的随访，故期待 TEXT 和 SOFT 研究未来的 OS 结果。

（上海交通大学医学院附属仁济医院　马嘉忆　殷文瑾　陆劲松）

参考文献

[1] Pagani O, Regan MM, Walley BA, et al. Adjuvant exemestane with ovarian suppression in premenopausal breast cancer. N Engl J Med, 2014, 371 (2)：107-118.

[2] Francis PA, Regan MM, Fleming GF, et al. Adjuvant ovarian suppression in premenopausal breast cancer. N Engl J Med, 2015, 372 (5)：436-446.

[3] Francis PA, Pagani O, Fleming GF, et al. Tailoring adjuvant endocrine therapy for premenopausal breast cancer. N Engl J Med, 2018, 379 (2)：122-137.

[4] Pagani O, Francis PA, Fleming GF, et al. Absolute improvements in freedom from distant recurrence to tailor adjuvant endocrine therapies for premenopausal women：results from TEXT and SOFT. J Clin Oncol, 2020, 38 (12)：1293-1303.

[5] Pan H, Gray R, Braybrooke J, et al. 20-Year risks of breast-cancer recurrence after stopping endocrine therapy at 5 years. N Engl J Med, 2017, 377 (19)：1836-1846.

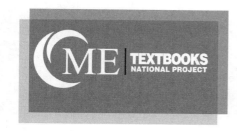

ASTRAA 研究：他莫昔芬加卵巢功能抑制治疗绝经前乳腺癌的Ⅲ期临床试验

第 *34* 章

一、概　　述

【文献来源】

Kim HA，Lee JW，Nam SJ，et al. Adding ovarian suppression to tamoxifen for premenopausal breast cancer：a randomized phaseⅢ trial. J Clin Oncol，2020，38（5）：434-443.

【研究背景】

5 年他莫昔芬（TAM）是绝经前 HR 阳性乳腺癌患者的标准治疗方法。相比之下，虽然 OFS 联合他莫昔芬方案已被研究了数十年，但其生存获益的证据仍不充分。同时，对于绝经前人群尤其是化疗后的患者，优化 OFS 治疗策略的研究较少。本研究选取化疗后仍处于绝经前状态或恢复卵巢功能的 HR 阳性乳腺癌患者，评估他莫昔芬加用 2 年 OFS 的疗效。

【入组条件】

（一）纳入标准

1. 绝经前Ⅰ~Ⅲ期、ER 阳性乳腺癌患者。
2. 年龄≤45 岁。
3. 组织学明确的原发性浸润性乳腺癌。
4. 已行手术和化疗，根据相关指南进行放疗和靶向治疗。
5. 体力状况评分为 0~2 分。
6. 骨髓肝肾功能正常。

（二）排除标准

1. 5 年内发生其他原发性恶性肿瘤（未经充分治疗的宫颈原位癌、基底细胞癌或皮肤鳞状细胞癌除外）。
2. 血小板减少症。
3. 目前接受抗凝治疗的患者。

4. 基线评估前 4 周内妊娠、哺乳或接受研究药物治疗的患者。

【试验设计】

1. 一项Ⅲ期、随机、多中心、开放临床试验（韩国 35 家医疗机构）。

2. 主要研究终点为 5 年 DFS（定义为自入组至浸润性乳腺癌局部复发、区域复发、远处转移、对侧浸润性乳腺癌、继发性恶性肿瘤或任何原因死亡的时间）。

3. 次要研究终点为 OS。

4. 样本量计算采用优效性检验。假设他莫昔芬联合 2 年 OFS 治疗组（即 TAM+OFS 组）的 DFS 优于单独使用他莫昔芬组（TAM 组）的 DFS，预计 TAM 组 5 年的 DFS 率为 70%，TAM+OFS 组的 DFS 事件风险降低 7%，根据上述假设数据需要 1234 例患者来提供 85% 的检验效能，双边 $P=0.05$。考虑存在入组后持续闭经 2 年或在分配之前便复发的受试者，这些人群将从生存分析中排除，故初步目标入组例数为 1580 例。

【试验流程】

ASTRAA 研究的试验流程见图 34-1。

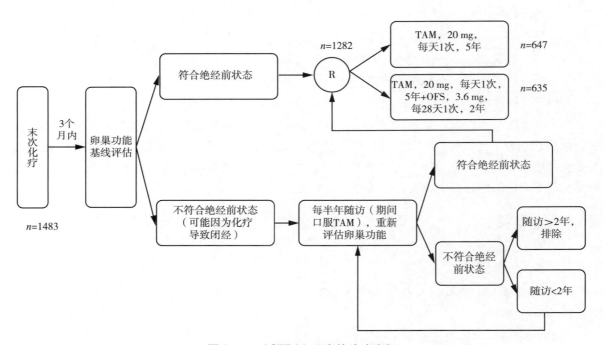

图 34-1 ASTRAA 研究的试验流程

注：绝经前状态为有规律的月经且 FSH<30 U/L

【结果】

1. 共 1282 例女性纳入本研究，TAM 组共有 647 例纳入分析，TAM+OFS 组共有 635 例纳入分析。

2. 主要研究终点的结果显示，TAM+OFS 组的 5 年 DFS 率显著高于 TAM 组（91.1% *vs.* 87.5%，*HR*=0.69，95%*CI*：0.48~0.97，*P*=0.033）。

3. 次要研究终点的结果显示，TAM+OFS 组的 5 年 OS 率显著高于 TAM 组（99.4% *vs.* 97.8%，*HR* = 0.31，95%*CI*：0.10～0.94，*P* = 0.029）。

4. 对年龄、淋巴结状态、肿瘤大小、肿瘤分级、HER-2 状态进行亚组分析，发现淋巴结阴性、肿瘤较大的患者更易从 TAM+OFS 中获益。

5. 本研究统计了患者从化疗导致的闭经状态到恢复绝经前状态所需要的时间，93.6% 的女性在化疗后 2 年内相对恢复了卵巢功能，且 54.4% 的女性在化疗后半年内便已恢复。

【结论】

在化疗后仍保持绝经前状态或卵巢功能恢复的患者中，与单独使用他莫昔芬相比，在他莫昔芬中添加 2 年 OFS 可以显著改善 DFS。

（上海交通大学医学院附属仁济医院　吴一凡　殷文瑾　陆劲松）

二、专家解读一

OFS 是一种内分泌治疗药物，它可通过抑制卵巢功能，有效降低雌激素水平，从而抑制激素依赖性肿瘤的生长和复发转移，在临床上被广泛用于绝经前罹患 HR 阳性乳腺癌的女性。SOFT 研究经过 8 年随访发现，绝经前女性使用他莫昔芬联合 OFS 在 DFS 率和 OS 率方面有明显改善，而 ASTRAA 研究再一次证实了这个结论。

2019 年 9 月发表在《美国临床肿瘤学杂志》的 ASTRAA 研究是一项在韩国开展的多中心临床试验。为了使 OFS 发挥最大作用，本研究聚焦的是绝经前 HR 阳性乳腺癌群体中经过手术及化疗且化疗后恢复卵巢功能的患者，分析 TAM 联合 2 年 OFS 对比 TAM 单药的疗效。本研究共纳入 1483 例 HR 阳性、年龄 ≤45 岁、接受过手术及化疗的绝经前乳腺癌患者，入组后通过每半年 FSH 和月经情况的评估，将符合恢复卵巢功能的女性进行随机分组，随机 5 年 TAM 单药治疗或 5 年 TAM 联合 2 年 OFS 治疗。经过 63 个月的中位随访，发现 TAM+OFS 组的 5 年 DFS 率显著高于 TAM 组（91.1% *vs.* 87.5%，*HR* = 0.69，95%*CI*：0.48～0.97，*P* = 0.033），TAM+OFS 组的 5 年 OS 率同样显著高于 TAM 组（99.4% *vs.* 97.8%，*HR* = 0.31，95%*CI*：0.10～0.94，*P* = 0.029）。

本研究的入组患者来自韩国，故结果更适用于亚洲人群。通过筛选 OFS 的最佳适用人群，ASTRAA 研究经 4～5 年随访便得出 DFS 和 OS 获益的阳性结果，且证明了辅助 OFS 用于中高危患者的疗效优势。同时，ASTRAA 研究也提供了 OFS 使用时机的证据，提示完成化疗后需要持续监测卵巢功能以调整 OFS 的治疗策略。本研究的局限性在于缺少药物安全性及不良反应的数据分析，且缺少 OFS 治疗年数的相关证据。值得注意的是，本研究在入组受试者之后，并非直接分组，而是等到受试者经检查符合绝经前状态后才进行随机分组。绝经前状态是指同时满足规律月经及 FSH<30 U/L，若未达到绝经前状态，则每半年定期随访，期间 TAM 单药治疗，且若 2 年内无法达到绝经前状态，则予以排除。

与其类似的 SOFT 研究也曾探究 OFS 与 TAM 联合治疗是否能改善结局。该研究纳入绝经前 HR 阳性乳腺癌女性患者，根据有无化疗进行分层，随机分为 5 年 TAM 单药治疗或 5 年 OFS 联合 5 年 TAM 治疗。2015 年，SOFT 研究发表的 5 年随访结果并没发现显著的 DFS 生存获益（OFS+TAM 组 *vs.* TAM 组，86.6% *vs.* 84.7%，*HR* = 0.83，95%*CI*：0.66～1.04，*P* = 0.1）；且在亚组分析中，对于没有接受化疗的患者，2 组的远处复发极少，OS 率没有差异；但在接受化疗的患者中，TAM+OFS 组获益较明显，较 TAM 组降低死亡风险 36%，这也提示选择合适的 OFS 治疗人群对于体现 OFS 获益的重要性。经过中位 8 年的随访，该研究发现 OFS+TAM 组较 TAM 组，DFS 率与 OS

率均改善，OFS+TAM 组相对降低 DFS 事件风险 24%（78.9% *vs.* 83.2%，*HR* = 0.76，95% *CI*：0.62~0.93，*P* = 0.009）、死亡风险 33%（93.3% *vs.* 91.5%，*HR* = 0.67，95% *CI*：0.48~0.92，*P* = 0.01）。在入组人群方面，SOFT 研究相对于 ASTRAA 研究更宽松，绝经前低危、中危、高危人群全线纳入，而 ASTRAA 研究针对的人群为中高危人群，即需要术后化疗的绝经前人群，结合 SOFT 研究的亚组分析，可发现 OFS 可使病情较重的患者获益更大。另外，对于 OFS 的治疗时间，2 项研究也存在差异，SOFT 研究比 ASTRAA 研究延长了 3 年的 OFS 使用时间，但在 DFS 数据上并无显著优势，当然也与研究的年份差别有关，这需要未来进行更多的研究来确定 OFS 的最佳治疗时长。对于绝经前状态的定义，ASTRAA 研究相对 SOFT 研究更精确，SOFT 研究的判断标准是根据各医疗中心的习惯自行定义，而 ASTRAA 研究则在月经状态和 FSH 水平上有统一标准，并且定期随访，对于绝经前状态的严格把控在一定程度上可更好地体现 OFS 的作用。

总之，ASTRAA 研究提示，完成化疗后需要持续监测卵巢功能以调整 OFS 的治疗策略，对于绝经前及化疗后卵巢功能恢复的患者，与单纯使用 TAM 相比，加入 2 年 OFS 可以显著改善 DFS。ASTRAA 研究针对乳腺癌高危女性，且着重关注卵巢功能，在更短的时间内得出阳性结果，为临床制定治疗策略提供了强有力的证据。

（上海交通大学医学院附属仁济医院　吴一凡　殷文瑾　陆劲松）

三、专家解读二

从 2005 年开始，5 年辅助 TAM 成为绝经前 HR 阳性乳腺癌的标准治疗。对于绝经前患者，在 TAM 的基础上联合 OFS 能否提供生存获益一直饱受争议。

2006 年，ZIPP 研究纳入 2710 例 50 岁以下的绝经前和（或）围绝经期乳腺癌患者，HR 状态不限。中位随访 5.5 年的结果显示，5 年 TAM 联合 2 年 OFS（戈舍瑞林）能显著提高 EFS 率和 OS 率。2007 年，ABC 研究纳入 2144 例绝经前或围绝经期乳腺癌患者（88% 为 50 岁以下），HR 状态不限。中位随访 5 年的结果显示，5 年 TAM 联合 2 年 OFS（戈舍瑞林）并没有 DFS 和 OS 的获益。以上 2 项大规模的临床研究都是在早期 EBCTCG 荟萃分析结果的基础上，认为 TAM 对于 50 岁以下的所有人群有效，所以对患者的 HR 状态没有限定，得了一阳一阴的不一致结论。

此后，2014 年发表的 E-3193 研究纳入 345 例绝经前 HR 阳性乳腺癌患者。中位随访 5 年，在 5 年 TAM 治疗的基础上再联合 5 年 OFS，也没有发现 DFS 和 OS 的获益。SOFT 研究纳入 3066 例绝经前 HR 阳性患者，中位随访 67 个月。结果显示，在 5 年 TAM 治疗的基础上再联合 5 年 OFS，也没有发现总人群中 DFS 的获益，仅在辅助化疗后仍为绝经前状态和年龄<35 岁的 2 个亚组中才发现 DFS 的获益。也就是说，对于 HR 阳性的绝经前患者，TAM+OFS 在短期 5 年的随访内，只在相对高危的人群中体现出额外的价值，在相对低危的人群中看不出明显差异。

2018 年，在 SOFT&TEXT 联合分析的中位 8 年随访中，发现总人群在 5 年 TAM 治疗的基础上联合 OFS，DFS 和 OS 都有明显获益。即使在 SOFT 研究不化疗的相对低危人群中，TAM 联合 OFS 也有 8 年 3.2% 的 DFS 绝对获益。所以目前形成的总观点为年轻乳腺癌患者的主流治疗方案是 TAM+OFS。在主流治疗方案的基础上，个别超低危患者可以考虑 TAM 单药治疗。

上述研究都是欧美国家的数据，缺乏亚洲国家的数据。最近发表在 *JCO* 上的在韩国开展的 ASTRRA 研究弥补了这方面的信息。ASTRRA 研究是 2008 年发起的开放性、前瞻性的随机多中心的 III 期临床研究。其入组的患者来自韩国 35 个医疗中心，共入组 1483 例绝经前（年龄≤45 岁）ER 阳性乳腺癌患者。所有入组患者都接受过辅助化疗或新辅助化疗，比较辅助 5 年 TAM 和 5 年 TAM 联合 2 年 OFS 的疗效。中位随访 63 个月的结果显示，5 年 TAM+2 年 OFS 组的 5 年 DFS 率为

91.1%，而 TAM 组为 87.5%（$HR=0.69$，$95\%CI$：$0.48\sim0.97$，$P=0.033$）；5 年 TAM＋2 年 OFS 组的 5 年 OS 率为 99.4%，TAM 组 97.8%（$HR=0.31$，$95\%CI$：$0.10\sim0.94$，$P=0.029$）。这个阳性结果证实了亚洲人群和欧美人群一样，对于需要化疗的复发风险高的年轻乳腺癌患者，在 5 年 TAM 的基础上加 2 年 OFS 能显著改善 DFS 和 OS。

ASTRRA 研究的结果和 SOFT 研究的结果基本相似，尤其是在 SOFT 研究需要化疗的亚组中。这 2 个临床研究也有很大的相似性，如中位年龄都是 40 岁，淋巴结阳性的比例 SOFT 研究为 57.3%、ASTRRA 研究为 55%，肿瘤组织学Ⅱ～Ⅲ级的比例 SOFT 研究为 82.7%、ASTRRA 研究为 75.5%，HER-2 阳性的比例 SOFT 研究为 18.1%、ASTRRA 研究为 13.7%。因此，ASTRRA 研究也证实了 SOFT 研究的结论，即相对高危的化疗后的未绝经乳腺癌患者，在 TAM 的基础上加用 OFS 能显著提高生存率。

ASTRRA 研究和以往的其他临床研究相比，具有以下独特性。

1. 研究人群很明确，针对复发风险高的乳腺癌患者，都接受过辅助化疗或新辅助化疗。在 SOFT 研究中，只有 53.4%的患者接受过辅助化疗。

2. 入组患者均为年龄≤45 岁的年轻乳腺癌患者。排除高龄的绝经前患者，出现自然绝经后，对 OFS 的效果评估有干扰。在 SOFT 研究中，中位年龄为 43 岁，<40 岁以下者占 30.5%，40～49 岁者占 60.2%。

3. 对 ER 的表达水平有严格要求。要求 ER 阳性率>10%，或细胞蛋白浓度>10 fmol/mg。

4. 入组人群的设计更接近真实世界情况。真实世界中，接受过化疗的年轻乳腺癌患者短期内会出现化疗诱导性闭经（假性绝经后状态）。对于 45 岁以下的人群，化疗后 2 年内恢复月经状态的比例约为 60%。对于刚结束化疗 3 个月内的患者，体内激素的检测结果往往会出现失真的绝经后水平。这部分假性绝经后状态的患者基本被排除在 OFS 临床试验之外，而 ASTRRA 研究充分考虑了这一点，在入组人群上进行了二次处理。其把入组人群分 2 种情况。第 1 种情况，对于入组时出现化疗诱导闭经的患者，先行 TAM 治疗，然后每隔 6 个月监测 FSH 水平，监测 4 次满 2 年。如果在入组后的 2 年，都没有达到上述的绝经前状态，则被认为是"永久性绝经"，会进入 A 组。这种人群占了总入组人群的 6.4%。在监测的 2 年中，只要月经出现或 FSH<30 U/L，都被认为是绝经前状态。只要检测发现恢复到绝经前状态，就马上随机分成 B 组 TAM 治疗，C 组 TAM＋OFS 治疗。在化疗 6 个月内恢复绝经前状态的患者，占总入组人群的 54.4%；在 6～24 个月恢复的患者占 27.9%。第 2 种情况，基础筛查发现 FSH<30 U/L 的患者，被认为是绝经前状态，占总入组人群的 11.3%。马上随机分成 D 组 TAM 治疗，E 组 TAM＋OFS 治疗。从基线筛查以后，每隔 6 个月监测 FSH 水平，监测 4 次满 2 年。这样的设计增加了临床入组的速度，也更贴近临床实践，不会让绝经功能恢复的高危患者错失卵巢去势治疗的机会。这也是 2008 年韩国乳腺癌学会研究组发起 ASTRRA 研究的另一个目的，即针对卵巢功能恢复的患者，延迟使用 OFS 是否也能提高疗效。

5. 对接受化疗的患者的绝经前状态和后期 2 年的随访都进行了严格检测。

6. 对化疗方案也进行了严格限定。考虑 CMF（C，环磷酰胺；M，甲氨蝶呤；F，氟尿嘧啶）方案诱导的化疗性闭经比例较高，排除了 CMF 方案人群。

当然，ASTRRA 研究也存在一定不足之处，如并没有提高研究的安全性和不良反应的数据，只对 5 年 TAM 联合 2 年 OFS 方案的疗效进行比较，没有对联合 5 年 OFS 或更长时间的方案进行设计。对于绝经前乳腺癌患者，仍有很多问题有待解决，如哪些患者需要 2 年 OFS 治疗、哪些患者需要 5 年 OFS 治疗、何时开始 OFS 治疗等。

（上海交通大学医学院附属瑞金医院　黄　欧）

参考文献

[1] Francis PA, Pagani O, Fleming GF, et al. Tailoring adjuvant endocrine therapy for premenopausal breast cancer. N Engl J Med, 2018, 379 (2): 122-137.

[2] Kim HA, Lee JW, Nam SJ, et al. Adding ovarian suppression to tamoxifen for premenopausal breast cancer: a randomized phase III trial. J Clin Oncol, 2020, 38 (5): 434-443.

[3] Montemurro F, Perrone F, Geuna E. Adjuvant ovarian suppression in premenopausal breast cancer. N Engl J Med, 2015, 372 (17): 1672-1673.

[4] M Baum, A Hackshaw, J Houghton, et al. Adjuvant goserelin in pre-menopausal patients with early breast cancer: results from the ZIPP study. Eur J Cancer, 2006, 42 (7): 895-904.

[5] The Adjuvant Breast Cancer Trails Collaborative Group. Ovarian ablation of suppression in premenopausal early breast cancer: results from the international adjuvant breast cancer ovarian ablation of suppression randomized trial. J Natl Cancer Inst, 2007, 99 (7): 516-525.

[6] Amye J, Molin W, Fengmin Z, et al. Phase III comparison of tamoxifen versus tamoxifen plus ovarian function suppression in premenopausal women with node-negative, hormone receptor-positve breast cancer (E-3193, INT-0142): a trial of the eastern cooperative oncology group. J Clin Oncol, 2014, 32 (35): 3948-3958.

[7] Prudence A, Francis PA, Meredith M, et al. Adjuvant ovarian suppression in premenopausal breast cancer. N Engl J Med, 2015, 372: 436-446.

[8] Kim H, Shin D, Moon N, et al. The incidence of chemotherapy induced amenorrhea and recovery in young (< 45-year-old) breast cancer patients. J Breast Cancer, 2009, 12 (1): 20-26.

[9] Petrek JA, Naughton MJ, Case LD, et al. Incidence, time course, and determinants of menstrual bleeding after breast cancer treatment: a prospective study. J Clin Oncol, 2006, 24: 1045-1051.

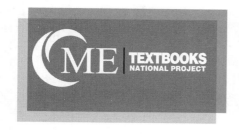

GEICAM/2006-10 研究：在绝经后激素受体阳性、人表皮生长因子受体-2 阴性早期乳腺癌患者中评估在阿那曲唑辅助内分泌治疗的基础上加氟维司群的 Ⅲ 期临床试验

第 35 章

一、概 述

【文献来源】

Ruíz-Borrego M，Guerrero-Zotano A，Bermejo B，et al. Phase Ⅲ evaluating the addition of fulvestrant（F）to anastrozole（A）as adjuvant therapy in postmenopausal women with hormone receptor-positive HER2-negative（HR +/HER2 −）early breast cancer（EBC）: results from the GEICAM/2006-10 study. Breast Cancer Res Treat，2019，177（1）：115-125.

【研究背景】

辅助内分泌治疗能够降低 HR 阳性早期乳腺癌患者发生术后局部区域复发、远处转移和对侧乳腺癌的风险。但是，无论是使用经典的 ER 调节药还是芳香化酶抑制药，这类患者的复发风险依然存在，优化辅助内分泌治疗方案仍需进一步探索。氟维司群是一种选择性 ER 下调药。FALCON 研究证实，氟维司群单药较阿那曲唑单药能显著改善 HR 阳性晚期乳腺癌患者的 PFS（$HR =$ 0.797，95%CI：0.637~0.999，$P = 0.0486$）。S0226 研究证实，氟维司群联合阿那曲唑较阿那曲唑单药能够显著改善 HR 阳性转移性乳腺癌患者的 OS（$HR = 0.82$，95%CI：0.69~0.98，$P =$ 0.03）。基于以上临床研究的阳性结果，目前氟维司群已被美国 NCCN 指南推荐用于既往未经内分泌治疗或既往内分泌治疗失败的 HR 阳性晚期乳腺癌患者。然而，目前尚无氟维司群用于绝经后 HR 阳性早期乳腺癌患者辅助内分泌治疗的证据。GEICAM/2006-10 研究是首项探索氟维司群联合阿那曲唑作为辅助内分泌治疗方案在绝经后 HR 阳性早期乳腺癌患者中的疗效的临床研究。下面报道了该研究对 870 例患者的随访结果。

【入组条件】

1. 绝经后女性。
2. 组织学检查证实为 HR 阳性［ER 阳性和（或）PR 阳性］、HER-2 阴性早期乳腺癌。
3. 肿瘤分期为Ⅰ期（需肿瘤直径>1 cm）、Ⅱ期、ⅢA 期、ⅢC 期（除外锁骨下淋巴结转移）。
4. 患者接受根治性手术治疗。

【试验设计】

1. 一项多中心、开放标签、随机、Ⅲ期临床试验。
2. 主要研究终点为 DFS。
3. 次要研究终点为至复发时间（time to recurrence，TTR）、BCSS 和 OS 等。

【试验流程】

GEICAM/2006-10 研究的试验流程见图 35-1。

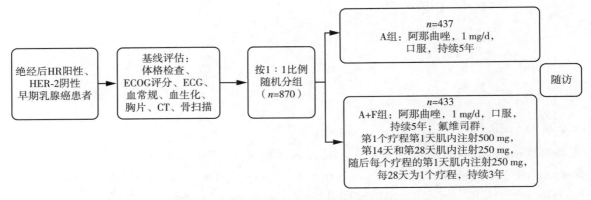

图 35-1　GEICAM/2006-10 研究的试验流程

注：ECOG. 美国东部肿瘤协作组；ECG. 心电图

【结果】

1. 基本情况（入组及随访）　2008 年 1 月至 2010 年 6 月，共入组 870 例患者，其中阿那曲唑单药组（A 组）437 例，阿那曲唑联合氟维司群组（A+F 组）433 例。中位随访时间为 6.37 年，一共发生 111 例 DFS 事件，其中 A 组 62 例，A+F 组 49 例。

2. DFS　对于 A 组和 A+F 组，5 年的 DFS 率分别为 90.8%和 91.0%，7 年的 DFS 率分别为 83.3%和 86.9%（$HR=0.84$，$95\%CI$：0.57~1.22）。

3. OS　对于 A 组和 A+F 组，5 年的 OS 率分别为 95.3%和 94.8%（$P=0.558$），共观察到 62 例死亡事件，其中 A 组 34 例，A+F 组 28 例。

4. TTR 和 BCSS　对于 A 组和 A+F 组，5 年的 TTR 率分别为 92.7%和 94.0%（$P=0.406$），5 年的 BCSS 率分别为 97.0%和 97.1%（$P=0.966$）。

【结论】

GEICAM/2006-10 研究比较了绝经后 HR 阳性、HER-2 阴性早期乳腺癌患者接受阿那曲唑单药与接受阿那曲唑联合氟维司群作为辅助内分泌治疗的疗效，发现阿那曲唑联合氟维司群并未较阿那曲唑单药显著改善预后。由于本研究被提前终止，最终仅入组了预定入组人数的 1/3，故这一结论仍需更多相关的临床试验来验证。

(上海交通大学医学院附属仁济医院　周伟航　殷文瑾　陆劲松)

二、专家解读一

氟维司群是一种选择性 ER 下调药。FALCON 研究（Ⅲ期）证实了在晚期乳腺癌的一线治疗中，氟维司群较阿那曲唑明显提高 PFS。在晚期乳腺癌的治疗中，氟维司群联合阿那曲唑可导致更彻底的 ER 通路的阻断。在 ECOG 研究中，氟维司群联合阿那曲唑可显著提高 PFS 和 OS；但在 FACT 研究中，联合治疗并未显示出明显的 PFS 获益。

GEICAM/2006-10 研究（NCT00543127）是一项多中心、开放性的Ⅲ期临床研究，旨在探讨对于绝经后 HR 阳性、HER-2 阴性早期乳腺癌，在阿那曲唑的基础上联合氟维司群辅助治疗（更彻底地抑制 ER 通路）与单用阿那曲唑相比的有效性和安全性。按 1:1 的比例将入组患者随机分组为 2 组，A 组接受 5 年阿那曲唑（1 mg/d），A+F 组接受 5 年阿那曲唑（1 mg/d，口服）联合 3 年氟维司群（第 1 个疗程第 1 天肌内注射 500 mg，第 14 天和第 28 天肌内注射 250 mg，随后每个疗程的第 1 天肌内注射 250 mg，每 28 天为 1 个疗程）。分层因素包括既往是否化疗（是或否）、淋巴结转移数量（0 枚或 1~3 枚或 ≥4 枚）、HR 状态（ER 阳性、PR 阳性，或 ER 阳性、PR 阴性，或 ER 阴性、PR 阳性）和研究单位。主要研究终点为 DFS，次要研究终点为 TTR、BCSS 和 OS。其他的观察指标包括骨密度（bone mineral density，BMD）和骨质疏松。

计划入组 2852 例患者。由于本研究被提前终止，自 2008 年 1 月至 2010 年 6 月仅纳入 870 例患者（A 组 437 例，A+F 组 433 例）；其中 18 例患者（A 组 3 例，A+F 组 15 例）未接受治疗；另外，A+F 组中有 3 例未接受氟维司群治疗。因此，870 例患者纳入 ITT 研究用于分析治疗的有效性，852 例患者用于分析治疗的安全性。

2 组患者的基线特征具有可比性。中位年龄为 62 岁，612 例（70.3%）行保乳手术，539 例（62.0%）行腋窝淋巴结清扫，329 例（37.8%）行前哨淋巴结活检。765 例（87.9%）为 ER 阳性、PR 阳性，101 例（11.6%）为 ER 阳性、PR 阴性。593 例（68.2%）行新辅助治疗；389 例（65.6%）行蒽环类药物联合紫杉类药物化疗；135 例（22.8%）行蒽环类药物（无紫杉类药物）化疗；62 例（10.4%）行紫杉类药物（无蒽环类药物）化疗；7 例（1.2%）行其他化疗方案。

598 例（A 组 70.7%，A+F 组 69.9%）完成了阿那曲唑的治疗，中位治疗时间为 4.96 年。44.1% 的患者完成了 3 年的氟维司群治疗，54.5% 的患者完成了 2 年的氟维司群治疗，82.2% 的患者完成了 1 年的氟维司群治疗，中位治疗时间为 2.46 年，中位相对剂量强度为 81%。

中位随访 6.37 年（0~8.29 年）时，111 例出现 DFS 事件（A 组 49 例，A+F 组 62 例），与阿那曲唑单药治疗相比，氟维司群联合阿那曲唑治疗可降低复发风险（$HR = 0.84$，$95\% CI$：0.58~1.22，$P = 0.352$）。主要研究终点的结果显示，A+F 组的 5 年 DFS 率为 91%（$95\% CI$：88.2%~93.9%），7 年 DFS 率为 86.9%（$95\% CI$：83.3%~90.6%）；A 组的 5 年 DFS 率为 90.8%（$95\% CI$：88.0%~93.6%），7 年 DFS 率为 83.3%（$95\% CI$：79.2%~87.5%）。次要研究终点的结

果显示，A 组的 5 年 TTR 率和 BCSS 率分别为 92.7% 和 97.0%，A+F 组的 5 年 TTR 率和 BCSS 率分别为 94.0% 和 97.1%。在 OS 方面，共有 62 例患者死亡，其中 A 组 34 例，A+F 组 28 例；A 组的 5 年 OS 率为 95.3%，A+F 组的 5 年 OS 率为 94.8%（$P=0.558$）。

A 组与 A+F 组常见的 2～3 级不良反应分别为关节疼痛（14.7% $vs.$ 13.7%）、乏力（2.5% $vs.$ 7.2%）、骨痛（3% $vs.$ 6.5%）、潮热（3.5% $vs.$ 5%）及肌肉疼痛（2.8% $vs.$ 5.1%）。5 例患者出现 4 级不良反应，其中 3 例在 A 组（转氨酶升高、肺栓塞、宫颈癌），2 例在 A+F 组（扩张性心肌病、关节疼痛）。

骨密度方面，与基线数据相比，在随访中未见明显变化。105 例患者在基线时存在骨量减少/骨质疏松。除外这 105 例患者，在随访期间，A 组中 21 例（7.6%）患者和 A+F 组中 13 例（5.0%）患者出现骨质疏松（$P=0.216$）。168 例（31.5%）接受了护骨治疗，其中 A 组 87 例（31.6%），A+F 组 81 例（31.3%）。

本研究于 HR 阳性、HER-2 阴性早期乳腺癌中探索在芳香化酶抑制药的基础上加用氟维司群以彻底阻断雌激素通路是否比芳香化酶抑制药单药更有效。但本研究并未按照预定的设计进行，较早地中止了患者入组，统计学效能大打折扣，因而并不能得到科学且真实的结论。

从研究的数据来看，这是个阴性结果，即与阿那曲唑单药治疗相比，氟维司群联合阿那曲唑并不能提高 DFS。但这个结果并不能过度解读：第一，由于入组人数未达预期，可能导致假阴性结果；第二，DFS 事件数可看出（62 例 $vs.$ 49 例）A+F 组有获益趋势（$HR=0.84$）；第三，本研究中氟维司群的治疗剂量仅为 250 mg，并非目前据 CONFIRM 研究所奠定的 500 mg 标准剂量，这可能导致疗效获益受到影响。此外，还需注意 HR 阳性患者 5 年以后的复发风险仍很高，因而本研究还需更长时间的随访来验证联合治疗的长期获益。

（复旦大学附属华东医院　葛　睿）

三、专家解读二

HR 阳性乳腺癌是所有乳腺癌组织学类型中最常见的一类，超过 70% 的乳腺癌的发生、发展依赖 ER 信号通路的激活，其中雌激素受体 α（ERα）与乳腺癌的关系最密切。内分泌治疗通过阻断 HR 通路起效，是 HR 阳性乳腺癌辅助治疗中难以撼动的基石，代表性的药物有选择性 ER 调节药（如他莫昔芬）、芳香化酶抑制药（如阿那曲唑）、选择性 ER 下调药（如氟维司群）及绝经前 OFS。绝经后女性的雌激素主要来源于肾上腺皮质和卵巢的雄烯二酮经周围组织中的芳香化酶转化，而芳香化酶抑制药有效抑制了芳香化酶的活性，阻断雄激素转化为雌激素。ATAC 研究随访 10 年的结果显示，5 年芳香化酶抑制药治疗较 5 年他莫昔芬治疗可明显改善患者的 DFS，降低复发风险，芳香化酶抑制药在绝经后 HR 阳性乳腺癌辅助内分泌治疗中的地位由此确立。作为选择性 ER 下调药的代表性药物之一，氟维司群与芳香化酶抑制药的作用机制不同，其通过改变 ER 的结构、下调 ER 的水平进而起到阻断 ER 通路的作用。FALCON 研究头对头地比较了氟维司群和阿那曲唑在局部晚期或转移性 HR 阳性乳腺癌中的疗效。结果显示，氟维司群作为一线解救内分泌治疗相较于阿那曲唑能够显著改善局部晚期或转移性 HR 阳性乳腺癌患者的 PFS（$HR=0.797$，$95\%CI$：$0.637\sim0.999$，$P=0.0486$），因而被美国 NCCN 指南批准用于绝经后 HR 阳性、HER-2 阴性晚期乳腺癌的一线内分泌治疗。但是无论使用哪一类内分泌治疗药物，HR 阳性乳腺癌患者发生内分泌治疗耐药、复发尤其是远期复发的风险依然存在，更优的内分泌治疗方案仍在探索中。

如果将芳香化酶抑制药和选择性 ER 下调药在 HR 阳性乳腺癌患者中联合使用，分别从雌激素合成水平和 ER 水平双重阻断 ER 信号通路，能否改善 HR 阳性乳腺癌患者的生存？S0226 研究对

HR 阳性晚期乳腺癌患者进行了探索，共纳入 694 例患者。结果显示，氟维司群联合阿那曲唑组（A+F 组/联合组）与阿那曲唑单药组（A 组/单药组）相比能够显著延长这类患者的 OS，联合组（$n=349$）的中位 OS 为 49.8 个月，共发生 247 例死亡事件；单药组（$n=345$）的中位 OS 为 42.0 个月，共发生 261 例死亡事件；联合组相对于单药组死亡的 *HR* 为 0.82（95% *CI*：0.69 ~ 0.98，*P*=0.03）。S0226 研究验证了氟维司群联合阿那曲唑在 HR 阳性晚期乳腺癌患者解救治疗中的优势，那么氟维司群联合阿那曲唑能否将治疗优势延伸到 HR 阳性早期乳腺癌患者的辅助内分泌治疗中？GEICAM/2006-10 研究正是首项探索氟维司群在 HR 阳性早期乳腺癌患者辅助内分泌治疗中作用的临床研究，其从 2008 年 1 月至 2010 年 6 月共入组 870 例患者，其中 A 组 437 例，A+F 组 433 例，中位随访时间为 6.37 年，随访期间共出现 111 例 DFS 事件，其中 A 组为 62 例，A+F 组为 49 例。但 GEICAM/2006-10 研究在其主要研究终点 DFS 上，并未发现 2 组有显著差异：对于 A 组和 A+F 组，5 年 DFS 率分别为 90.8% 和 91.0%，7 年 DFS 率分别为 83.3% 和 86.9%（*HR*=0.84，95% *CI*：0.58 ~ 1.22）。而对于 GEICAM /2006-10 研究的次要研究终点——OS、TTR 和 BCSS，研究者也没有发现 A+F 组和 A 组之间存在差异。根据 GEICAM/2006-10 研究，在绝经后 HR 阳性、HER-2 阴性早期乳腺癌患者中联合使用阿那曲唑和氟维司群相较于阿那曲唑单药作为辅助内分泌治疗并没有带来显著的生存获益。

然而，氟维司群联合阿那曲唑作为绝经后 HR 阳性、HER-2 阴性早期乳腺癌患者辅助内分泌治疗方案的疗效仍需更多的研究验证。第一，GEICAM/2006-10 研究由于 FACT 研究（Ⅲ期）及 0057 研究（Ⅱ期）并未取得阳性结果等原因而被提前终止。FACT 研究显示，氟维司群联合阿那曲唑一线内分泌治疗在绝经后 HR 阳性复发性乳腺癌患者中的疗效并不优于阿那曲唑单药治疗。0057 研究显示，短期内氟维司群联合阿那曲唑作为新辅助内分泌治疗在 HR 阳性原发性乳腺癌患者中的生物效能不优于阿那曲唑单药治疗。但在这 2 项研究中，患者的基线特征、氟维司群的用法用量、内分泌治疗的设定（GEICAM/2006-10 研究设定为辅助内分泌治疗，FACT 研究设定为首次复发后的解救内分泌治疗，0057 研究设定为新辅助内分泌治疗）与 GEICAM/2006-10 研究存在明显差异，故根据 FACT 研究和 0057 研究未取得阳性结果而终止 GEICAM/2006-10 研究的内在逻辑尚不孚众望。最终 GEICAM/2006-10 研究的实际入组人数（$n=870$）仅为预计人数（$n=2852$）的 1/3，检验效能因而大大降低。第二，在 GEICAM/2006-10 研究中，每个疗程氟维司群的用量为 250 mg（除首剂外），而在其之后开展的 Global CONFIRM 研究及 China CONFIRM 研究证实，在既往内分泌治疗失败的绝经后 HR 阳性乳腺癌患者中，氟维司群 500 mg 组在延长 PFS、OS 方面均优于 250 mg 组，故在 GEICAM/2006-10 研究中，氟维司群 250 mg 的用量值得商榷。第三，需要注意的是，在 GEICAM/2006-10 研究中，A+F 组和 A 组的 DFS 曲线从第 5 年开始有分离趋势，即 A+F 组的 DFS 开始逐渐高于 A 组，但暂无统计学意义。由于绝经后 HR 阳性早期乳腺癌患者在辅助内分泌治疗 5 年后复发并不少见，故仍需更长时间的随访来观察这 2 组患者的长期生存是否有差异。

虽然目前尚无证据支持氟维司群联合阿那曲唑作为绝经后 HR 阳性、HER-2 阴性早期乳腺癌患者的辅助内分泌治疗方案，但是氟维司群用量的改变或用法的调整，如芳香化酶抑制药序贯氟维司群能否改善这类患者的长期生存？此外，适用氟维司群的最佳人群的基线特征还可做进一步的分析和探索。对于复发风险高的 HR 阳性、HER-2 阴性早期乳腺癌患者，如腋窝淋巴结转移、Ki-67 高表达、高组织学分级的人群，氟维司群的应用能否降低这类人群的复发风险？总之，临床医师在 HR 阳性乳腺癌患者辅助内分泌治疗方案的探索之路上仍任重道远。

（上海交通大学医学院附属仁济医院　周伟航　殷文瑾　陆劲松）

参考文献

[1] Cuzick J, Sestak I, Baum M, et al. Effect of anastrozole and tamoxifen as adjuvant treatment for early-stage breast cancer: 10-year analysis of the ATAC trial. Lancet Oncol, 2010, 1 (12): 1135-1141.

[2] Robertson JFR, Bondarenko IM, Trishkina E, et al. Fulvestrant 500 mg versus anastrozole 1 mg for hormone receptor-positive advanced breast cancer (FALCON): an international, randomised, double-blind, phase 3 trial. Lancet, 2016, 388 (10063): 2997-3005.

[3] Mehta RS, Barlow WE, Albain KS, et al. Overall survival with fulvestrant plus anastrozole in metastatic breast cancer. N Engl J Med, 2019, 380 (13): 1226-1234.

[4] Ruíz-Borrego M, Guerrero-Zotano A, Bermejo B, et al. Phase Ⅲ evaluating the addition of fulvestrant (F) to anastrozole (A) as adjuvant therapy in postmenopausal women with hormone receptor-positive HER2-negative (HR +/HER2 -) early breast cancer (EBC): results from the GEICAM/2006-10 study. Breast Cancer Res Treat, 2019, 177 (1): 115-125.

[5] Bergh J, Jönsson PE, Lidbrink EK, et al. FACT: an open-label randomized phase Ⅲ study of fulvestrant and anastrozole in combination compared with anastrozole alone as first-line therapy for patients with receptor-positive postmenopausal breast cancer. J Clin Oncol, 2012, 30 (16): 1919-1925.

[6] Robertson JF, Dixon JM, Sibbering DM, et al. A randomized trial to assess the biological activity of short-term (pre-surgical) fulvestrant 500 mg plus anastrozole versus fulvestrant 500 mg alone or anastrozole alone on primary breast cancer. Breast Cancer Res, 2013, 15 (2): R18.

[7] Di Leo A, Jerusalem G, Petruzelka L, et al. Results of the CONFIRM phase Ⅲ trial comparing fulvestrant 250 mg with fulvestrant 500 mg in postmenopausal women with estrogen receptor-positive advanced breast cancer. J Clin Oncol, 2010, 28 (30): 4594-4600.

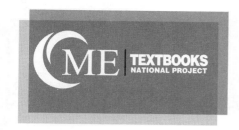

哌柏西利联合辅助内分泌治疗在激素受体阳性浸润性乳腺癌中的可行性研究

第 36 章

一、概　　述

【文献来源】

Mayer EL, DeMichele A, Rugo HS, et al. A phase Ⅱ feasibility study of palbociclib in combination with adjuvant endocrine therapy for hormone receptor positive invasive breast carcinoma. Ann Oncol, 2019, 30 (9): 1514-1520.

【研究背景】

CDK4/6 抑制药可以阻碍视网膜母细胞肿瘤抑制蛋白（Rb）磷酸化，造成细胞周期阻滞。前期研究发现，CDK4/6 抑制药在 HR 阳性患者中敏感性高。CDK4/6 抑制药在改善 HR 阳性、HER-2 阴性转移性乳腺癌患者预后中的作用得到 MONALEESA 研究、PALOMA 研究、MONARCH 研究等一系列研究的验证。而 CDK4/6 抑制药在辅助治疗中的作用仍有待研究。本研究作为一项 Ⅱ 期临床试验，旨在探究 2 年 CDK4/6 抑制药哌柏西利联合辅助内分泌治疗在 HR 阳性、HER-2 阴性早期乳腺癌患者中的可行性和耐受性。

【入组条件】

1. 年龄≥18 岁。

2. HR 阳性、HER-2 阴性浸润性乳腺癌。

3. Ⅱ期（$T_{1\sim2}N_1$ 或 T_3N_0）或Ⅲ期。

4. 可以接受辅助/新辅助治疗（辅助化疗、放疗与试验之间间隔至少 30 天且相关不良反应已消除）。

5. 开始治疗前行手术者，至少达到术后 30 天且没有明显的手术相关并发症的要求。

6. 可接受过辅助内分泌治疗（前期内分泌治疗不超过 24 个月，且后续计划内分泌治疗超过 24 个月）。

7. ECOG 评分为 0~1 分，器官及骨髓功能正常，基线 QTc（按心率校正的 QT 间期）≤480 毫秒。

【试验设计】

1. 一项开放性、单臂、Ⅱ期临床研究。

2. 主要研究终点为接受哌柏西利联合辅助内分泌治疗患者的第 2 年治疗中止率。

3. 次要研究终点为不同亚组（芳香化酶抑制药或他莫昔芬）患者的治疗中止率和哌柏西利联合内分泌治疗的安全性。

4. 进行假设检验。若治疗相关的中止率≥48%，则认为联合治疗不可行，不值得进一步研究，为无效假设。

5. 进行样本量计算。假设中止率≤33%，达到 90% 检验效能且二项分布精确检验的单边 $\alpha=0.025$，则需要纳入 128 例患者，如果有至多 20% 的删失率则需要纳入 160 例患者。

【试验流程】

本研究的试验流程见图 36-1。

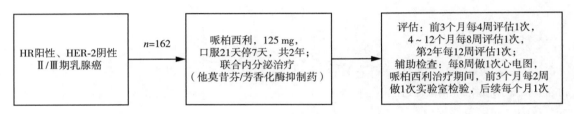

图 36-1　本研究的试验流程

注：①哌柏西利的减量条件，若患者第 2 次出现非复杂性 3 级中性粒细胞减少，或首次出现 3 级中性粒细胞减少伴发热/感染或任何情况的 4 级中心粒细胞减少；②中性粒细胞达到 $1\times10^9/L$，或不良反应降至 2 级或以下可继续下一个疗程治疗

【结果】

1. 完成治疗的基本情况　在入组的 162 例患者中，最终有 102 例（63%）完成了 2 年哌柏西利联合辅助内分泌治疗，在未删失的 152 例患者中，102 例完成治疗的患者占 69%（$P=0.0011$），终止治疗的比例低于假设检验设定的比例。

2. 终止治疗的情况　①在 10 例早期（研究中并没有定义早期的概念）停药的患者中，有 4 例因为复发，2 例因为失访，3 例因为经济和个人因素，1 例因为开始治疗后发现不符合入组标准。②因试验流程规定停药（严重的血液不良反应）的患者有 23 例，占 9%；非试验流程规定停药［患者主诉无法耐受 26 例（16%）或医师和研究者决定停药 5 例（3%）］的患者占 19%。患者主诉无法耐受的主要原因为疲劳（8 例）、脱发（3 例）、皮疹（2 例）、头痛（2 例）及腹痛（2 例）。③他莫昔芬治疗组和芳香化酶抑制药治疗组的完成治疗比例类似（62% *vs.* 64%）。④有近 50% 非试验流程规定的终止治疗事件发生于试验开始后前 6 个月，而治疗的平均时长在研究过程中逐渐延长。

3. 常见不良反应　中性粒细胞减少、疲劳、潮热、白细胞减少、关节痛、高血压、恶心、脱发、贫血、头痛、口腔溃疡、血小板下降、咳嗽、便秘、上呼吸道感染、腹泻及疼痛。其中，87 例（54%）发生了 3~4 级中性粒细胞减少［3 级 81 例（50%），4 级 6 例（4%）］，这一比例与之前接受过化疗（53%）或未化疗（55%）的亚组类似。

4. 减量情况　56% 的患者在治疗过程中至少有一次哌柏西利减量，第 1 次减量（至 100 mg/d）的中位时间为用药后 2.8 个月，第 2 次减量（至 75 mg/d）的中位时间为用药后 6.5 个月。

【结论】

对于 HR 阳性、HER-2 阴性早期乳腺癌患者，2 年哌柏西利联合辅助内分泌治疗可以耐受，安全性在可控范围内。

（上海交通大学医学院附属仁济医院　盛小楠　殷文瑾　陆劲松）

二、专家解读一

内分泌治疗是 HR 阳性乳腺癌的主要治疗方法之一，内分泌治疗耐药是这类患者面临的严重问题。HR 阳性乳腺癌细胞的周期蛋白依赖性激酶 CDK4/6 过度激活，CDK 4/6 抑制药可阻断 Rb 蛋白磷酸化，恢复细胞周期控制，停滞乳腺癌细胞生长。CDK4/6 抑制药与内分泌治疗联合应用是近年来治疗晚期 HR 阳性、HER-2 阴性乳腺癌及逆转内分泌治疗耐药的研究热点。

3 个主要的 CDK 4/6 抑制药为哌柏西利（palbociclib）、瑞博西利（ribociclib）和阿贝西利（abemaciclib），通过各自的系列临床研究，都取得很好的疗效，均获批一线联合芳香化酶抑制药用于治疗绝经后 HR 阳性、HER-2 阴性晚期乳腺癌，以及二线联合氟维司群用于内分泌治疗后疾病进展的患者。其中，哌柏西利是首个 CDK4/6 抑制药，临床研究开展得最充分。

抗肿瘤药物常先研究其在晚期肿瘤中的疗效，有效则向局部晚期肿瘤的新辅助治疗及较早期肿瘤的辅助治疗拓展适应证，这是较普遍的规律。究其原因，主要是晚期肿瘤的 PFS 和 ORR 等指标的观察时间较短，便于较快得出药物有效性方面的信息，而辅助治疗使用 DFS 或 OS 作为主要观察指标常需要很长的观察期才能得到结果。CDK4/6 抑制药在乳腺癌中的研究也不例外，本研究设计的初衷就是鉴于哌柏西利联合内分泌治疗在 HR 阳性、HER-2 阴性转移性乳腺癌中疗效显著且安全性较高，故决定探索其在早期乳腺癌辅助治疗中的疗效。也正因为辅助治疗研究的观察指标时间较长，故用药时间长于转移性乳腺癌患者，药物的安全性更显重要。可以说，安全性是有效性的前提，本研究的目的正是探索哌柏西利联合内分泌治疗用于早期 HR 阳性、HER-2 阴性乳腺癌术后辅助治疗的安全性。

本研究纳入 162 例 Ⅱ~Ⅲ 期 HR 阳性、HER-2 阴性早期乳腺癌患者，给予 2 年内分泌治疗联合哌柏西利（125 mg/d，服药 3 周停药 1 周）。主要研究终点为由于不良反应导致的治疗中止率和耐受性相关事件。结果显示，102 例（63%）完成 2 年哌柏西利治疗，中止率小于预设值 48%，故认为哌柏西利应用于早期乳腺癌是可行的。50 例（31%）由于药物相关因素（95% CI：24%~39%，$P = 0.001$）中止治疗，其中 14 例（9%）达到药物特异性不良反应的预设标准，如出现持续的 3~4 级中性粒细胞减少，故停止用药；其余 36 例（24%）为出现治疗相关性不良反应，没有达到上述终止治疗的标准，患者选择了中止治疗，且大多数患者的不良反应发生在研究初期。另有 10 例患者由于药物不相关的原因退出研究。哌柏西利迟服、漏服和减量现象都比较常见，主要是由于不良反应所致，尤其是 3 级中性粒细胞减少。其中，91 例（56%）患者需要至少 1 次降低剂量，约 1/3 的患者需要 2 次降低剂量，这是否影响疗效目前未知。

哌柏西利不良反应的种类和特点，与其用于 HR 阳性、HER-2 阴性转移性乳腺癌的 PALOMA 系列研究报道的是一致的，主要也是 3~4 级非发热性中性粒细胞减少，以及疲劳、脱发、关节痛和皮肤潮红等。

　　如何判定患者的药物不良反应是由哌柏西利所致，还是联用的内分泌药物，或是其他综合治疗措施引起的？本研究在这方面做了比较好的设计，即之前曾行新辅助化疗/放疗的患者，完成至少 30 天后方可入组。还要求患者至少进行 1 个月以上的内分泌治疗且没有明显的不良反应方可入组。这些条件的设置排除了其他治疗措施对观察哌柏西利不良反应的干扰。最终，亚组分析的结果显示，不同内分泌治疗的 AI 组（29/102 例，28%，95%CI：20%～38%）和 TAM 组（21/60 例，35%，95%CI：23%～48%）的不良反应没有明显差异。

　　有些患者因药物特异性不良反应退出研究，但只占总病例数的 9%。更多治疗中断的患者只因治疗相关不良反应就轻易决定终止治疗，如只出现一次白细胞减少就决定终止治疗而不是尝试降低剂量，这部分患者的占比为 24%。研究者后期发现，给予患者更多的教育和支持，这种现象明显减少。可以假设，如果最初这部分患者都能坚持完成临床试验，那么完成 2 年治疗的患者比例将高达 87%。可见临床干预是增加患者用药依从性、避免因轻度不良反应就轻率放弃治疗的重要保障。研究者的这一发现和改进，对于后期该试验的疗效研究具有重要意义。

　　由于 PALOMA 系列研究入组的非裔美国人数量很少，研究结果无法体现哌柏西利在非裔乳腺癌患者中的不良反应特点。PALINA 研究是专门针对这一群体设计的 II 期单臂临床试验，入组 35 例患者，主要研究终点为完成 2 年治疗没有发生发热性白细胞减少和由于白细胞减少而中断治疗的情况。次要研究终点为由于不良反应导致的哌柏西利减量及用药延迟。目前，该研究尚未完成，结果值得期待。

　　真实世界的研究报道了 411 例使用哌柏西利联合来曲唑的患者，最常见的不良反应为血液毒性，3～4 级白细胞减少的发生率为 58%，结论与上述研究基本一致。

　　本研究发现 2 年哌柏西利具有较好的安全性，是后续早期 HR 阳性、HER-2 阴性乳腺癌术后辅助治疗的疗效研究，为拓展这类药物的临床适应证和乳腺癌的辅助治疗做了很好的铺垫。目前，针对这个患者样本群的 III 期随机临床研究正在进行中，评估临床疗效。如果疗效肯定，将显著改变 HR 阳性、HER-2 阴性早期乳腺癌辅助性内分泌治疗的诊疗规范，进而影响临床实践，提高这类患者的生存预期。

　　本研究也存在一些不足。例如，入组病例数仅 162 例。但这是 II 期临床研究，一般病例数不会太多，期待更大规模的 III 期临床研究探索哌柏西利的疗效和安全性。另外，本研究入组的患者标准是 II 期（$T_{1\sim2}N_1$ 或 T_3N_0）或 III 期，其中 III 期占 50%。139 例（86%）入组前接受放疗，2/3 的患者接受了新辅助化疗。一般接受新辅助化疗的患者是为了争取手术机会的患者，多处于临床 III 期；争取保乳的患者多为 $T_3N_{0\sim1}M_0$（II B 期或 III A 期）。根据文献报道，早期乳腺癌是指 0 期、I 期、II A 期，或 $pT_{is\sim2a}$（肿瘤最大径 ≤ 3 cm）、$pN_{0/mi}$（或 $pN_{0\sim1}$）、M_0。可见本研究入组病例大部分都不能算作早期乳腺癌，其中相当一部分患者已经处于局部晚期。研究者在文中多次叙述本研究是针对早期乳腺癌，并非特别准确。

　　哌柏西利的不良反应不仅是药物治疗中断的主因，药物迟服、漏服和减量也与此有关。坚持每周期口服内分泌治疗药物且不良反应轻微的患者为 157 例（96.9%），只有 52 例（32%）患者在所有疗程都坚持服用哌柏西利，这是否影响疗效目前未知。给予患者更多的教育和支持是重要方法，研究者没有充分展开具体做法。教育患者在心理上接受轻度不良反应的同时，应积极给予对症治疗及支持治疗，减轻患者躯体上的不适，这对于提高患者的用药依从性具有很大价值。具体如何施行，以及其对患者依从性的影响有待进一步研究。

　　也要看到，CDK 4/6 抑制药作为靶向治疗的一种，其不良反应比起其他靶向治疗如抗 HER-2 治疗和内分泌治疗的不良反应更常见，且主要表现为类似化疗的不良反应，如白细胞减少；其用药前也无须像其他靶向药物那样检测靶点在乳腺癌中是否高表达，这也类似化疗药物的特点。在某种意义上，可以把 CDK 4/6 抑制药看作类似卡培他滨的口服化疗药，它们也确实有相近的用药 2~3 周停药 1 周的特点。此外，化疗药物的治疗窗口较内分泌治疗药物窄的特点在 CDK 4/6 抑制药中也得到部分体现。这是该药的固有特性，似乎无法避免。但目前有研究者正在探索预测 CDK 4/6 抑制药疗效的生物标志物，是否同样可以探索预测其不良反应的生物标志物需要更多的研究。

（复旦大学附属妇产科医院　孙　健）

三、专家解读二

CDK4/6 抑制药在进展期乳腺癌中的作用已经在一系列临床研究如 MONALEESA 研究、PALOMA 研究、MONARCH 研究等中得到证实，而其在辅助治疗中的作用目前还在试验中。

本研究针对 CDK4/6 抑制药哌柏西利在辅助治疗中的可行性和安全性进行探索性分析。入组的是 HR 阳性、HER-2 阴性 II~III 期乳腺癌患者，可以接受过新辅助化疗或辅助化疗，治疗方案为 2 年 CDK4/6 抑制药哌柏西利联合辅助内分泌治疗（包括芳香化酶抑制药或他莫昔芬）。出现以下条件则哌柏西利减量：若患者在 2 次评估中出现 3 级中性粒细胞减少或首次出现 3 级血液毒性伴发热/感染/任何情况的 4 级中性粒细胞减少。中性粒细胞达到 1.0×10^9/L，有不良反应者不良反应级别降为 2 级及以下可继续下一个疗程治疗。

结果显示，在入组的 162 例中，最终 63% 的患者完成了 2 年哌柏西利联合内分泌治疗，37% 的患者终止治疗，根据研究设计这一比例证明 2 年的联合治疗方案是可行的。且研究中出现的不良反应与之前在进展期乳腺癌的研究中出现的不良反应类似，常见的为中性粒细胞减少、乏力、皮疹、白细胞总数减少、关节痛及高血压等。在停药的患者中，只有 9% 是根据研究设定为严重的血液毒性而停药，有 16% 是由于自身无法耐受治疗中的乏力、脱发、皮疹等不良反应要求停药，另外有 10 例（6%）在治疗早期停药，其中 4 例因为复发、2 例因为失访、4 例因为其他原因。在不良反应中，最常见的为中性粒细胞减少，有 54% 的患者出现过 3~4 级中性粒细胞减少。另外，在整个治疗过程中，进行哌柏西利减量的患者占 56%，第 1 次减量（至 100 mg）为用药后平均 2.8 个月，第 2 次减量（至 75 mg）为用药后平均 6.5 个月。

本研究的结果验证了术后 2 年哌柏西利联合辅助内分泌治疗的可行性和安全性，为后续探究这一方案的疗效奠定了基础。以这一研究为基础的 III 期临床试验 PALLAS 研究正在进行中。

本研究中虽然停药的比例高达 37%，但其中有很大一部分并非由于研究中规定的严重血液毒性而停药，而是由于患者主诉无法继续治疗而停药，这部分患者大多主诉乏力、脱发及皮疹等不适。在发表的结果中，研究者也提到，在研究的后期他们增强了对患者的宣教和监督，使得因这一原因停药的患者明显减少（未给出具体数据）。这对于临床医师的临床实践也有一定提示，对患者治疗中产生的不良反应要和患者及时沟通，增强宣教和监督，可以让更多不需要停药的患者坚持治疗，达到更好的疗效。

本研究设定的哌柏西利联合内分泌治疗的时间是 2 年，这一时间的选择主要是基于以下几点：①在转移性乳腺癌患者的一线治疗中，有 2 年的中位 PFS。②前期研究发现，长时间的药物暴露可以有效抑制肿瘤生长。③随着时间的延长，口服药物辅助治疗的依从性比例下降。2 年后实际能坚持口服内分泌治疗的患者约占 75%。④和之前的一些临床研究相比，1 年和 2 年的治疗中止率相近。

本研究为 2 年哌柏西利联合内分泌治疗在辅助治疗中的安全性和耐受性提供了可靠的证据。而 CDK4/6 抑制药在辅助治疗中的疗效也十分值得期待。目前，有多项针对 CDK4/6 抑制药在辅助治疗中价值的 III 期临床研究正在进行中。PALLAS 研究是基于本研究进行的 III 期临床试验，旨在探索 2 年哌柏西利联合内分泌治疗对比单纯 5 年内分泌治疗在 HR 阳性、HER-2 阴性Ⅱ～Ⅲ期乳腺癌辅助治疗中的疗效。PENELOPE-B 研究则是探索哌柏西利 13 个疗程对比安慰剂在 HR 阳性、HER-2 阴性新辅助化疗后有残留浸润性乳腺癌患者中的疗效。MonarchE 研究则是探索阿贝西利联合内分泌治疗对比内分泌治疗在 HR 阳性、HER-2 阴性且具有高复发风险的绝经后早期乳腺癌患者辅助治疗中的价值。NATALEE 研究是比较瑞博西利联合内分泌治疗和内分泌治疗在 HR 阳性、HER-2 阴性绝经后早期乳腺癌患者辅助治疗中的疗效和安全性。EarLEE 研究则是对比瑞博西利联合内分泌治疗和安慰剂联合内分泌治疗在 HR 阳性、HER-2 阴性乳腺癌患者中的疗效，其中 EarLEE-1 聚焦于高风险早期乳腺癌，EarLEE-2 则聚焦于中风险早期乳腺癌。

　　CDK4/6 抑制药相关的临床研究范围正在逐渐从进展期 HR 阳性、HER-2 阴性乳腺癌不断扩展。本研究将 CDK4/6 抑制药引入了辅助治疗领域，还有其他研究试图将 CDK4/6 抑制药的应用扩大到其他乳腺癌亚型，如一项正在进行中的Ⅱ期临床试验就是探索新的 CDK4/6 抑制药 trilaciclib 联合吉西他滨和卡铂在转移性三阴性乳腺癌中的安全性和疗效。

（上海交通大学医学院附属仁济医院　盛小楠　殷文瑾　陆劲松）

参考文献

[1] Finn RS, Martin M, Rugo HS, et al. Palbociclib and letrozole in advanced breast cancer. N Engl J Med, 2016, 375：1925-1936.

[2] Hortobagyi GN, Stemmer SM, Burris HA, et al. Ribociclib as first-line therapy for HR-positive, advanced breast cancer. N Engl J Med, 2016, 375：1738-1748.

[3] Goetz MP, Toi M, Campone M, et al. MONARCH 3：abemaciclib as initial therapy for advanced breast cancer. J Clin Oncol, 2017, 35：3638-3646.

[4] Verma S, Bartlett CH, Schnell P, et al. Palbociclib in combination with fulvestrant in women with hormone receptor-positive/HER2-negative advanced metastatic breast cancer：detailed safety analysis from a multicenter, randomized, placebo-controlled, phase Ⅲ Study（PALOMA-3）. Oncologist, 2016, 21：1165-1175.

[5] Diéras V, Harbeck N, Joy AA, et al. Palbociclib with letrozole in postmenopausal women with ER+/HER2-advanced breast cancer：hematologic safety analysis of the randomized PALOMA-2 trial. Oncologist, 2019, 24：1514-1525.

[6] Harbeck N, Iyer S, Turner N, et al. Quality of life with palbociclib plus fulvestrant in previously treated hormone receptor-positive, HER2-negative metastatic breast cancer：patient-reported outcomes from the PALOMA-3 trial. Ann Oncol, 2016, 27：1047-1054.

[7] Iwata H, Im SA, Masuda N, et al. PALOMA-3：phase Ⅲ trial of fulvestrant with or without palbociclib in premenopausal and postmenopausal women with hormone receptor-positive, human epidermal growth factor receptor 2-negative metastatic breast cancer that progressed on prior endocrine therapy-safety and efficacy in Asian patients. J Glob Oncol, 2017, 3：289-303.

[8] Mukai H, Shimizu C, Masuda N, et al. Palbociclib in combination with letrozole in patients with estrogen receptor-positive, human epidermal growth factor receptor 2-negative advanced breast cancer：PALOMA-2 subgroup analysis of Japanese patients. Int J Clin Oncol, 2019, 24：274-287.

[9] Lynce F, Saleh M, Shajahan-Haq A, et al. PALINA：a phase Ⅱ safety study of palbociclib in combination with letrozole or fulvestrant in African American women with hormone receptor positive HER2 negative advanced breast cancer. Contemp Clin Trials Commun, 2018, 10：190-192.

[10] Varella L, Eziokwu AS, Jia X, et al. Real-world clinical outcomes and toxicity in metastatic breast cancer patients treated with palbociclib and endocrine therapy. Breast Cancer Res Treat, 2019, 176：429-434.

[11] Mayer EL, DeMichele A, Rugo HS, et al. A phase Ⅱ feasibility study of palbociclib in

combination with adjuvant endocrine therapy for hormone receptor positive invasive breast carcinoma. Ann Oncol, 2019, 30 (9): 1514-1520.

[12] de Groot AF, Kuijpers CJ, Kroep JR. CDK4/6 inhibition in early and metastatic breast cancer: a review. Cancer Treat Rev, 2017, 60: 130-138.

[13] Hershman DL, Kushi LH, Shao T, et al. Early discontinuation and nonadherence to adjuvant hormonal therapy in a cohort of 8769 early-stage breast cancer patients. Journal of Clinical Oncology, 2010, 28 (27): 4120-4128.

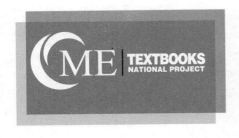

SWOG S1105 研究：短信发送影响早期乳腺癌患者使用芳香化酶抑制药依从性的随机试验

第 37 章

一、概　　述

【文献来源】

Hershman DL，Unger JM，Hillyer GC，et al. Randomized trial of text messaging to reduce early discontinuation of adjuvant aromatase inhibitor therapy in women with early-stage breast cancer：SWOG S1105. J Clin Oncol，2020，38（19）：2122-2129.

【研究背景】

芳香化酶抑制药在绝经后 HR 阳性乳腺癌患者的辅助内分泌治疗中已展现出了优越的疗效，目前已被各大指南纳入这类患者用药的首选。根据 2020 年美国 NCCN 指南，芳香化酶抑制药依旧是绝经后 HR 阳性乳腺癌患者辅助内分泌治疗的标准推荐。然而，既往的研究显示，囿于患者教育、药物不良反应等因素，能够坚持使用 5 年芳香化酶抑制药治疗的患者仅占 50%。辅助芳香化酶抑制药的治疗时长可影响患者的预后，故患者依从性不佳的问题亟须得到重视。

由于智能手机和无线通信网络的普及，使用现代化手段提高患者的依从性已成为现实。短信发送作为一种低成本的通信方式，在一些慢性、非肿瘤性疾病中已被证实可显著提高患者的治疗依从性，但在肿瘤治疗中尚未开展相关研究。同时，目前尚无数据支持任何干预措施可改善乳腺癌患者内分泌治疗的依从性。本研究旨在探索单向的短信提醒功能是否影响长期芳香化酶抑制药治疗的依从性。

【入组条件】

1. 绝经后女性。
2. 病理学诊断为原发性 HR 阳性浸润性乳腺癌。
3. 临床分期为 Ⅰ～Ⅲ 期。
4. 入组前辅助芳香化酶抑制药的治疗时长预计至少 3 年。
5. 患者能够接收短信并正在使用，或有学习使用短信的意愿。
6. 患者愿意提供尿液标本以检测尿液中是否含有芳香化酶抑制药。

【试验设计】

1. 一项多中心、前瞻性、随机对照临床试验。

2. 主要研究终点为芳香化酶抑制药依从失败（adherence failure，AF）。依从失败的定义：指定的时间窗内尿检阴性（提示患者 2 周内未服用芳香化酶抑制药）或无法在指定时间窗内提供尿液标本（提示患者依从性较差）。

3. 根据 2 个可能会影响芳香化酶抑制药依从性的分层因素对入组患者进行动态随机，一为入组前芳香化酶抑制药的用药选择（阿那曲唑 *vs.* 来曲唑 *vs.* 依西美坦），二为入组前芳香化酶抑制药的用药时长（<12 个月 *vs.* 12~24 个月）。

4. 采用 ITT 分析。

【试验流程】

SWOG S1105 研究的试验流程见图 37-1。

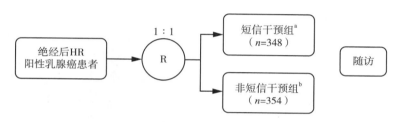

图 37-1　SWOG S1105 研究的试验流程

注：ᵃ. 短信干预组（text message，TM）患者接收短信的频率为每周 2 次，短信发送的时间为当地时区的早晨 8 时，短信发送干预的时长为 3 年，患者有权在任何时间终止短信的发送；ᵇ. 非短信干预组（no text message，No-TM）为对照组，不接收短信

【结果】

1. AF　TM 组第 1 年、第 2 年、第 3 年的 AF 率分别为 50.9%、70.4%、81.9%，No-TM 组第 1 年、第 2 年、第 3 年的 AF 率分别为 57.2%、81.9%、85.6%。在调整了分层因素后，TM 组和 No-TM 组的 AF 率不存在显著差异（$P=0.15$，log-rank 检验）；使用 Cox 回归模型分析 3 年 AF 率，TM 组和 No-TM 组不存在显著差异（$HR=0.89$，95%CI：0.76~1.05，$P=0.18$）。

2. AF 的敏感性分析　当 AF 定义为连续 2 次尿检结果阴性或没有提供尿检样本时，3 年 AF 率在 TM 组和 No-TM 组间不存在统计学差异（66.1% *vs.* 70.4%，$HR=0.89$，95%CI：0.74~1.07，$P=0.22$）；仅根据提供尿液样本的人群中进行 AF 分析，3 年 AF 率在 TM 组和 No-TM 组间不存在统计学差异（14.9% *vs.* 20.9%，$HR=0.72$，95%CI：0.49~1.05，$P=0.09$）。

3. 患者自我评估和中心评估的 3 年 AF 率　对于患者自我评估的 3 年 AF 率，TM 组为 10.4%，No-TM 组为 10.3%；对于中心评估的 3 年 AF 率，TM 组为 21.9%，No-TM 组为 18.9%。患者自我评估的 3 年 AF 率及中心评估的 3 年 AF 率在 TM 组和 No-TM 组间均不存在统计学差异。

【结论】

SWOG S1105 研究是首项探索短信发送对绝经后 HR 阳性乳腺癌患者使用芳香化酶抑制药治疗依从性影响的随机对照试验，发现芳香化酶抑制药具有较高的 AF 率，且每周 2 次短信发送并未提高患者的依从性。随着内分泌治疗用药和时长的规范化，如何提高患者的治疗依从性成为亟须解决的问题。

（上海交通大学医学院附属仁济医院　周伟航　殷文瑾　陆劲松）

二、专家解读

　　辅助内分泌治疗在 HR 阳性乳腺癌中的地位已基本确立。回顾近年来辅助内分泌治疗相关的大型临床研究，发现较多地聚焦于辅助内分泌治疗的用药选择和用药时长上。然而，临床医师忽略了一个同样能够影响患者预后的重要问题——为患者制定详细规范的辅助内分泌治疗方案后，有多少患者能够坚持用药到建议的治疗时长？

　　Dawn 等调查了 9000 例乳腺癌患者后发现，仅有不到 50% 的患者能够坚持 5 年的辅助内分泌治疗，即约有 50% 的患者处于不依从的高复发风险中。没有用药，就不会有疗效。SWOG S1105 研究另辟蹊径，旨在利用现代化的干预手段提高绝经后 HR 阳性乳腺癌患者辅助内分泌治疗的依从性。遗憾的是，该研究并未取得阳性结果。但该研究还是给临床医师带来许多值得思考的问题。第一，该研究使用了能够量化的指标，即通过尿液中芳香化酶抑制药的代谢产物来定义研究终点，使得研究结果具有较高的可行性和可重复性。该研究的数据提示，无论是患者自身评估还是中心评估的治疗依从性，都和量化的终点指标 AF 存在较大差异。在真实世界中，患者提供的病史资料可能存在偏倚，即使是经验丰富的临床医师，目前仍然需要依赖定量或半定量的检验/检查来进行规范的诊疗。第二，辅助内分泌治疗是一场与肿瘤的"持久战"，故对于患者依从性的研究也同样需要长期随访。不仅如此，许多其他慢性病也需要长期用药管理，故作为此类研究的代表，SWOG S1105 研究的另一个亮点在于对患者进行了 3 年随访，而同类研究的随访时间往往为 1 年甚至仅 1 个月。第三，该研究还探索性地对 AF 进行了敏感性分析，如连续 2 次尿检结果阴性才认定为 AF，但遗憾的是，敏感性分析下的 AF 也并没有取得统计学差异。

　　当然，短信发送作为一种提高依从性的手段，存在明显的弊端。如果将患者的依从性类比为一个学习的过程，患者作为临床医师教育的对象，短信发送作为一种被动接收信息的方式，这种单方向的、没有反馈的信息传输方式可能确实难以取得预期成效。同样使用单向信息传输的教育材料作为干预变量的 PACT 研究，前瞻性地纳入了 4844 例使用芳香化酶抑制药进行辅助内分泌治疗的绝经后 HR 阳性早期乳腺癌患者，并按 1∶1 的比例分为教育材料干预组和对照组，在 1 年的随访后也并未发现干预变量对绝经后 HR 阳性早期乳腺癌患者的依从性产生影响（干预组 88.5% vs. 对照组 88.8%，$P = 0.81$）。同样地，COMPAS 研究纳入了 181 例接受芳香化酶抑制药进行辅助内分泌治疗的患者，并将患者随机分为信息提醒组、电话提醒组和无提醒组，经过 1 年的随访，发现无论是短信提醒还是电话提醒，均不能显著提高患者的依从性。

　　追根溯源地反思这一问题，可以认为患者用药的依从性与患者本身、临床医师和卫生系统因素相关，前两者尤其是患者自身因素往往是干预因素的作用对象。在理想的情况下，实现依从性的提高需要从多个角度同时行动，而不是孤立地对一个因素进行干预。例如，临床医师可以对患者的依从性进行判断，对于潜在依从性较差的患者"因材施教"，强化患者对用药改善预后的认知。当然，临床医师不应该局限于负责识别和干预非依从性患者。相反，治疗依从性的有效干预需要一个全程管理随访团队。某些程序可以由临床团队成员在临床上常规实施，以促进识别潜在依从性较差的患者。例如，将依从性问题纳入患者等候接诊或查房阶段，而医疗助理在此过程中识别可能不依从的患者。在临床诊疗的过程中，临床医师可以优先发起关于依从性的讨论，并选择干预措施来提高依从性。

总之，关于辅助内分泌治疗疗效的研究除了重点分析用药选择和时长，对患者的用药依从性也应给予足够的重视，未来期待更多的研究聚焦于提高患者的用药依从性，毕竟药物疗效的发挥离不开治疗的依从。

（上海交通大学医学院附属仁济医院　周伟航　殷文瑾　陆劲松）

参考文献

［1］ Hershman DL, Kushi LH, Shao T, et al. Early discontinuation and nonadherence to adjuvant hormonal therapy in a cohort of 8, 769 early-stage breast cancer patients. J Clin Oncol, 2010, 28 (27): 4120-4128.

［2］ Hadji P, Blettner M, Harbeck N, et al. The Patient's Anastrozole Compliance to Therapy (PACT) Program: a randomized, in-practice study on the impact of a standardized information program on persistence and compliance to adjuvant endocrine therapy in postmenopausal women with early breast cancer. Ann Oncol, 2013, 24 (6): 1505-1512.

［3］ Hurtado-de-Mendoza A, Cabling ML, Lobo T, et al. Behavioral interventions to enhance adherence to hormone therapy in breast cancer survivors: a systematic literature review. Clin Breast Cancer, 2016, 16 (4): 247-255.

［4］ Markopoulos C, Neven P, Tanner M, et al. Does patient education work in breast cancer? Final results from the global CARIATIDE study. Future Oncol, 2015, 11 (2): 205-217.

［5］ Ziller V, Kyvernitakis I, Knöll D, et al. Influence of a patient information program on adherence and persistence with an aromatase inhibitor in breast cancer treatment-the COMPAS study. BMC Cancer, 2013, 13: 407.

［6］ Kini V, Ho PM. Interventions to improve medication adherence: a review. JAMA, 2018, 320 (23): 2461-2473.

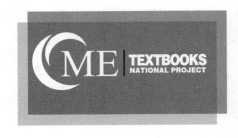

TAILORx 研究的亚组分析：化疗联合内分泌治疗对比单纯内分泌治疗对早期乳腺癌女性患者报告的认知障碍的影响

第 38 章

一、概　　述

【文献来源】

Wagner LI, Gray RJ, Sparano JA, et al. Patient-reported cognitive impairment among women with early breast cancer randomly assigned to endocrine therapy alone versus chemoendocrine therapy: results from TAILORx. J Clin Oncol, 2020, 38 (17): 1875–1886.

【研究背景】

癌症相关的认知障碍（cancer-related cognitive impairment, CRCI）在辅助化疗期间非常常见，并且可能持续存在。本研究旨在评估 TAILORx 研究中化疗联合内分泌治疗对比单纯内分泌治疗对早期乳腺癌女性患者报告的认知障碍的影响。

【入组条件】

1. 年龄在 18~75 岁的乳腺癌女性患者。

2. HR 阳性、HER-2 阴性、腋窝淋巴结阴性。

3. 根据美国 NCCN 指南，推荐或考虑行辅助化疗，如肿块直径为 1.1~5.0 cm 或 0.5~1.0 cm 且具有不良组织学特征（中等或较差的核分级、组织学分级或淋巴血管浸润）。

4. ECOG 评分为 0~1 分。

5. RS 11~25 分。

【试验设计】

1. 一项前瞻性临床试验。

2. 研究方法为患者报告结局（patient-reported outcome, PRO），即从患者的角度衡量主观体验（如症状），是量化对症治疗效果的金标准。

3. 主要研究终点为治疗后 3 个月癌症治疗功能评估-认知功能量表（functional assessment of cancer therapy-cognitive function, FACT-Cog）评分的差异。设置研究时间为 3 个月是因为化疗组的患者主要接受 12 周的化疗，所以在 3 个月时不良反应最强烈。

　　4. 次要研究终点为疲劳、内分泌症状及复发恐惧（后续报道）。

【试验流程】

　　TAILORx 研究的试验流程见图 38-1。

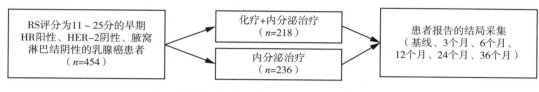

图 38-1　TAILORx 研究的试验流程

注：按 3 个月时患者的入组情况

【结果】

（一）癌症治疗功能评估-认知功能量表的认知障碍评分的差异

　　1. 总人群　与行单纯内分泌治疗的患者相比，行化疗联合内分泌治疗的患者从基线到 3 个月（-3.82，$P<0.01$）和 6 个月（-2.62，$P=0.02$）有显著的认知障碍差异，12 个月及以后两者无显著的认知障碍差异。

　　2. 绝经前人群　与行单纯内分泌治疗的患者相比，行化疗联合内分泌治疗的患者从基线到 3 个月（-4.75，$P=0.01$）有显著的认知障碍差异，6 个月及以后两者无显著的认知障碍差异。

　　3. 绝经后人群　与行单纯内分泌治疗的患者相比，行化疗联合内分泌治疗的患者从基线到 3 个月（-3.34，$P=0.01$）、6 个月（-3.69，$P=0.006$）、12 个月（-3.39，$P=0.02$）、24 个月（-3.26，$P=0.05$）有显著的认知障碍差异，36 个月时两者无显著的认知障碍差异。

（二）癌症治疗功能评估-认知功能量表其他维度评分的差异

　　1. 感知认知能力　对于所有的时间节点，行化疗联合内分泌治疗的患者和行单纯内分泌治疗的患者在感知认知能力方面没有显著差异。

　　2. 对生活质量的影响　与随机分配行内分泌治疗的患者相比，随机分配行化疗联合内分泌治疗的患者从基线到 3 个月（-0.75，$P=0.02$）有显著的生活质量差异，后续两者之间没有显著差异。

　　3. 他人的评价　对于所有的时间节点，行化疗联合内分泌治疗的患者和行单纯内分泌治疗的患者在他人的评价方面没有显著差异。

【结论】

　　在接受治疗 3 个月或 6 个月时，行化疗联合内分泌治疗的早期乳腺癌女性患者较行单纯内分泌治疗的患者具有显著的急性认知障碍差异，但这些差异会随着时间的延长慢慢缩小，在 12 个月及以后，两者无显著的认知障碍差异。

（上海交通大学医学院附属仁济医院　袁陈伟　殷文瑾　陆劲松）

二、专家解读

认知过程是人们获取信息或应用知识的过程，或信息加工的过程，包括感觉、知觉、记忆、思维、想象及语言等。CRCI 是指与癌症诊断和（或）治疗相关的认知功能的改变或障碍，其在化疗期间非常常见，并且可能持续存在，是癌症治疗的严重不良反应之一，可能会导致生活质量下降及社交和职业能力损耗。引起 CRCI 的因素较多，情况复杂，随着研究的深入，研究者们发现其与肿瘤负荷和治疗方式（包括手术治疗、化疗、放疗及内分泌治疗等）有关。FACT-Cog 是一个常用的癌症治疗后认知功能评估的量表，该量表包括 4 个维度，即感知认知障碍、感知认知能力、对生活质量的影响和他人的评论。目前，化疗和 CRCI 的关系仍不明确。

TAILORx 研究是一项探索内分泌治疗联合化疗对比单纯内分泌治疗在 HR 阳性、HER-2 阴性、腋窝淋巴结阴性且 21 基因检测为中复发风险的早期乳腺癌患者术后疗效的前瞻性、多中心、随机对照临床试验。入组患者根据 RS 随机给予内分泌治疗联合化疗和单纯内分泌治疗。结果显示，对于 RS 11~25 分的 HR 阳性、HER-2 阴性、腋窝淋巴结阴性患者，单纯内分泌治疗的疗效并不劣于化疗联合内分泌治疗。TAILORx 研究的探索性分析提示，对于 RS 16~25 分且年龄<50 岁的患者，行化疗联合内分泌治疗患者的远处复发风险显著低于行单纯内分泌治疗的患者，故美国 NCCN 也推荐该亚组患者接受化疗联合内分泌治疗。

本研究旨在评估 TAILORx 研究中化疗联合内分泌治疗对比单纯内分泌治疗对早期乳腺癌女性患者报告的认知障碍的影响。按 1∶1 的比例随机分组，分为化疗联合内分泌治疗组和单纯内分泌治疗组。在基线、3 个月、6 个月、12 个月、24 个月、36 个月时进行随访，记录患者报告的结局。结果发现，在总人群中，与行单纯内分泌治疗的患者相比，行化疗联合内分泌治疗的患者从基线到 3 个月和 6 个月有显著的认知障碍差异，但在 12 个月及以后，两者无显著的认知障碍差异。究其原因，主要是化疗会对患者造成较明显的急性认知障碍，而内分泌治疗对于患者认知功能的影响较缓慢，在治疗 12 个月及以后，两者对患者认知功能的影响趋于稳定，无明显差异。既往的研究也提示，化疗与患者的认知障碍有关。一项较早期的前瞻性对照研究旨在评估接受辅助化疗的乳腺癌患者的疲劳、更年期症状及认知障碍等情况。该研究入组了 110 例接受辅助化疗的乳腺癌患者，同时以每例患者提名的一位年龄匹配的女性为对照。结果提示，辅助化疗会导致乳腺癌女性患者出现认知障碍、疲劳及更年期症状等不良反应，但这些症状在 1 或 2 年后得到显著改善。上述研究均提示化疗与 CRCI 密切相关，但是长期（3 年）来看，化疗相较于单纯内分泌治疗并没有引起更严重的 CRCI，为能从化疗中获益的人群接受化疗提供相关的安全性数据。此外，鉴于接受内分泌治疗的患者在长期的治疗过程中仍存在一定的 CRCI，应给予这部分患者长期的认知功能监测。

本研究仍有一些不足。例如，由于与神经心理表现缺少关联，本研究的主要研究终点患者报告的结局存在一定争议。此外，在基线、早期及长期（24 个月和 36 个月）评估时存在一定的患者报告的结局缺失，可能会造成偏倚。本研究的结果需要其他前瞻性临床研究验证。

（上海交通大学医学院附属仁济医院　袁陈伟　殷文瑾　陆劲松）

参考文献

[1] Joseph A Sparano, Robert J Gray, Della F Makower, et al. Adjuvant chemotherapy guided by a 21-gene expression assay in breast cancer. N Engl J Med, 2018, 379（2）: 111-121.

［2］Wagner LI, Gray RJ, Sparano JA, et al. Patient-reported cognitive impairment among women with early breast cancer randomly assigned to endocrine therapy alone versus chemoendocrine therapy：results from TAILORx. J Clin Oncol, 2020, 38 (17)：1875-1886.

［3］Nadine Tchen, Helen G Juffs, Fiona P Downie, et al. Cognitive function, fatigue, and menopausal symptoms in women receiving adjuvant chemotherapy for breast cancer. J Clin Oncol, 2003, 21 (22)：4175-4183.

［4］Helen G Mar Fan, Nadine Houédé-Tchen, Qi-Long Yi, et al. Fatigue, menopausal symptoms, and cognitive function in women after adjuvant chemotherapy for breast cancer：1-and 2-year follow-up of a prospective controlled study. J Clin Oncol, 2005, 23 (31)：8025-8023.

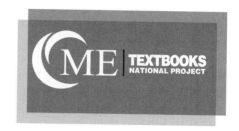

第十篇

人表皮生长因子受体-2 靶向解救治疗相关重点临床试验及其解读

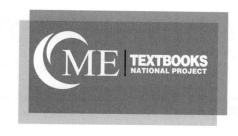

PERUSE 研究：一线帕妥珠单抗联合曲妥珠单抗联合紫杉类药物治疗局部复发或转移性人表皮生长因子受体-2阳性乳腺癌的安全性和有效性的初步分析

第 39 章

一、概　　述

【文献来源】

Bachelot T, Ciruelos E, Schneeweiss A, et al. Preliminary safety and efficacy of first-line pertuzumab combined with trastuzumab and taxane therapy for HER2-positive locally recurrent or metastatic breast cancer（PERUSE）. Ann Oncol, 2019, 30（5）: 766-773.

【研究背景】

根据 CLEOPATRA 研究（Ⅲ期）的结果，帕妥珠单抗联合曲妥珠单抗联合多西他赛是 HER-2 阳性转移性乳腺癌的标准一线治疗方案。

PERUSE 研究旨在评估研究人员选择的不同紫杉类药物联合帕妥珠单抗联合曲妥珠单抗在 HER-2 阳性转移性乳腺癌中标准一线治疗的安全性和有效性。

【入组条件】

（一）纳入标准

1. 女性或男性，年龄≥18 岁。

2. HER-2 阳性局部复发性/转移性乳腺癌，不能根治性切除。

3. 根据 RECIST 1.1，有至少一处可评估的病灶和（或）不可评估的病灶。

4. 中枢神经系统转移患者，在接受局部治疗而未接受抗 HER-2 治疗后稳定时间≥3 个月。

5. ECOG 评分为 0~2 分。

6. 预期寿命≥12 周。

7. LVEF≥50%。

8. 未接受过用于转移性或局部复发性疾病的全身系统治疗（≤二线内分泌治疗除外，其中一种内分泌治疗可与依维莫司联用）。

（二）排除标准

1. 完成辅助或新辅助非内分泌全身治疗后 6 个月内复发。

2. 除曲妥珠单抗和（或）拉帕替尼用于辅助治疗或新辅助治疗外，接受过其他任何抗 HER-2 药物。

3. 在辅助治疗或新辅助治疗中接受曲妥珠单抗和（或）拉帕替尼时疾病进展。

4. 既往行辅助治疗或新辅助治疗导致持续性≥2 级的血液毒性。

5. 存在≥3 级周围神经病变［美国国家癌症研究所通用毒性标准（National Cancer Institute Common Toxicity Criteria，NCI-CTC）4.0 版］。

6. 骨髓、肝或肾功能不足。

【试验设计】

1. 一项国际、多中心、开放性、单臂Ⅲb 期试验。

2. 主要研究终点为帕妥珠单抗联合曲妥珠单抗联合紫杉类药物的安全性和耐受性。安全性指标包括不良反应的发生率和严重程度及 LVEF 检测情况。

3. 次要研究终点为帕妥珠单抗联合曲妥珠单抗联合紫杉类药物的 PFS、OS、ORR、CBR、缓解持续时间及至缓解时间等。

【试验流程】

PERUSE 研究的试验流程见图 39-1。

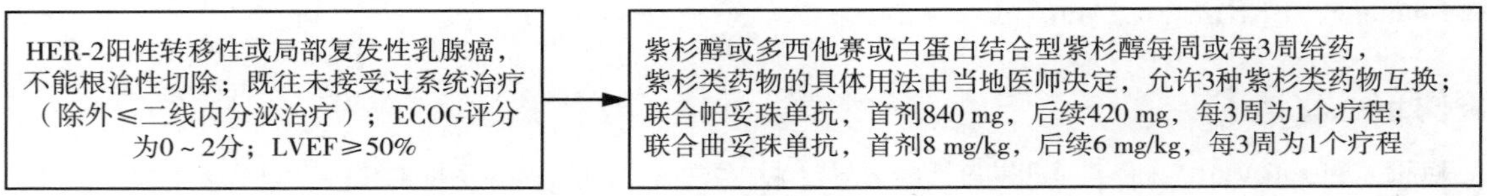

HER-2阳性转移性或局部复发性乳腺癌，不能根治性切除；既往未接受过系统治疗（除外≤二线内分泌治疗）；ECOG评分为0～2分；LVEF≥50% → 紫杉醇或多西他赛或白蛋白结合型紫杉醇每周或每3周给药，紫杉类药物的具体用法由当地医师决定，允许3种紫杉类药物互换；联合帕妥珠单抗，首剂840 mg，后续420 mg，每3周为1个疗程；联合曲妥珠单抗，首剂8 mg/kg，后续6 mg/kg，每3周为1个疗程

图 39-1　PERUSE 研究的试验流程

【结果】

1. 安全性　最常见的不良反应（任何级别）为腹泻（68%）、脱发（48%）、恶心（35%）及疲劳（32%）。3 个不同紫杉类药物化疗组的不良反应存在明显差异，神经病变和鼻出血在紫杉醇亚组和白蛋白结合型紫杉醇亚组较多西他赛亚组更常见，而发热性中性粒细胞减少和口腔黏膜炎症在多西他赛亚组更常见。对于严重不良反应，多西他赛亚组 16 例（2%），其中感染占 0.6%，心脏病占 0.5%，肝衰竭占 0.3%，中性粒细胞减少、急性呼吸窘迫综合征、低血糖、自然流产、谵妄及不明原因死亡各占 0.1%；紫杉醇亚组 19 例（3%），其中感染和不明原因死亡各占 0.8%，心脏病占 0.5%，胰腺炎和血液毒性各占 0.3%，肝性脑病、缺血性脑卒中及吸入性细支气管炎各占 0.2%；白蛋白结合型紫杉醇亚组 1 例（1%），为肺炎。在所有人群中，大多数患者（86%）的

LVEF 始终保持在 50% 以上。24 例患者（2%）的 LVEF 最差记录为 45%～50%，且较基线下降＜10%；69 例患者（5%）的 LVEF 最差记录为 45%～50%，且较基线下降≥10%。46 例患者（3%）的 LVEF 测量值缺失。LVEF 的下降时间无明显规律可循。

2. ORR　为 80%（95%CI：78%～82%），其中 15% 为 CR。3 个紫杉类药物亚组的 ORR 类似。

3. PFS　ITT 人群的中位 PFS 为 20.6 个月（95%CI：18.9～22.7），其中多西他赛亚组为 19.6 个月（95%CI：16.9～21.8），紫杉醇亚组为 23.0 个月（95%CI：19.8～25.8），白蛋白结合型紫杉醇亚组为 18.1 个月（95%CI：12.2～32.3）。在 HR 阳性患者中，多西他赛亚组的 PFS 为 19.8 个月（95%CI：16.6～23.3），紫杉醇亚组的 PFS 为 22.7 个月（95%CI：19.2～25.8），白蛋白结合型紫杉醇亚组的 PFS 为 15.4 个月（95%CI：10.2～31.8）。在 HR 阴性患者中，多西他赛亚组的 PFS 为 17.8 个月（95%CI：15.0～22.8），紫杉醇亚组的 PFS 为 24.2 个月（95%CI：17.9～29.7），白蛋白结合型紫杉醇亚组的 PFS 为 32.3 个月（95%CI：9.1 至未评估）。

4. OS　目前未评估。截至目前，共 545 例（38%）死亡，其中绝大多数（85%）死于疾病进展。

【结论】

紫杉类药物联合曲妥珠单抗联合帕妥珠单抗用于 HER-2 阳性转移性或局部复发性乳腺癌的安全性及有效性与 CLEOPATRA 研究的结果一致。紫杉醇具有和多西他赛类似的 PFS 和 ORR，同时具有可以预期的安全性，是一个有效的可以替代多西他赛用于本方案的紫杉类药物。

（上海交通大学医学院附属仁济医院　王耀辉　殷文瑾　陆劲松）

二、专家解读一

PERUSE 研究是一项全球、多中心、单臂Ⅲ期临床试验，纳入来自欧洲、亚洲、美洲、非洲、大洋洲等地多个国家及地区的 1436 例患者，这些患者均为无法手术的 HER-2 阳性晚期乳腺癌患者且尚未接受过全身治疗（内分泌治疗≤二线），入组患者分为 3 组，分别接受帕妥珠单抗+曲妥珠单抗+紫杉醇、帕妥珠单抗+曲妥珠单抗+多西他赛、帕妥珠单抗+曲妥珠单抗+白蛋白结合型紫杉醇。主要研究终点为安全性，次要研究重点为 PFS 和 ORR。

在中位随访 52.2 个月后，第 1 次公布了随访结果。入组患者的中位年龄为 54 岁，其中接受多西他赛 775 例、紫杉醇 589 例、白蛋白结合型紫杉醇 65 例，开始紫杉类药物化疗之前停药 7 例（1 例仅接受帕妥珠单抗单靶向治疗，6 例接受了帕妥珠单抗+曲妥珠单抗双靶向治疗）。29% 的患者使用曲妥珠单抗，中位抗 HER-2 治疗（双靶向）时间为 24 个疗程，约 16 个月；紫杉类药物的中位使用持续时间为 6 个疗程，约 4 个月（多西他赛、紫杉醇、白蛋白结合型紫杉醇分别为 3.8 个月、4.2 个月、3.9 个月）。次要研究终点为 PFS 和 ORR，总 PFS 为 20.6 个月，多西他赛、紫杉醇、白蛋白结合型紫杉醇 3 个亚组分别为 19.6 个月、23.0 个月、18.1 个月；总 ORR 为 80%，3 个亚组分别为 79%、83%、77%。从目前发表的初步结果来看，帕妥珠单抗+曲妥珠单抗+紫杉类药物一线治疗 HER-2 阳性晚期乳腺癌的安全性和有效性与 CLEOPATRA 研究的结果一致。各种紫杉类药物相比，紫杉醇似乎可以有效替代多西他赛，提供相似的 PFS 和 ORR，具有可预测的安全性。

对于 HER-2 阳性晚期乳腺癌，随着研究的不断深入及药物的不断研发，使得患者的 OS 逐渐延长，也让晚期乳腺癌离"治愈"更进一步。曲妥珠单抗的上市在极大程度上改变了 HER-2 阳性晚期乳腺癌患者的生存结局，在此后的多年里，多项临床研究都致力于探索其与不同药物的联用是否能带来更多、更新的突破，直到帕妥珠单抗的出现，才让这一瓶颈得以解决。目前，帕妥珠单抗联合曲妥珠单抗成为晚期乳腺癌患者抗 HER-2 治疗的标准推荐，但也由于临床数据有限，推荐的标准联合方案是联合多西他赛，但在临床实践中，可能会受到包括不良反应不能耐受等多个因素的影响，使得临床医师需要探索不同的联合用药方案，以供临床决策时选择。PERUSE 研究就是这样一个设计思路，在多西他赛、紫杉醇、白蛋白结合型紫杉醇同为晚期乳腺癌推荐化疗药物的今天，去探索在双靶向治疗的基础上联合这些同类型的不同种类药物会有什么不同结果，这为临床医师打开了多个治疗选择的大门，也为临床实践提供了更多选择。

PERUSE 研究探讨紫杉类药物+帕妥珠单抗+曲妥珠单抗一线治疗 HER-2 阳性转移性乳腺癌的安全性和有效性，共入组 1436 例无法手术的 HER-2 阳性晚期（局部复发或远处转移）乳腺癌且尚未接受全身治疗（内分泌治疗除外）的患者，是目前报道的最大的治疗人群。

此前的 CLEOPATRA 研究及 PUFFIN 研究提示，曲妥珠单抗+帕妥珠单抗双靶向联合多西他赛的方案是目前曲妥珠单抗未耐药患者的晚期一线优选方案。PERUSE 研究的设计也是以曲妥珠单抗+帕妥珠单抗为基础的抗 HER-2 治疗方案，同时联合不同的紫杉类药物进行治疗。虽然在 PERUSE 研究中，既往使用过曲妥珠单抗的人群占 29%，比 CLEOPATRA 研究的 12% 要多，但在初步分析的结果中，其有效性和安全性的数据与 CLEOPATRA 研究的结果具有一致性，这也进一步夯实了以曲妥珠单抗+帕妥珠单抗双靶向为基础的晚期一线抗 HER-2 治疗的地位。PUFFIN 研究的特别之处在于，在探索曲妥珠单抗+帕妥珠单抗双靶向治疗联合紫杉类药物疗效的基础上寻找双靶向治疗的最优搭档，以告诉临床医师，哪种紫杉类药物的性价比更高，或各自的适应人群有哪些。但由于该研究入组人群的药物选择是由各地医师选择的，存在一定的选择偏倚，其亚组分析数据不能完全代表整体人群的获益，故只能提供一个初步的关于安全性及 PFS 和 ORR 的数据，暂不能从亚组数据中明确区分其各自的适应人群；且由于随访时间不足，OS 数据无结论，也暂不能提示不同药物对 OS 的影响。

PERUSE 研究的主要研究终点的初步结果提示，帕妥珠单抗+曲妥珠单抗+紫杉醇的安全性在大体上与 CLEOPATRA 研究的结果一致，其特征是所有级别的腹泻、脱发、恶心、疲劳及血液毒性。但在对比较数据时发现，与多西他赛亚组相比，紫杉醇亚组的发热性中性粒细胞减少（1% *vs.* 11%）及口腔黏膜炎症（14% *vs.* 25%）更少见，且在 PFS（23 个月 *vs.* 19.6 个月）及 ORR（83% *vs.* 79%）方面，似乎后者提示更好的疗效，即使紫杉醇亚组更容易观察到神经病变（31% *vs.* 16%），但总体来说，紫杉醇可能是多西他赛一个更好的替代。再回顾 PERUSE 研究的入组人群，紫杉醇的中位使用时间为 4 个月，虽然没有公布具体的统计数据，但观察到 2/3 的人群每个疗程至少使用 2 次甚至更多的紫杉醇，这提示医师选择更多的是紫杉醇周方案，这可能也是该亚组中性粒细胞减少等发生率更低的一个合理解释。但在临床实践中，紫杉醇周方案的实施受到很多因素的影响，反复地往返医院在一定程度上降低了患者的生活质量，故在需要兼顾疗效及获益来选择用药时，医师需要综合多方面因素进行考量，应考虑患者的实际情况，为其选择耐受性更好的药物联合，改善患者的生活质量，延长患者的生存时间。

PERUSE 研究的次要研究终点的结果提示，3 个亚组的中位 PFS 为 20.6 个月，与 CLEOPATRA 研究的 18.5 个月大体一致；ORR 也是相似的（PERUSE 研究及 CLEOPATRA 研究均为 80%）。在 PERUSE 研究的设计中，允许治疗组间的交叉用药，共有 52 例（4%）患者在研究过程中至少转换过一次紫杉醇（25 例从多西他赛转为紫杉醇，16 例从紫杉醇转为多西他赛），虽然所占比例比较低，但可能对结果的分析有一定影响。

虽然从整个研究的结果来看，白蛋白结合型紫杉醇似乎不是联合用药的最佳搭档，但无论是临床研究数据还是实际经验，晚期乳腺癌患者使用白蛋白结合型紫杉醇的客观有效率及 PFS 是值得肯定的，故其也成为晚期乳腺癌化疗的推荐药物之一列于相关指南中。但在 PERUSE 研究中，3个亚组对比，无论是 PFS 还是 ORR，白蛋白结合型紫杉醇的表现都欠佳，这可能与入组人数少有一定相关性；且在本研究中，有超过 50% 的选择联合白蛋白结合型紫杉的患者在德国和澳大利亚接受治疗，从人种分布来说，也可能存在一定偏倚，故探索联合白蛋白结合型紫杉醇的临床疗效仍需要更多、更大样本、设计更精准的临床研究来证实。

（湖南省肿瘤医院　田　璨　欧阳取长）

三、专家解读二

帕妥珠单抗是一种抗 HER-2 的单克隆抗体，其能够结合 HER-2 胞外受体结构域Ⅱ，阻止 HER-2 与其他受体形成二聚体，从而抑制 HER-2 的关键步骤胞内信号，降低肿瘤细胞增生与侵袭转移。临床前研究发现，帕妥珠单抗与曲妥珠单抗联合具有互补效应，可更好地阻断 HER-2 信号。

CLEOPATRA 研究是一项Ⅲ期、随机、双盲、安慰剂对照、国际多中心的临床试验，共纳入 808 例 HER-2 阳性转移性或局部复发、不可切除的成年乳腺癌患者（806 例女性，2 例男性）。试验组给予帕妥珠单抗+曲妥珠单抗+多西他赛；对照组给予安慰剂+曲妥珠单抗+多西他赛。其中，帕妥珠单抗+曲妥珠单抗每 3 周给药，多西他赛的起始剂量为 75 mg/m^2 每 3 周给药，直到疾病进展或不可接受的不良反应发生。推荐给予至少 6 个疗程的多西他赛。结果证实，多西他赛+帕妥珠单抗+曲妥珠单抗可以显著改善 HER-2 阳性转移性乳腺癌患者的预后。对比多西他赛+曲妥珠单抗+安慰剂，多西他赛+帕妥珠单抗+曲妥珠单抗可使患者的 PFS 绝对延长 6.3 个月，OS 绝对延长 15.7 个月。那是否其他紫杉类药物+帕妥珠单抗+曲妥珠单抗在 HER-2 阳性复发转移性乳腺癌的一线治疗中同样可以有较好的疗效和较安全的耐受性？

PERUSE 研究的目的就是评估由医师选择的紫杉类药物（多西他赛、紫杉醇、白蛋白结合型紫杉醇）+帕妥珠单抗+曲妥珠单抗在既往未接受过全身治疗的 HER-2 阳性转移性乳腺癌患者中的安全性和有效性。该研究纳入来自全球多个医疗中心的 1436 例患者。该研究是目前最大规模评估紫杉类药物+帕妥珠单抗+曲妥珠单抗一线治疗 HER-2 阳性晚期乳腺癌患者安全性及有效性的临床试验，是 CLEOPATRA 研究很好的补充，特别是对于临床不能耐受多西他赛的患者，为临床医师采用紫杉醇或白蛋白结合型紫杉醇联合双靶向治疗提供依据。这一前瞻性单臂临床试验更贴近临床实践，证实了 CLEOPATRA 研究在真实世界中的安全性和有效性，使临床医师可根据患者的具体情况选择不同的紫杉类药物联合双靶向治疗。任意一种紫杉类药物+帕妥珠单抗+曲妥珠单抗双靶向治疗方案最常见的不良反应包括腹泻（68%）、脱发（48%）、恶心（35%）及疲劳（32%）。其中，不同紫杉类药物的不良反应略有差异，神经病变和鼻出血在紫杉醇亚组和白蛋白结合型紫杉醇亚组较多西他赛亚组更常见，而发热性中性粒细胞减少和口腔黏膜炎症在多西他赛亚组更常见。此外，在纽约凯瑟琳纪念医院开展的一项前瞻性、单臂研究同样评估了单周紫杉醇+帕妥珠单抗+曲妥珠单抗一线或二线治疗晚期 HER-2 阳性乳腺癌患者的有效性和安全性。该研究共入组 69 例患者，均接受 80 mg/m^2 每周紫杉醇+帕妥珠单抗每 3 周+曲妥珠单抗每 3 周方案治疗，直至疾病进展。如果 6 个月后仍未发生疾病进展，紫杉醇是否继续使用可由医师决定，患者继续接受双靶向治疗。最常见的不良反应包括疲劳（88%）、腹泻（87%）、脱发（85%）及周围神经病变（85%），基本与之前的临床研究报道类似。

在有效性方面，PERUSE 研究的初步分析仅给出了具体的 PFS，并未具体给出不同紫杉类药物亚组中差异的比较，同时也并未给出 OS。结果显示，多西他赛亚组的 PFS 为 19.6 个月（95%CI：16.9~21.8），紫杉醇亚组的 PFS 为 23.0 个月（95%CI：19.8~25.8），白蛋白结合型紫杉醇亚组的 PFS 为 18.1 个月（95%CI：12.2~32.3）。而类似的纽约凯瑟琳纪念医院开展的单周紫杉醇+帕妥珠单抗+曲妥珠单抗的研究（NCT0127604 研究）于 2019 年更新了中位随访 5 年的结果，提示中位 PFS 为 24.2 个月。可以看到，紫杉醇+帕妥珠单抗+曲妥珠单抗在这 2 个临床研究中的中位 PFS 相似。CLEOPATRA 研究更新的中位 PFS 为 18.5 个月，与多西他赛+帕妥珠单抗+曲妥珠单抗在 PERUSE 和 CLEOPATRA 这 2 个临床研究中的中位 PFS 也基本相似。可以看出，上述研究中化疗联合双靶向方案的紫杉醇略优于多西他赛。因此，临床医师可以期待 2020 年 PERUSE 研究的最终分析，以呈现不同紫杉类药物联合方案的有效性比较数据。同时，PERUSE 研究中紫杉类药物是每 3 周使用还是每周使用均由医师决定，未来也更期待不同紫杉类药物的 3 周或单周方案联合双靶向治疗的疗效和安全性数据的公布。另外，PERUSE 研究（单臂）纳入了脑转移的患者，目前初步分析并没有该亚群患者的比例及具体疗效数据，这既是本研究的亮点，也是目前初步分析的缺陷，希望最终分析能带来更多贴近临床实践的数据。

另外，在不同的 HR 亚组中，多西他赛和紫杉醇的 PFS 基本类似。多西他赛在 HR 阳性亚组中的 PFS 为 19.8 个月（95%CI：16.6~23.3），在 HR 阴性亚组中为 17.8 个月（95%CI：15.0~22.8）；紫杉醇在 HR 阳性亚组中的 PFS 为 22.7 个月（95%CI：19.2~25.8），在 HR 阴性亚组中为 24.2 个月（95%CI：17.9~29.7）。但是，白蛋白结合型紫杉醇在不同 HR 亚组中 PFS 显著不同，在 HR 阴性亚组中为 32.3 个月（95%CI：9.1 至未达到），几乎是在 HR 阳性亚组中 15.4 个月（95%CI：10.2~31.8）的 2 倍之多。考虑在 1436 例患者中仅有 65 例患者使用白蛋白结合型紫杉醇，且为亚组分析的结果，临床医师应更谨慎地看待这一分析结果。因此，对于不同 HR 状态的患者是否需要采用不同的紫杉类药物联合双靶向治疗也应是未来的探索方向。

（上海交通大学医学院附属仁济医院　王耀辉　殷文瑾　陆劲松）

参考文献

[1] McCormack PL. Pertuzumab：a review of its use for first-line combination treatment of HER2-positive metastatic breast cancer. Drugs, 2013, 73（13）：1491-1502.

[2] Swain SM, Baselga J, Kim SB, et al. Pertuzumab, trastuzumab, and docetaxel in HER2-positive metastatic breast cancer. N Engl J Med, 2015, 372（8）：724-734.

[3] Swain SM, Kim SB, Cortes J, et al. Pertuzumab, trastuzumab, and docetaxel for HER2-positive metastatic breast cancer（CLEOPATRA study）：overall survival results from a randomised, double-blind, placebo-controlled, phase 3 study. The Lancet Oncology, 2013, 14（6）：461-471.

[4] Bachelot T, Ciruelos E, Schneeweiss A, et al. Preliminary safety and efficacy of first-line pertuzumab combined with trastuzumab and taxane therapy for HER2-positive locally recurrent or metastatic breast cancer（PERUSE）. Annals of Oncology, 2019, 30（5）：766-773.

[5] Dang C, Iyengar N, Datko F, et al. Phase Ⅱ study of paclitaxel given once per week along with trastuzumab and pertuzumab in patients with human epidermal growth factor receptor 2-positive metastatic breast cancer. Journal of Clinical Oncology, 2015, 33（5）：442-447.

[6] Smyth LM, Iyengar NM, Chen MF, et al. Weekly paclitaxel with trastuzumab and pertuzumab in patients with HER2-overexpressing metastatic breast cancer：overall survival and updated progression-free survival results from a phase Ⅱ study. Breast Cancer Res Treat, 2016, 158（1）：91-97.

[7] Wang R, Smyth LM, Iyengar N, et al. Phase Ⅱ study of weekly paclitaxel with trastuzumab and pertuzumab in patients with human epidermal growth receptor 2 overexpressing metastatic breast cancer：5-year follow-up. Oncologist, 2019, 24（8）：e646-e652.

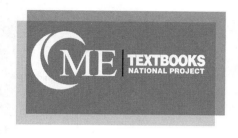

CLEOPATRA 研究的终期分析：帕妥珠单抗、曲妥珠单抗联合多西他赛治疗人表皮生长因子受体-2 阳性转移性乳腺癌的双盲、随机、安慰剂对照 Ⅲ 期临床试验

第 *40* 章

一、概　　述

【文献来源】

Swain SM, Miles D, Kim SB, et al. Pertuzumab, trastuzumab, and docetaxel for HER2-positive metastatic breast cancer（CLEOPATRA）: end-of-study results from a double-blind, randomised, placebo-controlled, phase 3 study. Lancet Oncol, 2020, 21（4）: 519-530.

【研究背景】

HER-2 过表达转移性乳腺癌有侵袭性强和预后差的特点，曲妥珠单抗的出现为这类乳腺癌的治疗带来了新的转机，越来越多的靶向药物也随之问世。自 CLEOPATRA 研究于 2012 年发布初步分析结果以来，帕妥珠单抗+曲妥珠单抗+多西他赛的化疗联合抗 HER-2 双靶向治疗方案作为 HER-2 阳性转移性乳腺癌的一线治疗方案可持续改善 PFS 和 OS。2015 年，CLEOPATRA 研究的最终分析显示，联合组的中位 OS 为 56.5 个月，相比对照组延长 15.7 个月。自此，以双靶向治疗为基础的治疗方案成为治疗 HER-2 阳性转移性乳腺癌的一线方案。又经过 4 年的随访，CLEOPATRA 研究的中位随访时间达 99 个月，最长者达 120 个月，部分患者对抗 HER-2 治疗具有持久的应答，故其研究者将联合组分为长期应答组（定义为随机后接受治疗持续时长达至少 35 个月且研究者评估未进展的患者）和非长期应答组（定义为患者因疾病进展而治疗未达 35 个月），并对其临床和生物标志物情况进行比较。

【入组条件】

（一）纳入标准

1. 年龄≥18 岁。

2. HER-2 阳性转移性乳腺癌。

3. ECOG 评分为 0~1 分。

4. LVEF 的基线值≥50%。

5. 转移后未接受化疗或生物治疗，但可以在诊断为转移性乳腺癌前至少 12 个月完成新辅助化疗或辅助化疗联合或不联合曲妥珠单抗治疗。

6. 转移后最多接受一种内分泌治疗药物。

7. 脏器功能良好。

（二）排除标准

1. 转移后接受过治疗（符合纳入标准的患者除外）。

2. 中枢神经系统转移。

3. 既往多柔比星的累计剂量>360 mg/m^2。

4. 既往使用曲妥珠单抗时或使用后 LVEF 降低到 50% 以下。

【试验设计】

1. 一项前瞻性、随机、双盲、安慰剂对照、多中心、Ⅲ期临床试验。

2. 主要研究终点为独立审查机构评估的 PFS。

3. 次要研究终点为 OS、研究者评估的 PFS、ORR、客观缓解持续时间、安全性、至疾病进展时间及临床结局相关的生物标志物（如 HER-3 表达水平、Fcγ、血清 HER-2 胞外结构域和 HER 的配体浓度）。

【试验流程】

CLEOPATRA 研究的试验流程见图 40-1。

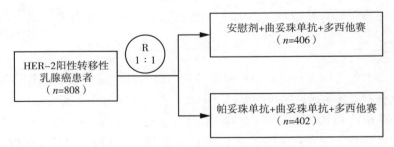

图 40-1　CLEOPATRA 研究的试验流程

【结果】

1. 2008 年 2 月 12 日至 2010 年 7 月 7 日共纳入 808 例患者。

2. 联合组的中位随访时间为 99.9 个月，对照组为 98.7 个月。

3. 在 ITT 人群中，联合组的中位 OS 为 57.1 个月，对照组为 40.8 个月（$HR=0.69$，95% CI：0.58~0.82）。

4. 联合组的 8 年 OS 率为 37%（31%~42%），对照组为 23%（19%~28%）。

5. 联合组的中位研究者评估的PFS为18.7个月，对照组为12.4个月（$HR = 0.69$，95%CI：0.59~0.81）。

6. 联合组发生各个等级的腹泻和皮疹都比对照组多，但多为1~2级。最常见的3~4级不良反应为中性粒细胞减少（49% $vs.$ 46%）。

7. 联合组新发生的严重不良反应为1例充血性心力衰竭和1例对照组转联合组者出现左心室功能异常。

8. 联合组的99例患者对治疗长期应答（235例非长期应答），对照组的53例患者对治疗长期应答（286例非长期应答）。

9. 在联合组中，长期应答的患者有肿瘤$PIK3CA$野生型、肿瘤HER-2的mRNA高表达、血清HER-2低水平、中位TILs水平高等特点。

【结论】

CLEOPATRA研究的终期结果显示，经过中位99个月的随访，帕妥珠单抗+曲妥珠单抗+多西他赛作为HER-2阳性转移性乳腺癌的一线治疗相比曲妥珠单抗联合多西他赛始终保持OS的优势，双靶向治疗联合多西他赛的患者的8年OS率达37%，其中16%的患者持续获益，无疾病进展，为转移性乳腺癌的治疗带来了曙光。

（上海交通大学医学院附属仁济医院　马嘉忆　殷文瑾　陆劲松）

二、专家解读一

帕妥珠单抗继曲妥珠单抗之后又为HER-2阳性乳腺癌的治疗带来了进步。帕妥珠单抗也是一种HER-2的靶向药物，它可以靶向HER-2的胞外二聚化结构域，阻断HER-2与其他HER家族成员（EGFR、HER-3和HER-4）形成配体依赖的异源二聚体，抑制通过丝裂原活化蛋白激酶（mitogen-activated protein kinase，MAPK）和PIK3CA通路抑制细胞内信号通路的传导，从而导致细胞生长停滞和凋亡。帕妥珠单抗影响HER-2二聚化是曲妥珠单抗所没有的一个作用，故其与曲妥珠单抗联用的疗效值得期待。

CLEOPATRA研究是一项针对HER-2阳性转移性乳腺癌一线治疗的研究。截至2018年11月，该研究的中位随访时间已将近8年。2012年发布的初步分析结果显示，联合组的中位PFS为18.5个月，对照组为12.4个月，双靶向治疗体现出明显优势。2013年发布了该研究的第1次OS结果，对照组的中位OS为37.6个月，联合组未达到中位计算标准，联合组的OS截至2018年始终显著优于对照组。尽管以腹泻、皮疹及发热性中性粒细胞减少为主的不良反应在联合组相比对照组发生率更高，但心血管的长期安全性是有保证的。可以说CLEOPATRA研究为HER-2阳性转移性乳腺癌行双靶向治疗方案的一线地位奠定了坚实基础。

国内开展的PUFFIN研究为评估与CLEOPATRA研究的结果是否一致的临床研究，在243例未经治疗的HER-2阳性局部复发/转移性乳腺癌中使用帕妥珠单抗+曲妥珠单抗+多西他赛和安慰剂+曲妥珠单抗+多西他赛，进行疗效对比，用法用量等参数与CLEOPATRA研究一致。2019年，ASCO大会上报道了该研究的8年随访结果，提示在ITT人群中，中位PFS在3药联合组和2药联合组中分别14.5个月和12.4个月（$HR = 0.69$），疗效与安全性都与CLEOPATRA研究一致，为3药联用方案在我国的使用增添证据。

然而，一项回顾性研究筛选在初诊Ⅳ期的乳腺癌患者中使用曲妥珠单抗的患者，其中约20%为联用帕妥珠单抗的HER-2阳性患者，发现无论是5年结果还是10年结果，双靶向治疗的PFS和

OS 并未显示出明显优势，再结合 CLEOPATRA 研究联合组中也存在长期应答和非长期应答的现象，故之后的研究方向应该是 3 药联合适宜人群的探索。

CLEOPATRA 研究的亚组分析结果显示，HER-2 是选择双靶向治疗最合适的生物标志物，与其相关的 HER-2 和 HER-3 的 mRNA 高水平、野生型 *PIK3CA* 和低水平的血清 HER-2 都可以预测良好的预后。其中，*PIK3CA* 野生型相对于突变型在对照组中的 PFS 分别为 13.8 个月和 8.6 个月，在联合组中分别为 21.8 个月和 12.5 个月。此外，无论是 3 药联合还是 2 药联合，TILs 高水平的患者的 OS 都明显优于低水平患者，每增高 10%，OS 风险降低 11%（$P = 0.001\,4$）。

这次 CLEOPATRA 研究带来的是目前 HER-2 阳性转移性乳腺癌一线治疗随访时间最长的结果，发现 HER-2 双靶向治疗带来的 37% 的 8 年 OS 率无疑为晚期乳腺癌的治疗带来了曙光。与此同时，CDK4/6 抑制药参与的 HR 阳性、HER-2 阳性乳腺癌的研究也在进行中，未来期待 CDK4/6 抑制药与 HER-2 靶向治疗能出现协同增效的结果。

（上海交通大学医学院附属仁济医院　马嘉忆　陆劲松）

三、专家解读二

CLEOPATRA 研究是一项全球多中心、随机、双盲、安慰剂对照的 Ⅲ 期研究，入组 808 例 HER-2 阳性晚期乳腺癌患者，目的是比较在曲妥珠单抗联合化疗的基础上，增加帕妥珠单抗能否进一步改善 HER-2 阳性晚期乳腺癌的预后，以及双靶向治疗联合化疗的安全性。入组人群是既往未经治疗的 HER-2 阳性转移性乳腺癌患者，中位年龄为 54 岁，HR 阳性者约占 49%，内脏转移者约占 78%，既往行新辅助化疗或辅助化疗者约占 47%，既往行曲妥珠单抗治疗者约占 10%，所有组别患者的基线特征均衡。从 2008 年 2 月 12 日至 2010 年 7 月 7 日共 808 例患者入组，随机分为联合组（曲妥珠单抗，8 mg/kg 负荷剂量，6 mg/kg 维持剂量，每 3 周给药；帕妥珠单抗，840 mg 负荷剂量，420 mg 维持剂量，每 3 周给药；多西他赛，75 mg/m²，如果可耐受则逐步加量至 100 mg/m²，每 3 周给药）和对照组（曲妥珠单抗，8 mg/kg 负荷剂量，6 mg/kg 维持剂量，每 3 周给药；安慰剂，840 mg 负荷剂量，420 mg 维持剂量，每 3 周给药；多西他赛，75 mg/m²，如果可耐受则逐步加量至 100 mg/m²，每 3 周给药）。其中，多西他赛给药≥6 个疗程，2 组均治疗至疾病进展，主要研究终点为 PFS，次要研究终点为 OS 及安全性等。该研究的注册号为 NCT00567190。

CLEOPATRA 研究的 PFS 结果最早在 2011 年的 SABCS 上报道（截至 2011 年 5 月 13 日），2012 年 *NEJM* 正式发表，即联合组的中位 PFS 为 18.5 个月，对照组为 12.4 个月（$HR = 0.62$，95%CI：0.51~0.75，$P<0.001$）。

2012 年，SABCS 首次报道了 CLEOPATRA 研究的 OS 数据（截至 2012 年 5 月），中位随访时间为 30 个月，OS 数据的成熟度为 69%。结果显示，OS 的 HR 为 0.66，$P = 0.000\,8$，具有显著差异。

2014 年，ESMO 大会公布了 CLEOPATRA 研究的最终 OS 数据，并于 2015 年发表在 *NEJM* 上（截至 2014 年 2 月）。结果显示，联合组的中位 OS 为 56.5 个月，对照组为 40.8 个月（$HR = 0.68$，$P<0.001$）。

2019 年，ASCO 大会公布了 CLEOPATRA 研究中位随访 99 个月的结果（最长随访时间为 120 个月；截至 2018 年 11 月 23 日）。结果显示，联合组的获益持续存在；联合组的中位 OS 为 57.1 个月，对照组为 40.8 个月，提高了 16.3 个月（$HR = 0.69$，95%CI：0.58~0.82）；8 年 OS 率联合组可达 37%，对照组仅为 23%。随着随访时间的延长，120 个月时，在疾病还没有复发和进展的患者中，联合组约占 30%，也就是说这 30% 的患者或将实现 10 年生存，使得晚期乳腺癌治愈不再遥不可及；而对照组的 OS 率要低一点，约占 20%。

在 CLEOPATRA 研究中，大部分的不良反应发生在化疗期间，主要与化疗相关，停用多西他赛后，2组罕见3级及以上不良反应，在停用多西他赛后，腹泻轻度持续。此外，联合组与对照组相比，并不增加心脏不良反应发生，包括左心室收缩功能障碍（left ventricular systolic dysfunction, LVSD）；同时发现，大部分心脏不良反应都是可逆的。因此，帕妥珠单抗和曲妥珠单抗同步化疗具有良好的耐受性，不良反应可控。≥3 级的不良反应主要为中性粒细胞减少（联合组 49% *vs.* 对照组 46%）和治疗相关的病死率（联合组 1% *vs.* 对照组 2%）。

2017 年发表在 *Ann Oncol* 上的论文对 CLEOPATRA 研究中发生腹泻的数据进行了分析。结果显示，腹泻在治疗的第 1 个疗程发生率最高，在随后的几个疗程逐渐下降；另外，腹泻通常不会导致给药延迟或中断。同时，年龄>65 岁和亚洲地区人群的腹泻发生率更高，但与胃肠道合并症无关。其中，47%~67% 发生腹泻的患者接受药物治疗，主要为洛哌丁胺。综上所述，在帕妥珠单抗联合多西他赛化疗时，腹泻是常见但可控的不良反应，通常在第 1 个疗程发生，但不会导致治疗延迟和中断。

CLEOPATRA 研究（Ⅲ期）首次证明了在曲妥珠单抗联合化疗的基础上增加帕妥珠单抗能够改善 HER-2 阳性晚期乳腺癌的 PFS 和 OS。联合组患者获得了长达 57.1 个月的 OS，其中 30% 的患者达到了 10 年生存，里程碑式的结果首次点亮了晚期 HER-2 阳性乳腺癌患者的治愈希望。

（一）本研究拟解决临床哪个难题，其目前的争议有哪些？

1. 拟解决临床哪个难题　既往以曲妥珠单抗为基础的治疗是 HER-2 阳性晚期乳腺癌的标准方案且改善了患者的预后，但仍有约 50% 的患者在 1 年内发生疾病进展。鉴于此前的 Ⅱ 期临床研究显示帕妥珠单抗与曲妥珠单抗具有协同互补的作用，故给予 HER-2 阳性乳腺癌患者帕妥珠单抗联合曲妥珠单抗为基础的方案，发现临床获益显著且安全性良好。因此，设计了 CLEOPATRA 研究，其目的是比较在曲妥珠单抗+化疗的基础上增加帕妥珠单抗能否进一步改善 HER-2 阳性晚期乳腺癌患者的预后，以及双靶向治疗联合化疗的安全性。

2. 目前的争议　以往曲妥珠单抗四大辅助治疗研究（HERA 研究、N9831 研究、B31 研究、BCIRG006 研究）的数据显示，曲妥珠单抗辅助治疗 1 年可以大幅度降低早期 HER-2 阳性乳腺癌患者的复发率。其中，HERA 研究中位随访 11 年的结果显示，曲妥珠单抗辅助治疗 1 年给近 70% 的 HER-2 阳性乳腺癌患者带来临床治愈，从而奠定了 HER-2 阳性早期乳腺癌患者使用曲妥珠单抗辅助治疗 1 年的标准地位。然而，随着曲妥珠单抗进入医保，越来越多的患者在早期辅助治疗时就应用了曲妥珠单抗，但在 CLEOPATRA 研究入组的患者中，早期行曲妥珠单抗治疗的患者仅约占 10%，当然入组的是停用曲妥珠单抗 1 年以上的患者，不包括目前正在使用曲妥珠单抗期间发生疾病进展的患者。进一步的亚组分析显示，早期接受过曲妥珠单抗治疗的患者的获益显著低于未接受过曲妥珠单抗治疗的患者（中位 PFS 16.9 个月 *vs.* 21.6 个月）。来自真实世界（意大利）的 RePer 研究也再次证实，既往接受过曲妥珠单抗治疗的患者接受晚期一线曲妥珠单抗+帕妥珠单抗双靶向治疗后，OS 率显著低于未经治疗的患者（2 年 OS 率 68.0% *vs.* 85.6%）。这可能是由于接受过治疗的患者对曲妥珠单抗产生了一定程度的耐药。所以，对于曲妥珠单抗经治人群进一步确证性的结论，还有待于更多数据支持。

（二）本研究的结果和可能的亚组分析中重要的亮点是什么？

CLEOPATRA 研究的结果显示，曲妥珠单抗+帕妥珠单抗双靶向治疗联合化疗是目前 HER-2 阳性晚期乳腺癌患者的标准一线治疗方案。CLEOPATRA 研究中，联合组患者长达 57.1 个月的 OS 获益，以及 30% 的患者达到 10 年生存，让 HER-2 阳性晚期乳腺癌患者看到了治愈希望。

此项研究亚组分析中，重要的亮点如下。

1. 在亚洲地区人群的亚组分析中，2013 年的 SABCS 和 2014 年的 *Oncologist* 报道，亚洲地区人群 PFS 的 *HR* 为 0.68，与其他地区人群（*HR* = 0.63）和 ITT 人群（*HR* = 0.66）的获益一致，OS 的获益也一致（亚洲地区人群的 *HR* 为 0.64，ITT 人群的 *HR* 为 0.66，其他地区的 *HR* 为 0.66）。

2. 亚组分析中有关多西他赛剂量的问题，$60 \sim 100 \ mg/m^2$ 多西他赛是一个临床的有效剂量，本研究中多西他赛设定的剂量从 $75 \ mg/m^2$ 扩大到 $60 \sim 100 \ mg/m^2$。亚组分析发现，亚洲地区人群多西他赛的应用模式与其他地区人群不同，亚洲地区人群多西他赛减量的比例更高，接近 50%（47.0% *vs.* 13.4%），多西他赛剂量增加至 $100mg/m^2$ 的比例更低（2.4% *vs.* 18.7%）；对于水肿、肌痛、指甲异常、发热性中性粒细胞减少、上呼吸道感染、食欲缺乏和皮疹的发生率，亚洲地区人群是其他地区人群的 2 倍，但不良反应并不影响研究方案的中位治疗时间。亚洲地区人群的获益风险比支持帕妥珠单抗+曲妥珠单抗+多西他赛在一线治疗中的应用，多西他赛剂量的适当下调并不影响临床疗效。

3. 在老年患者的亚组分析中，2012 年的 SABCS 和 2013 年的 *Breast Cancer Research and Treatment* 报道，CLEOPATRA 研究纳入了 16% 年龄≥65 岁的老年患者。结果显示，年龄≥65 岁接受帕妥珠单抗患者的 PFS 的 *HR* 为 0.52（95%*CI*：0.31~0.86），与年龄<65 岁人群的 PFS（*HR* = 0.65，95%*CI*：0.53~0.80）获益一致，但化疗相关不良反应如腹泻、疲劳、虚弱、食欲缺乏、呕吐及味觉障碍的发生率更高。因此，临床上即使是老年患者，通过良好的不良反应管理，仍可使用 CLEOPATRA 研究的联合方案治疗。

4. 亚组分析中关于多西他赛疗程的数据　2015 年的 SABCS 和 2017 年的 *Annals of Oncology* 报道，在接受不同疗程多西他赛的亚组中，帕妥珠单抗的获益保持一致 [<6 个疗程（*n* = 119，PFS 的 *HR* = 0.395，OS 的 *HR* = 0.577）、6 个疗程（*n* = 210，PFS 的 *HR* = 0.615，OS 的 *HR* = 0.700）及>6 个疗程（*n* = 475，PFS 的 *HR* = 0.633，OS 的 *HR* = 0.612）]。且与 6 个疗程相比，>6 个疗程并不提高疗效（PFS *HR* = 0.80，95% *CI*：0.63 ~ 1.01，*P* = 0.064；OS *HR* = 0.88，95% *CI*：0.69~1.12，*P* = 0.307 3）。

5. CLEOPATRA 研究的入组人群排除了临床或经影像学证实存在中枢神经系统转移的患者，但在接受治疗后会有患者发生脑转移。针对 CLEOPATRA 研究发生脑转移的情况进行分析，虽然 2 组间脑转移的发生率相似（联合组 13.7% *vs.* 对照组 12.6%），但是联合组至发生第 1 次脑转移的时间更长（联合组 15.0 个月 *vs.* 对照组 11.9 个月，*HR* = 0.58，*P* = 0.004 9）；且对于发生脑转移的患者，联合组似乎能够获得更长的生存（34.4 个月 *vs.* 对照组 26.3 个月，*HR* = 0.66）。结果显示，帕妥珠单抗能够延缓脑转移的发生，发生脑转移的患者接受帕妥珠单抗+曲妥珠单抗+多西他赛似乎可获得更好的生存。

（三）本研究有无同类的其他研究相类比？

CLEOPATRA 研究的治疗方案为双靶向联合多西他赛，类似晚期一线双靶向方案的研究还有 2 项。

一项是 PERUSE 研究，纳入人群为 HER-2 阳性局部复发/转移性乳腺癌且晚期阶段未接受全身治疗（内分泌治疗除外）的患者，是一项单臂研究，探索双靶向治疗分别联合紫杉醇、多西他赛、白蛋白结合型紫杉醇，主要研究终点为安全性和耐受性，次要研究终点为 PFS 等。该研究中既往使用过曲妥珠单抗的比例为 29%。结果显示，中位 PFS 为 21.2 个月，无论是否使用过曲妥珠单抗，不同紫杉类药物的中位 PFS 分别为多西他赛 19.7 个月、紫杉醇 24.7 个月、白蛋白结合型紫杉醇 18.1 个月，各组间无统计学差异。该研究的不良反应与 CLEOPATRA 研究的联合组相似或更低，未发现新发特殊不良反应的发生。该研究再次证明双靶向抗体药物与化疗联合提升了晚期乳腺癌患者的预后。

另一项类似研究为 MARIANNE 研究，纳入未经治疗的 HER-2 阳性复发/转移性乳腺癌（$n=$ 1095）行（新）辅助化疗后至少 6 个月后复发的患者，是一项非劣效性研究，对比了 T-DM1+帕妥珠单抗、T-DM1 单药、曲妥珠单抗联合紫杉类药物的有效性，主要研究终点为 PFS，次要研究终点为 OS、安全性等。结果显示，T-DM1+帕妥珠单抗组的中位 PFS 为 15.2 个月，T-DM1 单药组为 14.1 个月，曲妥珠单抗联合紫杉类药物组为 13.7 个月，各组间无统计学差异。亚组分析显示，接受过（新）辅助抗 HER-2 治疗的患者的获益趋向 T-DM1。

CLEOPATRA 研究、PERUSE 研究及 MARIANNE 研究的结果显示，含帕妥珠单抗的亚组的中位 PFS 分别为 18.7 个月、21.2 个月、15.2 个月。其中，MARIANNE 研究的方案为 T-DM1 联合帕妥珠单抗，没有联合其他化疗药物。

（四）本研究结论的重要临床意义是什么？哪些患者人群可能获益？有何重大理论意义？对目前指南和实践的影响？

CLEOPATRA 研究行一线双靶向治疗联合化疗的组成方案，为该方案作为 HER-2 阳性晚期乳腺癌的标准治疗地位提供了强有力的证据支持，使晚期乳腺癌患者的中位 OS 延长了 16.3 个月，充分增强了医师和患者的治疗信心。亚组分析也显示，无论是否使用过曲妥珠单抗和 HR 状态如何，均可从双靶向治疗中获益，有内脏转移者比无内脏转移者有更好的获益趋势。

基于此项里程碑式的研究，帕妥珠单抗在世界范围内有 100 多家药审机构批准上市。截至目前，美国 NCCN 指南、第 5 版 ESO-ESMO 晚期乳腺癌国际共识指南等国际指南及国内《中国抗癌协会乳腺癌诊治指南与规范》《中国临床肿瘤学会（CSCO）乳腺癌诊疗指南》均一致推荐帕妥珠单抗联合曲妥珠单抗联合化疗作为 HER-2 阳性晚期乳腺癌患者一线治疗的标准方案。CLEOPATRA 研究对临床实践产生了重大影响，也在理论层面上提示对于 HER-2 阳性乳腺癌，全面、高强度的抗 HER-2 治疗可以改善患者的预后。

（五）本研究有无存在不足之处？尚有哪些相关问题没有完全解决？对未来的研究有何启发？

1. 不足　该研究在计划中的第 2 次分析（2012 年 5 月）之后，有 50 例对照组患者转换到联合组，在统计分析时，这 50 例患者的数据仍按照对照组进行处理，有可能削弱了联合组 PFS、OS 等的获益程度。

虽然 CLEOPATRA 研究是一项入组了 808 例患者的大型临床试验，但是作为随机对照试验，入组患者的样本量相较于真实世界还是比较小的，且纳入标准和排除标准进一步限制了对真实世界情况的反映。因此，临床医师需要在样本量更大、情况更复杂的真实世界研究中去验证 CLEOPATRA 研究的结论，去验证曲妥珠单抗+帕妥珠单抗双靶向方案的有效性和安全性。由于真实世界的患者可能会有一些基础疾病或不同药物的过敏史等情况，所以真实世界的数据更能够反映临床实践，真实世界研究中的亚组分析对设计临床试验会更有帮助。

2. 尚未解决的问题　目前，针对双靶向治疗后进展的患者可使用抗体-药物偶联物（ADC）T-DM1 治疗或化疗联合小分子 TKI 治疗，三线及后线进展后的治疗很棘手，迫切需要新的药物或其他联合方案。2019 年，SABCS 公布了第 2 代 ADC——T-DXd，其的出现或将重构 HER-2 阳性乳腺癌的治疗模式。另外，对于双靶向联合治疗长期获益的优势人群，目前尚未筛选出理想的、可在临床实践中应用的生物标志物，双靶向治疗对于进展至中枢神经系统的时间及进展后的治疗等情况仍需要进一步探索。

3. 启发 虽然 CLEOPATRA 研究将帕妥珠单抗+曲妥珠单抗+化疗作为一线 HER-2 阳性乳腺癌标准治疗方案的探讨已尘埃落定，但未来如何进一步提高 HER-2 阳性乳腺癌的生存、优化治疗策略、实现精准治疗将成为新的探索方向。

（哈尔滨医科大学附属肿瘤医院 蔡 莉）

参考文献

［1］Swain SM, Miles D, Kim SB, et al. Pertuzumab, trastuzumab, and docetaxel for HER2-positive metastatic breast cancer（CLEOPATRA）：end-of-study results from a double-blind, randomised, placebo-controlled, phase 3 study. Lancet Oncol, 2020, 21（4）：519−530.

［2］Baselga J, Cortes J, Kim SB, et al. Pertuzumab plus trastuzumab plus docetaxel for metastatic breast cancer. N Engl J Med, 2012, 366（2）：109−119.

［3］Swain SM, Kim SB, Cortes J, et al. Pertuzumab, trastuzumab, and docetaxel for HER2-positive metastatic breast cancer（CLEOPATRA study）：overall survival results from a randomised, double-blind, placebo-controlled, phase 3 study. Lancet Oncol, 2013, 14（6）：461−471.

［4］Wong Y, Raghavendra AS, Hatzis C, et al. Long-term survival of de novo stage IV human epidermal growth receptor 2（HER2）positive breast cancers treated with HER2-targeted therapy. Oncologist, 2019, 24（3）：313−318.

［5］Baselga J, Cortes J, Im SA, et al. Biomarker analyses in CLEOPATRA：a phase III, placebo-controlled study of pertuzumab in human epidermal growth factor receptor 2-positive, first-line metastatic breast cancer. J Clin Oncol, 2014, 32（33）：3753−3761.

［6］Luen SJ, Salgado R, Fox S, et al. Tumour-infiltrating lymphocytes in advanced HER2-positive breast cancer treated with pertuzumab or placebo in addition to trastuzumab and docetaxel：a retrospective analysis of the CLEOPATRA study. Lancet Oncol, 2017, 18（1）：52−62.

［7］Xu B, Li W, Zhang Q, et al. Pertuzumab, trastuzumab, and docetaxel for Chinese patients with previously untreated HER2-positive locally recurrent or metastatic breast cancer（PUFFIN）：a phase III, randomized, double-blind, placebo-controlled study. Breast Cancer Res Treat, 2020, 182（3）：689−697.

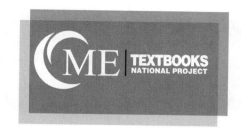

吡咯替尼联合卡培他滨对比拉帕替尼联合卡培他滨在既往接受过紫杉类药物、蒽环类药物和（或）曲妥珠单抗治疗的人表皮生长因子受体-2阳性转移性乳腺癌中的Ⅱ期随机对照试验

第 *41* 章

一、概　　述

【文献来源】

Ma F, Ouyang Q, Li W, Jiang Z, et al. Pyrotinib or lapatinib combined with capecitabine in HER2-positive metastatic breast cancer with prior taxanes, anthracyclines, and/or trastuzumab: a randomized, phase Ⅱ study. J Clin Oncol, 2019, 37（29）: 2610-2619.

【研究背景】

吡咯替尼作为一种不可逆的泛 ErbB 受体酪氨酸激酶抑制药，在Ⅰ期临床研究中展现了其良好的抗肿瘤活性和耐受性。本研究在此基础上，初步评估吡咯替尼联合卡培他滨在 HER-2 阳性转移性乳腺癌中的疗效和安全性。

【入组条件】

1. 年龄在 18~70 岁。
2. 组织学确诊的 HER-2 阳性复发/转移性乳腺癌。
3. 既往接受过蒽环类药物和紫杉类药物治疗。
4. 针对复发或转移性疾病最多接受过二线化疗。

【试验设计】

1. 一项开放、多中心、随机对照的Ⅱ期临床试验。

2. 前期研究中，拉帕替尼+卡培他滨在既往接受过蒽环类药物、紫杉类药物和曲妥珠单抗治疗后进展的 HER-2 阳性乳腺癌患者中的 ORR 为 23.7%，假设吡咯替尼联合卡培他滨对比拉帕替尼联合卡培他滨可提升 25% 的 ORR（48.7% *vs.* 23.7%），则需要纳入 128 例患者，检验效能为 80%，双边 $P=0.05$。

3. 主要研究终点为 ORR（定义为根据 RECIST 1.1，在治疗的前 12 个疗程内，最佳总体疗效达到 CR 或 PR 患者的比例）。

4. 次要研究终点为 PFS（定义为从随机至研究者根据 RECIST 1.1 评估为疾病进展或死亡的时间）、至疾病进展时间及缓解持续时间等。

【试验流程】

本研究的试验流程见图 41-1。

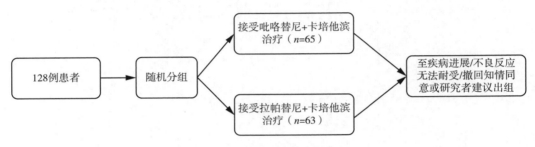

图 41-1　本研究的试验流程

注：卡培他滨，1000 mg/m²，每天 2 次，第 1~14 天，每 21 天为 1 个疗程；拉帕替尼，1250 mg，每天 1 次，第 1~21 天，每 21 天为 1 个疗程；吡咯替尼，400 mg，每天 1 次，第 1~21 天，每 21 天为 1 个疗程；为控制药物的不良反应，给药推迟最多可达 2 周，允许药物减量

【结果】

1. **ORR**　吡咯替尼联合卡培他滨组的 ORR 为 78.5%，拉帕替尼联合卡培他滨组的 ORR 为 57.1%，ORR 增加 21.3%（95%*CI*：4.0%~38.7%，$P=0.01$）。

2. **PFS**　中位随访时间为 14.9 个月，吡咯替尼联合卡培他滨组的中位 PFS 为 18.1 个月，拉帕替尼联合卡培他滨组为 7.0 个月（$HR=0.36$，95%*CI*：0.23~0.58，$P<0.001$）。

3. **安全性**　对于 3~4 级不良反应，吡咯替尼联合卡培他滨组的发生率为 61.3%，拉帕替尼联合卡培他滨组为 47.6%；最常见的 3 级不良反应为手足综合征（24.6% *vs.* 20.6%）和腹泻（15.4% *vs.* 4.8%）等。

【结论】

对于接受过紫杉类药物、蒽环类药物和（或）曲妥珠单抗治疗的 HER-2 阳性转移性乳腺癌患者，吡咯替尼联合卡培他滨对比拉帕替尼联合卡培他滨展现了优异的 ORR 和 PFS 数据。

（上海交通大学医学院附属仁济医院　吴子平　殷文瑾　陆劲松）

二、专家解读一

乳腺癌的异质性强，15%～20%的乳腺癌过表达HER-2，表现为HER-2蛋白过表达或*HER-2*基因扩增。HER-2阳性乳腺癌的恶性程度高，易复发、转移，对化疗、放疗不敏感。抗HER-2靶向治疗药物包括曲妥珠单抗、帕妥珠单抗、拉帕替尼、来那替尼、T-DM1及吡咯替尼，能显著改善HER-2阳性乳腺癌患者的预后。

不同靶向药物抗HER-2的机制不同，HER-2的胞内小分子TKI竞争性占据受体胞内于腺苷三磷酸（adenosine triphosphate，ATP）的位点，组织肿瘤细胞内酪氨酸激酶的磷酸化和激活，包括EGFR和HER-2的小分子抑制药拉帕替尼及EGFR、HER-2和HER-4的小分子抑制药吡咯替尼和来那替尼。

拉帕替尼属于可逆的HER-1和HER-2胞内结构域抑制药。而吡咯替尼作为国内自主创新的小分子抗HER-2药物，靶点更全面，可直接作用于HER-2通路的酪氨酸激酶区，全面阻断包括曲妥珠单抗无法阻断的HER-2异源二聚体在内的所有二聚体下游通路，对靶点造成不可逆的抑制，更有效地抑制肿瘤生长。

在吡咯替尼联合卡培他滨对比拉帕替尼联合卡培他滨治疗既往使用过/未使用过曲妥珠单抗且≤二线化疗的HER-2阳性转移性乳腺癌患者（排除脑转移）的Ⅱ期临床研究中，吡咯替尼联合卡培他滨较拉帕替尼联合卡培他滨显著提高患者的ORR（78.5% *vs.* 57.1%，$P=0.01$）、中位PFS（18.1个月 *vs.* 7.0个月，$P<0.0001$）、中位疾病进展时间（19.5个月 *vs.* 7.0个月，$P<0.0001$）及中位响应持续时间（16.7个月 *vs.* 8.4个月，$P<0.0001$）。在既往没有使用过曲妥珠单抗治疗的亚组中，吡咯替尼联合卡培他滨组的中位PFS为18.1个月，优于拉帕替尼联合卡培他滨的5.6个月。在既往使用过曲妥珠单抗治疗的亚组中，吡咯替尼联合卡培他滨组的中位PFS未达到，优于拉帕替尼联合卡培他滨的7.1个月。

在亚组分析中，无论既往是否使用过抗HER-2治疗、辅助治疗或新辅助治疗、因复发或转移使用抗HER-2治疗、既往化疗线数、体力状况评分为0分或1分、病理分级为Ⅱ或Ⅲ级、HR的表达情况及肿瘤大小，吡咯替尼联合卡培他滨组的获益更明显。吡咯替尼常见的不良反应为腹泻（96.9%）、手足综合征（78.5%）、呕吐（46.2%）及恶心（38.5%）。常见的3级以上的不良反应为手足综合征（24.6%）和腹泻（15.4%）。

在乳腺癌抗HER-2的二线治疗中，对T-DM1、曲妥珠单抗、来那替尼等药物也进行了探索。EMILIA研究评估在二线治疗中T-DM1单药对比卡培他滨+拉帕替尼在既往使用过TH（多西他赛+曲妥珠单抗）方案患者中的疗效。T-DM1组在PFS（中位PFS达到9.6个月，$P<0.001$）、OS（中位OS达到29.9个月）和ORR方面都有显著优势。对于基线脑转移的患者，T-DM1也有疗效（OS为26.8个月，$P=0.0081$）。HERMINE研究显示，一线使用曲妥珠单抗进展后的患者继续使用曲妥珠单抗仍有效。CBG26研究显示，二线行曲妥珠单抗联合卡培他滨的PFS可达8.2个月（$P=0.0169$）。NALA研究是一项Ⅲ期随机对照试验，纳入已经接受过2种以上HER-2靶向药物的转移性乳腺癌患者，分别给予来那替尼+卡培他滨或拉帕替尼卡培他滨。结果显示，来那替尼+卡培他滨组和拉帕替尼+卡培他滨组6个月的PFS率分别为47.2%和37.8%，12个月的PFS率分别为28.8%和14.8%；6个月的OS率分别为90.2%和87.5%，12个月的OS率分别为72.5%和66.7%；ORR分别为32.8%和26.7%，疾病控制率分别为44.5%和35.6%。

在抗HER-2一线治疗中，曲妥珠单抗、帕妥珠单抗是标准的治疗方案。T-DM1、拉帕替尼在一线治疗中的结果不尽如人意。来那替尼的研究虽然未达到研究终点，但来那替尼组中枢神经系统的复发转移率低（$P=0.004$）。吡咯替尼+曲妥珠单抗+多西他赛与安慰剂+曲妥珠单抗+多西他赛一线治疗晚期 HER-2 阳性复发转移性乳腺癌的Ⅲ期临床试验正在进行中。

吡咯替尼作为小分子 TKI，在晚期二线及多线治疗的 HER-2 阳性乳腺癌患者中，是一个不错的选择。其能否在晚期一线治疗中获益，能否与抗血管生存药物、内分泌治疗药物、免疫治疗药物联合使用，临床医师仍要拭目以待。

（上海交通大学医学院附属仁济医院　涂水平　徐迎春　马　越）

三、专家解读二

吡咯替尼是我国自主研发的一种不可逆的、泛 ErbB 受体酪氨酸激酶抑制药，其抑制位点为 HER-1/HER-2/HER-4 的酪氨酸激酶区。作为抗 HER-2 小分子 TKI 的一种，吡咯替尼的常见同类药物包括拉帕替尼、奈拉替尼等。在前期开展的Ⅰ期临床研究中，研究者入组了 38 例 HER-2 阳性转移性乳腺癌患者，行吡咯替尼单药治疗，最终总反应率为 50%，临床获益率达 61.1%（定义为 CR+PR+SD≥24 周）。吡咯替尼对比奈拉替尼单药（32%）和拉帕替尼单药（4%）在晚期乳腺癌中的疗效突出，吡咯替尼的研究数据非常振奋人心，也为其Ⅱ期临床研究奠定了基础。

本研究入组了 HER-2 阳性晚期乳腺癌患者，入组前必须接受过蒽环类药物和紫杉类药物化疗，对于晚期疾病最多可以接受二线解救化疗，可见入组的患者皆是疾病较重且多线治疗后的患者，并非均为一线治疗。在此基础上，患者被随机分至吡咯替尼联合卡培他滨组或拉帕替尼联合卡培他滨组。其中，吡咯替尼联合卡培他滨组的 ORR 为 78.5%，拉帕替尼联合卡培他滨组的 ORR 为 57.1%，前者与后者相比，ORR 增加了 21.3%（95% CI：4.0%~38.7%，$P=0.01$）；前者的中位 PFS 为 18.1 个月，后者为 7.0 个月（$HR=0.36$，95% CI：0.23~0.58，$P<0.001$）。将上述结果与同样探索晚期 HER-2 阳性解救治疗的 EMILIA 研究相比，吡咯替尼依然毫不逊色。EMILIA 研究入组的是 HER-2 阳性局部晚期或转移性乳腺癌患者，接受过曲妥珠单抗和紫杉类药物治疗，随机分组为 T-DM1 组和拉帕替尼联合卡培他滨组。结果显示，T-DM1 组的 ORR 为 43.6%，拉帕替尼联合卡培他滨组的 ORR 为 30.8%；T-DM1 组的中位 PFS 为 9.6 个月，拉帕替尼联合卡培他滨组为 6.4 个月。虽然这 2 项研究的入组患者组成不尽相同，无法将 T-DM1 和吡咯替尼联合卡培他滨进行头对头的比较，但是从这 2 项研究中拉帕替尼联合卡培他滨组的 ORR 和 PFS 差值中可以看出，吡咯替尼联合卡培他滨在晚期 HER-2 阳性乳腺癌患者中的疗效大概率不会低于 T-DM1。考虑药物的可及性及价格，对于中国患者和主治医师而言，吡咯替尼联合卡培他滨不失为一种良好的临床选择。

需要注意的是，本研究中 46% 的患者既往未接受过抗 HER-2 治疗，近年来这一构成比在临床上已发生了根本性的变化。虽然亚组分析中未接受过抗 HER-2 治疗的患者也从吡咯替尼联合卡培他滨中获益（$HR=0.37$，95% CI：0.19~0.70），但考虑亚组分析的统计学效力不足，吡咯替尼联合卡培他滨在这类患者中的疗效还有待更多临床数据支持。

本研究尚有一些不足。第一，本研究是一项非盲试验，但研究者为了更准确地评估疗效，另外进行了独立的放射学评估，并得到了一致的结论。第二，本研究的生存数据尚不成熟，PFS 或 OS 并非主要研究终点，但依然是临床医师最关注的评估指标之一。因此，临床医师也非常期待后续更大规模的Ⅲ期临床研究来验证上述各项结果。

（上海交通大学医学院附属仁济医院　吴子平　殷文瑾　陆劲松）

参考文献

［1］ Ma F, Li Q, Chen S, et al. Phase Ⅰ study and biomarker analysis of pyrotinib, a novel irreversible Pan-ErbB receptor tyrosine kinase inhibitor, in patients with human epidermal growth factor receptor 2-positive metastatic breast cancer. J Clin Oncol, 2017, 35 (27)：3105－3112.

［2］ Wong KK, Fracasso PM, Bukowski RM, et al. A phase Ⅰ study with neratinib (HKI-272), an irreversible pan ErbB receptor tyrosine kinase inhibitor, in patients with solid tumors. Clin Cancer Res, 2009, 15 (7)：2552－2558.

［3］ Burstein HJ, Storniolo AM, Franco S, et al. A phase Ⅱ study of lapatinib monotherapy in chemotherapy-refractory HER2-positive and HER2-negative advanced or metastatic breast cancer. Ann Oncol, 2008, 19 (6)：1068－1074.

［4］ Verma S, Miles D, Gianni L, et al. Trastuzumab emtansine for HER2-positive advanced breast cancer. N Engl J Med, 2012, 367 (19)：1783－1791.

［5］ Perez Edith A, Barrios C, Eiermann W, et al. Trastuzumab emtansine with or without pertuzumab versus trastuzumab plus taxane for human epidermal growth factor receptor 2-positive, advanced breast cancer：primary results from the phase Ⅲ MARIANNE study. Clin Oncol, 2017, 35 (2)：141－148.

［6］ Extra JM, Antoine EC, Vincent SA, et al. Efficacy of trastuzumab in routine clinical practice and after progression for metastatic breast cancer patients：the observational hermine study. Oncologist, 2010, 15 (8)：799－809.

［7］ Dieras V, Miles D, Verma S, et al. Trastuzumab emtansine versus capecitabine plus lapatinib in patients with previously treated HER2-positive advanced breast cancer (EMILIA)：a descriptive analysis of final overall survival results from a randomised, open-label, phase 3 trial. The Lancet Oncology, 2017, 18 (6)：732－742.

［8］ Arlene C, Suzette De, Frankie AH. Neratinib after trastuzumab-based adjuvant therapy in patients with HER2-positive breast cancer (ExteNET)：a multicentre, randomised, double-blind, placebo-controlled, phase 3 trial. Lancet Oncol, 2017, 18 (12)：1688－1700.

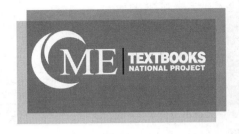

HER2CLIMB 研究：图卡替尼、曲妥珠单抗、卡培他滨治疗人表皮生长因子受体-2阳性转移性乳腺癌

第 42 章

一、概　述

【文献来源】

Murthy RK, Loi S, Okines A, et al. Tucatinib, trastuzumab, and capecitabine for HER2-positive metastatic breast cancer. N Engl J Med, 2020, 382（7）：597-609.

【研究背景】

在 HER-2 阳性转移性乳腺癌的标准治疗中，一线治疗方案为紫杉类药物联合曲妥珠单抗和帕妥珠单抗，二线治疗方案为 T-DM1，再次进展后则没有标准的治疗方案。图卡替尼是一种新型口服酪氨酸激酶抑制药。本研究旨在评估图卡替尼联合曲妥珠单抗和卡培他滨在既往接受过曲妥珠单抗、帕妥珠单抗和 T-DM1 治疗的 HER-2 阳性转移性乳腺癌患者中的疗效。

【入组条件】

（一）纳入标准

1. 年龄≥18 岁。
2. HER-2 阳性晚期乳腺癌。
3. 既往接受过曲妥珠单抗、帕妥珠单抗和 T-DM1 治疗。
4. ECOG 评分为 0~1 分。

（二）排除标准

1. 既往接受过卡培他滨或靶向 HER-2 的酪氨酸激酶抑制药，但试验方案开始前 12 个月以上接受过拉帕替尼的患者可入组。
2. 脑转移患者需要及早局部干预，但接受局部治疗后患者后续可入组。
3. 有软脑膜疾病。

【试验设计】

1. 一项国际、随机、双盲的 II 期临床试验。

2. 主要研究终点为 PFS（定义为随机开始到中心评估为疾病进展或任何原因死亡的时间）。

3. 次要研究终点为 OS（定义为随机开始到任何原因死亡的时间）、基线时脑转移患者的 PFS、ORR（定义为基线时有可测量病灶的患者，中心评估达到 CR 或 PR 的比例）、安全性。

4. 分层因素包括脑转移（是 *vs.* 否）、ECOG 评分（0 分 *vs.* 1 分）、地区［北美地区（美国、加拿大）*vs.* 其他地区］。

【试验流程】

HER2CLIMB 研究的试验流程见图 42-1。

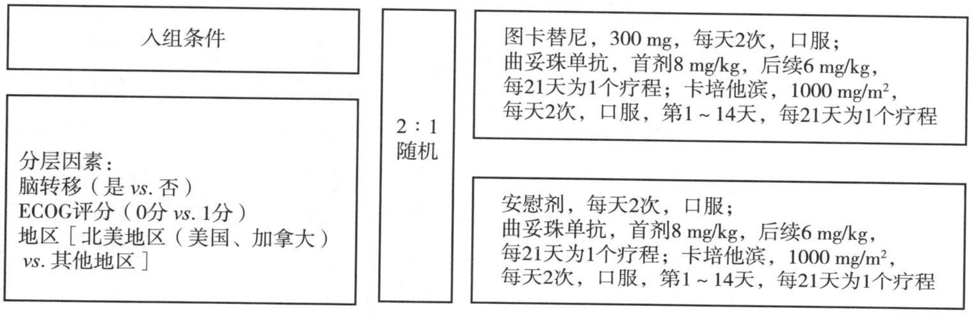

入组条件		图卡替尼，300 mg，每天 2 次，口服；曲妥珠单抗，首剂 8 mg/kg，后续 6 mg/kg，每 21 天为 1 个疗程；卡培他滨，1000 mg/m²，每天 2 次，口服，第 1～14 天，每 21 天为 1 个疗程
分层因素：脑转移（是 *vs.* 否）ECOG 评分（0 分 *vs.* 1 分）地区［北美地区（美国、加拿大）*vs.* 其他地区］	2 : 1 随机	安慰剂，每天 2 次，口服；曲妥珠单抗，首剂 8 mg/kg，后续 6 mg/kg，每 21 天为 1 个疗程；卡培他滨，1000 mg/m²，每天 2 次，口服，第 1～14 天，每 21 天为 1 个疗程

图 42-1　HER2CLIMB 研究的试验流程

【结果】

1. 中位随访时间为 14.0 个月。图卡替尼联合组的中位 PFS（7.8 个月 *vs.* 5.6 个月，$HR = 0.54$，95%CI：0.42～0.71，$P < 0.001$）和中位 OS（21.9 个月 *vs.* 17.4 个月，$HR = 0.66$，95%CI：0.50～0.88，$P = 0.005$）均显著优于对照组。ORR 从 22.8% 提高至 40.6%（$P < 0.001$）。

2. 在脑转移的患者中，图卡替尼联合组的中位 PFS 较对照组显著获益（7.6 个月 *vs.* 5.4 个月，$HR = 0.48$，95%CI：0.34～0.69，$P < 0.001$）。

3. 亚组分析表明，无论年龄、人种、地区、HR、基线时是否有脑转移，PFS 和 OS 均表现为图卡替尼联合组显著获益。脑转移患者中的各个亚组也表现为图卡替尼联合组的 PFS 显著获益。

4. 安全性分析显示，图卡替尼联合组 5.7% 的患者不能耐受图卡替尼导致停药，10.1% 的患者不能耐受卡培他滨导致停药；在对照组中，上述比例分别为 3.0%（安慰剂）和 9.1%（卡培他滨）。此外，图卡替尼联合组患者最常见的不良反应大多为 1 级或 2 级；最常见的 3 级或更高级别的不良反应是掌跖感觉丧失性红斑、腹泻、丙氨酸氨基转移酶和天冬氨酸氨基转移酶水平升高及疲劳。此外，图卡替尼联合组 6 例（1.5%）患者发生死亡（心搏骤停、心力衰竭、脱水、多器官功能障碍综合征、败血症、感染性休克各 1 例），略低于对照组的 2.5%。

【结论】

对于既往接受过曲妥珠单抗、帕妥珠单抗和 T-DM1 治疗的 HER-2 阳性转移性乳腺癌患者，使用卡培他滨、曲妥珠单抗联合图卡替尼能够显著降低疾病进展风险和病死率。

（上海交通大学医学院附属仁济医院　许雅芊　殷文瑾　陆劲松）

二、专家解读一

图卡替尼是一种新型的口服酪氨酸激酶抑制药，作用靶点为 HER-2 且对其具有高度选择性，通过可逆性结合其胞内段的 ATP 结合位点，阻断下游信号传导，从而促进细胞凋亡、抑制细胞增生。已知的其他种类口服酪氨酸激酶抑制药主要有拉帕替尼（靶点 HER-1 和 HER-2）、吡咯替尼（靶点 HER-1、HER-2 和 HER-4）和来那替尼（靶点 HER-1、HER-2 和 HER-4），均为泛酪氨酸激酶抑制药，故相比图卡替尼可能会表现出较多的不良反应。在前期Ⅰb期剂量爬坡的研究中，图卡替尼联合曲妥珠单抗和卡培他滨对 HER-2 阳性转移性乳腺癌包括脑转移患者表现出很好的疗效。

本研究是一项国际、随机、双盲的Ⅱ期临床试验，入组 612 例患者，旨在评估图卡替尼联合曲妥珠单抗和卡培他滨在既往接受过曲妥珠单抗、帕妥珠单抗和 T-DM1 治疗的 HER-2 阳性转移性乳腺癌患者中的疗效。该研究表明，这一方案能够有效延长患者的 PFS（$HR = 0.54$，$95\%CI$：$0.42 \sim 0.71$，$P < 0.001$）和 OS（$HR = 0.66$，$95\%CI$：$0.50 \sim 0.88$，$P = 0.005$）；脑转移患者的 PFS 也显著获益，中位 PFS 延长 2.2 个月（$HR = 0.48$，$95\%CI$：$0.34 \sim 0.69$，$P < 0.001$）。此外，无论患者年龄、人种、地区、HR、基线时是否有脑转移，均表现为图卡替尼联合组的 PFS 和 OS 获益。这一数据提示，HER-2 阳性乳腺癌二线治疗失败后将不再拘泥于临床经验，而是有新方可循的。

既往 HER-2 阳性乳腺癌的临床研究通常将脑转移列为排除条件，相比之下，HER2CLIMB 研究的亮点在于允许脑转移患者入组，并占超过 40% 的比例，仍然得到了令人振奋的阳性结果。此外，不能耐受图卡替尼的不良反应而发生停药的患者比例很小，仅占 5.7%，这一数据提示在恰当监测和控制不良反应的情况下，图卡替尼的联合用药方案或将成为晚期 HER-2 阳性乳腺癌患者的可靠治疗方案。

针对 HER-2 阳性乳腺癌脑转移患者的同类研究还有 TBCRC 022 研究，这是一项Ⅱ期的单臂试验。该研究入组了 49 例有可测量脑转移病灶且治疗后脑转移进展的 HER-2 阳性乳腺癌患者，其中 37 例（3A 组）既往使用过拉帕替尼，另外 12 例（3B 组）既往未用过拉帕替尼，患者接受来那替尼（240 mg，每天 1 次，口服）联合卡培他滨（750 mg/m²，每天 2 次，口服，服用 2 周停 1 周）治疗。结果显示，3A 组的 PFS 和 OS 分别为 5.5 个月和 13.3 个月，3B 组的 PFS 和 OS 分别为 3.1 个月和 15.1 个月。

值得注意的是，HER2CLIMB 研究的排除标准中指出既往接受过 HER-2 酪氨酸激酶抑制药的患者不可入组，唯独试验方案开始前 12 个月以上接受过拉帕替尼的患者可以入组。这可能是因为 TBCRC022 研究的结果提示前期使用拉帕替尼并没有影响后续来那替尼治疗 HER-2 阳性脑转移患者的疗效。此外，还可能考虑其他几种酪氨酸激酶抑制药的可逆性，其中拉帕替尼是可逆性酪氨酸激酶抑制药。

尽管上述 2 项研究的试验设计和入组特征不尽相同，却都提示小分子酪氨酸激酶抑制药在 HER-2 阳性晚期乳腺癌脑转移患者中具有潜在的疗效。可以期待小分子酪氨酸激酶抑制药在三线治疗上的头对头比较。此外，如何根据患者特征进一步筛选获益人群，以及这几种酪氨酸激酶抑制药是否能够序贯使用，未来仍需更多的临床试验来深入探究。

（上海交通大学医学院附属仁济医院　许雅芊　殷文瑾　陆劲松）

三、专家解读二

乳腺癌是当今女性发病率最高的恶性肿瘤。HER-2 阳性乳腺癌是一种特殊类型的乳腺癌，恶性程度高，预后差。有将近 20% 的乳腺癌患者为 HER-2 过表达型。在过去的 20 年中，抗 HER-2 治疗的靶向药物发展迅速，曲妥珠单抗的问世彻底改变了 HER-2 阳性乳腺癌患者的疾病进程。对于 HER-2 阳性晚期乳腺癌患者，国际上曲妥珠单抗联合帕妥珠单抗加紫杉类药物已成为标准一线抗 HER-2 联合治疗方案。患者的 OS 从无曲妥珠单抗时代的 25.0 个月进入 57.1 个月的双靶向联合化疗时代，这是具有里程碑式意义的进步。一线抗 HER-2 治疗期间或之后进展，优先推荐 T-DM1 作为二线治疗。而对于既往已接受过 T-DM1 和帕妥珠单抗治疗的患者，三线仍需要持续的抗 HER-2 治疗，但目前没有标准的治疗方案，可选方案包括小分子酪氨酸激酶抑制药联合卡培他滨或其他化疗药物，曲妥珠单抗联合其他化疗药物或入组临床研究，方案之间孰优孰劣也没有定论。

随着抗 HER-2 靶向药物的应用，该类患者的 OS 得以延长，但脑转移的发生率也随之增加。约 50% 的 HER-2 阳性乳腺癌患者会发展为脑转移。这类患者预后差，生存期短，中位生存期为 10~13 个月，严重影响患者的生活质量。对于 HER-2 阳性伴脑转移的乳腺癌患者，有效的治疗方法比较少，目前仍以手术治疗和放疗为主，手术切除仅限于局限性的脑转移，术后复发率高，放疗导致认知障碍等晚期不良反应明显。大部分的化疗药物和大分子的靶向药物不能通过血脑屏障。因此，研发出能克服血脑屏障、针对脑转移病灶的有效靶向药物及相关治疗方案尤为重要。

图卡替尼是一种高度选择性针对 HER-2 激酶结构域的口服酪氨酸激酶抑制药，对 EGFR 抑制作用极小。在早期的体外实验中，图卡替尼显示出对 HER-2 的选择性超过对 EGFR 选择性的 1000 倍以上。在一项 Ib 期剂量递增的研究中，图卡替尼联合曲妥珠单抗和卡培他滨证实了良好的耐受性和抗肿瘤活性。

HER2CLIMB 研究是一项随机、双盲、安慰剂对照、活性药物对照的全球关键性研究。该研究入组了来自全球 15 个国家、155 个研究中心的 612 例 HER-2 阳性晚期乳腺癌患者。这部分患者要求先前接受过曲妥珠单抗+帕妥珠单抗+T-DM1 治疗，同时允许无须立即局部干预的脑转移患者入组。入组患者以随机 2∶1 的方式分别接受图卡替尼（300 mg）联合曲妥珠单抗加卡培他滨（410例）和安慰剂联合曲妥珠单抗加卡培他滨（202 例）治疗，每 21 天为 1 个疗程。主要研究终点为随机分组的 480 例患者的盲法独立中心评审（BICR）的 PFS；次要终点为总人群的 OS、脑转移患者的 PFS、可测量病灶患者的 ORR 和安全性。

中位随访 14 个月，达到 4 个终点。对于主要研究终点 PFS，图卡替尼联合组的中位 PFS 为 7.8 个月，1 年的 PFS 率为 33.1%，而安慰剂组的中位 PFS 仅为 5.6 个月，1 年的 PFS 率为 12.3%，图卡替尼联合方案显著延长了患者的 PFS，降低疾病进展或死亡风险 46%。在预先设定的亚组分析中，所有亚组的获益与总人群一致。尤其对于基线时存在脑转移的患者，PFS 的获益更多。图卡替尼联合组的 2 年 OS 率为 44.9%，安慰剂组为 26.6%，中位 OS 分别为 21.9 个月和 17.4 个月，图卡替尼联合方案显著降低 34% 的死亡风险。在脑转移的患者中，图卡替尼联合组的 1 年 PFS 率为 24.9%，安慰剂组为 0（$HR = 0.48$，$95\%CI$：$0.34 \sim 0.69$），中位 PFS 分别为 7.6 个月和 5.4 个月。结果表明，对于经过大量治疗的 HER-2 阳性转移性乳腺癌患者，图卡替尼联合曲妥珠单抗和卡培他滨是一种非常有效的联合方案，包括了既往未经治疗、治疗且稳定或已治疗且进展的脑转移患者。

该研究的优势在于图卡替尼联合组采用三线抗 HER-2 治疗的常用方案曲妥珠单抗联合卡培他滨，在这样的基础上，所有终点指标都达到了显著的统计学意义，ORR 几乎翻了一倍，足以证明图卡替尼在抗 HER-2 治疗中的疗效。与此同时，也可以看到在化疗的基础上同时靶向 HER-2 胞内区和胞外区，在此之前并未有研究尝试使用这样的 3 药联合方案用于三线抗 HER-2 治疗。这样相比单独抑制 HER-2 胞外区能有更好的生存结局，说明多通路抑制 HER-2 靶点能延长抗 HER-2 治疗的耐药。

另外，该研究的入组人群中近 50% 的患者有脑转移的病史，这是截至目前晚期乳腺癌抗 HER-2 治疗入组脑转移患者最多的临床研究。其中有近 40% 的患者为既往未治疗或脑转移治疗进展的患者，而这部分高风险人群常被临床研究排除在外，可参考的数据就是一些单臂前瞻性研究（如TBCRC 022 研究）和回顾性研究。针对这部分患者，当前没有任何获批的系统标准治疗，而该研究为这部分患者提供了支持性的数据。脑转移患者的亚组分析显示，所有脑转移患者的亚组均获益，ECOG 评分为 1 分的患者比 0 分的患者 PFS 获益更多，这一结局说明有脑转移且体力状态较差的患者的预后更差，使用图卡替尼可以显著控制疾病进展，改善生存质量。

对于图卡替尼的安全性，相比于其他多靶点小分子 TKI，图卡替尼仅阻断 HER-2 靶点，导致皮疹和腹泻等脱靶效应更少，从患者的耐受性和生活质量的角度来看，具有重大的临床影响。在随访 14 个月时，图卡替尼联合组仍有 28.8% 的患者在接受治疗，而安慰剂组仅剩 13.4% 的患者在继续接受治疗。2 组整体不良反应的发生率相似，因不良反应中断治疗的比例图卡替尼联合组为 5.7%，安慰剂组为 3.0%，最常见的是腹泻、掌跖感觉丧失性红斑、恶心、呕吐、腹泻等，大多属于低级别，所有不良反应均可以通过支持疗法控制。

当前，虽然拥有大量研究结果但仍然有许多问题尚未解决，一个是基线时脑转移患者的颅内缓解率和缓解持续时间；另外一个问题是，如果患者接受了其他 TKI（来那替尼或拉帕替尼）治疗后，图卡替尼的疗效如何。此外，临床医师更希望了解是否可以在更早的治疗方案中使用图卡替尼，用于预防较高风险患者发展为转移性疾病或疾病扩散到大脑。图卡替尼的获批上市为 HER-2 阳性转移性乳腺癌患者提供了关键性的治疗选择，有望成为相关指南中三线抗 HER-2 治疗的标准方案。

HER-2 阳性乳腺癌的治疗取得了一定进展，但仍需大量临床试验数据的支持及临床验证，仍面临巨大挑战。目前，临床研究需进一步探索 HER-2 阳性乳腺癌脑转移的发病机制、大脑微环境机制及各通路的耐药机制，研发更多血脑屏障渗透性更高的靶向药物，克服血脑屏障，结合手术治疗或放疗实现更好的颅内病灶控制，进一步改善患者的生存。

（浙江省肿瘤医院　陈占红）

参考文献

［1］Murthy RK, Loi S, Okines A, et al. Tucatinib, trastuzumab, and capecitabine for HER2-positive metastatic breast cancer. N Engl J Med, 2020, 382 (7): 597-609.

［2］Freedman RA, Gelman RS, Anders CK, et al. TBCRC 022: a phase Ⅱ trial of neratinib and capecitabine for patients with human epidermal growth factor receptor 2-positive breast cancer and brain metastases. J Clin Oncol, 2019, 37 (13): 1081-1089.

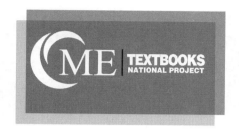

DESTINY-Breast01 研究：曲妥珠单抗德鲁替康在经过治疗的人表皮生长因子受体-2阳性乳腺癌中的作用

第 *43* 章

一、概　　述

【文献来源】

Modi S，Saura C，Yamashita T，et al. Trastuzumab deruxtecan in previously treated HER2-positive breast cancer. N Engl J Med，2020，382（7）：610-621.

【研究背景】

曲妥珠单抗德鲁替康是一种 ADC，通过一种 4 肽链将靶向 HER-2 的曲妥珠单抗与一种新型拓扑异构酶 1 抑制药 exatecan 衍生物（DX-8951 衍生物，DXd）连接在一起。在 Ⅰ 期临床研究中，曲妥珠单抗德鲁替康在多线治疗后的 HER-2 阳性转移性乳腺癌患者中的总缓解率为 59.5%，中位缓解持续时间达 20.7 个月，展现了其良好的抗肿瘤活性。本研究在此基础上评估曲妥珠单抗德鲁替康在既往接受过 T-DM1 治疗、HER-2 阳性转移性乳腺癌患者中的疗效和安全性。

【入组条件】

1. 年龄≥18 岁（日本和韩国需年龄≥20 岁）。

2. ECOG 评分为 0~1 分。

3. 组织学确诊 HER-2 阳性（免疫组织化学示+++或 FISH 扩增）且无法手术切除的或转移性乳腺癌。

4. 既往接受过 T-DM1 治疗。

【试验设计】

1. 一项开放、多中心、单臂、两部分的 Ⅱ 期临床试验［第一部分确定药代动力学和推荐剂量（已发表），第二部分评估疗效和安全性］。

2. 共需要 230 例患者，以保证第二部分约有 150 例患者接受推荐剂量治疗（95%*CI* 的范围在总缓解率的 10% 以内）。至少 100 例既往接受过帕妥珠单抗治疗的患者入组后采用推荐剂量治疗可结束入组。

3. 通过 Clopper-Pearson 检验计算缓解率的 95%CI（双侧）。

4. 主要研究终点为统计两部分研究中接受曲妥珠单抗德鲁替康推荐剂量治疗且在 T-DM1 治疗过程中或治疗结束后进展的患者使用曲妥珠单抗德鲁替康的总缓解率（CR 或 PR）。

5. 次要研究终点为缓解持续时间、PFS、OS、安全性及药代动力学等。

【试验流程】

DESTINY-Breast01 研究的试验流程见图 43-1。

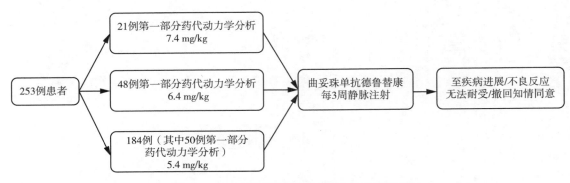

图 43-1　DESTINY-Breast01 研究的试验流程

【结果】

1. 总缓解率　184 例接受 5.4 mg/kg 曲妥珠单抗德鲁替康治疗的患者的总缓解率为 60.9%（95% CI：53.4%~68.0%）。其中，PR 患者占 54.9%，CR 患者占 6.0%。

2. 缓解持续时间　中位缓解持续时间为 14.8 个月（95%CI：13.8~16.9）。

3. PFS　所有患者的中位 PFS 为 16.4 个月（95%CI：12.7 至尚未达到）。

4. 不良反应　所有≥3 级不良反应的发生率为 57.1%，其中最常见（定义为>5%的患者发生）的为中性粒细胞减少（20.7%）、贫血（8.7%）及恶心（7.6%）。另外，所有等级的间质性肺病的发生率为 13.6%。

【结论】

曲妥珠单抗德鲁替康对于经过治疗的 HER-2 阳性转移性乳腺癌具有持久的抗肿瘤活性。其不良反应除了骨髓抑制、恶心外，还有间质性肺病，临床用药时需仔细监测。

（上海交通大学医学院附属仁济医院　吴子平　殷文瑾　陆劲松）

二、专家解读一

曲妥珠单抗德鲁替康是一种 ADC，通过 4 肽链将靶向 HER-2 的曲妥珠单抗与一种新型拓扑异构酶 1 抑制药 exatecan 衍生物（DX-8951 衍生物，DXd）连接在一起。其中，曲妥珠单抗在 HER-2 阳性乳腺癌中的应用价值已确认，而 DNA 拓扑异构酶（Top）作为催化 DNA 拓扑学异构体相互转变的酶，在 DNA 复制、转录、重组、修复、染色质组装和染色体分离等细胞代谢过程中起重要作用。Top1 在多种肿瘤细胞中均过度表达，Top1 抑制药作为抗肿瘤药物，目前研究得最多的是喜树碱类，已有 3 个喜树碱类药物上市（拓扑替康、伊立替康和贝洛替康），主要用于结直肠癌的化疗。

DESTINY-Breast01 研究入组了 HER-2 阳性晚期乳腺癌患者，入组前必须接受过 T-DM1 治疗。从患者的基线状态看，所有患者都接受过曲妥珠单抗、T-DM1 治疗，65.8% 的患者接受过帕妥珠单抗治疗，还有 54.3% 的患者接受过其他抗 HER-2 靶向治疗。可见入组的患者病情较重，超过 50% 接受过至少二线治疗。在此基础上，所有患者接受 5.4 mg/kg 曲妥珠单抗德鲁替康每 3 周静脉注射，总缓解率达 60.9%（95%CI：53.4%~68.0%），中位缓解持续时间和中位 PFS 分别为 14.8 个月（95%CI：13.8~16.9）和 16.4 个月（95%CI：12.7 至尚未达到）。在病情如此严重的患者中还可以达到上述的总缓解率和中位生存期，可见该药具有优越的抗肿瘤活性。

在该研究的结果发表之前，对于 HER-2 阳性晚期乳腺癌，相关指南推荐一线使用曲妥珠单抗联合帕妥珠单抗联合紫杉类药物化疗，二线使用 T-DM1 单药治疗，而对于 T-DM1 治疗后进展的患者目前尚无规范的治疗方案。DESTINY-Breast01 研究的结果正好给这类患者一个答案。在 EMILIA 研究中可以看到，对于接受过曲妥珠单抗和紫杉类药物治疗的 HER-2 阳性局部晚期或转移性乳腺癌患者，接受 T-DM1 单药治疗后 ORR 可达 43.6%，中位 OS 达 9.6 个月。在此基础上，曲妥珠单抗德鲁替康单药仍可以获得 60.9% 的总缓解率，故该药快速取得美国 FDA 的批准，进入临床指南和应用。

将 DESTINY-Breast01 研究的结果和同样是晚期 HER-2 阳性乳腺癌解救治疗的吡咯替尼联合卡培他滨的 II 期临床研究的结果相比，吡咯替尼联合卡培他滨在 HER-2 阳性晚期乳腺癌中的总缓解率为 78.5%，中位 PFS 为 18.1 个月。考虑后者入组的患者中有 54% 既往从未接受过抗 HER-2 治疗，而前者 50% 以上的患者接受过二线以上抗 HER-2 治疗，曲妥珠单抗德鲁替康单药的研究数据已非常可观。

值得注意的是，除了 HER-2 阳性乳腺癌患者，曲妥珠单抗德鲁替康在 HER-2 低表达的患者中也展现了初步的抗肿瘤作用。在尚在进行的 DESTINY-Breast04 研究中，研究者将曲妥珠单抗德鲁替康尝试性地应用于 HER-2 低表达（免疫组织化学示+或++，FISH 阴性）的晚期乳腺癌患者中，也取得了一定效果，总缓解率为 50%（17/34），中位 PFS 达 12.9 个月。结合 DESTINY-Breast01 研究的数据，可以看到曲妥珠单抗德鲁替康在对 T-DM1 耐药及 HER-2 低表达的乳腺癌患者中皆保留独有的治疗作用。其可能的药理机制包括 ADC 中拓扑异构酶 1 抑制药的有效载荷量、增加的药物抗体比和有效荷载量下较高的细胞膜渗透力，值得进一步在大规模临床研究中验证，以期推广其适应证，造福更多患者。

本研究尚有若干不足之处。第一，本研究是一项单臂临床试验，曲妥珠单抗德鲁替康与吡咯替尼或图卡替尼联合卡培他滨的疗效优劣还需要头对头比较。第二，本研究的生存数据尚不成熟，PFS 和 OS 虽非主要研究终点，但依然是临床医师最关注的评估指标之一。因此，尽管该药已上市，但临床医师仍期待后续更大规模的 III 期临床研究来验证上述各项结果。

（上海交通大学医学院附属仁济医院　吴子平　殷文瑾　陆劲松）

三、专家解读二

乳腺癌是全球女性发病率最高的恶性肿瘤，也高居我国女性恶性肿瘤发病率的首位。2018 年，中国医学科学院肿瘤医院国家癌症中心发布的数据显示，我国女性乳腺癌新发病例为 27.9 万例，并以每年 2% 的速度递增，其中因乳腺癌死亡的女性病例将达 6.6 万例，防控形势十分严峻。其中，HER-2 阳性乳腺癌占 15%~20%。*HER*-2 是一种原癌基因，存在这一分子过表达的肿瘤组织侵袭性更强，该亚型乳腺癌具有恶性程度高、病情进展迅速、易发生淋巴结和脑转移及对内分泌治疗相对耐药等特点。尽管化疗联合靶向 HER-2 治疗已使 HER-2 阳性晚期乳腺癌患者的 OS 率提高近50%，但是超过50%的晚期患者在接受抗 HER-2 治疗过程中会产生原发性或继发性耐药。

目前，针对 HER-2 阳性转移性乳腺癌患者的一线标准治疗方案为帕妥珠单抗+曲妥珠单抗+紫杉类药物化疗，二线标准治疗方案为 T-DM1 单药。EMILIA 研究的结果显示，T-DM1 的 ORR 为43.6%，中位 PFS 为9.6个月。TH3RESA 研究的中位 PFS 为6.2个月。近期，NCT02284581 研究公布 T-DM1 二线治疗帕妥珠单抗+曲妥珠单抗+紫杉类药物治疗进展患者的 ORR 为27.1%，疾病控制率为40%，中位 PFS 和 TTF 分别为6.3个月和6.2个月；而 T-DM1 治疗后进展或不可耐受的患者的最佳治疗暂不明确，临床常规选择抗 HER-2 治疗［曲妥珠单抗和（或）拉帕替尼］联合化疗，疗效欠佳。因此，帕妥珠单抗和 T-DM1 之后是否还有抗 HER-2 治疗里程碑式的进展值得期待。在近期公布的一系列相关研究中，2019年12月 SABCS 报道并同步 *NEJM* 在线发表的 DESTINY-Breast01 关键临床研究凭借惊艳的阳性结果脱颖而出。

DESTINY-Breast01 研究是一项全球多中心、开放标签的Ⅱ期单臂临床试验。主要目的是研究晚期 HER-2 阳性乳腺癌患者在 T-DM1 治疗进展后选择曲妥珠单抗德鲁替康（T-DXd）治疗的有效性和安全性。该研究入组 T-DM1 耐药/难治性且既往受过中位六线（二线至二十七线）治疗的 HER-2 阳性不可切除和（或）转移性乳腺癌患者共184例，分为两部分：第一部分纳入65例患者，按1∶1∶1的比例随机分为3组（低剂量、中剂量和高剂量），进行药代动力学评估，在此基础上，再纳入54例患者，按1∶1的比例随机给予低剂量（5.4 mg/kg）和高剂量（6.4 mg/kg）曲妥珠单抗德鲁替康治疗；第二部分为开放标签的持续阶段，纳入134例患者，接受曲妥珠单抗德鲁替康的推荐剂量（5.4 mg/kg）治疗。另外，有4例不能耐受 T-DM1 的患者将作为探索性分支进入持续研究阶段。主要研究终点为根据影像学评估的 ORR，次要终点包括缓解持续时间、疾病控制率、PFS 及 OS 等。结果显示，在纳入的184例患者中，曲妥珠单抗德鲁替康的推荐剂量为5.4 mg/kg。中位随访11.1个月（0.7~19.9个月）后，112例患者行曲妥珠单抗德鲁替康治疗的 ORR 达60.9%（95%*CI*：53.4%~68.0%），其中11例达 CR。中位起效时间为1.6个月（95%*CI*：1.4~2.6），中位缓解持续时间为14.8个月（95%*CI*：13.8~16.9），中位 PFS 为16.4个月（95%*CI*：12.7至尚未达到），中位 OS 未达到。在安全性方面，发生率最高的的3级及以上不良反应为中性粒细胞减少（20.7%）、贫血（8.7%）及恶心（7.6%）；在整体研究过程中，低级别的消化道和血液学不良反应也较常见；根据独立审查结果，药物相关性间质性肺炎具有特殊性，共发生25个事件，发生率为13.6%（1~2级为10.9%，3~4级为0.5%，5级为2.2%），中位事件发生时间为193天（42~535天）；无明显心脏毒性事件发生。DESTINY-Breast01 研究的主要结果与2019年4月发表的相关Ⅰ期临床研究的结果（DS8201-A-J101 研究）相近。DS8201-A-J101 研究共入组111例既往接受过 T-DM1 治疗的 HER-2 阳性晚期乳腺癌患者，使用5.4 mg/kg 或6.4 mg/kg 曲妥珠单抗德鲁替康的 ORR 为59.5%（95%*CI*：49.7%~68.7%），且安全性良好。

DESTINY-Breast01 研究的最大亮点是所有的入组患者均接受过曲妥珠单抗和 T-DM1 治疗，其中2/3接受过帕妥珠单抗治疗，这些患者能够被定义为难治性 HER-2 阳性转移性乳腺癌。既往研究显示，这些患者的治疗有效率仅为15%~30%，中位 PFS 仅为3~6个月。曲妥珠单抗德鲁替康以其独特的药物选择和结构设计，在难治性 HER-2 阳性转移性乳腺癌中创造了60.9%的 ORR 和16.4个月的 PFS 获益，各亚组疗效无明显差异，包括 HR 阳性乳腺癌患者。另一个亮点是开拓性地发现 HER-2 低表达患者也可能有效。此外，最新数据显示，可能超过50%的 HER-2 阳性转移性乳腺癌患者合并脑转移，有效治疗 HER-2 阳性脑转移一直是临床棘手的问题之一。本研究中约13%（24/184）的患者合并脑转移，中位 PFS 也能达到18.1个月（95%*CI*：6.7~18.1），但受限于入组病例数较少，且均为脑转移治疗稳定或无症状的脑转移患者，与 HER2CLIMB 研究中脑转移患者的入组标准不同，故曲妥珠单抗德鲁替康对 HER-2 阳性脑转移患者的有效性值得进一步验证。

在近期公布的与 DESTINY-Breast01 研究平行的另外 3 项后线抗 HER-2 临床研究中，HER2CLIMB 研究提示新型 TKI 图卡替尼与曲妥珠单抗和卡培他滨联合用药治疗既往至少接受过二线治疗患者的中位 PFS 为 7.8 个月，NALA 研究提示新型 TKI 来那替尼联合卡培他滨治疗既往接受过≥二线抗 HER-2 治疗患者的中位 PFS 为 8.8 个月，SOPHIA 研究提示新型抗 HER-2 抗体 margetuximab 联合化疗治疗既往接受过一线至三线抗 HER-2 治疗失败患者的中位 PFS 为 5.8 个月，而在 DESTINY-Breast01 研究中，曲妥珠单抗德鲁替康在既往接受过中位六线治疗的晚期 HER-2 阳性乳腺癌患者中的中位 PFS 高达 16.4 个月，几乎较上述所有研究的结果翻倍。在主要研究终点上，曲妥珠单抗德鲁替康对于已接受过中位六线治疗患者的 ORR 仍超过 60.9%，而对比目前 HER-2 阳性转移性乳腺癌二线治疗的临床研究，ORR 在 40%~50%，故曲妥珠单抗德鲁替康不仅给患者带来了更长的 PFS，同时可以让更多的患者从治疗中获益。基于 DESTINY-Breast01 研究的结果，美国 FDA 自 2019 年 10 月批准 T-DXd 的生物制品许可申请，即授予其优先审评资格，同年 12 月加速批准 T-DXd 上市。除了 HER-2 阳性乳腺癌患者，该药还给其他类型的肿瘤患者带来福音，其中包括 HER-2 过表达胃癌、肠癌及非小细胞肺癌等。最新 I 期临床研究（NCT02564900 研究）提示，曲妥珠单抗德鲁替康治疗 HER-2 阳性晚期非小细胞肺癌的有效率高达 72.7%。

曲妥珠单抗德鲁替康具有特殊的药物结构特点，这是影响药物有效率的关键。与 T-DM1（一代 ADC）相比，曲妥珠单抗德鲁替康是一种新型 ADC 抗 HER-2 药物，其包含的人源化 HER-2 抗体曲妥珠单抗通过一种肽基可酶解的新型连接剂（linker），连接到一种荷载（payload）新型拓扑异构酶 1 抑制药（DXd）上，这种 linker-payload 技术能够将细胞毒制剂传递到肿瘤细胞内，促进肿瘤细胞凋亡，进而发挥有效的抗肿瘤作用。payload 是指一种有效负载，即把目标药物装载进去（装载的药物可以不同），通过 linker 连接到抗体上（如靶向 HER-2 的曲妥珠单抗）。曲妥珠单抗德鲁替康（二代 ADC）具有以下药理学特点：①该药的药物/抗体比明显高于 T-DM1（8.0 vs. 3.5）。②采用新型 linker 和 payload 提高疗效，携带化疗药的 linker 在进入肿瘤细胞前性质稳定，只能被肿瘤细胞分泌的蛋白酶降解，充分保证化疗药物在肿瘤细胞内部被释放；与 T-DM1 或其他低细胞膜穿透性 ADC 相比，曲妥珠单抗德鲁替康的 payload 具有半衰期短、细胞膜穿透性较强等特点，有利于化疗药物穿透至膜外，对周围肿瘤细胞也能发挥杀伤作用，即"旁观者效应"，其以杀伤周围 HER-2 阳性细胞为主，故不良反应较轻。③前期体外研究已表明，T-DM1 耐药细胞内存在 ATP-结合盒（ABC）相关转运蛋白（ABCC2 与 ABCG2）表达上调，使荷载 DM1 转运至胞外明显增加，从而影响抗肿瘤疗效；而曲妥珠单抗德鲁替康因荷载 DXd 与 ABC 相关蛋白的结合力比 DM1 较低，且药物/抗体比相对 T-DM1 较高，这些结构优势使 DXd 的外流作用相对不明显。④拓扑异构酶 1 抑制药并非治疗乳腺癌的常规化疗药物，实际上可归为治疗乳腺癌的新型化疗药物，故选择新型化疗荷载能够降低与既往化疗药物发生交叉耐药。该药不同于 T-DM1 的结构特点同样解释了 DESTINY-Breast01 研究的另一个亮点，即曲妥珠单抗德鲁替康对 HER-2 低表达（免疫组织化学示+或++，FISH 阴性）转移性乳腺癌也有效，而按照目前的临床常规，这部分患者往往会被归入 HER-2 阴性，且对抗 HER-2 治疗无效。曲妥珠单抗德鲁替康在既往 I 期研究中治疗这些患者的有效率为 44.2%，相关Ⅲ期 DESTINY-Breast04 验证性研究（NCT03734029 研究）正在进行中。

DESTINY-Breast01 研究的局限性可能包括以下几点：①本研究是一项Ⅱ期单臂探索性临床研究，入组病例数相对较少，中位随访时间只有 11 个月，故有待随机对照Ⅲ期临床试验确认疗效。②本研究的主要研究终点为 ORR，次要研究终点为 PFS 和 OS，OS 的优势对于新药疗效评估很重要，但目前 OS 数据暂未成熟，故难以断言曲妥珠单抗德鲁替康在改善 OS 方面有绝对优势。③T-DM1 治疗进展后的 HER-2 阳性转移性乳腺癌患者的治疗选择还包括图卡替尼、来那替尼和 margetuximab 等新型靶向药物联合化疗，目前缺乏头对头比较研究的结果支持哪种治疗为优选。④虽然本研究未观察到严重心血管事件，但是仍有 13.6% 的患者在治疗过程中确诊药物相关性间质性肺炎，其中 4 例患者死亡，发病原因和有效治疗还有待进一步研究，提示临床需要注意患者的基线肺部疾病史，用药过程中须密切监测肺部相关症状及病变，及时治疗，必要时采取预防或停药措施以确保用药安全。

总之，DESTINY-Breast01 这项重要Ⅱ期临床研究证实了二代 ADC 曲妥珠单抗德鲁替康能够作为 T-DM1 治疗后进展的 HER-2 阳性转移性乳腺癌患者的新选择，其已改变临床实践。新型 ADC 不仅具有独特的抗肿瘤靶向作用，而且能够较化疗减少细胞毒药物在正常组织中的暴露，相对安全、有效，但是治疗过程中必须监测药物潜在的肺毒性，并及时进行预防和治疗，目前约 100 种新型 ADC 正在研发中。

实际上，DESTINY-Breast01 研究仅拉开序幕，相关Ⅲ期临床研究 DESTINY-Breast02 正在进行中［入组 T-DM1 治疗进展后的患者，中心评估 HER-2 乳腺癌阳性状态，按 2∶1 的比例随机至 T-DXd 组（n=400）和研究者选择治疗组（n=200），其中研究者选择方案即目前 T-DM1 治疗进展后的标准治疗，包括曲妥珠单抗联合卡培他滨及拉帕替尼联合卡培他滨，既往接受过卡培他滨治疗的患者需被排除］。DESTINY-Breast 系列研究的真正目的是挑战 T-DM1 二线标准治疗的地位或向更前线的治疗跨进，如正在进行的 DESTINY-Breast03 研究（与 T-DM1 头对头比较对 HER-2 阳性转移性乳腺癌的疗效）。此外，拓展曲妥珠单抗德鲁替康治疗适应证的 DESTINY-Breast04 研究（与化疗比较对 HER-2 低表达转移性乳腺癌的疗效）及曲妥珠单抗德鲁替康在中国人群的注册研究也正在进行中，期待曲妥珠单抗德鲁替康能够为更多晚期 HER-2 阳性乳腺癌患者或其他亚型或其他 HER-2 表达异常的恶性肿瘤患者带来生存获益和生活质量的改善。

（浙江省肿瘤医院　雷　蕾　王晓稼）

参考文献

［1］Modi S, Saura C, Yamashita T, et al. Trastuzumab deruxtecan in previously treated HER2-positive breast cancer. N Engl J Med, 2020, 382（7）：610-621.

［2］Tamura K, Tsurutani J, Takahashi S, et al. Trastuzumab deruxtecan（DS-8201a）in patients with advanced HER2-positive breast cancer previously treated with trastuzumab emtansine：a dose-expansion, phase 1 study. Lancet Oncol, 2019, 20（6）：816-826.

［3］Verma S, Miles D, Gianni L, et al. Trastuzumab emtansine for HER2-positive advanced breast cancer. N Engl J Med, 2012, 367（19）：1783-1791.

［4］Ma F, Ouyang Q, Li W, et al. Pyrotinib or lapatinib combined with capecitabine in HER2-positive metastatic breast cancer with prior taxanes, anthracyclines, and/or trastuzumab：a randomized,

phase Ⅱ study. J Clin Oncol, 2019, 37（29）：2610-2619.

［5］Siegel RL, Miller KD, Jemal A. Cancer statistics, 2016. CA, 2016, 66（1）：7-30.

［6］Chen W, Zheng R, Baade PD, et al. Cancer statistics in China, 2015. CA, 2016, 66（2）：115-132.

［7］Chen W, Sun K, Zheng R, et al. Cancer incidence and mortality in China, 2014. Zhonghua Zhong Liu Za Zhi, 2018, 30（1）：1-12.

［8］Slamon DJ, Clark GM, Wong SG, et al. Human breast cancer：correlation of relapse and survival with amplification of the HER-2/neu oncogene. Science, 1987, 235（4785）：177-182.

［9］Press MF, Pike MC, Chazin VR, et al. HER-2/neu expression in node-negative breast cancer：direct tissue quantitation by computerized image analysis and association of overexpression with increased risk of recurrent disease. Cancer Research, 1993, 53 (20): 4960-4970.

[10] Tandon AK, Clark GM, Chamness GC, et al. HER-2/neu oncogene protein and prognosis in breast cancer. Journal of Clinical Oncology, 1989, 7 (8): 1120-1128.

[11] Cobleigh MA, Vogel CL, Tripathy D, et al. Multinational study of the efficacy and safety of humanized anti-HER2 monoclonal antibody in women who have HER2-overexpressing metastatic breast cancer that has progressed after chemotherapy for metastatic disease. Journal of Clinical Oncology, 1999, 17 (9): 2639.

[12] Slamon DJ, Leyland-Jones B, Shak S, et al. Use of chemotherapy plus a monoclonal antibody against HER2 for metastatic breast cancer that overexpresses HER2. New England Journal of Medicine, 2001, 344 (11): 783-792.

[13] Romond EH, Perez EA, Bryant J, et al. Trastuzumab plus adjuvant chemotherapy for operable HER2-positive breast cancer. New England Journal of Medicine, 2005, 353 (16): 1673-1684.

[14] Verma S, Joy AA, Rayson D, et al. HER story: the next chapter in HER-2-directed therapy for advanced breast cancer. The Oncologist, 2013, 18 (11): 1153-1166.

[15] Krop IE, Kim SB, González-Martín A, et al. Trastuzumab emtansine versus treatment of physician's choice for pretreated HER2-positive advanced breast cancer (TH3RESA): a randomised, open-label, phase 3 trial. The Lancet Oncology, 2014, 15 (7): 689-699.

[16] Conte B, Fabi A, Poggio F, et al. T-DM1 efficacy in patients with HER2-positive metastatic breast cancer progressing after a taxane plus pertuzumab and trastuzumab: an italian multicenter observational study. Clin Breast Cancer, 2020, 20 (2): 181-187.

[17] Murthy RK, Loi S, Okines A, et al. Tucatinib, trastuzumab, and capecitabine for HER2-Positive metastatic breast cancer. N Engl J Med, 2020, 382 (7): 597-609.

[18] Saura C, Oliveira M, Feng YH, et al. Neratinib+capecitabine versus lapatinib+capecitabine in patients with HER2 + metastatic breast cancer previously treated with ≥ 2 HER2-directed regimens: Findings from the multinational, randomized, phase Ⅲ NALA trial. American Society of Clinical Oncology, 2020, 17: 2000147.

[19] Rugo HS, Im SA, Wright GLS, et al. SOPHIA primary analysis: a phase 3 (P3) study of margetuximab (M) + chemotherapy (C) versus trastuzumab (T) +C in patients (pts) with HER2 + metastatic (met) breast cancer (MBC) after prior anti-HER2 therapies (Tx). Journal of Clinical Oncology, 2019, 37 (15_suppl): 1000.

[20] Tsurutani J, Iwata H, Krop I, et al. Targeting HER2 with trastuzumab deruxtecan: a dose-expansion, phase I study in multiple advanced solid tumors. Cancer Discovery, 2020, 10 (5): 688-701.

[21] Coats S, Williams M, Kebble B, et al. Antibody-drug conjugates: future directions in clinical and translational strategies to improve the therapeutic index. Clinical Cancer Research, 2019, 25 (18): 5441.

[22] Ogitani Y, Hagihara K, Oitate M, et al. Bystander killing effect of DS-8201a, a novel anti-human epidermal growth factor receptor 2 antibody-drug conjugate, in tumors with human epidermal growth factor receptor 2 heterogeneity. Cancer Science, 2016, 107 (7): 1039-1046.

[23] Modi S, Ohtani S, Lee CC, et al. A phase Ⅲ, multicenter, randomized, open label trial of [fam-] trastuzumab deruxtecan (DS-8201a) versus investigator's choice in HER2-low breast cancer. Journal of Clinical Oncology, 2019, 37 (15_suppl): 1102.

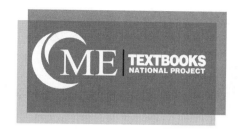

第十一篇

乳腺癌内分泌治疗联合靶向解救治疗相关重点临床试验及其解读

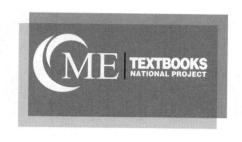

SOLAR-1 研究：阿培利司联合氟维司群治疗 *PIK3CA* 基因突变的激素受体阳性晚期乳腺癌的疗效

第 44 章

一、概　　述

【文献来源】

Andre F, Ciruelos E, Rubovszky G, et al. Alpelisib for PIK3CA-mutated, hormone receptor-positive advanced breast cancer. N Engl J Med, 2019, 380 (20): 1929-1940.

【研究背景】

约有 40% 的 HR 阳性、HER-2 阴性乳腺癌患者存在 *PIK3CA* 基因突变。PI3K/AKT/mTOR 通路的异常激活是内分泌治疗耐药的重要原因之一，PI3K 抑制药可以上调 ER 的表达和转录活性，故双重阻断 PI3K 和 ER 信号通路可以产生协同作用，逆转内分泌治疗耐药。阿培利司（alpelisib）是一种口服的小分子特异性抑制 PI3K 激酶 α 的抑制药。临床前研究显示，阿培利司联合氟维司群可以增强内分泌治疗的疗效。本研究旨在评估在绝经后 HR 阳性、HER-2 阴性、既往接受过内分泌治疗的晚期乳腺癌患者中使用阿培利司联合氟维司群的有效性和安全性。

【入组条件】

（一）纳入标准

1. HR 阳性、HER-2 阴性绝经后女性或男性进展期乳腺癌患者，正在接受或曾经接受过新辅助/辅助/解救芳香化酶抑制药治疗出现复发或进展，可以进一步接受内分泌治疗。
2. 患者有足够的组织标本可以进行 *PIK3CA* 基因突变状态的检测。
3. 根据 RECIST 1.1，至少有 1 个可测量的病灶或至少 1 个溶骨性病变。
4. ECOG 评分为 0~1 分。
5. 有足够的器官和骨髓功能。

（二）排除标准

1. 既往接受过卵巢放疗或使用促黄体生成素释放激素激动药诱导卵巢功能抑制的绝经后

患者。

2. 既往接受过解救化疗。

3. 既往使用过氟维司群治疗。

4. 曾经使用过任何 PI3K、AKT 或 mTOR 抑制药治疗。

5. 炎性乳腺癌、未得到控制的中枢神经系统转移。

6. 目前存在或随机分组前 3 年内发生其他癌症（经充分治疗的基底细胞癌或鳞状细胞癌、非黑色素瘤皮肤癌或根治性切除的宫颈癌除外）。

7. 1 型糖尿病或未得到控制的 2 型糖尿病（空腹血糖>7.7 mmol/L 或糖化血红蛋白水平>6.4%）。

8. 目前存在肺炎。

【试验设计】

1. 一项全球多中心、随机、双盲、安慰剂对照的 Ⅲ 期临床试验。

2. 主要研究终点为 PIK3CA 基因突变患者的研究者评估的 PFS。

3. 关键的次要研究终点为 PIK3CA 基因突变患者的 OS。其他次要研究终点包括无 PIK3CA 基因突变患者的 PFS、OS，不同循环肿瘤 DNA（ctDNA）水平患者的 PFS、ORR、CBR（CR、PR 或 SD>6 个月）及安全性。

【试验流程】

SOLAR-1 研究的试验流程见图 44-1。

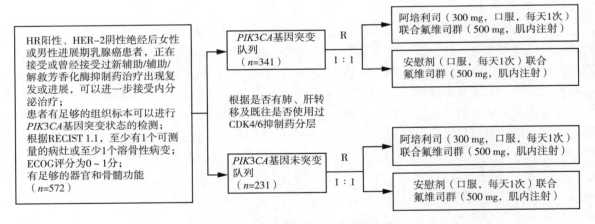

图 44-1 SOLAR-1 研究的试验流程

注：2015 年 7 月 26 日至 2017 年 7 月 21 日共入组 572 例患者

【结果】

1. PFS 中位随访 20 个月的结果显示，在 PIK3CA 基因突变队列中，阿培利司联合氟维司群组的中位 PFS 显著优于安慰剂联合氟维司群组（11.0 个月 vs. 5.7 个月，HR = 0.65，95% CI：0.50~0.85，P<0.001）。在 PIK3CA 基因未突变队列中，中位随访 7.4 个月，阿培利司联合氟维司群组较安慰剂联合氟维司群组未能显著改善患者的中位 PFS（7.4 个月 vs. 5.6 个月，HR = 0.85，

95%*CI*：0.58~1.25）。

2. ORR 在 *PIK3CA* 基因突变队列中，阿培利司联合氟维司群组的 ORR 为 26.6%（95%*CI*：20.1~34.0），显著高于安慰剂联合氟维司群组的 12.8%（95%*CI*：8.2~18.7）。

3. CBR 在 CBR 方面，阿培利司联合氟维司群组也显著优于安慰剂联合氟维司群组（61.5% *vs.* 45.3%）。

4. *PIK3CA* 基因突变队列中的 ORR 和 CBR 在有可测量病灶的患者中，阿培利司联合氟维司群组的 ORR（35.7%*vs.* 16.2%）和 CBR（57.1% *vs.* 44.1%）均显著高于安慰剂联合氟维司群组。

5. 安全性 2 组都有至少 35% 的患者出现任何等级的高血压、腹泻、恶心、食欲缺乏、皮疹和斑丘疹，其中阿培利司联合氟维司群组相较于安慰剂联合氟维司群组的主要不良反应为高血糖（63.7% *vs.* 9.8%）、腹泻（57.7% *vs.* 15.7%）及皮疹（35.6% *vs.* 5.9%）。最常见的 3~4 级不良反应的发生率 2 组都至少为 5%，主要为高血糖（36.6% *vs.* 0.7%）和皮疹（9.9% *vs.* 0.3%）。因不良反应造成停药的患者在阿培利司联合氟维司群组中有 25.0%，安慰剂联合氟维司群组中有 4.2%，造成阿培利司停药的最常见的不良反应为高血糖（6.3%）和皮疹（3.2%）。

【结论】

对于 HR 阳性、HER-2 阴性、*PIK3CA* 基因突变、既往接受过内分泌治疗的进展期乳腺癌患者，阿培利司联合氟维司群相较于安慰剂联合氟维司群可以显著改善患者的 PFS 及 ORR，阿培利司的主要不良反应为高血糖、皮疹及腹泻。

（上海交通大学医学院附属仁济医院 严婷婷 马嘉忆 殷文瑾 陆劲松）

二、专家解读一

乳腺癌中 HR 阳性的比例约为 70%，内分泌治疗是该类乳腺癌的主要治疗方式，但内分泌治疗耐药仍是晚期乳腺癌治疗的棘手问题，如何逆转耐药以提高内分泌治疗的疗效是目前国内外研究的热点。有研究发现，PI3K/AKT/mTOR 通路的激活是内分泌治疗耐药的原因之一，约有 40% 的 HR 阳性乳腺癌患者携带 *PIK3CA* 基因突变，故找到抑制该通路的拮抗药或可改善 HR 阳性乳腺癌患者的预后。

FALCON 研究显示，在 HR 阳性晚期乳腺癌患者中，氟维司群对比阿那曲唑可以显著延长患者的 PFS（中位 PFS 16.6 个月 *vs.* 13.8 个月，*HR* = 0.797，95%*CI*：0.637~0.999，*P* = 0.048 6），奠定了氟维司群在 HR 阳性晚期乳腺癌治疗中的地位。临床前研究显示，PI3K 抑制药和 ER 拮抗药具有协同抗肿瘤的作用。因此，双重阻断 PI3K 通路和 ER 通路或可逆转内分泌治疗耐药。Ⅰ类 PI3K 有 4 种亚型（α、β、γ 和 δ），阿培利司是特异性 α 抑制药，对于 α 亚型的抑制强度是其他类型的 50 倍。SOLAR-1 研究的结果显示，在 *PIK3CA* 基因突变、HR 阳性、HER-2 阴性的晚期乳腺癌患者中联合使用阿培利司和氟维司群可以显著延长患者的 PFS（中位 PFS 11.0 个月 *vs.* 5.7 个月，*HR* = 0.65，95%*CI*：0.50~0.85，*P*<0.001），PFS 延长了 1 倍。基于该研究的结果，阿培利司联合氟维司群方案被 2019 年美国 NCCN 指南（V.2）推荐用于 HR 阳性、HER-2 阴性、*PIK3CA* 基因突变的晚期乳腺癌患者。多项临床研究显示，其他类型的 PI3K 抑制药也可以增强内分泌治疗的疗效。buparlisib 是抑制Ⅰ类 PI3K 所有亚型的口服药物（即泛 PI3K 抑制药）。BELLE2 研究的结果显示，在绝经后 HR 阳性、HER-2 阴性、芳香化酶抑制药耐药且 *PIK3CA* 基因突变的晚期乳腺癌患者中联合使用 buparlisib 和氟维司群可较氟维司群单药显著改善 PFS（*HR* = 0.76，95%*CI*：

$0.60 \sim 0.97$，单边 $P = 0.014$）。BELLE3 研究的结果显示，在绝经后 HR 阳性、HER-2 阴性、mTOR 抑制药耐药的晚期乳腺癌患者中，buparlisib 联合氟维司群比氟维司群单药可以显著延长患者的 PFS（$HR = 0.67$，$95\%CI$：$0.53 \sim 0.84$，单边 $P = 0.000\,3$）。但是由于 PI3K/AKT/mTOR 通路是维持人体正常生理功能的重要通路之一，故泛 PI3K 抑制药 buparlisib 的严重不良反应限制了该药的临床应用。特异性 PI3Kα 抑制药阿培利司的不良反应多为轻度到中度，耐受性较好。

本研究的亚组分析结果显示，CDK4/6 抑制药治疗后进展的患者使用阿培利司联合氟维司群也有获益，但是由于入组患者较少（约占 6%），其结果可能无法准确反映 CDK4/6 抑制药耐药患者再次使用阿培利司是否有效。期待未来设计更多的临床试验以明确 CDK4/6 抑制药、PI3K 抑制药和 ER 拮抗药的最佳组合及最佳治疗顺序，从而进一步改善 HR 阳性、HER-2 阴性乳腺癌患者的预后。

（上海交通大学医学院附属仁济医院　严婷婷　马嘉忆　殷文瑾　陆劲松）

三、专家解读二

HR 阳性乳腺癌是乳腺癌最常见的亚型，约占所有乳腺癌的 70%。晚期转移性乳腺癌的治疗目的在于维持或改善患者的生存质量，延长患者的生存时间。国内外相关指南和共识均一致推荐，对于 HR 阳性晚期乳腺癌患者，除非存在肿瘤内脏危象，或疾病快速进展急需迅速控制，否则应优先推荐内分泌治疗。从选择性 ER 调节药（他莫昔芬）到芳香化酶抑制药（依西美坦、阿那曲唑、来曲唑），再到选择性 ER 阻滞药（氟维司群），从内分泌单药治疗到内分泌联合治疗，经历了数十年的发展，虽然治疗手段日趋成熟，但内分泌治疗获得性耐药仍然是临床面临的巨大挑战。近年来，对内分泌治疗耐药机制的研究为克服内分泌治疗耐药提供了重要思路。有研究显示，内分泌治疗耐药可能与 ER 缺失、*ER* 基因突变、HER/FGFR 旁路活化、PI3K/AKT/mOTR 异常活化及细胞周期异常有关。在 HR 阳性晚期乳腺癌中，PI3K 通路的改变是肿瘤恶化、疾病进展和产生治疗耐药的最常见的原因。PI3K 蛋白有 4 个同源异构体，其中 *PIK3CA* 基因突变发生在 α 异构体上。约 40% 的 HR 阳性晚期乳腺癌患者携带该突变基因。PI3K 抑制药是继 CDK4/6 抑制药、mTOR 抑制药上市后的第三大作用于 HR 阳性晚期乳腺癌的靶向治疗药物，阿培利司是一种小分子 α 特异性 PI3K 抑制药，在携带 *PIK3CA* 基因突变的乳腺癌细胞系中，阿培利司显示出抑制 PI3K 通路的潜力，并具有抑制细胞增生的作用。

SOLAR-1 研究是一项全球性、随机、双盲对照的 III 期临床研究。纳入 572 例接受芳香化酶抑制药治疗后/中进展的 HR 阳性、HER-2 阴性晚期乳腺癌患者，在进行 *PIK3CA* 基因检测后分为基因突变队列和基因未突变队列，再分别随机接受阿培利司（300 mg，每天 1 次）+氟维司群（500 mg）或安慰剂+氟维司群（500 mg）治疗。主要研究终点为携带 *PIK3CA* 基因突变患者的 PFS，次要研究终点为 OS、ORR、CBR 及安全性。SOLAR-1 研究首次分析的结果显示，在 *PIK3CA* 基因突变的患者中，阿培利司+氟维司群较安慰剂+氟维司群显著改善 PFS（11.0 个月 *vs.* 5.7 个月，$HR = 0.65$，$95\%CI$：$0.50 \sim 0.85$，$P = 0.000\,65$）。阿培利司+氟维司群的 ORR 显著优于安慰剂+氟维司群（26.6% *vs.* 12.8%，$P = 0.000\,6$）。同时，在非 *PIK3CA* 基因突变队列中，阿培利司+氟维司群和安慰剂+氟维司群的中位 PFS 分别为 7.4 个月和 5.6 个月，HR 为 0.85（HR 的后验概率<1.00，79.4%）；12 个月的 PFS 率分别为 28.4% 和 22.2%，提示在非 *PIK3CA* 基因突变人群也具有一定有效率。阿培利司+氟维司群相较于安慰剂+氟维司群的不良反应为高血糖（63.7% *vs.* 9.8%）、腹泻（57.7% *vs.* 15.7%）、恶心（45% *vs.* 22%）、食欲缺乏（36% *vs.* 10%）及皮疹（35.6% *vs.* 5.9%）。阿培利司+氟维司群较安慰剂+氟维司群严重不良反应发生率高（36.6%

vs. 0.7%）。

SOLAR-1 研究进行了原发性或继发性内分泌治疗耐药患者的亚组分析。根据 ESMO 标准，内分泌治疗耐药进一步定义为原发性耐药或继发性耐药。该亚组分析基于治疗线数和内分泌治疗的敏感状况评估 *PIK3CA* 基因突变患者的疗效。在 *PIK3CA* 基因突变队列的 341 例患者中，内分泌治疗敏感占 11%（39 例），89%（302 例）为内分泌治疗耐药。内分泌治疗敏感患者行阿培利司+氟维司群和安慰剂+氟维司群的中位 PFS 分别为 22.1 个月和 19.1 个月（*HR* = 0.87，95% *CI*：0.35~2.17）；内分泌治疗耐药患者分别为 9.4 个月和 4.2 个月（*HR* = 0.64，95% *CI*：0.48 ~ 0.84）。对于内分泌治疗耐药患者，一线治疗患者（*n* = 138）的中位 PFS 分别为 9.0 个月和 4.7 个月（*HR* = 0.69，95% *CI*：0.46~1.05），二线治疗患者（*n* = 161）的中位 PFS 分别为 10.9 个月和 3.7 个月（*HR* = 0.61，95% *CI*：0.42~0.89）。在内分泌治疗耐药的患者中，阿培利司+氟维司群对原发性耐药和继发性耐药均显示显著改善 PFS。

基于 SOLAR-1 研究的结果，阿培利司已于 2019 年 5 月获得美国 FDA 批准上市，2019 年美国 NCCN 指南（V.2）也首次将 *PIK3CA* 基因的突变检测及用药写进临床管理中。对该通路各个靶点的药物研究由来已久，也成就了依西美坦+依维莫司（BOLERO-2 研究）、氟维司群+阿培利司这 2 个经典的后线内分泌治疗方案。与 SOLAR-1 研究相似的 PAM 通路抑制药的研究进展如下。

（一）PI3K 抑制药 ［buparlisib、他赛利司（taselisib）］

BELLE-2 研究将泛 PI3K 抑制药 buparilisib 联合氟维司群方案用于芳香化酶抑制药治疗后进展的 HR 阳性乳腺癌患者中，结果发现 buparilisib 联合氟维司群组（联合组）的 PFS 为 6.9 个月，优于氟维司群单药组（单药组）的 5 个月，有统计学差异（*P* = 0.000 21）。BELLE-3 研究给予既往内分泌治疗耐药患者 buparlisib 联合氟维司群（联合组）和氟维司群单药（单药组），联合组相比单药组 PFS 明显更长，有明确的统计学差异（3.9 个月 *vs.* 1.8 个月，*P* = 0.000 3）。这 2 项研究显示，buparlisib 联合氟维司群的疗效虽优于氟维司群单药，具有统计学差异，但联合组严重不良反应的发生率提高，导致该药的研发暂停。

SANDPIPER 研究是一项双盲、安慰剂对照、随机、Ⅲ 期临床试验，探讨 PI3K 抑制药他赛利司联合氟维司群方案用于芳香化酶抑制药治疗后出现复发或进展的绝经后 HR 阳性、HER-2 阴性且具有 *PIK3CA* 基因突变的晚期乳癌患者的疗效。结果显示，他赛利司联合氟维司群组（联合组）的病情恶化风险降低了 30%，疾病进展时间平均延长了 2 个月（联合组为 7.4 个月，单药组为 5.4 个月）；联合组的 ORR 增加了一倍，分别为 28.0% 和 11.9%；OS 数据尚未成熟；不良反应方面，主要包括腹泻、高血糖和结肠炎，联合组中 17% 的患者出现早期停药。提示，他赛利司联合氟维司群有一定的临床获益，但整体获益要等待其 OS 的结果，进而权衡其获益及风险。预期研究结果将在 2021 年 7 月获得。

BYLieve 研究是第 1 项评估阿培利司联合内分泌治疗（氟维司群或来曲唑）用于 HR 阳性、HER-2 阴性、*PIK3CA* 基因突变的经治晚期乳腺癌患者，包括既往接受过 CDK4/6 抑制药治疗的患者。这是一项正在进行的 Ⅱ 期、开放、非对比研究。入组 112 例中心确认的、经组织学检测的 *PIK3CA* 基因突变患者，既往的前线治疗包括 CDK4/6 抑制药+芳香化酶抑制药、CDK4/6 抑制药联合氟维司群或系统化疗或内分泌治疗。127 例既往接受过 CDK4/6 抑制药联合芳香化酶抑制药治疗的患者入组，其中 121 例经中心确认 *PIK3CA* 基因突变，中位随访时间为 11.7 个月。6 个月的 PFS 率为 50.4%，中位 PFS 为 7.3 个月（95% *CI*：5.6~8.3），达到主要研究终点（95% *CI* 下界值 > 30%）。随访仍在进行。BYLieve 研究表明，阿培利司+氟维司群用于既往接受过 CDK4/6 抑制药的患者获益显著，安全性可控，其结果进一步支持阿培利司+氟维司群用于 HR 阳性、HER-2 阴性、

*PIK*3*CA* 基因突变的晚期乳腺癌。

（二）AKT 抑制药［卡匹色替（capivasertib）］

FAKTION 研究是评估 AKT 抑制药联合氟维司群用于既往芳香化酶抑制药治疗失败的 HR 阳性、HER-2 阴性绝经后晚期乳腺癌患者，随机接受 AKT 抑制药卡匹色替+氟维司群（联合组）或安慰剂+氟维司群（对照组）治疗。结果显示，主要研究终点 2 组 PFS 有显著差别，分别为 10.3 个月和 4.8 个月（*HR* = 0.57，单侧和双侧检验的 *P* 分别为 0.001 7 和 0.003 5）。次要研究终点 OS 也有一定差异，从对照组的 20 个月延长到联合组的 26 个月，有显著改善的趋势，更长时间的随访会得出更明确的结论。作为首个用于 HR 阳性、HER-2 阴性晚期乳腺癌的 AKT 抑制药，卡匹色替在 FAKTION 研究中获得阳性结果，非常令人鼓舞，期望进一步的 Ⅲ 期临床研究能再次验证 Ⅱ 期结果。

随着阿培利司的上市，乳腺癌的内分泌治疗矩阵进一步延长，阿培利司+氟维司群方案成为 *PIK*3*CA* 基因突变患者二线及三线内分泌治疗的优选方案。阿培利司成为继他莫昔芬→来曲唑→依西美坦→依维莫司→氟维司群→CDK4/6 抑制药之后的新靶点通路。HR 阳性晚期乳腺癌患者的 PFS 不断延长，靶向治疗联合内分泌治疗似乎是未来的趋势，但是否所有的患者都能从联合治疗中获益，HR 阳性晚期乳腺癌究竟该如何选择用药顺序，如何更好地"排兵布阵"一直是讨论的焦点。SOLAR-1 研究为 *PIK*3*CA* 基因突变且内分泌治疗耐药的人群提供了更佳的治疗选择。BYLieve 研究探讨了 CDK4/6 抑制药进展后行阿培利司联合氟维司群的协同作用，但尚无在一线内分泌治疗敏感人群中的疗效分析。在未来，应在内分泌治疗敏感的患者中进行阿培利司联合氟维司群/来曲唑的研究，尤其是进行与 CDK4/6 抑制药联合内分泌治疗的对比研究，可能为 HR 阳性晚期乳腺癌患者的"排兵布阵"提供更多的充分依据。

（辽宁省肿瘤医院　徐君南　孙　涛）

参考文献

［1］Robertson JFR, Bondarenko IM, Trishkina E, et al. Fulvestrant 500 mg versus anastrozole 1 mg for hormone receptor-positive advanced breast cancer （FALCON）: an international, randomised, double-blind, phase 3 trial. Lancet, 2016, 388 （10063）: 2997-3005.

［2］Bosch A, Li Z, Bergamaschi A, et al. PI3K inhibition results in enhanced estrogen receptor function and dependence in hormone receptor-positive breast cancer. Sci Transl Med, 2015, 7 （283）: 283.

［3］Fritsch C, Huang A, Chatenay-Rivauday C, et al. Characterization of the novel and specific PI3Kalpha inhibitor NVP-BYL719 and development of the patient stratification strategy for clinical trials. Mol Cancer Ther, 2014, 13 （5）: 1117-1129.

［4］Andre F, Ciruelos E, Rubovszky G, et al. Alpelisib for PIK3CA-mutated, hormone receptor-positive advanced breast cancer. N Engl J Med, 2019, 380 （20）: 1929-1940.

［5］Baselga J, Im SA, Iwata H, et al. Buparlisib plus fulvestrant versus placebo plus fulvestrant in postmenopausal, hormone receptor-positive, HER2-negative, advanced breast cancer （BELLE-2）: a randomised, double-blind, placebo-controlled, phase 3 trial. Lancet Oncol, 2017, 18 （7）: 904-916.

［6］Di Leo A, Johnston S, Lee KS, et al. Buparlisib plus fulvestrant in postmenopausal women with hormone-receptor-positive, HER2-negative, advanced breast cancer progressing on or after mTOR inhibition （BELLE-3）: a randomised, double-blind, placebo-controlled, phase 3 trial. Lancet Oncol, 2018, 19 （1）: 87-100.

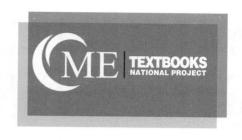

LORELEI 研究：磷脂酰肌醇 3-激酶抑制药他赛利司联合来曲唑新辅助治疗绝经后雌激素受体阳性、人表皮生长因子受体-2 阴性早期乳腺癌的多中心、随机、双盲、安慰剂对照的 II 期临床试验

第 45 章

一、概　　述

【文献来源】

Saura C，Hlauschek D，Oliveira M，et al. Neoadjuvant letrozole plus taselisib versus letrozole plus placebo in postmenopausal women with oestrogen receptor-positive，HER2-negative，early-stage breast cancer（LORELEI）：a multicentre，randomised，double-blind，placebo-controlled，phase 2 trial. Lancet Oncol，2019，20（9）：1226-1238.

【研究背景】

PI3K/AKT/mTOR 是细胞中重要的信号通路之一。有研究认为，其可能在原发性和继发性内分泌耐药中都扮演着重要角色。BOLERO 系列研究的结果肯定了抗 mTOR 通路治疗在改善内分泌治疗疗效中的作用，且与 PIK3CA 基因（PI3K 主要功能阈的编码基因）是否突变无关。BELLE 系列研究的结果则提示，直接抑制 PI3K 也可以改善内分泌治疗的疗效，这一作用在 PIK3CA 基因突变时更显著。但 PI3K 作为生物通路中重要的信号通路，抑制后对正常生命活动的影响可能较大，在 BELLE 系列研究的结果中已有体现（试验组不良反应更明显）。他赛利司（taselisib）作为 PI3K 的"选择性"抑制药，相较 BELLE 研究中的泛 PI3K 抑制药 buparlisib，其对 PI3K 的 β 亚型抑制作用较弱，理论上对正常生命活动的影响较小。在 SANDPIPER 研究中，他赛利司已显示出较好的安全性。借由本研究，研究者希望进一步评估他赛利司的安全性，并尝试将他赛利司的适用范围拓展到新辅助内分泌治疗领域。

【入组条件】

（一）纳入标准

1. 年龄≥18 岁。
2. 绝经后（双侧卵巢切除术后或停经 12 个月，且 FSH 和雌二醇在绝经后的范围内）。
3. ER 阳性、HER-2 阴性。
4. 组织学确诊的Ⅰ～Ⅲ期、可手术的浸润性乳腺癌。
5. MRI 测量肿瘤最大径≥2 cm（$cT_{1c\sim3}$）。

（二）排除标准

1. 因浸润性乳腺癌既往接受过其他任何治疗。
2. 转移。
3. 不可手术。
4. 双侧乳腺癌。
5. 多中心乳腺癌（多灶乳腺癌可以入组）。
6. 原发灶或腋窝淋巴结已行切除活检。

【试验设计】

1. 一项多中心、前瞻性、随机、双盲、平行队列、安慰剂对照的Ⅱ期临床试验。
2. 按 1∶1 的比例入组。
3. 分层因素包括肿瘤大小（$T_{1\sim2}$、T_3）、淋巴结状态（细胞学阳性，影像学或细胞学阴性）。未对 *PIK3CA* 基因突变进行分层。
4. 主要研究终点包括：①总人群的 ORR（在总人群中，由中心根据改良的 RECIST1.1 进行 MRI 评估，CR 或 PR 所占百分率）。②*PIK3CA* 基因突变患者的 ORR（在 *PIK3CA* 基因突变的患者中，由中心根据改良的 RECIST 1.1 进行 MRI 评估，CR 或 PR 所占百分率）。③总人群的乳房和腋窝 pCR 率［在总人群中，乳房和腋窝 pCR（$ypT_{0/is}ypN_0$）所占百分率］。④*PIK3CA* 基因突变患者的乳房和腋窝 pCR 率［在 *PIK3CA* 基因突变患者中，乳房和腋窝 pCR（$ypT_{0/is}\ ypN_0$）所占百分率］。
5. 次要研究终点包括 *PIK3CA* 野生型患者的 ORR、PIK3CA 野生型患者的乳房和腋窝 pCR 率、Ki-67 指数变化、安全性和生活质量评估等。
6. 服药方案为来曲唑每天 2.5mg，口服，联合他赛利司每天 4mg 或安慰剂服用 5 天，休息 2 天，共 16 周。来曲唑可由临床医师决定是否继续服用至手术。
7. 进行评估，包括基线查体、超声、乳腺 X 线、MRI；1、5、9、13、16 周时查体，包括体表测量；9 周时进行超声检查；若考虑进展，且基线时未用超声评估，可加 MRI；3 周时进行活检（生物标志物检测）。

【试验流程】

LORELEI 研究的试验流程见图 45-1。

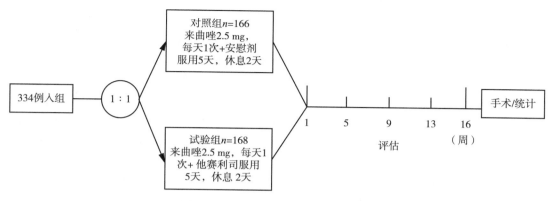

图 45-1　LORELEI 研究的试验流程

【结果】

1. ORR　在所有患者中，试验组客观缓解 83 例（50%），对照组 66 例（39%）（$OR=1.55$，95% CI：$1.00\sim2.38$，$P=0.049$）。在 *PIK3CA* 基因突变的患者中，试验组客观缓解 41 例（56%），对照组 30 例（38%）（$OR=2.03$，95% CI：$1.06\sim3.88$，$P=0.033$）。

2. 乳房和腋窝 pCR　在所有患者中，试验组 pCR 3 例（2%），对照组 1 例（1%）（$P=0.37$）。在 *PIK3CA* 基因突变的患者中，试验组 pCR 1 例，对照组 0 例（$P=0.48$）。

3. Ki-67 变化在 2 组间的差异无统计学意义

4. 不良反应及严重不良反应均在试验组较多见（表 45-1）。

表 45-1　2 组不良反应的发生情况

不良反应	试验组				对照组			
	1~2 级	3 级	4 级	5 级	1~2 级	3 级	4 级	5 级
胃肠道异常	79（47%）	12（7%）	1（1%）	0	53（32%）	2（1%）	0	0
疲劳	33（20%）	0	0	0	40（24%）	0	0	0
皮肤或皮下组织异常	48（29%）	7（4%）	1（1%）	0	33（20%）	0	0	0
高血糖	24（14%）	2（1%）	0	0	12（7%）	0	0	0
骨骼肌肉系统及结缔组织病	37（22%）	1（1%）	0	0	53（32%）	0	0	0
感染及侵袭	30（18%）	7（4%）	1（1%）	0	38（23%）	2（1%）	0	0
猝死	0	0	0	1（1%）	0	0	0	0

【结论】

1. PI3K 选择性抑制药他赛利司可增强来曲唑新辅助治疗绝经后 ER 阳性、HER-2 阴性早期乳腺癌患者的疗效，在 *PIK3CA* 基因突变的患者中尤为明显。

2. 他赛利司的不良反应与既往报道类似，其安全性可接受。

（上海交通大学医学院附属仁济医院　杨　凡　殷文瑾　陆劲松）

二、专家解读

70%的乳腺癌为 HR 阳性型，但遗憾的是，并不是所有 HR 阳性乳腺癌都对内分泌治疗敏感。PI3K/AKT/mTOR 通路是 ER 下游信号通路之一，多数学者认为该通路异常可能是导致乳腺癌内分泌治疗耐药的元凶之一。BOLERO 系列研究的结果提示，mTOR 抑制药依维莫司可改善晚期乳腺癌内分泌治疗的疗效，但其在 PI3K 关键功能亚基的编码基因 PIK3CA 突变的患者中并没有显示更加显著的疗效。然而，PI3K 作为 mTOR 的上游蛋白，多项研究仍然对其寄予厚望，LORELEI 研究正是其中之一。

在前期研究的基础上，LORELEI 研究旨在进一步评估 PI3K 选择性抑制药他赛利司的疗效和安全性。有别于 BELLE 系列研究中的泛 PI3K 抑制药 buparlisib，他赛利司的选择性更强，其对 α 亚型的抑制效果是 β 亚型的 30 倍。研究者期待他赛利司能够具有更强的疗效及更温和的不良反应。LORELEI 研究的结果显示，他赛利司联合来曲唑组的疗效更佳，且同前期研究吻合，在 PIK3CA 基因突变的患者中更加显著。类似的结果在 SANDPIPER 研究中也有报道，该研究对比氟维司群联合他赛利司与单用氟维司群在 ER 阳性、HER-2 阴性晚期/转移性乳腺癌中的疗效。结果显示，氟维司群联用他赛利司效果更佳，PIK3CA 基因突变患者的差异在数值上更优，但无统计学意义。他赛利司是另一种 PI3K 选择性抑制药，其作用于 α 亚型的效力是其他亚型的 50 倍。SOLAR-1 研究报道，他赛利司可提高氟维司群对 PIK3CA 基因突变型 ER 阳性、HER-2 阴性晚期/转移性乳腺癌的疗效。这些研究的结果表明，PI3K 选择性抑制药或将成为 ER 阳性、HER-2 阴性晚期/转移性乳腺癌治疗的新希望。

值得注意的是，LORELEI 研究选择了行新辅助治疗的患者作为研究对象，因为研究者认为这样可以加速"药物研发"。同时，也许因为内分泌治疗效果缓慢，在新辅助治疗短暂的时间内难以取得显著差异，该研究没有将 pCR 率作为主要研究终点，取而代之的是常用在解救治疗中的 ORR。从结果来看，这一选择使该研究取得了阳性结果（$P = 0.049$）。然而，ORR 的获益能否转化为生存获益还需要数据支持，以 ORR 作为主要研究终点的证据也不足。

最后，PI3K 抑制药也许并不应该仅作为内分泌治疗的辅助药物。ER 在乳腺癌中作用主要包括 3 种：①形成同源二聚体后结合于基因的雌激素反应元件上，调控目的基因表达。②在胞质中作为第二信使，递呈及放大生物信号。③位于细胞膜上，被雌激素激活后，激活下游通路。其中，PI3K/AKT/mTOR 通路作为膜上 ER 的下游主要通路之一，是 ER 第 3 种作用机制的一环，且不影响其主要功能（第 1 种作用机制）。另外，PI3K 更是生物信号通路中最重要的酶之一，除了 AKT/mTOR，它的下游通路尚包括 B 淋巴细胞瘤-2 基因（B-cell lymphoma-2，Bcl2）、p53（最著名的抑癌基因之一）、重组人细胞周期蛋白 D2（recombinant human cyclin D2，CCND2）、缺氧诱导因子-1α（hypoxia inducible factor 1α，HIF1α）等，理论上在三阴性乳腺癌中其也可发挥作用。而在 HER-2 阳性乳腺癌中，新近发表的 ExteNET 研究的亚研究结果提示，PIK3CA 基因突变同样影响来那替尼对 HER-2 阳性乳腺癌的疗效（来那替尼作为泛 HER 家族酪氨酸激酶抑制药，同样可视作 PI3K 抑制药），也许这一亚研究的报道可能成为 PI3K 抑制药进军抗 HER-2 治疗耐药的起点。

（上海交通大学医学院附属仁济医院　杨　凡　殷文瑾　陆劲松）

参考文献

［1］Todd WM, Brent NR, Joan TG, et al. Mutations　in the phosphatidylinositol 3-kinase pathway：role in tumor progression and therapeutic implications in breast cancer. Breast Cancer Res, 2011, 13 (6): 224.

[2] José Baselga, Mario Campone, Martine Piccart, et al. Everolimus in postmenopausal hormone-receptor-positive advanced breast cancer. N Engl J Med, 2012, 366 (6): 520-529.

[3] Gabriel N Hortobagyi, David Chen, Martine Piccart, et al. Correlative analysis of genetic alterations and everolimus benefit in hormone receptor-positive, human epidermal growth factor receptor 2-negative advanced breast cancer: results from BOLERO-2. J Clin Oncol, 2016, 34 (5): 419-426.

[4] Mario Campone, Seock-Ah Im, Hiroji Iwata, et al. Buparlisib plus fulvestrant versus placebo plus fulvestrant for postmenopausal, hormone receptor-positive, human epidermal growth factor receptor 2-negative, advanced breast cancer: overall survival results from BELLE-2. Eur J Cancer, 2018, 103: 147-154.

[5] Maura N Dickler, Cristina Saura, Donald A Richards, et al. Phase Ⅱ study of taselisib (GDC-0032) in combination with fulvestrant in patients with HER2-negative, hormone receptor-positive advanced breast cancer. Clin Cancer Res, 2018, 24 (18): 4380-4387.

[6] Christine Fritsch, Alan Huang, Christian Chatenay-Rivauday, et al. Characterization of the novel and specific PI3 Kalpha inhibitor NVP-BYL719 and development of the patient stratification strategy for clinical trials. Mol Cancer Ther, 2014, 13 (5): 1117-1129.

[7] Haque MM, Desai KV. Pathways to endocrine therapy resistance in breast cancer. Front Endocrinol, 2019, 10: 573.

[8] Hillmann P, Fabbro D. PI3K/mTOR pathway inhibition: opportunities in oncology and rare genetic diseases. Int J Mol Sci, 2019, 20 (22): 5792.

[9] Guney Eskiler G. The interaction of PI3K inhibition with homologous recombination repair in triple negative breast cancer cells. J Pharm Pharm Sci, 2019, 22 (1): 599-611.

[10] Stephen K L Chia, Miguel Martin, Frankie A Holmes, et al. PIK3CA alterations and benefit with neratinib: analysis from the randomized, double-blind, placebo-controlled, phase Ⅲ ExteNET trial. Breast Cancer Res, 2019, 21 (1): 39.

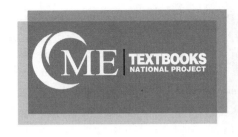

MANTA 研究：氟维司群联合维妥舍替对比氟维司群联合依维莫司及氟维司群单药治疗激素受体阳性晚期乳腺癌的随机、Ⅱ期临床试验

第 46 章

一、概　　述

【文献来源】

Schmid P, Zaiss M, Harper-Wynne C, et al. Fulvestrant plus vistusertib vs fulvestrant plus everolimus vs fulvestrant alone for women with hormone receptor-positive metastatic breast cancer: the MANTA phase 2 randomized clinical trial. JAMA Oncol, 2019, 5 (11): 1556-1563.

【研究背景】

哺乳动物雷帕霉素靶蛋白复合物 1（mammalian target of rapamycin complex 1，mTORC1）抑制药依维莫司联合内分泌治疗的获益大于单用内分泌治疗。依维莫司仅通过间接的作用机制抑制 mTORC1，该机制形成负反馈环路并激活 mTORC2，使 AKT 磷酸化，最终导致内分泌治疗耐药。维妥舍替（vistusertib）是 mTORC1 和 mTORC2 双重抑制药，在乳腺癌临床前模型中，维妥舍替的疗效优于依维莫司。本研究的目的是在绝经后 ER 阳性晚期乳腺癌患者中，对比维妥舍替联合氟维司群和氟维司群单药或氟维司群联合依维莫司的疗效及安全性。

【入组条件】

（一）纳入标准

1. 绝经后 ER 阳性、HER-2 阴性局部晚期或转移性乳腺癌，有可测量的病灶。
2. 芳香化酶抑制药（AI）辅助治疗过程中或结束 12 个月内出现复发转移者。
3. AI 解救治疗中进展的患者。
4. 随机之前对接受内分泌治疗的线数没有要求，患者可以接受过辅助化疗或新辅助化疗，在疾病出现转移后允许接受过一线化疗。

（二）排除标准

1. 有危及生命的内脏转移。

2. 存在活动性或已经治疗过的脑转移。

3. 有明显的肺功能障碍或心脏疾病。

4. QT 间期延长者。

5. 1 型糖尿病或未获控制的 2 型糖尿病。

6. 既往使用过氟维司群、依西美坦和 mTOR、PI3K 或 AKT 抑制药。

【试验设计】

1. 一项随机、开放、多中心的 Ⅱ 期临床试验。

2. 主要研究终点为 PFS（定义为自随机至首次出现疾病进展或任何原因死亡的时间）。

3. 次要研究终点为 OS、ORR、CBR、缓解持续时间及安全性。

4. 统计分析采用优效性假设检验，假设氟维司群联合维妥舍替组较氟维司群单药组中位 PFS 可以从 3.7 个月提高至 11.1 个月（$HR=0.40$），检验效能为 99%，单侧 $\alpha=0.05$，需要 130 个 PFS 事件；假设氟维司群联合维妥舍替组较氟维司群联合依维莫司组的中位 PFS 可以从 7.4 个月提高至 11.1 个月（$HR=0.67$），检验效能为 80%，单侧 $\alpha=0.1$，需要 120 个 PFS 事件。

【试验流程】

MANTA 研究的试验流程见图 46-1。

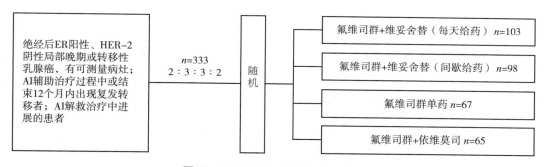

图 46-1　MANTA 研究的试验流程

注：氟维司群，500 mg，肌内注射，第 1、15、29 天，之后每 28 天 1 次；依维莫司，10 mg，每天口服；维妥舍替（每天给药），50 mg，口服，每天 2 次；维妥舍替（间歇给药），125 mg，口服，每天 2 次，每周第 1、2 天

【结果】

1. PFS 氟维司群单药组的中位 PFS 为 5.4 个月（$95\%CI$：3.5~9.2），氟维司群联合维妥舍替持续用药组的中位 PFS 为 7.6 个月（$95\%CI$：5.9~9.4），氟维司群联合维妥舍替间歇用药组的中位 PFS 为 8.0 个月（$95\%CI$：5.6~9.9），氟维司群联合依维莫司组的中位 PFS 为 12.3 个月（$95\%CI$：7.7~15.7）。氟维司群联合维妥舍替持续用药组的中位 PFS 与氟维司群单药组无显著差异（$HR=0.88$，$95\%CI$：0.63~1.24，$P=0.46$）。氟维司群联合维妥舍替间歇用药组的中位 PFS 与氟维司群单药组无显著差异（$HR=0.79$，$95\%CI$：0.55~1.12，$P=0.16$）。氟维司群联合维

妥舍替组的中位 PFS 与氟维司群单药组无显著差异（$HR=1.11$，$95\%CI$：$0.81\sim1.52$，$P=0.52$）。氟维司群联合依维莫司组的中位 PFS 优于氟维司群联合维妥舍替持续用药组（$HR=0.63$，$95\%CI$：$0.45\sim0.90$，$P=0.01$）及氟维司群单药组（$HR=0.63$，$95\%CI$：$0.42\sim0.92$，$P=0.01$）。

2. ORR　在有可测量病灶的患者中，氟维司群单药组的 ORR 为 25.0%，氟维司群联合维妥舍替持续用药组为 30.4%，氟维司群联合维妥舍替间歇用药组为 28.6%，氟维司群联合依维莫司组为 41.2%。

3. 缓解持续时间　氟维司群单药组的中位缓解持续时间为 16.7 个月（$95\%CI$：$10.8\sim19.3$），氟维司群联合维妥舍替持续用药组为 11.8 个月（$95\%CI$：$8.4\sim13.7$），氟维司群联合维妥舍替间歇用药组为 9.4 个月（$95\%CI$：$5.9\sim14.5$），氟维司群联合依维莫司组为 17.6 个月（$95\%CI$：$9.1\sim19.1$）。

4. 不良反应　联合用药组 3~4 级不良反应较氟维司群单药组更常见。联合治疗组最常见的 3~4 级不良反应有口腔炎、皮疹、乏力、腹泻、高血糖、感染、呼吸困难和恶心。

【结论】

对于 ER 阳性、HER-2 阴性且既往 AI 治疗失败的晚期乳腺癌患者，氟维司群联合依维莫司较氟维司群联合维妥舍替或氟维司群单药可以显著延长 PFS。MANTA 研究的结果提示，mTORC1 和 mTORC2 双重抑制药维妥舍替的疗效并不优于 mTORC1 抑制药。

（上海交通大学医学院附属仁济医院　杜跃耀　周伟航　殷文瑾　陆劲松）

二、专家解读

内分泌治疗耐药对于 HR 阳性晚期乳腺癌仍是一大难题。PI3K/mTOR 信号通路的异常与内分泌治疗耐药密切相关。约 50% 的 HR 阳性乳腺癌的 PI3K/mTOR 通路有异常激活，许多晚期乳腺癌患者有 PI3K/mTOR 信号通路的上调。临床前研究的结果显示，抑制 mTOR 通路可以逆转内分泌治疗耐药。mTOR 激酶形成 2 个不同的多蛋白复合物——mTORC1 和 mTORC2。对于 HR 阳性、HER-2 阴性晚期乳腺癌，mTORC1 抑制药依维莫司联合内分泌治疗的获益大于单用内分泌治疗。维妥舍替是 mTORC1 和 mTORC2 双重抑制药，与依维莫司相比，其抑制 mTORC1 的作用更强，还具有抑制 mTORC2 的作用，理论上相对于依维莫司可能进一步提高疗效。

MANTA 研究是一项随机、多中心的 Ⅱ 期临床试验。该研究旨在评估维妥舍替联合氟维司群对于既往 AI 治疗失败的绝经后 ER 阳性、HER-2 阴性晚期乳腺癌患者是否可以延长 PFS，并且进一步评估 mTORC1 和 mTORC2 双重抑制药维妥舍替与依维莫司相比是否可以提高疗效，探索维妥舍替高剂量间歇用药与每天持续用药相比是否可以改善药物活性及患者的耐受性。MANTA 研究是第 1 项在绝经后 ER 阳性、HER-2 阴性晚期乳腺癌中比较双重 mTOR 抑制药与 mTORC1 抑制药疗效的研究。其结果显示，氟维司群联合依维莫司组的中位 PFS 为 12.3 个月，显著优于氟维司群联合维妥舍替持续用药组（$HR=0.63$，$95\%CI$：$0.45\sim0.90$，$P=0.01$）及氟维司群单药组（$HR=0.63$，$95\%CI$：$0.42\sim0.92$，$P=0.01$），与氟维司群联合维妥舍替间歇用药组相比有临界优势（$HR=0.79$，$95\%CI$：$0.49\sim1.01$，$P=0.06$）。氟维司群联合维妥舍替持续用药组及间歇用药组之间的中位 PFS 无显著差异（$HR=1.11$，$95\%CI$：$0.81\sim1.52$，$P=0.52$）。本研究的结果提示，mTORC1 和 mTORC2 双重抑制药的疗效并不优于 mTORC1 抑制药。

MANTA 研究的结果和预期的结果与临床前研究的结果相悖，这提示理论假设需要进一步行临床试验验证。未能证明该研究假设的一个可能的原因是考虑药物的不良反应，维妥舍替的应用剂量有限，对 mTORC1 的抑制不完全，使得 mTORC1 仍能通过其下游效应器激活转录和翻译，促进肿瘤细胞的生长和增生，从而抵消了部分治疗作用。另一个可能的原因是抑制 mTORC2 与乳腺癌的耐药等关系不大，或依维莫司除了抑制 mTORC1，还有其他的抑癌作用。这 2 个可能的原因对于将来同类药物的比较研究具有一定指导意义。

MANTA 研究的结果再次证明氟维司群联合依维莫司对比氟维司群单药可以显著改善绝经后 ER 阳性、HER-2 阴性、AI 治疗失败的晚期乳腺癌患者的 PFS。PrE0102 研究是一项随机、II 期临床研究，在绝经后 HR 阳性、HER-2 阴性、AI 治疗失败的晚期乳腺癌中比较氟维司群联合依维莫司及氟维司群单药的疗效。结果显示，氟维司群联合依维莫司组的中位 PFS（10.3 个月）较氟维司群单药组（5.1 个月）显著提高（$HR = 0.61$，$95\%CI$：$0.40 \sim 0.92$，$P = 0.02$）。BOLORO-2 研究是一项随机、III 期临床研究，在绝经后 HR 阳性、既往接受过非甾体 AI 治疗后进展的乳腺癌患者中对比依维莫司联合依西美坦和依西美坦单药的疗效。结果显示，依维莫司联合依西美坦组的中位 PFS（6.9 个月）较依西美坦单药组（2.8 个月）显著提高（$HR = 0.43$，$95\%CI$：$0.35 \sim 0.54$，$P < 0.001$）。故 MANTA 研究的结果和 PrE0102 研究及 BOLORO-2 研究的结果是相一致的。

MANTA 研究也是第 1 项直接比较每天持续用药与高剂量脉冲式给药的临床研究。临床前研究的结果显示，高剂量可以更完全地抑制 mTOR 信号通路，并且增加凋亡。虽然该研究的结果显示，持续用药与间歇用药之间的疗效没有差异，但是间歇用药组皮疹和口腔炎的发生率低而短期的恶心、呕吐发生率高，提示间歇用药的方式可以进行进一步的探索。

（上海交通大学医学院附属仁济医院　杜跃耀　殷文瑾　陆劲松）

参考文献

[1] Kornblum N, Zhao F, Manola J, et al. Randomized phase II trial of fulvestrant plus everolimus or placebo in postmenopausal women with hormone receptor-positive, human epidermal growth factor receptor 2-negative metastatic breast cancer resistant to aromatase inhibitor therapy: results of PrE0102. J Clin Oncol, 2018, 36 (16): 1556-1563.

[2] Baselga J, Campone M, Piccart M, et al. Everolimus in postmenopausal hormone-receptor-positive advanced breast cancer. N Engl J Med, 2012, 366 (6): 520-529.

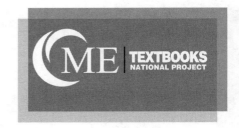

KCSG-BR15-10（Young-PEARL）研究：哌柏西利联合依西美坦联合促性腺激素释放激素激动药对比卡培他滨治疗绝经前激素受体阳性、人表皮生长因子受体-2阴性转移性乳腺癌的多中心、开放标签、随机对照Ⅱ期临床试验

第 *47* 章

一、概　述

【文献来源】

Park YH, Kim TY, Kim GM, et al. Palbociclib plus exemestane with gonadotropin-releasing hormone agonist versus capecitabine in premenopausal women with hormone receptor-positive, HER2-negative metastatic breast cancer（KCSG-BR15-10）: a multicentre, open-label, randomised, phase 2 trial. The Lancet Oncology, 2019, 20（12）: 1750–1759.

【研究背景】

临床相关指南推荐内分泌治疗作为 HR 阳性、HER-2 阴性转移性乳腺癌患者的首选治疗。然而，在实际的临床实践中，大量患者接受了化疗。

KCSG-BR15-10 研究旨在比较哌柏西利联合内分泌治疗和卡培他滨化疗在绝经前 HR 阳性、HER-2 阴性转移性乳腺癌患者中的有效性和安全性。

【入组条件】

（一）纳入标准

1. 年龄≥19 岁。

2. 组织学证实的 HR 阳性、HER-2 阴性复发或转移性乳腺癌。

3. 绝经前患者［①对于任何患者，最近的一次月经发生在过去 12 个月内。②对于服用他莫昔芬的患者，过去 3 个月内有过月经；或血雌二醇（E_2）>10 pg/ml，FSH≥40 U/L；或血 E_2 和 FSH 处于实验室检测的绝经前范围。③对于化疗诱导闭经的患者，血 E_2>10 pg/ml，FSH≥40 U/L；或血 E_2 和 FSH 处于实验室检测的绝经前范围］。

4. 既往接受过他莫昔芬治疗后进展（定义为转移性疾病他莫昔芬治疗后进展，或辅助他莫昔芬治疗中或治疗完成后或中断治疗后进展）。

5. 既往接受过一线内分泌治疗或一线化疗的患者。

6. ECOG 评分为 0~2 分。

（二）排除标准

1. 绝经后患者。

2. 既往使用过芳香化酶抑制药（AI）或 CDK4/6 抑制药或卡培他滨。

3. 脑实质或软脑膜转移（无论有无症状）。

4. 有症状、需要紧急处理的严重内脏转移。

5. 其他重症，如严重不受控的感染和严重的精神疾病。

【试验设计】

1. 一项Ⅱ期、随机、对照、多中心、开放临床试验。

2. 主要研究终点为研究者评估的 PFS。

3. 次要研究终点为 OS、安全性、生活质量、ORR、CBR 及生物标志物探索。

【试验流程】

KCSG-BR15-10（Young-PEARL）研究的试验流程见图 47-1。

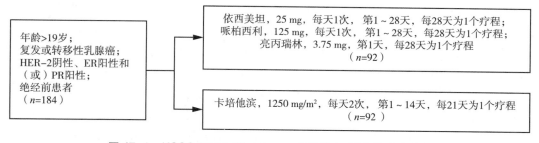

图 47-1 KCSG-BR15-10（Young-PEARL）研究的试验流程

【结果】

1. PFS 哌柏西利+依西美坦+亮丙瑞林的中位 PFS 优于卡培他滨单药（20.1 个月 *vs.* 14.4 个月，$HR=0.659$，$P=0.0235$）。

2. 安全性 哌柏西利联合内分泌治疗组比卡培他滨组更易观察到各种级别的血液毒性，其中最常见的是中性粒细胞减少［74（80%）*vs.* 32（37%）］和白细胞减少［46（50%）*vs.* 10

（12%）〕。与卡培他滨组相比，哌柏西利联合内分泌治疗组中治疗相关的≥3级中性粒细胞减少的比例更高。在2组中，很少观察到≥3级的非血液毒性作用。在治疗相关的严重不良反应方面，哌柏西利联合内分泌治疗组有2例（2%），卡培他滨组有15例（17%）。未发生与治疗相关的死亡。

【结论】

哌柏西利+依西美坦联合卵巢功能抑制对比卡培他滨可显著改善绝经前HR阳性、HER-2阴性转移性乳腺癌患者的PFS，故哌柏西利+依西美坦联合卵巢功能抑制是经他莫昔芬治疗后绝经前HR阳性、HER-2阴性转移性乳腺癌患者的一种有效治疗方案。

（上海交通大学医学院附属仁济医院　王耀辉　殷文瑾　陆劲松）

二、专家解读一

KCSG BR15-02（Yong-PEARL）研究是首项在绝经前HR阳性、HER-2阴性乳腺癌中评估CDK4/6抑制药联合内分泌治疗对比卡培他滨单药疗效的Ⅱ期临床试验。入组患者为绝经前乳腺癌患者，既往只接受过他莫昔芬治疗，无芳香化酶抑制药治疗，允许晚期最多接受过一种化疗。其中，83%的患者是辅助他莫昔芬治疗结束后12个月内进展的患者。内脏转移的比例为49%。结果显示，哌柏西利+依西美坦+卵巢功能抑制组的中位PFS优于卡培他滨组（21.0个月 vs. 14.4个月，$HR=0.659$，$95\%CI$：$0.437\sim0.994$）。

随着CDK4/6抑制药联合内分泌治疗一系列研究结果的报道，使其在HR阳性、HER-2阴性晚期乳腺癌一线、二线治疗中已成为优选治疗方案。并且在绝经前乳腺癌中，联合卵巢功能抑制后的获益与绝经后乳腺癌相同。基于其更长时间的PFS及OS获益，以及近期ORR的显著提高，使联合内分泌治疗与化疗的选择次序成为关注焦点。Yong-PEARL研究首次回答了两者头对头随机对照的结果，发现CDK4/6抑制药联合内分泌治疗优于卡培他滨单药，为联合内分泌治疗的优选应用增添了证据。同时也再次证实，绝经前晚期乳腺癌可在卵巢功能抑制的基础上按照绝经后选择内分泌治疗方案，这样的治疗原则是非常明确的。

但和该研究设计相似的在绝经后HR阳性、HER-2阴性乳腺癌中开展的Ⅲ期PEARL研究却得到了不一致的结果，提示CDK4/6抑制药联合内分泌治疗的疗效并没有超越卡培他滨单药化疗。

对比2项研究，最重要的差别是入组人群的特征不同，后者是AI治疗失败的患者。此外，Yong-PEARL研究的结果是否与亚洲女性、绝经前等因素相关，也是需要考虑的。MONALEESA-7研究的亚组分析发现，亚裔绝经前乳腺癌患者从卵巢功能抑制+CDK4/6抑制药+非甾体芳香化酶抑制药/他莫昔芬中的获益更突出。因此，尽管Yong-PEARL研究只是Ⅱ期探索性研究，入组条件中也未界定明确的耐药定义，但仍是一个成功的试验设计和结果。其可为中国众多的绝经前HR阳性、HER-2阴性晚期乳腺癌患者在他莫昔芬治疗失败后联合内分泌治疗作为优化应用提供参考。未来，期待其他类似临床研究的结果，不断丰富和修正治疗证据。

（天津市肿瘤医院　郝春芳）

三、专家解读二

尽管对于HR阳性转移性乳腺癌，相关指南推荐内分泌治疗作为一线方案，但仍有24%~43%的HR阳性、HER-2阴性复发/转移性乳腺癌患者接受一线化疗，特别是对于年轻或有内脏转移的患者。目前，在 HR 阳性、HER-2 阴性晚期乳腺癌中直接对比内分泌治疗和化疗的大型、前瞻性、随机对照临床试验的证据相对较匮乏，故这一临床空白亟待解决。

KCSG-BR15-10（Young-PEARL）研究是目前国际上首项发表的在绝经前 HR 阳性、HER-2 阴性转移性乳腺癌中直接比较 CDK4/6 抑制药联合内分泌治疗与化疗的疗效及安全性的研究。结果发现，哌柏西利+依西美坦联合卵巢功能抑制对比卡培他滨可显著改善绝经前 HR 阳性、HER-2 阴性转移性乳腺癌患者的 PFS（20.1 个月 *vs.* 14.4 个月，$P = 0.023\,5$）。从入组患者的基线特征来看，2 组均有近 50% 的患者存在内脏转移，同时约 40% 的患者有 2 个或 2 个以上的器官转移，故哌柏西利+依西美坦联合卵巢功能抑制能取得 20.1 个月的中位 PFS 可以说是相当出色的。主要研究终点 PFS 的 Kaplan-Meier 曲线可以看到一个现象，即在第 1 年中哌柏西利+依西美坦联合卵巢功能抑制组与卡培他滨单药化疗组的曲线相互缠绕不分彼此，而 1 年后哌柏西利+依西美坦联合卵巢功能抑制组的优势逐渐凸显，与卡培他滨单药化疗组的曲线逐渐分开。推测原因可能是在第 1 年哌柏西利+依西美坦联合卵巢功能抑制与卡培他滨单药化疗有着同样强度的疾病控制效果，同时一旦哌柏西利+依西美坦联合卵巢功能抑制起效之后因其不良反应少且耐受性好，患者的治疗强度不会因不良反应而降低，故其效果逐渐凸显。同时，哌柏西利+依西美坦联合卵巢功能抑制抗肿瘤活性的持久性明显优于卡陪他滨单药化疗。

BOLERO-6 研究是一项在绝经后 HR 阳性、HER-2 阴性晚期乳腺癌女性患者中直接比较内分泌治疗与化疗的研究。其入组患者为既往接受过阿那曲唑或来曲唑治疗后进展的 HR 阳性、HER-2 阴性进展期乳腺癌患者，是一项 1∶1∶1 随机对照、开放、Ⅱ期研究，评估依维莫司联合依西美坦对比依维莫司单药或卡培他滨单药的疗效优势。结果显示，依维莫司联合依西美坦组的中位 PFS 为 8.4 个月，而卡培他滨单药组的中位 PFS 为 9.6 个月，2 组之间没有显著差异。BOLERO-6 研究在内分泌治疗耐药的人群中到底是选择化疗还是依维莫司联合内分泌治疗（依西美坦）这个问题上，并没有给出明确的答案。

PEARL 研究则是在既往接受过阿那曲唑或来曲唑治疗后进展的绝经后 HR 阳性、HER-2 阴性进展期乳腺癌患者中比较 CDK4/6 抑制药联合内分泌治疗与化疗的疗效和安全性。该研究在 2019 年底召开的 SABCS 中也给出了与 BOLERO-6 研究相似的 PFS 结果，以及令人失望的答案。PEARL 研究开始设计的是一项Ⅲ期头对头比较哌柏西利联合依西美坦对比卡培他滨单药的研究（队列 1，入组 296 例），但是在 2016 年考虑到 ESR1 基因突变是芳香化酶抑制药耐药的主要原因，而氟维司群不会受到 ESR1 基因突变的影响，故队列 2 入组 305 例随机使用哌柏西利联合氟维司群或卡培他滨单药的患者。然而，该研究并未达到其共同的主要研究终点（①无论 ESR1 基因突变，哌柏西利联合氟维司群对比卡陪他滨的 PFS；②在 ESR1 野生型患者中，哌柏西利联合氟维司群或依西美坦对比卡陪他滨的 PFS）。在队列 2 中，中位随访 13.47 个月后，哌柏西利联合氟维司群的中位 PFS 为 7.5 个月，而卡培他滨单药为 10.0 个月；同样，在队列 1 的 ESR1 野生型患者中，中位随访 18.89 个月后，哌柏西利联合依西美坦的中位 PFS 为 8.0 个月，而卡培他滨单药为 10.6 个月。与卡培他滨单药相比，含哌柏西利方案的耐受性普遍更好，因不良反应停药的比例更低（哌柏西利联合内分泌治疗为 3.7%，卡培他滨单药为 12.8%），出现严重不良反应的患者比例更小（分别为 3.7% 和 10.4%）。

KCSG-BR15-10（Young-PEARL）研究入组的人群虽然为他莫昔芬耐药的人群，但是均未使用过芳香化酶抑制药。同时，在基线特征中可以看到 2 组初治Ⅳ期患者的占比达到 30%，同时 DFS ≥2 年的患者占比达到 55%，而 DFS＜2 年的患者仅占约 15%。因此，KCSG-BR15-10（Young-PEARL）研究入组的绝大部分患者都是对芳香化酶抑制药敏感的人群。考虑近年来相关指南不断更新，在绝经前高复发风险的患者中，卵巢功能抑制联合依西美坦在辅助治疗领域广泛应用，对于这部分既往芳香化酶抑制药治疗后进展的绝经前患者，CDK4/6 抑制药联合内分泌治疗同时联合卵巢功能抑制是否能优于化疗仍然没有答案。

在 HR 阳性、HER-2 阴性晚期乳腺癌中，CDK4/6 抑制药联合内分泌治疗与化疗的比较需要更进一步的研究。

（上海交通大学医学院附属仁济医院　王耀辉　殷文瑾　陆劲松）

参考文献

[1] Robert M, Turner N. Endocrine-based therapy versus chemotherapy in advanced breast cancer. The Lancet Oncology, 2019, 20（12）: 1632-3163.

[2] Spring LM, Wander SA, Andre F, et al. Cyclin-dependent kinase 4 and 6 inhibitors for hormone receptor-positive breast cancer: past, present, and future. Lancet, 2020, 395（10226）: 817-827.

[3] Park YH, Kim TY, Kim GM, et al. Palbociclib plus exemestane with gonadotropin-releasing hormone agonist versus capecitabine in premenopausal women with hormone receptor-positive, HER2-negative metastatic breast cancer（KCSG-BR15-10）: a multicentre, open-label, randomised, phase 2 trial. The Lancet Oncology, 2019, 20（12）: 1750-1759.

[4] Jerusalem G, de Boer RH, Hurvitz S, et al. Everolimus plus exemestane vs everolimus or capecitabine monotherapy for estrogen receptor-positive, HER2-negative advanced breast cancer: the BOLERO-6 randomized clinical trial. JAMA Oncol, 2018, 4（10）: 1367-1374.

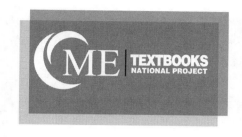

MONARCH 2 研究：阿贝西利联合氟维司群治疗激素受体阳性、人表皮生长因子受体-2 阴性、内分泌治疗进展的晚期乳腺癌的总生存结果

第 48 章

一、概　述

【文献来源】

1. Sledge GW Jr, Toi M, Neven P, et al. The effect of abemaciclib plus fulvestrant on overall survival in hormone receptor-positive, ERBB2-negative breast cancer that progressed on endocrine therapy-MONARCH 2: a randomized clinical trial. JAMA Oncol, 2019, 6 (1): 116-124.

2. Sledge GW Jr, Toi M, Neven P, et al. MONARCH 2: abemaciclib in combination with fulvestrant in women with HR +/HER2-advanced breast cancer who had progressed while receiving endocrine therapy. J Clin Oncol, 2017, 35 (25): 2875-2884.

【研究背景】

在 HR 阳性乳腺癌中常存在 CDK4/6-Rb 通路异常，且与内分泌治疗耐药有关。前期基础研究显示，CDK4/6 抑制药能抑制 HR 阳性乳腺癌细胞的生长，且与内分泌治疗具有协同作用。阿贝西利（abemaciclib）是一种口服小分子 CDK4/6 抑制药。2017 年报道的 MONARCH 2 研究的结果显示，阿贝西利联合氟维司群相较于氟维司群单药可以显著延长 HR 阳性、HER-2 阴性、内分泌治疗进展乳腺癌患者的 PFS 和 ORR。本次更新了该研究的 OS 结果。

【入组条件】

（一）纳入标准

1. 年龄≥18 岁，HR 阳性、HER-2 阴性晚期乳腺癌女性患者。

2. 绝经前、围绝经期或绝经后。

3. 新辅助/辅助内分泌治疗过程中或辅助内分泌治疗 12 个月内复发或一线内分泌治疗过程中进展。

4. 根据 RECIST 1.1，存在可测量的病灶或仅有不可测量的骨病灶。

5. ECOG 评分为 0~1 分。

（二）排除标准

1. 接受过>一线的内分泌治疗。

2. 针对晚期疾病接受过化疗。

3. 曾经使用过氟维司群、依维莫司或 CDK4/6 抑制药。

4. 出现内脏危象。

5. 有中枢神经系统转移。

【试验设计】

1. 一项全球多中心、随机、双盲、安慰剂对照、Ⅲ期临床试验。

2. 主要研究终点为研究者评估的 PFS（定义为从随机入组至疾病进展或任何原因死亡的时间）。

3. 次要研究终点为 ORR、缓解持续时间、CBR、安全性和耐受性、OS、生活质量评估及药代动力学。

【试验流程】

MONARCH 2 研究的试验流程见图 48-1。

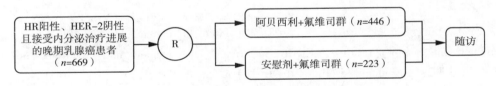

图 48-1　MONARCH 2 研究的试验流程

注：氟维司群于第 1 个疗程的第 1 天和第 15 天分别使用 500 mg 肌内注射，后续每 28 天肌内注射 500 mg。绝经前及围绝经期女性在治疗的同时进行卵巢功能抑制。2014 年 8 月 7 日至 2015 年 12 月 29 日，共纳入 669 例患者，中位随访时间为 47.7 个月。研究开始时，阿贝西利组患者每天 2 次服用 200 mg。在对安全性数据和剂量减少率进行审查后，对方案进行了修订，将新患者的起始剂量减少到 150 mg，所有接受 200 mg 治疗的患者都将剂量强制减少到 150 mg

【结果】

1. OS　中位随访 47.7 个月的结果显示，阿贝西利联合氟维司群较安慰剂联合氟维司群可以显著延长晚期乳腺癌的 OS（$HR=0.757$，$95\%CI$：$0.606\sim0.945$，$P=0.01$）。阿贝西利联合氟维司群的中位 OS 较安慰剂联合氟维司群延长了 9.4 个月（46.7 个月 *vs*. 37.3 个月）。

2. PFS　阿贝西利联合氟维司群较安慰剂联合氟维司群可以显著延长患者的 PFS（$HR=0.536$，$95\%CI$：$0.445\sim0.645$），阿贝西利+氟维司群的中位 PFS 为 16.9 个月，安慰剂+氟维司群为 9.3 个月。

3. 无化疗生存期　阿贝西利联合氟维司群可以显著延长患者的无化疗生存期（$HR=0.638$，$95\%CI$：$0.527\sim0.773$），阿贝西利+氟维司群的中位无化疗生存期为 25.5 个月，安慰剂+氟维司群为 18.2 个月。

4. 转移部位亚组分析　阿贝西利联合氟维司群能够显著提高内脏转移患者的 OS（$HR=$

0.675，95%CI：0.511~0.891）；但在单纯骨转移的患者（$HR=0.907$，95%CI：0.564~1.457）以及其他部位转移的患者（$HR=0.928$，95%CI：0.528~1.632）中，与对照组相比没有显著差异。

5. 内分泌耐药亚组分析　阿贝西利联合氟维司群能够显著提高原发性内分泌耐药患者的 OS（$HR=0.686$，95%CI：0.451~1.043），但不能提高继发性内分泌治疗耐药（$HR=0.787$，95%CI：0.606~1.021）患者的 OS。

6. 绝经状态亚组分析　阿贝西利联合氟维司群在绝经前（$HR=0.689$，95%CI：0.379~1.252）和绝经后（$HR=0.773$，95%CI：0.609~0.980）的晚期乳腺癌患者中的获益是一致的。

7. 不良反应　阿贝西利联合氟维司群对比安慰剂联合氟维司群最常见的治疗相关不良反应仍为腹泻（87.1% $vs.$ 27.8%）、中性粒细胞数减少（49.7% $vs.$ 4.0%）和恶心（49.2% $vs.$ 25.1%）。

【结论】

阿贝西利联合氟维司群比氟维司群单药可以显著延长 HR 阳性、HER-2 阴性、内分泌治疗进展的晚期乳腺癌患者的 OS，并且具有较好的安全性。

（上海交通大学医学院附属仁济医院　严婷婷　周伟航　殷文瑾　陆劲松）

二、专家解读

目前，CDK4/6 抑制药在 HR 阳性、HER-2 阴性晚期乳腺癌的治疗中已有非常重要的地位。近几年，有关 CDK4/6 抑制药的临床研究百花齐放，得益于 MONARCH、MONALEESA、PALOMA 系列研究取得的令人惊喜的结果，其对 HR 阳性、HER-2 阴性晚期乳腺癌治疗策略的影响是革命性的。MONARCH 2 研究虽不是首项在 CDK4/6 抑制药相关的Ⅲ期临床试验中发表 OS 结果的研究，但从结果来看，其为 CDK4/6 抑制药在 HR 阳性、HER-2 阴性乳腺癌中的应用提供了又一强有力的佐证。

MONARCH 2 研究是一项对比阿贝西利联合氟维司群和安慰剂联合氟维司群一线内分泌治疗 HR 阳性、HER-2 阴性晚期乳腺癌的随机、双盲、安慰剂对照、Ⅲ期全球多中心临床试验。2017 年，MONARCH 2 研究发表了主要研究终点 PFS 的结果，即阿贝西利+氟维司群与单用氟维司群相比，HR 阳性、HER-2 阴性晚期乳腺癌的中位 PFS 显著延长（16.4 个月 $vs.$ 9.3 个月，$HR=0.553$，95%CI：0.449~0.681，$P<0.001$）。在中位随访 47.7 个月后，MONARCH 2 研究的次要研究终点 OS 也成绩斐然，即阿贝西利联合氟维司群较安慰剂联合氟维司群单药治疗可以显著延长 HR 阳性、HER-2 阴性晚期乳腺癌的 OS（$HR=0.757$，95%CI：0.606~0.945，$P=0.01$）；阿贝西利联合氟维司群较安慰剂联合氟维司群的中位 OS 分别为 46.7 个月和 37.3 个月，中位 OS 的绝对获益为 9.4 个月，这刷新了 HR 阳性、HER-2 阴性晚期乳腺癌在Ⅲ期临床研究中 OS 绝对获益的时长。回顾本研究的设计，发现在对照组（安慰剂联合氟维司群）的 ITT 人群中，有 17% 的患者（38/223）在终止安慰剂治疗后接受了 CDK4/6 抑制药治疗，这可能会削弱本研究的 OS 绝对获益。但在试验设计下，中位 OS 的绝对获益依然取得了不可小觑的阳性结果。

亚组分析显示，阿贝西利联合氟维司群对于内脏转移的患者（$HR=0.675$，95%CI：0.511~0.891）相较于单纯骨转移（$HR=0.907$，95%CI：0.564~1.451）及其他部位转移（$HR=0.928$，95%CI：0.528~1.632）的患者疗效更好。另外，阿贝西利联合氟维司群在原发性内分泌治疗耐药的患者（$HR=0.686$，95%CI：0.451~1.043）中的疗效较继发性耐药（$HR=0.787$，

95%CI：0.606~1.021）的患者更好，但内在原因和具体机制需要进一步探索。PALOMA-3 研究与 MONARCH 2 研究类似，是探索另一种 CDK4/6 抑制药哌柏西利联合氟维司群对比安慰剂联合氟维司群治疗 HR 阳性、HER-2 阴性晚期乳腺癌的疗效和安全性。中位随访 44.8 个月的结果显示，在总人群中，哌柏西利联合氟维司群相较于安慰剂联合氟维司群有提高 OS 的趋势，但是并未达到统计学意义（$HR=0.81$，95%CI：0.64~1.03，$P=0.09$），2 组的中位 OS 分别为 34.9 个月和 28.0 个月。亚组分析显示，对于既往内分泌治疗敏感的患者，哌柏西利联合氟维司群相较于安慰剂联合氟维司群可以显著提高 OS（$HR=0.72$，95%CI：0.55~0.94）；而对于既往内分泌治疗不敏感的患者，哌柏西利联合氟维司群并不能显著改善 OS（$HR=1.14$，95%CI：0.71~1.84）。由于 MONARCH 2 研究和 PALOMA-3 研究在入组标准方面不尽相同，且显示阿贝西利相较于哌柏西利对 CDK4 的抑制作用要强于 CDK6。因此，患者因素和药物因素层面的差异可能会造成 MONARCH 2 研究和 PALOMA-3 研究在 OS 获益方面存在差异。

目前，CDK4/6 抑制药已经写入了各大指南，是 HR 阳性、HER-2 阴性晚期乳腺癌治疗的首选推荐药物。目前，仍存在如下问题有待解决：①CDK4/6 抑制药维持使用的时间是多久？②在辅助及新辅助内分泌治疗中的疗效如何？③如果一种 CDK4/6 抑制药耐药，换用另一种 CDK4/6 抑制药是否有效？④有无预测疗效的分子标志物？⑤在其他分子表型乳腺癌中的疗效？期待在未来的研究中，这些问题都能被解决。

（上海交通大学医学院附属仁济医院　严婷婷　周伟航　陆劲松）

参考文献

[1] Sledge GW Jr, Toi M, Neven P, et al. MONARCH 2：abemaciclib in combination with fulvestrant in women with HR +/HER2-advanced breast cancer who had progressed while receiving endocrine therapy. J Clin Oncol, 2017, 35 (25)：

2875-2884.

[2] Turner NC, Slamon DJ, Ro J, et al. Overall survival with palbociclib and fulvestrant in advanced breast cancer. N Engl J Med, 2018, 379 (20)：1926-1936.

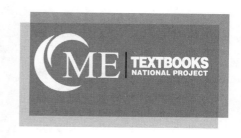

FAKTION 研究：氟维司群联合卡匹色替对比安慰剂用于芳香化酶抑制药治疗后进展的转移性雌激素受体阳性乳腺癌的多中心、随机、对照、II 期临床试验

第 49 章

一、概　　述

【文献来源】

Jones RH, Casbard A, Carucci M, et al. Fulvestrant plus capivasertib versus placebo after relapse or progression on an aromatase inhibitor in metastatic, oestrogen receptor-positive breast cancer (FAKTION): a multicentre, randomised, controlled, phase 2 trial. Lancet Oncol, 2020, 21 (3): 345-357.

【研究背景】

HR 阳性乳腺癌内分泌治疗耐药多见，其常见原因之一为 PI3K/AKT 通路的异常激活。卡匹色替（capivasertib，AZD5363）是一种选择性口服小分子 AKT 抑制药。临床前期研究发现，卡匹色替与氟维司群在 HR 阳性乳腺癌的治疗中有协同作用。本研究旨在分析氟维司群+卡匹色替在芳香化酶抑制药（AI）治疗后进展的 HR 阳性晚期乳腺癌中的作用。

【入组条件】

1. 年龄≥18 岁的绝经后乳腺癌女性患者。
2. ER 阳性（≥10%或 Allred 评分≥4 分）、HER-2 阴性。
3. 转移性或局部晚期无法手术的患者。
4. 既往在 AI 辅助治疗的过程中或结束后 12 个月内复发，或在 AI 解救治疗的过程中疾病进展。
5. 允许既往针对转移性乳腺癌行三线以内的内分泌治疗和一线化疗。
6. 预计生存期至少 12 周。

7. ECOG 评分为 0~2 分。

8. 排除既往使用过氟维司群或 PI3K/AKT 通路抑制药的患者。

9. 排除糖代谢明显异常的患者。

【试验设计】

1. 一项多中心、随机、双盲、安慰剂对照的前瞻性 II 期临床试验。

2. 主要研究终点为研究者评估的 PFS（从随机至第 1 次记录的疾病进展时间）。

3. 次要研究终点为 OS、ORR（CR 或 PR 的患者比例）、CBR（客观缓解或疾病稳定持续≥24 周的患者比例）及安全性。

4. 采用了 ITT 分析。

【试验流程】

FAKTION 研究的试验流程见图 49-1。

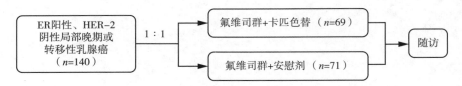

图 49-1 FAKTION 研究的试验流程

注：氟维司群，500 mg，肌内注射，每 28 天为 1 个疗程（第 1 个疗程的第 15 天加用 500 mg）；卡匹色替或安慰剂，400 mg，口服，每天 2 次，服 4 天停 3 天，从第 1 个疗程第 15 天开始服用

【结果】

1. PFS 中位随访时间 4.9 个月时，卡匹色替组的中位 PFS 为 10.3 个月，明显优于对照组的 4.8 个月（$HR = 0.58$，$95\% CI$：$0.39 \sim 0.84$，$P = 0.004\,4$）。在 PI3K/蛋白酪氨酸磷酸酶（phosphatase and tensin homolog，PTEN）通路异常的亚组中，卡匹色替组的中位 PFS 有优于对照组的趋势（9.5 个月 *vs.* 5.2 个月，$HR = 0.59$，$95\% CI$：$0.34 \sim 1.03$，$P = 0.064$）。在 PI3K/PTEN 通路正常的亚组中，卡匹色替组的中位 PFS 明显优于对照组（10.3 个月 *vs.* 4.8 个月，$HR = 0.56$，$95\% CI$：$0.33 \sim 0.96$，$P = 0.035$）。

2. ORR 在 99 例有可测量病灶的患者中，卡匹色替组的 ORR 明显优于对照组（41% *vs.* 12%，$OR = 5.06$，$95\% CI$：$1.81 \sim 14.11$，$P = 0.002$）。在 PI3K/PTEN 通路异常的亚组中，对于有可测量病灶的患者，卡匹色替组的 ORR 明显优于对照组（47% *vs.* 11%，$OR = 7.65$，$95\% CI$：$1.37 \sim 42.71$，$P = 0.02$）。在 PI3K/PTEN 通路正常的亚组中，对于有可测量病灶的患者，卡匹色替组的 ORR 明显优于对照组（37% *vs.* 13%，$OR = 3.91$，$95\% CI$：$1.08 \sim 14.14$，$P = 0.038$）。

3. OS 中位随访 12 个月时，OS 数据尚不成熟。卡匹色替组的中位 OS 有优于对照组的趋势（26 个月 *vs.* 20 个月，$HR = 0.59$，$95\% CI$：$0.34 \sim 1.05$，$P = 0.071$）。

4. 安全性 卡匹色替组常见的不良反应包括腹泻、皮疹、高血糖、高甘油三酯、高胆固醇、QTc 间期延长、恶心及高血压等，但均在可接受的范围内。

【结论】

对 AI 耐药的 ER 阳性、HER-2 阴性绝经后晚期乳腺癌患者，氟维司群联合卡匹色替相比氟维司群单药可以显著提高 PFS。

（上海交通大学医学院附属仁济医院　王　岩　殷文瑾　陆劲松）

二、专家解读一

对于 ER 阳性晚期乳腺癌患者，内分泌治疗耐药似乎是难以避免的棘手问题。而乳腺癌内分泌治疗耐药的内在机制之一就是 PI3K/AKT 通路的异常激活，包括 *PIK3CA* 基因突变、*AKT* 基因突变、*PTEN* 基因低表达等。因此，针对 PI3K/AKT/PTEN 通路的药物是研究的热点之一，希望可以达到逆转内分泌耐药及改善患者生存的效果。SOLAR-1 研究发现，对于 HR 阳性、HER-2 阴性、既往接受内分泌治疗后进展的绝经后晚期乳腺癌患者，PI3K 抑制药阿培利司联合氟维司群相比氟维司群单药可以显著延长 *PIK3CA* 基因突变患者的 PFS。但对于非 *PIK3CA* 基因突变的患者，阿培利司的优势并不明显。

卡匹色替（capivasertib，AZD5363）是一种选择性、口服、小分子 AKT 抑制药。临床前期研究发现，卡匹色替与氟维司群在 HR 阳性乳腺癌中具有协同作用。FAKTION 研究探究了卡匹色替联合氟维司群在 ER 阳性、HER-2 阴性、既往 AI 治疗后进展的绝经后晚期乳腺癌患者中的疗效。该研究在试验设计中还将 PI3K/PTEN 通路状态作为平衡因素之一，非常细致，也有助于更好地选择获益最大的人群。

FAKTION 研究的结果是令人振奋的。在总人群中，联合组展现出了明显的生存获益优势，更惊喜的是，这种获益并不依赖于 *PI3K* 是否突变和 PTEN 的表达状态，尤其是 PI3K/PTEN 通路无异常的亚组患者的获益优势更加明显，这进一步强调了 AKT 在该通路中的核心作用，无疑为广大内分泌治疗耐药的晚期乳腺癌患者带来了新的希望。

对于 ER 阳性、HER-2 阴性晚期乳腺癌患者，内分泌治疗是最重要的治疗方式之一。对于三阴性乳腺癌，化疗是最主要的治疗方式。而卡匹色替在三阴性晚期乳腺癌的治疗中也显示出了极大潜力。PAKT 研究是一项随机、双盲、安慰剂对照的 II 期临床试验，入组了初治晚期三阴性乳腺癌患者 140 例，随机给予紫杉醇单周方案化疗联合卡匹色替或安慰剂口服，结果发现紫杉醇单周方案化疗联合卡匹色替可以明显改善患者的 PFS，尤其在 PI3K/AKT/PTEN 通路异常激活的亚组中其优势更加明显。值得注意的是，PI3K/AKT/PTEN 通路是否异常在 PAKT 研究和 FAKTION 研究中对卡匹色替疗效的影响存在差异。在 FAKTION 研究中，卡匹色替对绝经后 ER 阳性、HER-2 阴性晚期乳腺癌患者的 PFS 改善不受 *PIK3CA* 基因突变的影响；在 PAKT 研究中，卡匹色替对三阴性晚期乳腺癌患者的 PFS 改善在 PIK3CA/AKT/PTEN 通路异常的患者中更显著。这从侧面印证了 PIK3CA/AKT/PTEN 通路对不同类型乳腺癌的效应存在差异。在三阴性乳腺癌中，PTEN 表达缺陷比在 ER 阳性、HER-2 阴性乳腺癌中更为频繁，且 PTEN 表达缺陷与 AKT 通路的激活增加有关，这表明 AKT 抑制药的获益和 AKT 上、下游通路的状态相关。当然，PAKT 研究和 FAKTION 研究均属于 II 期临床试验，尚需更大样本量的研究来验证卡匹色替在不同类型乳腺癌中疗效的差异。这 2 项研究的结果都展示出卡匹色替未来巨大的临床治疗潜力，值得临床医师持续关注。

FAKTION 研究是一项 II 期临床试验，入组人群规模相对较小，但依然显示出比较突出的结果，并揭示了一定的规律，为未来进一步研究打下了基础，期待 III 期临床试验进一步验证。另外，其试验设计中还将原发性和继发性 AI 耐药作为平衡因素之一，但结果并没有展示相应亚组的疗效分析，期待在未来看到针对该问题的进一步报道。

（上海交通大学医学院附属仁济医院　王　岩　周伟航　殷文瑾　陆劲松）

三、专家解读二

PI3K/AKT/mTOR 信号传导通路在调节肿瘤细胞代谢、增生和凋亡等方面发挥至关重要的作用，且在肿瘤信号网络中是最容易发生突变及失调的通路。此外，该信号通路在 ER 阳性乳腺癌中常被激活，且与内分泌治疗耐药密切相关。基础研究证实，这条通路的激活可以通过多个信号节点（包括 PTEN、PIK3R1、PIK3CA、AKT 及 mTOR）的突变发生，而目前靶向此通路的药物临床研究主要集中于 PI3K 亚型及 mTOR 抑制药。前期已有多项研究探讨 PI3K/AKT/mTOR 信号通路抑制药与内分泌治疗联合改善晚期 ER 阳性乳腺癌患者的 PFS。例如，mTORC1 抑制药依维莫司与依西美坦联用可改善患者的 PFS；而 PI3Kα-亚基特异性抑制药阿培利司可显著增强氟维司群的疗效，但仅在具有 *PIK3CA* 热点突变的肿瘤中有效，其结果为 *PIK3CA* 基因突变的患者带来希望。纵览前期研究发现，通过筛选 PI3K/AKT/mTOR 通路不同节点的特定活化或突变人群，可以精准筛选人群，进而提高疗效。卡匹色替是一种高选择性、口服、小分子 AKT 抑制药。临床前研究证实，卡匹色替在内分泌治疗敏感或耐药模型中均发挥了与氟维司群的协同作用；并且其I期临床研究的结果发现卡匹色替单药在 *AKT*1 基因突变的 ER 阳性晚期乳腺癌患者中的疗效，但其在 *PIK3CA* 基因突变的患者中并不敏感。

FAKTION 研究探讨了卡匹色替联合氟维司群在 AI 经治后出现疾病复发或进展的绝经后 ER 阳性、HER-2 阴性乳腺癌中的疗效，其初步结果在 2019 年 ASCO 大会上报道，最终结果发表于 *Lancet Oncology*。FAKTION 研究是一项多中心、随机、双盲、安慰剂对照的前瞻性 II 期临床试验。入组患者按 1∶1 的比例随机接受氟维司群（500 mg 负荷剂量）+卡匹色替（400 mg，每天 2 次）或安慰剂（服 4 天停 3 天）治疗直至疾病进展或出现不可耐受的不良反应。主要研究终点为 PFS，次要研究终点为 OS、ORR、CBR、安全性及 PI3K/AKT 通路活化情况与 PFS 的相关性。2015 年 3 月至 2018 年 3 月，140 例患者随机分配至氟维司群+卡匹色替组（$n=69$）或氟维司群+安慰剂组（$n=71$）。氟维司群+卡匹色替组的中位 PFS 为 10.3 个月，氟维司群+安慰剂组为 4.8 个月（$HR=0.57$，95%CI：0.39~0.84，单侧 $P=0.0017$，双侧 $P=0.0035$）。氟维司群+卡匹色替组的中位 OS 为 26.0 个月，氟维司群+安慰剂组为 20.0 个月，12 个月后开始出现生存差异（$HR=0.59$，95%CI：0.34~1.05，双侧 $P=0.071$）。此外，在 PI3K/PTEN 通路无突变队列中，氟维司群+卡匹色替组的中位 PFS 为 10.3 个月（95%CI：3.2~13.2），而氟维司群+安慰剂组为 4.8 个月（95%CI：3.0~8.6）。在 PI3K/PTEN 通路突变队列中，氟维司群+卡匹色替组的中位 PFS 为 9.5 个月（95%CI：6.6~13.7），而安氟维司群+慰剂组为 5.2 个月（95%CI：3.1~8.4）。安全性方面，最常见的 3~4 级不良反应为高血压，氟维司群+卡匹色替组有 22 例出现（32%），氟维司群+安慰剂组有 17 例出现（24%）；腹泻 2 组分别有 10 例（14%）和 3 例（4%）；皮疹 2 组分别有 14 例（20%）和 0 例；感染 2 组分别有 4 例（6%）和 2 例（3%）等。严重不良反应仅发生在氟维司群+卡匹色替组，包括急性肾损伤（2 例）、腹泻（3 例）、皮疹（2 例）、高血糖（1 例）。2 组中 1 例死于非典型肺部感染，经评估可能与卡匹色替治疗有关，氟维司群+卡匹色替组中还有 1 例死亡原因不明；剩下的所有死亡病例（19 例发生在氟维司群+卡匹色替组，31 例发生在氟维司群+安慰剂组）均与肿瘤进展相关。该研究达到其主要研究终点。对于 AI 耐药的晚期乳腺癌患者，氟维司群联合卡匹色替可以显著延长 PFS 和 OS。

对于 ER 阳性、HER-2 阴性晚期乳腺癌患者，除非存在肿瘤引发的内脏危象，或原发性/继发性疾病快速进展需要紧急控制，否则应优先推荐内分泌治疗。目前，一线治疗相关指南推荐 AI±

CDK4/6 抑制药。但在开始内分泌治疗及 CDK4/6 抑制药治疗后的 2～3 年，有 50% 以上的患者会出现疾病进展，且 AI 治疗失败的 ER 阳性晚期乳腺癌患者是一个庞大的人群，故 AI 耐药后的选择成为亟待解决的问题。既往 China CONFIRM 研究中经 AI 治疗的亚组，氟维司群 500 mg 组较氟维司群 250 mg 组 PFS 延长 1 倍，为 AI 进展后内分泌单药治疗提供了新选择，也成为探索联合治疗模式中的标准对照组。此外，氟维司群联合 mTOR 抑制药依维莫司、CDK4/6 抑制药、西达本胺等的一系列研究均取得了阳性结果，由此氟维司群联合靶向治疗成为 AI 耐药后治疗的新选择，并因此获得国内外相关指南的推荐。FAKTION 研究证实，氟维司群联合卡匹色替在对 AI 耐药的 ER 阳性晚期乳腺癌患者中获得良好疗效，实现了 PFS 的延长和 OS 的改善，为进一步挖掘抑制 PI3K/AKT/mTOR 通路的抑制药联合内分泌治疗的可行性提供理论依据。

FAKTION 研究的亚组分析是该研究的突出亮点，给出了 PI3K/AKT 通路活化情况与患者 PFS 相关性的答案。由结果可见，无论 PI3K/AKT 通路激活与否，氟维司群+卡匹色替组的 PFS 均优于氟维司群+安慰剂组。进一步在有靶病灶的人群中进行分析，在通路激活的患者中，氟维司群+卡匹色替组 47% 的患者获得客观缓解，而在氟维司群+安慰剂组中仅有 11% 的患者获得客观缓解（$OR = 7.65$，$95\%CI$：$1.37～42.71$，双侧 $P = 0.02$）。在无通路激活的患者中，氟维司群+卡匹色替组 37% 的患者获得客观缓解，而氟维司群+安慰剂组中仅有 13% 的患者获得客观缓解（$OR = 3.91$，$95\%CI$：$1.08～14.14$，双侧 $P = 0.038$）。与 FAKTION 研究类似的研究如 2018 年发表的 SOLAR-1 研究和 SANDPIPER 研究，均探讨了第 2 代 PI3Kα 抑制药联合氟维司群对比氟维司群单药在 AI 治疗中进展患者中的疗效。在 SOLAR-1 研究中，阿培利司组的 PFS 达 11 个月；其研究终点限于 PIK3CA 基因突变的患者，但此类突变仅占 30%。而 FAKTION 研究的终点不仅有总人群的 PFS，PI3K/AKT 通路活化亚组人群的 PFS 也最终得到阳性结果，即无论 PI3K/AKT 通路激活与否，氟维司群+卡匹色替均可用于 AI 耐药后的 ER 阳性晚期乳腺癌患者。值得注意的是，SOLAR-1 研究纳入了部分联合 CDK4/6 抑制药后进展的人群，而这部分人群在 FAKTION 研究中是没有的。在 SANDPIPER 研究中，PIK3CA 抑制药他赛利司在 PIK3CA 基因突变患者中的治疗应答率有所增加（28.0% vs. 11.9%）；但在无 PIK3CA 基因突变的患者中，2 组患者的 PFS 和 ORR 无明显差异。

AKT 抑制药联合氟维司群的不良反应更多地集中在高血压、腹泻等，且卡匹色替的口服周期与一般口服药物每天服用不同，服 4 天停 3 天的模式大大减少了口服药物的时间，同时也降低了药物的不良反应并增加了患者的耐受性，故患者选择时也有更多可考量的方面。此外，FAKTION 研究也存在一些不足，如入组的患者之前没有使用过 CDK4/6 抑制药，也不包括 AI 耐药的绝经前 ER 阳性晚期乳腺癌患者。

期待 AKT 抑制药卡匹色替的 III 期临床研究能带来更加惊艳的结果，为改善内分泌治疗耐药、提高内分泌治疗的敏感性及探索精准内分泌治疗之路提供帮助。

（中国医学科学院肿瘤医院　袁　芃　徐兵河）

参考文献

[1] André F, Ciruelos E, Rubovszky G, et al. Alpelisib for PIK3CA-mutated, hormone receptor-positive advanced breast cancer. N Engl J Med, 2019, 380 (20): 1929-1940.

[2] Davies BR, Greenwood H, Dudley P, et al. Preclinical pharmacology of AZD5363, an inhibitor of AKT: pharmacodynamics, antitumor activity, and correlation of monotherapy activity with genetic background. Mol Cancer Ther, 2012, 11 (4): 873-887.

[3] Jones RH, Casbard A, Carucci M, et al. Fulvestrant plus capivasertib versus placebo after relapse or progression on an aromatase inhibitor in metastatic, oestrogen receptor-positive breast cancer

（FAKTION）: a multicentre, randomised, controlled, phase 2 trial. Lancet Oncol, 2020, 21（3）: 345-357.

[4] Schmid P, Abraham J, Chan S, et al. Capivasertib plus paclitaxel versus placebo plus paclitaxel as first-line therapy for metastatic triple-negative breast cancer: the PAKT trial. J Clin Oncol, 2020, 38 (5): 423-433.

[5] Kim SB, Dent R, Im SA, et al. Ipatasertib plus paclitaxel versus placebo plus paclitaxel as first-line therapy for metastatic triple-negative breast cancer （LOTUS）: a multicentre, randomised, double-blind, placebo-controlled, phase 2 trial. Lancet Onco, 2017, 18 (10): 1360-1372.

[6] Lindsley CW. The AKT/PKB family of protein kinases: a review of small molecule inhibitors and progress towards target validation: a 2009 update. Curr Top Med Chem, 2010, 10 (4): 458-477.

[7] Ellis MJ, Ding L, Shen D, et al. Whole genome analysis informs breast cancer response to aromatase inhibition. Nature, 2012, 486 (7403): 353-360.

[8] Cancer Genome Atlas Network. Comprehensive molecular portraits of human breast tumours. Nature, 2012, 490: 61-70.

[9] Engelman JA. Targeting PI3K signalling in cancer: opportunities, challenges and limitations. Nat Rev Cancer, 2009, 9: 550-562.

[10] Rodon J, Dienstmann R, Serra V, et al. Development of PI3K inhibitors: lessons learned from early clinical trials. Nat Rev Clin Oncol, 2013, 10: 143-153.

[11] Yap TA, Bjerke L, Clarke PA, et al. Drugging PI3K in cancer: refining targets and therapeutic strategies. Curr Opin Pharmacol, 2015, 23: 98-107.

[12] Hortobagyi GN, Chen D, Piccart M, et al. Correlative analysis of genetic alterations and everolimus benefit in hormone receptorpositive, human epidermal growth factor receptor 2-negative advanced breast cancer: results from BOLERO-2. J Clin Oncol, 2016, 34: 419-426.

[13] Banerji U, Dean EJ, Pérez-Fidalgo JA, et al. A phase I open-label study to identify a dosing regimen of the pan-AKT inhibitor AZD5363 for evaluation in solid tumors and in PIK3CA-mutated breast and gynecologic cancers. Clin Cancer Res, 2018, 24: 2050-2059.

[14] Angelo Di Leo, Guy Jerusalem, Lubos Petruzelka, et al. Results of the CONFIRM phase III trial comparing fulvestrant 250 mg with fulvestrant 500 mg in postmenopausal women with estrogen receptor-positive advanced breast cancer. Journal of Clinical Oncology, 2010, 28: 4594-4600.

[15] Cristofanilli M, Turner NC, Bondarenko I, et al. Fulvestrant plus palbociclib versus fulvestrant plus placebo for treatment of hormone-receptor-positive, HER2-negative metastatic breast cancer that progressed on previous endocrine therapy （PALOMA-3）: final analysis of the multicentre, double-blind, phase 3 randomised controlled trial. Lancet Oncol, 2016, 17: 425-439.

[16] Baselga J, Campone M, Piccart M, et al. Everolimus in postmenopausal hormone-receptor-positive advanced breast cancer. N Engl J Med, 2012, 366 (6): 520-529.

[17] Baselga J, Cortes Castan J, De Laurentiis M, et al. SANDPIPER: phase III study of the PI3-kinase （PI3K） inhibitor taselisib （GDC-0032） plus fulvestrant in patients （pts） with oestrogen receptor （ER） -positive, HER2-negative locally advanced or metastatic breast cancer （BC） enriched for pts with PIK3CA-mutant tumours. Cancer Research, 2016, 76 (4 Suppl): 3-14.

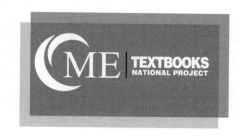

CORALLEEN 研究：瑞博西利联合来曲唑对比化疗治疗绝经后激素受体阳性、人表皮生长因子受体-2 阴性、Luminal B 型乳腺癌的开放、多中心、随机、II期临床试验

第 50 章

一、概 述

【文献来源】

Prat A, Saura C, Pascual T, et al. Ribociclib plus letrozole versus chemotherapy for postmenopausal women with hormone receptor-positive, HER2-negative, LuminalB breast cancer（CORALLEEN）：an open-label, multicentre, randomised, phase 2 trial. The Lancet Oncology, 2020, 21（1）：33-43.

【研究背景】

系统综述提示，CDK4/6 抑制药联合内分泌治疗比单纯内分泌治疗显著提高 HR 阳性、HER-2 阴性晚期乳腺癌患者的 PFS。在新辅助治疗阶段，使用 CDK4/6 抑制药代替新辅助化疗的地位目前尚不明确。

CORALLEEN 研究旨在评估瑞博西利联合来曲唑新辅助治疗早期 Luminal B 型乳腺癌的有效性及安全性。

【入组条件】

（一）纳入标准

1. 绝经后女性（年龄≥18 岁）。

2. 组织学证实的内分泌敏感型乳腺癌［根据 ASCO 和美国病理学家学会（College of American Pathologists，CAP）指南定义的 HR 阳性、HER-2 阴性乳腺癌（地方确认），同时标准化 PAM50（Prosigna）检测的 Luminal B 型乳腺癌（中心确认）］。

3. 可手术的Ⅰ~ⅢA期乳腺癌,同时肿块直径在 MRI 上至少为 2 cm。

4. ECOG 评分为 0~1 分。

5. 合格的血液学检查、肝肾功能。

(二) 排除标准

1. Ⅳ期乳腺癌。

2. 多灶或双侧乳腺癌。

3. 其他恶性肿瘤。

4. 骨髓造血功能不全、肝功能不全。

5. 心脏疾病或心功能不全病史,包括 QT 间期≥450 毫秒。

6. 控制不佳的高血压。

【试验设计】

1. 一项平行、随机、多中心、开放标签的Ⅱ期临床试验。

2. 主要研究终点为根据标准 PAM50 检测评估新辅助治疗后的低复发风险(risk-of relapse, ROR)评分的患者比例。ROR 评分的计算以基因表达数据和肿瘤大小为基础,范围为 0~100 分(得分越高,说明在没有化疗的情况下,10 年的远期复发风险越高)。ROR 评分具体是通过 4 个亚型(Luminal A、Luminal B、HER-2 富集和基底样)、增生评分和肿瘤大小的加权系数来计算的。其中,ROR 低、中、高的定义如下:①低 ROR 定义为淋巴结阴性、≤40 分,或淋巴结 1~3 枚阳性、≤15 分,这些界值已被证实可在接受局部治疗和 5 年内分泌治疗但未接受化疗的绝经后患者中筛选出 10 年远处转移风险<10%的人群。②中 ROR 定义为淋巴结阴性、41~60 分,或淋巴结 1~3 枚阳性、16~40 分。③高 ROR 定义为淋巴结阴性、61~100 分,或淋巴结 1~3 枚阳性、41~100 分,或 4 枚以上淋巴结阳性,无论分数多少。考虑术前基线 ROR 评分的计算涉及淋巴结基线状态的评估,其具体定义为基线时腋窝的状态。所有患者均行超声检查,如果未怀疑淋巴结转移,则认为该患者为淋巴结阴性;如果怀疑 1 枚淋巴结有转移,则行细针穿刺细胞学检查;若细针穿刺细胞学检查结果为阴性,则为淋巴结阴性;如果细针穿刺细胞学检查结果为阳性,则认为该患者有 1~3 枚阳性淋巴结;对于评估为 cN_2 且细针穿刺细胞学检查结果为阳性的患者,腋窝被认为有 4 枚或更多的淋巴结阳性。

3. 关键的次要研究终点

(1) 通过 MRI 和体检评估的 ORR(根据修改后的实体肿瘤应答评估标准 RECIST 1.1,ORR定义为 CR+PR)。

(2) 乳房 pCR(pCR_B,$ypT_{0/is}ypN_x$)、乳房腋窝 pCR(pCR_{BL},$ypT_{0/is}ypN_0$)。

(3) 中心评估的残余肿瘤负荷(RCB)为 0~1 分的患者比例。

(4) 术前内分泌治疗预后评分(preoperative endocrine prognostic index score,PEPI)为 0 分的患者比例见表 50-1。具体的 PEPI 分数通过评估新辅助内分泌治疗后的 4 个因素(乳房肿块的大小、淋巴结是否转移、肿瘤细胞增生的速度、肿瘤是否失去 ER)来计算,进而评估复发风险和生存率。

表 50-1 术前内分泌治疗预后评分

	无复发生存（RFS）		乳腺特异性生存（BCSS）	
	HR	分数	*HR*	分数
病理肿瘤大小				
T1/2	–	0	–	0
T3/4	2.8	3	4.4	3
淋巴结转移情况				
阴性	–	0	–	0
阳性	3.2	3	3.9	3
Ki-67 水平				
0~2.7%	–	0	–	0
>2.7%~7.3%	1.3	1	1.4	1
>7.3%~19.7%	1.7	1	2.0	2
>19.7%~53.1%	2.2	2	2.7	3
>53.1%	2.9	3	3.8	3
ER 的 Allred 评分				
0~2 分	2.8	3	7.0	3
3~8 分	–	0	–	0

注：–表示无数据

（5）从基线到第 15 天及术前，从 Luminal B 型转变为 Luminal A 型患者的比例，以及 Ki-67 下降患者的比例。

（6）从基线到第 15 天低 ROR 患者的变化人数。

（7）保乳率。

（8）评估 ROR（作为连续变量）与 Ki-67 的关系。

（9）评估安全性及耐受性。

【试验流程】

CORALLEEN 研究的试验流程见图 50-1。

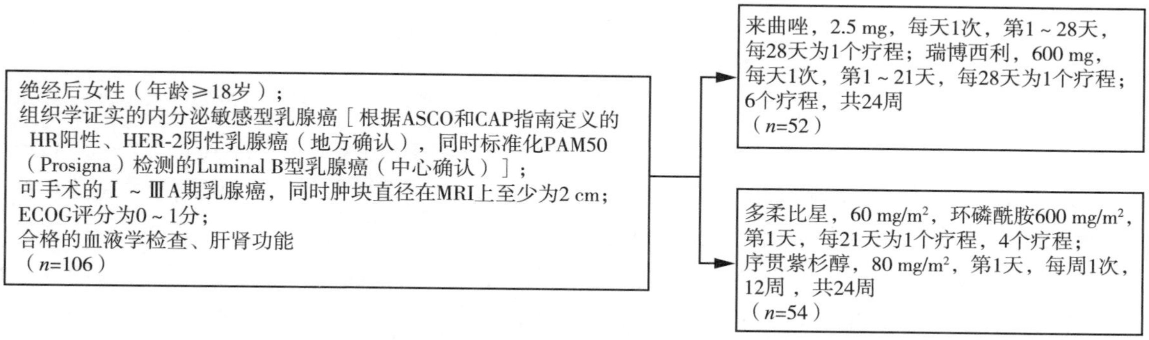

来曲唑，2.5 mg，每天1次，第1~28天，每28天为1个疗程；瑞博西利，600 mg，每天1次，第1~21天，每28天为1个疗程；6个疗程，共24周（*n*=52）

绝经后女性（年龄≥18岁）；
组织学证实的内分泌敏感型乳腺癌［根据ASCO和CAP指南定义的 HR阳性、HER-2阴性乳腺癌（地方确认），同时标准化PAM50（Prosigna）检测的Luminal B型乳腺癌（中心确认）］；
可手术的 I ~ IIIA期乳腺癌，同时肿块直径在MRI上至少为2 cm；
ECOG评分为0~1分；
合格的血液学检查、肝肾功能
（*n*=106）

多柔比星，60 mg/m²，环磷酰胺600 mg/m²，第1天，每21天为1个疗程，4个疗程；序贯紫杉醇，80 mg/m²，第1天，每周1次，12周，共24周（*n*=54）

图 50-1 CORALLEEN 研究的试验流程

注：随机的分层因素包括 $T_{1\sim2}$ 对比 T_3，以及淋巴结转移情况

【结果】

1. 基本情况 198 例患者进入评估，92 例不符合入组条件，106 例进入随机分组。瑞博西利+来曲唑组（52 例）中 51 例接受既定治疗，43 例完成 6 个疗程，49 例有手术标本可以进行基因分析（52 例中 3 例没有手术标本）。化疗组（54 例）中 52 例接受既定治疗，42 例完成 6 个疗程治疗，51 例有手术标本可以进行基因分析（54 例中 2 例没有手术标本，1 例标本质检不过关无法进行基因检测）。基线 2 组的平均年龄为 63.5 岁，中位 MRI 肿瘤直径为 3 cm。92 例患者为高 ROR，其中瑞博西利+来曲唑组 44 例（85%）、化疗组 48 例（89%）。14 例患者为中 ROR，其中瑞博西利+来曲唑组 8 例（15%）、化疗组 6 例（11%）。

2. 主要研究终点 瑞博西利+来曲唑组中 49 例有 23 例（46.9%）（95%CI：32.5～61.7）达到低 ROR，化疗组中 52 例有 24 例（46.1%）（95%CI：32.9～61.5）达到低 ROR。

3. 分型转变 从基线到术前，从 Luminal B 型转变为 Luminal A 型的患者比例，瑞博西利+来曲唑组有 43 例（87.8%）（95%CI：75.3～95.4），化疗组有 43 例（82.7%）（95%CI：69.7～91.8）。

4. 安全性 瑞博西利+来曲唑组中最常见的 3～4 级不良反应为中性粒细胞减少（51 例患者中有 22 例）、丙氨酸氨基转移酶升高（10 例）；化疗组中最常见的 3～4 级不良反应为中性粒细胞减少（52 例患者中 31 例）和发热性中性粒细胞减少（7 例）。

【结论】

一些高危、早期、HR 阳性、HER-2 阴性乳腺癌患者可以通过 CDK4/6 抑制药和内分泌新辅助治疗实现疾病的分子降期。

（上海交通大学医学院附属仁济医院　王耀辉　殷文瑾　陆劲松）

二、专家解读一

在局部晚期乳腺癌中，新辅助治疗具有非常重要的地位，特别是对于 HER-2 阳性及三阴性乳腺癌。2020 年美国 NCCN 指南（V.1）较 2019 年明确增加了推荐肿瘤 T 分期≥2 或 N 分期≥1 的 HER-2 阳性或三阴性乳腺癌患者行新辅助治疗。但是对于 HR 阳性、HER-2 阴性局部晚期乳腺癌，新辅助治疗仍存在争议。一方面是由于这类患者对化疗不敏感，pCR 率普遍较低，且 pCR 率预测远期预后的准确性也较低；另一方面由于 HR 阳性、HER-2 阴性局部晚期乳腺癌的复发风险仍较高，临床上新辅助化疗实际应用的比例并不低，新辅助内分泌治疗主要还是用于高龄及无法耐受新辅助化疗的患者。因此，在 HR 阳性、HER-2 阴性乳腺癌的新辅助治疗中探索新的治疗策略、疗效的更佳评估终点以期降低这类患者的远期复发风险是目前非常重要的课题。

鉴于 CDK 4/6 抑制药联合内分泌治疗的组合策略在 HR 阳性、HER-2 阴性转移性乳腺癌中获得巨大的成功，并已逐渐成为相关指南推荐的 HR 阳性、HER-2 阴性转移性乳腺癌的一线方案。那么在新辅助治疗领域，CDK4/6 抑制药联合内分泌治疗能否给 HR 阳性、HER-2 阴性局部晚期乳腺癌患者带来新的惊喜，特别是能否成为新辅助化疗的替代方案，也备受全球学者的关注。

在 CDK4/6 抑制药联合内分泌治疗与单独内分泌治疗比较的新辅助研究中，新辅助 CDK4/6 抑制药联合内分泌治疗显著增加抗细胞增生的能力，如提高了细胞周期阻滞、降低了 Ki-67 水平等。NeoPalAna 研究是一项 Ⅱ 期单臂临床试验，入组 Ⅱ～Ⅲ 期 ER 阳性、HER-2 阴性乳腺癌患者。符合入组条件的患者术前先接受 4 周阿那曲唑单药治疗（绝经前患者联合戈舍瑞林），再序贯哌柏西利联合阿那曲唑治疗。主要研究终点为完全细胞周期阻滞（complete cell cycle arrest，CCCA；定义为 Ki-67≤2.7%）。哌柏西利联合阿那曲唑治疗组 C1D15 的 CCCA 从单药阿那曲唑组 C1D1 时的 26% 提高到 87%（$P=0.001$）。NeoPalAna 研究发现，无论是 Luminal A 型乳腺癌还是 Luminal B 型乳腺癌，哌柏西利联合阿那曲唑都较阿那曲唑单药提高了对细胞周期的阻滞。而在 NeoMONARCH 研究中也发现了类似的结果。NeoMONARCH 研究纳入 I～IIIB 期 HR 阳性、HER-2 阳性绝经后乳腺癌患者，随机接受 2 周阿贝西利、阿那曲唑或阿贝西利联合阿那曲唑，之后接受手术。主要研究终点为 2 周治疗后 Ki-67 较基线的变化。阿贝西利单药组或阿贝西利联合阿那曲唑组 2 周治疗后的 Ki-67 均较阿那曲唑单药组显著降低（Ki-67 下降：阿贝西利单药组 91%，阿贝西利联合阿那曲唑组 93%，阿那曲唑单药组 63%），且增加 CCCA（阿贝西利单药组 58%，阿贝西利联合阿那曲唑组 68%，阿那曲唑单药组 14%，$P<0.001$）。

那么 CDK 4/6 抑制药联合内分泌治疗组合策略是否能替代新辅助化疗？

2018 年发表的 NeoPAL 研究是一项随机、平行、非比较的 II 期临床试验，共入组 106 例 ER 阳性、HER-2 阴性、PAM50 检测的 Luminal B 型或 Luminal A 型且淋巴结阳性、不适合行保乳手术的 II～III 期乳腺癌患者。试验组行哌柏西利联合来曲唑，对照组行表柔比星联合环磷酰胺联合 5-氟尿嘧啶 3 个疗程序贯多西他赛 3 个疗程新辅助化疗。主要研究终点为 RCB 0~1 分的患者比例。但遗憾的是，由于 RCB 0~1 分的患者比例很低，所以该研究提前终止。最终 RCB 0~1 分的患者在哌柏西利联合来曲唑组共 4 例，占 7.7%（95%CI：0.4~14.9），在化疗组占 15.7%（95%CI：5.7~25.7）。而 pCR 率分别仅为 3.8% 和 5.9%。2 组的临床缓解率（2 组均 75%）和保乳手术率（2 组均 69%）相似。PEPI 0 分在哌柏西利联合来曲唑组占比较高，为 17.6%；而化疗组仅占 8.0%。NeoPAL 研究显示，无论是 CDK4/6 抑制药联合内分泌治疗还是新辅助化疗在高危 Luminal 型尤其是 Luminal B 型乳腺癌中的病理缓解情况都不理想，但 CDK4/6 抑制药联合内分泌治疗在临床缓解和生物标志物有效性方面的结果还是令人鼓舞的。

CORALLEEN 研究就在此背景下开展，试验组行瑞博西利联合来曲唑新辅助治疗，对照组行多柔比星联合环磷酰胺序贯紫杉醇新辅助化疗。虽然该研究的试验设计并不是 2 组的直接比较，但旨在解决瑞博西利联合来曲唑新辅助治疗能否和新辅助化疗一样在早期 Luminal B 型乳腺癌中达到降期的疗效。该研究入组了 HR 阳性、HER-2 阴性同时 PAM50 检测为 Luminal B 型的 I～IIIA 期绝经后乳腺癌患者。考虑在 HR 阳性、HER-2 阴性局部晚期乳腺癌新辅助临床研究中，病理缓解情况的相关指标并非理想终点，CORALLEEN 研究选用 PAM50 检测评估新辅助治疗后的低 ROR 患者比例作为主要研究终点。这也是笔者认为的该研究最大的亮点。ROR 评分是综合了分子分型、肿瘤负荷的一个综合预后指标。同时，ROR 评分最初是在未接受任何辅助全身治疗的患者中进行的，并且得到了他莫昔芬治疗患者队列的回顾性验证。另外，一项对内分泌新辅助治疗后残留肿瘤 ROR 评分的回顾性研究显示，该评分与长期预后有很强的相关性，并且与 PEPI 无关。因此，ROR 评分是一个具有 Ib 证据级别的评估指标。在 CORALLEEN 研究中，患者的基线情况都是高 ROR 或中 ROR（92 例高 ROR，14 例中 ROR），经过新辅助治疗后无论是瑞博西利联合来曲唑组还是新辅助化疗组均有约 46% 的患者从中、高 ROR 降至低 ROR［（瑞博西利联合来曲唑组有 23 例（46.9%），新辅助化疗组有 24 例（46.1%）］，实现了疾病的分子降期。但该研究还存在一些不足：一方面其是一项非直接比较 2 组疗效的研究；另一方面其在手术后结束，没有进行长期随访，化疗的使用由医师决定。因此，CORALLEEN 研究不能提供未经化疗的低 ROR 肿瘤残留患者的长期生存结果。CORALLEEN 研究还不足以回答 CDK4/6 抑制药联合内分泌新辅助治疗能否在高危、Luminal B 型乳腺癌中替代新辅助化疗这一临床关心的问题，需要更进一步的探索。

（上海交通大学医学院附属仁济医院　王耀辉　殷文瑾　陆劲松）

三、专家解读二

CORALLEEN 研究是一项多中心、随机、开放标签的 II 期研究，其在西班牙境内的 21 家医院完成。招募的患者为年满 18 岁且 I ~ III A 期 HR 阳性、HER-2 阴性、Luminal B 型绝经后乳腺癌患者，ECOG 评分为 0~1 分，乳腺癌的亚型由 PAM50 检测和组织学检查确认，原发性肿瘤的直径经 MRI 检测至少达到 2 cm。患者分组通过网络系统进行，以 25 例为一组按 1:1 的比例随机分配，一组患者接受每 28 天为 1 个疗程的 6 个疗程瑞博西利（每天 1 次口服 600 mg，服用 3 周后停药 1 周）联合每天口服来曲唑 2.5 mg 的治疗；另一组患者每 21 天接受静脉注射多柔比星（60 mg/m²）和环磷酰胺（600 mg/m²）4 个疗程治疗后，每周静脉注射紫杉醇（80 mg/m²）共 12 周。新辅助治疗的疗程总时长为 24 周。随机分层根据肿瘤大小及有无淋巴结转移进行。样本取自基线时间（第 0 天）、第 15 天和手术时。主要研究终点为评估手术时被认为 PAM50 复发（ROR）低风险患者在调整过的意向性治疗（mITT）人群中的比例。mITT 人群包括所有随机分配的患者，其接受过该研究的药物、有基线数据，以及至少 1 次后基线评估的 ROR 分值。PAM50 检测的 ROR 风险分类通过整合基因表达数据、肿瘤大小和淋巴结状态来确定预后状态。

2017 年 7 月 27 日至 2018 年 12 月 7 日，共 106 例患者入组。基线评估有 92 例（87%）患者为高 ROR，其中 44 例来自于瑞博西利联合来曲唑组，占 85%（52 例）；48 例来自于化疗组，占 89%（54 例）。有 14 例（13%）为中 ROR，8 例（15%）来自瑞博西利联合来曲唑组，6 例（11%）来自新辅助化疗组。没有低 ROR 患者。中位随访时间为 200 天（191.2~206.0 天）。

手术时，在瑞博西利联合来曲唑组的 49 例患者中，23 例为低 ROR（46.9%，95% CI：32.5~61.7）；在新辅助化疗组的 52 例患者中，24 例为低 ROR（46.1%，95% CI：32.9~61.5）。瑞博西利联合来曲唑组最常见的 3~4 级不良反应为中性粒细胞减少（51 例患者中 22 例出现，占 43%）和谷丙转氨酶浓度升高（10 例，占 20%）；新辅助化疗组最常见的 3~4 级不良反应为中性粒细胞减少（52 例中 31 例出现，占 60%）和发热性中性粒细胞减少（7 例，占 13%）。2 组在研究期间均未观察到死亡事件的发生。

提示，高风险的早期 HR 阳性、HER-2 阴性乳腺癌患者可以通过 CDK4/6 抑制药联合内分泌治疗进行新辅助治疗。

（一）CORALLEEN 研究拟解决临床哪个难题，目前的争议有哪些？

目前，高风险 Luminal B 型乳腺癌的新辅助标准是化疗，新辅助内分泌治疗是一种可考虑的治疗方式，因化疗常导致较高的不良反应，急需找到一种增加新辅助内分泌治疗疗效的方法，如联合 CDK4/6 抑制药。CORALLEEN 研究在此背景下开展，入组人群为 Luminal B 型早期乳腺癌患者，具体有几点考虑：①Luminal B 型占乳腺癌的 30%；②其 10 年的远处复发风险为 10%~20%；③在早期阶段，除了内分泌治疗和化疗，尚无验证的靶向治疗；④此类患者存在很大的临床和生物学异质性；⑤异质性的存在需要个体化分析进行升阶或降阶治疗。

（二）CORALLEEN 研究的结果和可能的亚组分析中重要的亮点是什么？

新辅助治疗提供了一个独特的机会制定局部治疗和全身治疗方案。例如，在标准的新辅助化疗后，达 pCR 的患者较未达 pCR 的患者预后更好；pCR 与预后的关系在 HR 阳性、HER-2 阴性乳腺癌及 HER-2 阳性乳腺癌和三阴性乳腺癌患者中均有体现；HR 阳性、HER-2 阴性乳腺癌患者在接受新辅助化疗或内分泌治疗后 pCR 率比较低（化疗<10%~20%，内分泌治疗<5%）；CDK4/6

抑制药联合内分泌治疗较内分泌单药可以提高晚期一线 HR 阳性、HER-2 阴性乳腺癌患者的 ORR、PFS，且耐受性良好；但 CDK4/6 抑制药联合内分泌治疗是否能够在早期乳腺癌患者中替代新辅助化疗尚未可知，故 CORALLEEN 研究更令人关注，这是其亮点之一。

CORALLEEN 研究的另一个亮点是嵌入了预后工具 PAM50 检测 ROR，将治疗后低 ROR 的比例作为长期预后的替代指标，为 HR 阳性、HER-2 阴性早期乳腺癌的个体化治疗提供了参考。众所周知，基因表达分析 OncotypeDX、EndoPredict 和 PAM50（非 Prosigna）能够识别远处复发风险的比例，判断患者是否需要行辅助或新辅助化疗；第 2 代基因检测工具如 EndoPredict EPclin 或 PAM50（Prosigna）利用肿瘤大小和淋巴结状态等临床特征能够更精确地预测长期预后，筛选出不需要化疗的人群。CORALLEEN 研究基于 PAM50 检测 ROR 风险，进行治疗前和治疗后的分类。对于 HR 阳性、HER-2 阴性绝经后乳腺癌患者，根据 Prosigna 分析软件检测 PAM50 基因的表达，综合肿瘤大小等信息对术后 10 年内的复发风险做出评分，分值为 0~100 分，并根据评分结合淋巴结转移的情况对复发风险做出分级。结果显示，内分泌治疗+CDK4/6 抑制药能完全实现与新辅助化疗一致的分子生物学降期，同时也预示了远期复发风险 2 组较类似。

（三）CORALLEEN 研究有无同类的其他研究相比？

与 CORALLEEN 研究相似的研究是 Ⅱ 期 NEOLBC 研究和 PREDIX LUM-B 研究，对比 CDK4/6 抑制药联合内分泌治疗和化疗在新辅助治疗中的疗效，目前正在进行中。

（四）CORALLEEN 研究的结论的重要临床意义是什么？哪些患者人群可能获益？有何重大理论意义？对目前指南和实践的影响是什么？

CORALLEEN 研究假设 CDK4/6 抑制药瑞博西利联合来曲唑对于术前 PAM50 评估的 Luminal B HER-2 阴性型早期乳腺癌患者显示较强的生物学和临床活性。其结果初步提示，高风险 HR 阳性、HER-2 阴性早期乳腺癌患者可以通过 CDK4/6 抑制药联合内分泌治疗行新辅助治疗，为经过复发风险筛选的高风险且不愿意化疗的患者提供治疗证据。瑞博西利联合来曲唑作为高风险 Luminal B HER-2 阴性型乳腺癌新辅助化疗的替代治疗方案值得进一步探索。但目前仍只获得初步结果，需要在未来的临床研究中进行证实。因此，改变不了目前的指南和临床实践。期待未来有 CDK4/6 抑制药联合内分泌新辅助治疗 6 个月后短期和长期预后的相关研究。

（五）CORALLEEN 研究存在的不足有哪些？尚有哪些相关问题没有完全解决？对未来的研究有何启发？

CORALLEEN 研究存在以下几点不足和尚未解决的问题：①本研究是探索性的，未正式比较 2 组中、低 ROR 患者的比例，虽然在未化疗组低 ROR 患者的比例在治疗 24 周时为 47%，但该组人群需要未来的研究进一步证实。②该研究在患者术后即结束，随访时间短，且化疗方案由医师决定，故效力不足以对非 pCR 低 ROR 人群的长期预后提供有效信息。③虽然 PAM50 通过检测 ROR 预测 5 年内分泌治疗和未化疗人群 10 年的远处复发风险为 Ⅰb 类证据，但其对 CDK4/6 抑制药联合内分泌新辅助治疗的评估的有效性尚不明确，其他的常用标志物如 PEPI 和残余病灶大小也低于 Ⅰb 类且未标准化。④本研究采用 PAM50 检测 ROR 风险并进行分类，虽然比免疫组织化学的分类更精准，但在国内外实践中较难全面推广应用。

但是，CORALLEEN 研究确实提供了 CDK4/6 抑制药联合内分泌治疗在新辅助治疗中的可行性。期待未来有更多类似的研究给予佐证，同时期待未来研究有长期疗效终点的比较，为这种相对低毒的新辅助治疗进入临床常规提供更高级别的循证证据。

（哈尔滨医科大学附属肿瘤医院　蔡　莉；复旦大学附属肿瘤医院　张　剑）

参考文献

[1] Spring LM, Wander SA, Andre F, et al. Cyclin-dependent kinase 4 and 6 inhibitors for hormone receptor-positive breast cancer: past, present, and future. Lancet, 2020, 395 (10226): 817-827.

[2] Ma CX, Gao F, Luo J, et al. NeoPalAna: neoadjuvant palbociclib, a cyclin-dependent kinase 4/6 inhibitor, and anastrozole for clinical stage 2 or 3 estrogen receptor-positive breast cancer. Clin Cancer Res, 2017, 23 (15): 4055-4065.

[3] Hurvitz SA, Martin M, Press MF, et al. Potent cell-cycle inhibition and upregulation of immune response with abemaciclib and anastrozole in neoMONARCH, phase Ⅱ neoadjuvant study in HR (+) /HER2 (-) breast cancer. Clin Cancer Res, 2020, 26 (3): 566-580.

[4] Cottu P, D'Hondt V, Dureau S, et al. Letrozole and palbociclib versus chemotherapy as neoadjuvant therapy of high-risk Luminalbreast cancer. Annals of Oncology, 2018, 29 (12): 2334-2340.

[5] Prat A, Saura C, Pascual T, et al. Ribociclib plus letrozole versus chemotherapy for postmenopausal women with hormone receptor-positive, HER2-negative, LuminalB breast cancer (CORALLEEN): an open-label, multicentre, randomised, phase 2 trial. The Lancet Oncology, 2020, 21 (1): 33-43.

[6] Wallden B, Storhoff J, Nielsen T, et al. Development and verification of the PAM50-based Prosigna breast cancer gene signature assay. BMC Med Genomics, 2015, 8: 54.

[7] Gil M, Perez F, Monso T, et al. Prognostic value of PAM50 in residual breast cancer following neoadjuvant endocrine therapy (NET): a retrospective analysis with long follow-up. Journal of Clinical Oncology, 2019, 37: 575.

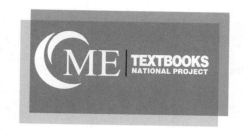

MonarcHER 研究：阿贝西利联合曲妥珠单抗加或不加氟维司群对比曲妥珠单抗联合化疗治疗激素受体阳性、人表皮生长因子受体-2 阳性晚期乳腺癌的随机、开放、II期试验

第 51 章

一、概 述

【文献来源】

Tolaney SM，Wardley AM，Zambelli S，et al. Abemaciclib plus trastuzumab with or without fulvestrant versus trastuzumab plus standard-of-care chemotherapy in women with hormone receptor-positive，HER2-positive advanced breast cancer（monarcHER）：a randomised，open-label，phase 2 trial. Lancet Oncol，2020，21（6）：763-775.

【研究背景】

阿贝西利、哌柏西利、瑞柏西利为代表的 CDK4/6 抑制药已改变 HR 阳性、HER-2 阴性乳腺癌的治疗策略。其中，阿贝西利是一种口服的、小分子 CDK4/6 抑制药，MONARCH 2 研究报道阿贝西利联合内分泌治疗可以显著提高 HR 阳性、HER-2 阴性晚期乳腺癌患者的 PFS 和 OS。

在 HER-2 阳性乳腺癌中，约 50% 同时表达 ER 和（或）PR；且有研究显示，ER 通路和 HER-2 通路存在交互作用。临床前研究的结果显示，CDK4/6 信号通路可以介导抗 HER-2 靶向治疗的耐药性，而阿贝西利可以逆转这种耐药性。本研究旨在探讨阿贝西利联合曲妥珠单抗加或不加氟维司群对比曲妥珠单抗联合化疗治疗 HR 阳性、HER-2 阴性晚期乳腺癌的疗效。

【入组条件】

（一）纳入标准

1. 年龄≥18 岁，HR 阳性、HER-2 阳性，无法手术切除，局部晚期，复发或转移性乳腺癌女性患者。

2. 绝经状态不限，但绝经前和围绝经期需使用 GnRHa。

3. 针对晚期疾病至少接受过 2 种抗 HER-2 治疗方案（联合化疗或内分泌治疗或单药治疗）。

4. 既往使用过 T-DM1 和紫杉类药物。

5. 根据 RECIST1.1 存在可测量的病灶或不可测量的病灶。

6. ECOG 评分为 0~1 分。

7. 有足够的器官储备功能，包括中性粒细胞绝对值 ≥ 1.5×10^9/L，血小板 ≥ 100×10^9/L，血红蛋白 ≥ 8 g/dl，总胆红素 ≤ 1.5 倍正常值上限，丙氨酸转氨酶和天冬氨酸转氨酶 ≤ 3 倍正常值上限，血清肌酐 ≤ 1.5 倍正常值上限。

（二）排除标准

1. 既往使用过氟维司群。

2. 既往使用过 CDK4/6 抑制药。

3. 有未经治疗、有症状的或需要激素处理的中枢神经系统转移。

4. 有内脏危象。

【试验设计】

1. 一项全球多中心、随机、开放、对照的临床 II 期试验。

2. 主要研究终点为研究者评估的 PFS（从随机化到 RECIST1.1 评估为疾病进展或任何原因死亡的时间）。

3. 次要研究终点为 OS 率、总缓解率（CR 或 PR）、缓解持续时间（CR 或 PR 的持续时间）、患者达到疾病控制的比例（CR 或 SD）、患者达到临床获益的比例（CR、PR 或 SD 至少 6 个月）、安全性及药代动力学等。

4. 假设 $HR = 0.667$，双侧 $\alpha = 0.2$，检验效能为 80%，此时在 ITT 人群中预计有 165 例 PFS 事件发生。

【试验流程】

MonarcHER 研究的试验流程见图 51-1。

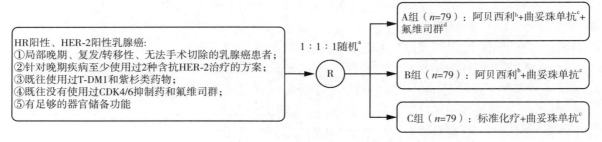

图 51-1　MonarcHER 研究的试验流程

注：[a]. 分层因素包括既往接受过系统治疗的次数（2~3 次 *vs.* >3 次）和病灶（可测量的病灶 *vs.* 不可测量的病灶）；[b]. 阿贝西利，150 mg，口服，每天 2 次，每 21 天为 1 个疗程；[c]. 曲妥珠单抗，首剂 8 mg/kg，维持 6 mg/kg，静脉滴注，每 21 天为 1 个疗程；氟维司群，500 mg，肌内注射，第 1 个疗程的第 1、15 天及第 2 个疗程的第 8 天，后续每 28 天 1 次；入组时间为 2016 年 5 月 31 日至 2018 年 2 月 28 日

【结果】

1. PFS　中位随访 19 个月的结果显示，阿贝西利、曲妥珠单抗和氟维司群联合组（A 组）相较于标准化疗联合曲妥珠单抗组（C 组）可以显著改善 HR 阳性、HER-2 阳性晚期乳腺癌患者的 PFS，A 组的中位 PFS 为 8.3 个月，C 组的中位 PFS 为 5.7 个月，A 组较 C 组中位 PFS 延长了 2.6 个月（$HR = 0.673$，$95\%CI$：$0.45 \sim 1.00$，$P = 0.05$）。阿贝西利联合曲妥珠单抗组（B 组）和标准化疗联合曲妥珠单抗组（C 组）的 PFS 无统计学差异，2 组的中位 PFS 都为 5.7 个月（$HR = 0.94$，$95\%CI$：$0.64 \sim 1.38$，$P = 0.77$）。

2. 总缓解率　在 ITT 人群中，A 组的总缓解率明显高于另外 2 组，3 组的总缓解率分别为 33%、14% 和 14%（$P = 0.004\,2$）。在有可测量病灶的人群中，A 组的总缓解率也显著高于另外 2 组，3 组的总缓解率分别为 36%、16% 和 16%（$P = 0.011$）。

3. 安全性分析　3 组 ≥ 3 级不良反应的发生率分别为 68.0%、50.4% 和 48.3%。主要的不良反应是中性粒细胞减少，3 组 ≥ 3 级中性粒细胞减少的发生率分别为 27%、22% 和 26%。3 组因不良反应而停药的发生率分别为 7.7%、14.3% 和 8.3%。

【结论】

阿贝西利、曲妥珠单抗和氟维司群联合相较于标准化疗联合曲妥珠单抗可以显著提高 HR 阳性、HER-2 阳性晚期乳腺癌的 PFS，并且有很好的耐受性。

（上海交通大学医学院附属仁济医院　严婷婷　周伟航　殷文瑾　陆劲松）

二、专家解读

HER-2 阳性乳腺癌约占所有乳腺癌的 20%，曾是预后最差的乳腺癌类型之一。曲妥珠单抗作为肿瘤治疗史上最成功的靶向治疗药物之一，极大改善了 HER-2 阳性乳腺癌患者的预后。目前，抗 HER-2 治疗联合化疗已广泛应用于 HER-2 阳性乳腺癌的辅助治疗和解救治疗。然而，在抗 HER-2 治疗中，部分肿瘤会对靶向治疗药物产生耐药性。在发生耐药后，目前的相关指南推荐继续抑制 HER-2 通路的异常激活，但在多线解救治疗后往往会面临抗 HER-2 靶向治疗药物多重耐药的困境。

阿贝西利作为 CDK4/6 抑制药的代表药物之一，已在 HR 阳性、HER-2 阳性晚期乳腺癌的解救治疗中展现出良好的疗效。MONARCH 2 研究是一项对比阿贝西利联合氟维司群和安慰剂联合氟维司群治疗 HR 阳性、HER-2 阳性晚期乳腺癌疗效的随机、双盲、安慰剂对照、全球多中心临床Ⅲ期试验，也是首项 CDK4/6 抑制药在纳入总人群中达到 OS 获益的研究。该研究中位随访 46.7 个月的结果显示，阿贝西利联合氟维司群较安慰剂联合氟维司群可以显著延长晚期乳腺癌患者的 OS（$HR = 0.757$，$95\%CI$：$0.606 \sim 0.945$，$P = 0.01$）。阿贝西利联合氟维司群较安慰剂联合氟维司群的中位 OS 延长了 9.4 个月，分别为 46.7 个月和 37.3 个月。

多项临床研究表明，CDK4/6 抑制药可以显著提高 HR 阳性、HER-2 阴性晚期乳腺癌的预后，并且已经写入了各大指南，那么 CDK4/6 抑制药在 HR 阳性、HER-2 阳性晚期乳腺癌中是否有效？

本研究的结果可以很好地回答这个问题。MonarcHER 研究入组的是至少行二线抗 HER-2 治疗失败的 HR 阳性、HER-2 阳性晚期乳腺癌患者，评估阿贝西利加或不加氟维司群对比曲妥珠单抗联合化疗的疗效。中位随访 19 个月的结果显示，A 组相较于 C 组，可以显著改善 HR 阳性、HER-2 阳性晚期乳腺癌的 PFS，A 组的中位 PFS 为 8.3 个月，C 组的中位 PFS 为 5.7 个月，A 组较

C 组中位 PFS 延长了 2.6 个月（$HR = 0.673$，$95\% CI$：$0.45 \sim 1.00$，$P = 0.05$）。这是目前首项 CDK4/6 抑制药在 HR 阳性、HER-2 阳性晚期乳腺癌治疗中取得阳性结果的随机临床研究。在总缓解率方面，ITT 人群中 A 组方案的总缓解率也明显高于 C 组（33% *vs.* 14%，$OR = 3.2$，$95\% CI$：$1.4 \sim 7.1$，$P = 0.004\ 2$）。安全性方面，虽然 A 组增加了 ≥3 级不良反应的发生率，但并不增加因不良反应而停药的发生率，因不良反应而停药的发生率分别为 A 组 7.7%、B 组 14.3% 和 C 组 8.3%。因此，A 组的不良反应是可控且可耐受的。目前，尚无其他 CDK4/6 抑制药用于 HR 阳性、HER-2 阳性乳腺癌的报道。

MonarcHER 研究也存在几点不足：①没有设立氟维司群联合曲妥珠单抗组，无法比较这个方案的疗效。②试验设计的双边 $\alpha = 0.2$，样本量较小，未来可能需要更大样本量和设计更严格的临床试验去验证本研究的结果。③由于 OS 事件数尚未达到，故目前尚无 OS 数据，PFS 的获益是否能转化为 OS 的获益还需要时间去检验。同时，阿贝西利在 HR 阳性、HER-2 阳性晚期乳腺癌中的应用还有一些值得探索的问题：①HER-2 阳性晚期乳腺癌有脑转移的倾向，阿贝西利作为小分子药物能够透过血脑屏障，但能否改善脑转移患者的生存还需进一步探索。②除了 HR 和 HER-2，其他可预测阿贝西利在乳腺癌患者中疗效的生物学指标急需补充。

虽然目前阿贝西利、氟维司群联合曲妥珠单抗方案尚未写入临床指南，但本研究给 HR 阳性、HER-2 阳性晚期乳腺癌患者提供一种无化疗的治疗方案，改善了这类患者的生活质量，开启了内分泌治疗和抗 HER-2 双靶向联合方案的新篇章。

（上海交通大学医学院附属仁济医院　严婷婷　周伟航　殷文瑾　陆劲松）

参考文献

[1] Sledge GW Jr, Toi M, Neven P, et al. The effect of abemaciclib plus fulvestrant on overall survival in hormone receptor-positive, ERBB2-negative breast cancer that progressed on endocrine therapy-MONARCH 2：a randomized clinical trial. JAMA Oncol, 2019, 6（1）：116-124.

[2] Tolaney SM, Wardley AM, Zambelli S, et al. Abemaciclib plus trastuzumab with or without fulvestrant versus trastuzumab plus standard-of-care chemotherapy in women with hormone receptor-positive, HER2-positive advanced breast cancer（monarcHER）：a randomised, open-label, phase 2 trial. Lancet Oncol, 2020, 21（6）：763-775.

[3] Johnston S, Pippen J Jr, Pivot X, et al. Lapatinib combined with letrozole versus letrozole and placebo as first-line therapy for postmenopausal hormone receptor-positive metastatic breast cancer. J Clin Oncol, 2009, 27（33）：5538-5546.

[4] Kaufman B, Mackey JR, Clemens MR, et al. Trastuzumab plus anastrozole versus anastrozole alone for the treatment of postmenopausal women with human epidermal growth factor receptor 2-positive, hormone receptor-positive metastatic breast cancer：results from the randomized phase Ⅲ TAnDEM study. J Clin Oncol, 2019, 27（33）：5529-5537.

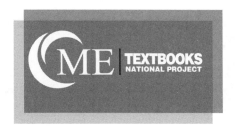

第十二篇

三阴性乳腺癌解救治疗相关重点临床试验及其解读

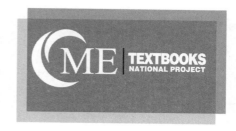

IMMU-132-01 研究：赛妥珠单抗治疗难治性转移性三阴性乳腺癌的 Ⅰ／Ⅱ 期临床试验

第 52 章

一、概　　述

【文献来源】

Bardia A, Mayer IA, Vahdat LT, et al. Sacituzumab Govitecan-hziy in refractory metastatic triple-negative breast cancer. N Engl J Med, 2019, 380（8）：741-751.

【研究背景】

三阴性乳腺癌缺乏合适的药物靶点，故目前的主要治疗方案仍然是化疗。对于转移性三阴性乳腺癌，目前标准的化疗方案仍存在缓解率低和 PFS 短的问题。赛妥珠单抗（sacituzumab govitecan-hziy）是由抗人滋养层细胞表面抗原-2（trophoblast cell surface antigen 2，Trop-2）单克隆抗体（hRS7 IgG1κ）和 SN-38（拓扑异构酶 1 抑制药，伊立替康的活性代谢物）耦合组成，针对许多实体瘤表达的 Trop-2 受体，将 SN-38 直接靶向至肿瘤细胞。IMMU-132-01 研究是一项 Ⅰ／Ⅱ 期单臂多中心临床试验，旨在评估赛妥珠单抗在接受过二线治疗及二线治疗以上的转移性三阴性乳腺癌患者中的疗效。

【入组条件】

1. 年龄≥18 岁的男性或女性患者。

2. 组织学确诊的三阴性乳腺癌（通过免疫组织学或其他方法确认 Trop-2 表达不是要求，但要求存档材料的组织标本确定 Trop-2 表达）。

3. Ⅳ期（转移性）疾病。

4. 至少接受过二线治疗（标准方案）。

5. ECOG 评分为 0~1 分。

6. 预期存活≥6 个月。

7. 在 CT 或 MRI 上有可测量病灶。

8. 至少先前治疗超过 2 周［化疗、免疫治疗和（或）放疗］或手术后 4 周，且所有急性不良反应已消失。

9. 合格的血液、肝肾功能。

【试验设计】

1. 主要研究终点为 ORR。

2. 次要研究终点为至缓解时间、缓解持续时间、CBR（定义为 CR 或 PR 或 SD 至少 6 个月）、PFS 及 OS。

3. 使用 Clopper-Pearson 方法计算 ORR 及 95%*CI*；使用 Kaplan-Meier 方法分析 PFS 和 OS，以及时间–事件终点；根据 Brookmeyer 和 Crowley 方法用 log-log 对数转换确定中位数及其相应的 95%*CI*。

【试验流程】

IMMU-132-01 研究的试验流程见图 52-1。

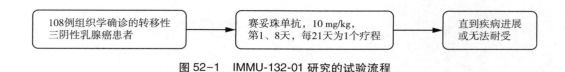

图 52-1　IMMU-132-01 研究的试验流程

【结果】

1. 基本情况　2013 年 6 月至 2017 年 2 月，共有 108 例转移性三阴性乳腺癌患者入组。在数据截止时（2017 年 12 月 1 日），108 例转移性三阴性乳腺癌患者的中位随访时间为 9.7 个月（0.3~36.5 个月）。

2. 主要研究终点　ORR 为 33.3%（95%*CI*：24.6~43.1），其中 3 例患者达 PR（2.8%）。

3. 次要研究终点　CBR 为 45.4%（95%*CI*：35.8~55.2），中位 PFS 为 5.5 个月（95%*CI*：4.1~6.3），中位 OS 为 13.0 个月（95%*CI*：11.2~13.7）。6 例患者有长期疗效，治疗缓解超过 12 个月（12.7~30.4 个月）。

4. 不良反应　主要包括中性粒细胞减少、贫血、上呼吸道感染、恶心和腹泻，≥3 级不良反应主要为贫血、中性粒细胞减少和白细胞减少。

【结论】

在既往接受过多线治疗或难治性转移性三阴性乳腺癌患者中，赛妥珠单抗与持久的 ORR 相关。

（上海交通大学医学院附属仁济医院　蒋一维　马嘉忆　殷文瑾　陆劲松）

二、专家解读一

三阴性乳腺癌是指 ER 阴性、PR 阴性及 HER-2 阴性的一类乳腺癌分子亚型，其发病率占乳腺癌总体发病率的 10%~20%。三阴性乳腺癌异质性和侵袭性强，治疗至复发时间短，内脏转移率高，远期预后较其他乳腺癌亚型差，一旦出现复发转移，其中位生存期不足 1 年。由于缺少 ER 及 HER-2 蛋白等特异性的治疗靶点，故三阴性乳腺癌仍以化疗为主。Ⅲ期 IMpassion130 研究的结果提示，PD-L1 抑制药阿特珠单抗（atezolizumab）联合白蛋白结合型紫杉醇一线治疗转移性三阴性乳腺癌可使 PD-L1 阳性亚组患者的 PFS 延长 2.5 个月（$P<0.001$），OS 显著延长 9.5 个月，达到 25 个月。但仍有一大部分患者在一线治疗后进展，后续治疗仍需要化疗。对于既往经治的 IV 期三阴性乳腺癌患者，化疗的有效率低、PFS 短。因此，急需开发新的有效治疗策略。

ADC 是将单克隆抗体药物的高特异性与小分子化疗药物相偶联，可以在肿瘤组织局部释放高活性的化疗药物，理论上可进一步提高疗效。由于 ADC 对治疗靶点的精准识别，非癌细胞较少受影响，故在提高药物疗效的同时显著减少全身化疗的不良反应。赛妥珠单抗是由靶向 Trop-2 的人源化单克隆抗体 hRS7 IgG1κ 与化疗药物 SN-38 偶联而成的新一代 ADC。Trop-2 是在多种上皮细胞肿瘤中高表达的一种跨膜钙信号细胞表面受体蛋白，其在三阴性乳腺癌的细胞中呈高表达。SN-38 是伊立替康的代谢物，是一种拓扑异构酶 1 抑制药，可以起到杀灭肿瘤细胞的细胞毒效应。抗体 hRS7 通过与癌细胞上的 Trop-2 结合，可将偶联的 SN-38 准确输送到肿瘤细胞的局部，发挥精准打击的作用。

IMMU-132 研究是一项 I／II 期、单臂、多中心的临床试验，纳入 108 例既往抗癌治疗失败 ≥ 二线（中位三线，二线至十线）的转移性三阴性乳腺癌患者，每 21 天的第 1 天和第 8 天静脉注射的剂量为每千克体重 10 mg 赛妥珠单抗，直至疾病进展或药物不良反应无法耐受。IMMU-132 研究的终点包括安全性、当地根据 RECIST 1.1 评定的 ORR、缓解持续时间、CBR、PFS 及 OS。探索性分析通过盲法独立集中复核对缓解率和持续时间进行评定。IMMU-132 研究的结果发表于 2019 年的 *The New England Journal of Medicine*，当地评定 CR 3 例、PR 33 例，ORR 为 33.3%（95%CI：24.6~43.1），中位缓解持续时间为 7.7 个月（95%CI：4.9~10.8），CBR 为 45.4%（95%CI：35.8~55.2）。通过盲法独立集中复核进行评定，ORR 为 34.3%（95%CI：25.4~44.0），中位缓解持续时间为 9.1 个月（95%CI：4.6~11.3）。中位 PFS 为 5.5 个月（95%CI：4.1~6.3），中位 OS 为 13.0 个月（95%CI：11.2~13.7）。治疗期间死亡患者 4 例，由于不良反应停止治疗 3 例（2.8%）。发生率≥10% 的 3~4 级不良反应包括贫血和中性粒细胞减少，其中 10 例（9.3%）患者发生发热性中性粒细胞减少。研究者还发现赛妥珠单抗的中位治疗持续时间为 5.1 个月，约是这些患者前线中位治疗持续时间（2.5 个月）的 2 倍，进一步强调了赛妥珠单抗的临床获益及与前线治疗缺乏交叉耐药。值得一提的是，赛妥珠单抗在既往接受过免疫检查点抑制药治疗的患者中，仍能达到 44% 的 ORR，提示免疫检查点抑制药与赛妥珠单抗可能不存在交叉耐药。

赛妥珠单抗并不是唯一一种在转移性三阴性乳腺癌中受到关注的 ADC。ladiratuzumab vedotin（SGN-LIV1A）由一种抗 LIV-1 受体抗体通过连接物连接到微管破坏剂组成。SGN-LIV1A 目前正在转移性乳腺癌患者的多项临床试验中进行评估。Modi 等报道了正在进行的评估 SGN-LIV1A 在 81 例表达 LIV-1 的转移性乳腺癌患者中的数据，其中 63 例为转移性三阴性乳腺癌患者。这些患者既往接受过中位四线（二线至十线）治疗。在中期分析中，有 60 例可评估疗效的转移性三阴性乳腺癌患者，25% 的患者达到 PR，33% 的患者达到 SD，41.7% 的患者发生 PD。中位 PFS 为 11 周，中位缓解持续时间为 13.3 周。SGN-LIV1A 的总体耐受性良好，不良反应主要为 1~2 级，包括疲劳、恶心、周围神经毒性、脱发、中性粒细胞减少和贫血。一项 I b／II 期评估 SGN-LIV1A 结合 PD-1 抑制药帕博利珠单抗用于不可切除的局部晚期或转移性三阴性乳腺癌的研究也正在进行中（NCT0310957 研究）。

IMMU-132 研究是全球第 1 项 ADC 单药治疗晚期三阴性乳腺癌的前瞻性研究，虽然缺少对照组，但其结果堪称惊艳，在中位三线系统治疗失败的转移性三阴性乳腺癌中还能达到高达 33.3% 的 ORR，为转移性三阴性乳腺癌的精准治疗开辟了新的思路和方向。针对赛妥珠单抗治疗转移性三阴性乳腺癌开展的 ASCENT 研究（III 期）因"令人信服的疗效证据"已经提前终止。2020 年 4

月 22 日，美国 FDA 加速批准赛妥珠单抗用于治疗既往已接受至少二线治疗的转移性三阴性乳腺癌，这是第 1 个获得美国 FDA 批准用于治疗转移性三阴性乳腺癌的靶向 Trop-2 的 ADC。期待三阴性乳腺癌的治疗能够在未来迎来突破。

（复旦大学附属肿瘤医院 李 懿 王碧芸）

三、专家解读二

赛妥珠单抗作为一种 ADC，由抗 Trop-2 单克隆抗体和 SN38 组成。Trop-2 是在多种上皮来源肿瘤细胞表面过度表达的一种跨膜受体，通过上调细胞内钙离子水平，激活丝裂原活化蛋白激酶（mitogen-activated protein kinase，MAPK）等信号通路，促进细胞增生、浸润和转移等。Trop-2 在三阴性乳腺癌患者中的表达率高达 90%。SN-38 可以起到抑制、杀灭肿瘤细胞的作用。抗 Trop-2 单克隆抗体可靶向肿瘤细胞，从而将与其耦合的 SN-38 直接准确投递到表达 Trop-2 的肿瘤细胞表面，从而起到抑制、杀灭肿瘤细胞的作用。

在这项 I／II 期单臂、多中心临床试验中，研究者评估 108 例转移性三阴性乳腺癌患者行赛妥珠单抗在接受过二线治疗及以上转移性三阴性乳腺癌患者中的疗效。结果发现，赛妥珠单抗治疗的 ORR 为 33.3%（95%CI：24.6~43.1），其中 3 例达 CR（2.8%），而 CBR（包括至少 6 个月的 SD）为 45.4%（95%CI：35.8~55.2）。中位 PFS 为 5.5 个月（95%CI：4.1~6.3），中位 OS 为 13.0 个月（95%CI：11.2 ~ 13.7），有 6 例患者有长期疗效，治疗缓解时间超过 12 个月（12.7~30.4 个月）。赛妥珠单抗表现出了良好的安全性，主要不良反应包括中性粒细胞减少、贫血、上呼吸道感染、恶心和腹泻，≥3 级不良反应主要为贫血、中性粒细胞减少和白细胞减少。但由于 Trop-2 在呼吸系统也有靶点，SN-38 可诱发间质性肺病，52% 的患者出现呼吸系统感染，5% 为 3 级或 4 级不良反应，故其呼吸系统的不良反应得临床医师继续关注。

在三阴性乳腺癌的研究中，IMpassion130 研究是一项国际多中心、随机、双盲、III 期临床研究，在未经治疗的转移性三阴性乳腺癌或不可手术的局部晚期三阴性乳腺癌患者中，评估了白蛋白结合型紫杉醇联合或不联合 PD-L1 抑制药阿特珠单抗的疗效。结果显示，中位随访 12.9 个月时，阿特珠单抗联合白蛋白结合型紫杉醇可较安慰剂联合白蛋白结合型紫杉醇显著延长 PFS（中位 PFS 7.2 个月 vs. 5.5 个月，HR=0.80，95%CI：0.69~0.92，P=0.002）和 OS（中位 OS 21.3 个月 vs. 17.6 个月，HR=0.84，95%CI：0.69~1.02，P=0.08），阿特珠单抗联合白蛋白结合型紫杉醇在 PD-L1 阳性患者中的疗效获益更显著（中位 PFS 7.5 个月 vs. 5.5 个月，HR=0.62，95%CI：0.49~0.78，P<0.001；中位 OS 25.0 个月 vs. 15.5 个月，HR=0.62，95%CI：0.45~0.86）。2019 年 ASCO 公布了第 2 次 OS 中期分析结果，在 ITT 人群中，OS 仍未看到统计学差异（中位 OS 21 个月 vs. 18.7 个月，HR=0.86，95%CI：0.72~1.02，P=0.078）；在 PD-L1 阳性患者中，OS 获益更显著（中位 OS 25.0 个月 vs. 18 个月，HR=0.71，95%CI：0.54~0.93）。新的数据进一步确认了白蛋白结合型紫杉醇联合 PD-L1 抑制药阿特珠单抗在转移性三阴性乳腺癌患者中的疗效。

EMBRACE 研究是一项随机、开放、对照的 III 期临床研究，在转移性乳腺癌患者中比较艾立布林单药和医师选择治疗方案的疗效。受试者至少在进展后接受过二线治疗，762 例患者按 2：1 的比例随机分为艾立布林治疗组（508 例）和医师选择治疗组（254 例）。结果显示，艾立布林单药可较医师选择治疗方案显著改善患者的 OS（中位 OS 13.1 个月 vs. 10.6 个月，HR=0.81，95%CI：0.66~0.99，P=0.041）。在 EMBRACE 研究中，艾立布林单药组 52% 的患者出现中性粒细胞减少，4 级中性粒细胞减少的发生率为 24%。周围神经病变是导致艾立布林停药的最常见的不良反应，在 503 例患者中有 24 例（5%）发生。

　　从研究数据中可以发现，EMBRACE 研究和本研究纳入的都是晚期至少经过二线治疗的患者，艾立布林的缓解率为 12%，中位缓解持续时间为 4.2 个月，而赛妥珠单抗的缓解率为 33%，中位缓解持续时间为 7.7 个月，但由于 EMBRACE 研究纳入的患者不限于三阴性亚型，故无法说明赛妥珠单抗的疗效优于艾立布林。阿特珠单抗联合白蛋白结合型紫杉醇在 PD-L1 阳性、三阴性乳腺癌患者中取得了显著的生存获益，但由于 IMpassion 130 研究纳入的是晚期未经治疗的患者，故结合本研究的结果，赛妥珠单抗在其治疗进展后继续使用似乎不失为一种选择。从不良反应来看，无论是白蛋白结合型紫杉醇还是艾立布林，导致停药的最主要的不良反应为周围神经毒性，而赛妥珠单抗不会导致严重的周围神经病变。

　　目前，治疗转移性三阴性乳腺癌的Ⅲ期临床试验（ASCENT 研究）也正在入组中，期待这些新的治疗方法能有更积极的结果，成为三阴性乳腺癌治疗领域新的治疗模式。

（上海交通大学医学院附属仁济医院　蒋一维　马嘉忆　殷文瑾　陆劲松）

参考文献

[1] Cortes J, O'Shaughnessy J, Loesch D, et al. Eribulin monotherapy versus treatment of physician's choice in patients with metastatic breast cancer (EMBRACE)：a phase 3 open-label randomised study. Lancet, 2011, 377 (9769)：914-923.

[2] Forero-Torres A, Modi S, Specht J, et al. Phase 1 study of the antibody-drug conjugate (ADC) SGN-LIV1A in patients with heavily pretreated metastatic breast cancer. Cancer Res, 2017, 77 (4)：6-12.

[3] Ozaki Y, Masuda J, Takano T. Sacituzumab govitecan-hziy in triple-negative breast cancer. N Engl J Med, 2019, 380 (24)：2382.

[4] Trivers KF, Lund MJ, Porter PL, et al. The epidemiology of triple-negative breast cancer, including race. Cancer Causes Control, 2009, 20 (7)：1071-1082.

[5] DeSantis CE, Fedewa SA, Goding SA, et al. Breast cancer statistics, 2015：Convergence of incidence rates between black and white women. CA Cancer J Clin, 2016, 66 (1)：31-42.

[6] Kohler BA, Sherman RL, Howlader N, et al. Annual report to the Nation on the Status of Cancer, 1975—2011, featuring incidence of breast cancer subtypes by race/ethnicity, poverty, and state. J Natl Cancer Inst, 2015, 107 (6)：v48.

[7] Plasilova ML, Hayse B, Killelea BK, et al. Features of triple-negative breast cancer：analysis of 38, 813 cases from the national cancer database.

Medicine, 2016, 95 (35)：e4614.

[8] Cardoso F, Costa A, Senkus E, et al. 3rd ESO-ESMO International Consensus Guidelines for Advanced Breast Cancer (ABC 3). Ann Oncol, 2017, 28 (1)：16-33.

[9] Schmid P, Adams S, Rugo HS, et al. Atezolizumab and nab-paclitaxel in advanced triple-negative bcreast Cancer. N Engl J Med, 2018, 379 (22)：2108-2121.

[10] Khosravi-Shahi P, Cabezon-Gutierrez L, Custodio-Cabello S. Metastatic triple negative breast cancer：Optimizing treatment options, new and emerging targeted therapies. Asia Pac J Clin Oncol, 2018, 14 (1)：32-39.

[11] Starodub AN, Ocean AJ, Shah MA, et al. First-in-human trial of a novel anti-Trop-2 antibody-SN-38 conjugate, sacituzumab govitecan, for the treatment of diverse metastatic solid tumors. Clin Cancer Res, 2015, 21 (17)：3870-3878.

[12] Ripani E, Sacchetti A, Corda D, et al. Human Trop-2 is a tumor-associated calcium signal transducer. Int J Cancer, 1998, 76 (5)：671-676.

[13] Trerotola M, Cantanelli P, Guerra E, et al. Upregulation of Trop-2 quantitatively stimulates human cancer growth. Oncogene, 2013, 32 (2)：222-233.

[14] Huang H, Groth J, Sossey-Alaoui K, et al. Aberrant expression of novel and previously described cell membrane markers in human breast cancer cell lines and tumors. Clin Cancer Res,

2005, 11 (12): 4357-4364.

[15] Cardillo TM, Govindan SV, Sharkey RM, et al. Humanized anti-Trop-2 IgG-SN-38 conjugate for effective treatment of diverse epithelial cancers: preclinical studies in human cancer xenograft models and monkeys. Clin Cancer REs, 2011, 17 (10): 3157-3169.

[16] Bardia A, Mayer IA, Vahdat LT, et al. Sacituzumab govitecan-hziy in refractory metastatic triple-negative breast cancer. N Engl J Med, 2019, 380 (8): 741-751.

[17] Sussman D, Smith LM, Anderson ME, et al. SGN-LIV1A: a novel antibody-drug conjugate targeting LIV-1 for the treatment of metastatic breast cancer. Mol Cancer Ther, 2014, 13 (12): 2991-3000.

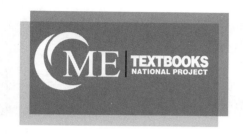

TOPACIO 研究：多聚腺苷酸二磷酸核糖多聚酶 1 抑制药尼拉帕利联合程序性死亡受体 1 抑制药帕博利珠单抗治疗进展期/转移性三阴性乳腺癌的开放临床试验

第 53 章

一、概　　述

【文献来源】

Vinayak S，Tolaney SM，Schwartzberg L，et al. Open-label clinical trial of niraparib combined with pembrolizumab for treatment of advanced or metastatic triple-negative breast cancer. JAMA Oncol，2019，5（8）：1132-1140.

【研究背景】

三阴性乳腺癌是指 ER、PR、HER-2 皆为阴性的乳腺癌，此类乳腺癌侵袭性强、预后差。三阴性乳腺癌缺乏理想的靶向药物，一直是乳腺癌治疗领域的难点，寻找三阴性乳腺癌敏感的靶点是长久以来科研及临床研究的热点。PARP1 是目前最有希望的靶点之一，已有不少研究证实拮抗 PARP1 在 *BRCA* 基因突变的三阴性乳腺癌患者中有效；在恶性黑色素瘤中效果显著的 PD-1/PD-L1 拮抗药也同样被医学界寄予厚望。基础研究提示，两者联合使用的结果较为理想，临床是否增效需要进一步验证。本研究是首项 PARP1 抑制药联合 PD-1 抑制药治疗进展期/转移性三阴性乳腺癌的临床研究，以期二者的联合可以给三阴性乳腺癌患者带来更多的生存获益。

【入组条件】

（一）纳入标准

1. 年龄≥18 岁的进展期/转移性三阴性乳腺癌。
2. 按照 RECIST 1.1 确定有可测量的病灶。
3. ECOG 评分为 0~1 分。

4. 器官功能充分。

5. 最多允许接受过二线细胞毒药物治疗（新辅助治疗、辅助治疗、小分子靶向药物治疗、内分泌治疗和贝伐珠单抗治疗不计算在内）。

6. 使用过铂类药物的患者须在铂类药物末次治疗后的 8 周内未出现进展。

7. 既往经治脑转移患者允许入组，但需在开始研究药物治疗前至少 4 周疾病稳定。

（二）排除标准

1. 中枢神经系统转移活动期或癌性脑膜炎。

2. 过去 2 年内其他恶性肿瘤出现进展或需要积极治疗（除外皮肤基底细胞癌、已根治的皮肤鳞状细胞癌、宫颈原位癌）。

3. 曾接受过 PD-1、PD-L1、PD-L2 抗体或已知的 PARP 抑制药治疗。

4. 在研究首次治疗 4 周内参加了研究药物的临床试验。

【试验设计】

1. 一项多中心、开放、单臂、Ⅱ期临床试验。

2. 进行无效假设。ORR≤15%。单边Ⅰ类错误为 5%，若真实 ORR 为 30%，入组 48 例可获得 82% 的效能。

3. 主要研究终点为 ORR（CR 和 PR 人群占总人群的比例）。

4. 次要研究终点为缓解持续时间、CBR（CR、PR 和 SD 人群占总人群的比例）、PFS 及 OS。

【试验流程】

TOPACIO 研究的试验流程见图 53-1。

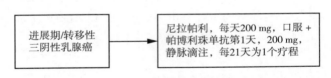

图 53-1　TOPACIO 研究的试验流程

【结果】

1. 在 55 例入组患者中，5 例获得 CR，5 例获得 PR，13 例 SD，24 例出现 PD。

2. 在可评估疗效的 47 例患者中，ORR 为 21%（90%CI：12%~33%），CBR 为 49%（90%CI：36%~62%）。

3. 在 CR 及 PR 患者中，缓解持续时间为 4.6~15.9 个月（至统计截止时，7 例患者仍在治疗中）。

4. 在所有病例中，中位 PFS 为 2.3 个月（90%CI：2.1~3.9）。在可评估疗效的 47 例患者中，32%（15 例）证实为肿瘤细胞 BRCA（tBRCA）突变，57%（27 例）为野生型，其余 5 例 BRCA 状态不明：①肿瘤细胞 BRCA 突变患者的 ORR 为 47%（90%CI：24%~70%），CBR 为 80%（90%CI：56%~94%）。②肿瘤细胞 BRCA 野生型患者的 ORR 为 11%（90%CI：3%~26%），CBR 为 33%（90%CI：19%~51%）。

5. 在可评估疗效的47例患者中, 60%(28例)证实为PD-L1阳性, 28%(13例)为阴性, 其余6例状态不明: ①PD-L1阳性患者的ORR为32%(90%CI: 18%~49%); ②PD-L1阴性患者的ORR为8%(90%CI: 0.4%~32%)。

6. 最常见的治疗相关不良反应(任何级别)包括恶心(55%)、乏力(44%)、贫血(35%)、血小板减少(25%)及便秘(24%), 3级及以上治疗相关不良反应包括贫血(18%)及血小板减少(15%), 20%的患者出现治疗相关严重不良反应。

【结论】

PARP抑制药尼拉帕利联合PD-1抗体帕博利珠单抗可显著改善进展期/转移性三阴性乳腺癌患者的CBR, 且安全、可耐受。

(上海交通大学医学院附属仁济医院 杨 凡 许雅芊 殷文瑾 陆劲松)

二、专家解读一

三阴性乳腺癌因缺乏相应的靶点, 难以行针对性治疗。寻找三阴性乳腺癌治疗靶点的尝试从未停歇, PARP抑制药及PD-1/PD-L1抗体均是研究的热点。PARP1是PARP家族中最早被发现的成员, 其序列高度保守, 这一特性通常提示该蛋白具有较为重要、基本的功能。既往实验中同时敲除PARP1及PARP2可导致小鼠死亡, 恰好佐证了这一点。有研究表明, PARP1是修复DNA单链断裂的主要功能蛋白, 此外其还参与DNA双链的断裂修复。借由这一功能, PARP1可能在以下过程中发挥重要作用: ①DNA损伤后错误修复, 导致恶性肿瘤发生。②放疗或DNA损伤性药物化疗(如铂类药物)后, 修复损伤DNA, 拯救被杀伤的癌细胞, 从而降低疗效。故理论上PARP1抑制药可能在特定病例、特定治疗过程中增强疗效, 改善预后。OlympiAD研究是一项针对PARP1抑制药奥拉帕利的Ⅲ期临床研究, 其结果提示, 奥拉帕利治疗胚系*BRCA*突变的三阴性乳腺癌的ORR为55%。他拉唑帕利(talazoparib tosylate)是另一种PARP1抑制药, 一项Ⅲ期临床研究的结果提示其对胚系*BRCA*突变的三阴性乳腺癌的ORR为62%。

PD-L1是PD-1的主要配体。PD-1名为程序性细胞死亡受体, 当PD-1被PD-L1激活后, 细胞因子生成受到抑制, 从而导致T细胞对抗原免疫耐受。因此, 癌细胞可通过表达PD-L1逃避T细胞免疫。因此, 抑制PD-1/PD-L1可达到增强细胞免疫, 继而杀伤癌细胞(尤其是高表达PD-L1的癌细胞)的目的。由于免疫治疗的特殊性, 在治疗初始阶段, 可能发生短暂暴发而致肿瘤负荷增大或新病灶发生, 这在组织学上解释为瞬时免疫细胞浸润。这类反应不应归类于进展, 而是应称为假性进展。假性进展患者通常无症状, 而真性进展患者会表现出临床症状恶化, 可通过4~6周短期随访鉴别。故免疫相关RECIST(immune-related RECIST, irRECIST)与RECIST的差异之处在于评判进展时需要额外的4~6周短期随访。

虽然PD-1/PD-L1和PARP1在细胞信号通路上没有明确的交互作用, 但在基础研究中发现, 抑制PARP1可上调PD-L1的表达, 联合PD-1抑制药与PARP1抑制药在小鼠模型中得到了更强的抑瘤效果, 这为TOPACIO研究的开展提供了一定的理论基础。

从本研究的结果来看, PD-1抑制药与PARP1抑制药联合在进展期/转移性三阴性乳腺癌患者中表现出优越的抗肿瘤活性。值得注意的是, 任何*BRCA*突变状态、PD-L1表达状态的患者均能从该联合方案中获益, 尤其在*BRCA*突变、PD-L1阳性的患者中疗效更优。这提示, 该方案未来或有潜力成为晚期三阴性乳腺癌患者治疗的新选择。安全性方面, 可见抑制PARP1的常见不良反应, 包括乏力、贫血、血小板减少; 也可见免疫治疗的常见不良反应, 如肾功能不全及风湿性多发性肌痛症，总体不良反应率在可接受的范围内。

本研究是首项将 PARP1 抑制药与 PD-1 抗体联合应用的临床试验。从结果看，其亮点在于 *BRCA* 突变与 PD-L1 表达双阴性的患者也能从该联合方案中获益，提示 2 药联合治疗可能存在未知的相互增效的作用机制。但是，由于本研究是 Ⅱ 期、单臂的临床试验，且结果未达到其统计学假设，故未来还需要更大样本量的随机对照研究来进一步验证。

总而言之，TOPACIO 研究完成了它作为一项 Ⅱ 期研究的使命，初步评估了尼拉帕利联合帕博利珠单抗在进展期/转移性三阴性乳腺癌患者中的安全性和有效性，为三阴性乳腺癌的治疗开拓了新的思路。

（上海交通大学医学院附属仁济医院　杨　凡　许雅芊　殷文瑾　陆劲松）

三、专家解读二

本研究是一项多中心、开放标签、单臂的 Ⅱ 期临床试验，共招募来自美国 34 家医疗中心的 55 例进展期/转移性三阴性乳腺癌患者入组（任何 *BRCA* 突变状态及 PD-L1 表达情况）。数据收集起止时间为 2017 年 1 月 3 日至 2018 年 10 月 29 日，随后于 2019 年 2 月 27 日完成数据分析。入组患者给予尼拉帕利（200 mg，口服，每天 1 次）联合帕博利珠单抗（200 mg，静脉输注，第 1 天，每 21 天 1 次）。本试验的主要研究终点为 ORR，次要研究终点包括安全性、CBR（CR、PR、SD 患者所占比例）、缓解持续时间、PFS 及 OS。终点评估参照 RECIST 1.1，影像学检查在第 1 年内每 9 周进行 1 次，随后每 12 周进行 1 次。中位随访时间为 14.8 个月。在入组的 55 例患者中（中位年龄 54 岁，年龄范围 32~90 岁），有 5 例达 CR，5 例达 PR，13 例达 SD，24 例出现 PD。在疗效可评估人群（47 例）中，ORR 为 21%（10/47，90%CI：12%~33%），CBR 为 49%（23/47，90%CI：36%~62%）。截至完成数据收集，中位缓解持续时间未达统计学界值，缓解持续时间为 4.6~15.9 个月，有 7 例患者在数据分析阶段仍在接受治疗。在 10 例缓解的患者中，有 3 例的缓解持续时间超过 1 年，有 4 例的缓解持续时间为 9~12 个月。在所有接受治疗的人群中，中位 PFS 为 2.3 个月（90%CI：2.1~3.9），OS 数据仍在随访中。在 15 例携带 *BRCA* 突变的可评估患者中，ORR 为 47%（7/15，90%CI：24%~70%），CBR 为 80%（12/15，90%CI：56%~94%），中位 PFS 为 8.3 个月（90%CI：2.1 至无上限）。在 27 例 *BRCA* 野生型可评估的患者中，ORR 为 11%（3/27，90%CI：3%~26%），CBR 为 33%（9/27，90%CI：19%~51%），中位 PFS 为 2.1 个月（90%CI：1.4~2.5）。最常见的 3 级及以上治疗相关不良反应为贫血（10 例，占 18%）、血小板减少（8 例，占 15%）、乏力（4 例，占 7%）。8 例（15%）患者出现免疫相关不良反应，其中 2 例（4%）达到 3 级。未观察到新的不良反应。

本研究表明，尼拉帕利联合帕博利珠单抗在治疗进展期/转移性三阴性乳腺癌患者时显示出良好的抗肿瘤活性，尤其在携带 *BRCA* 突变的患者中显示出了更高的缓解率，且安全、可耐受，值得进一步研究。

（一）本研究的研究背景及解决的主要问题是什么？

近年来，PD-1/L1 抑制药、PARP 抑制药的问世无疑为部分晚期三阴性乳腺癌患者带来了新的希望。PD-1/L1 抑制药通过阻断免疫逃逸，部分恢复效应 T 细胞杀死肿瘤细胞的功能。与 Luminal 型、HER-2 阳性乳腺癌相比，PD-L1 的表达水平在三阴性乳腺癌中更高，这为 PD-1/L1 抑制药成为三阴性乳腺癌新的治疗选择提供了理论依据；而 IMpassion130、KEYNOTE-012、KEYNOTE-086、KEYNOTE-355 等研究则进一步证实了 PD-1/PD-L1 抗体在晚期三阴性乳腺癌中具有良好的疗效，尤其是当其作为一线治疗用于 PD-L1 阳性患者时，当然不同临床研究预测疗效的生物标志物未必相同，如 IMpassion130 研究主要的伴随诊断是 SP142 抗体检测的 IC 表达，KEYNOTE-355 研究主要是探索 CPS 评分高低的预测效应。PARP 抑制药则主要通过抑制 DNA 损伤修复发挥疗效，故其主要作用于同源重组修复缺陷细胞，其中包括 *BRCA*1/2 突变的肿瘤细胞。PARP 抑制药在 *BRCA* 突变的三阴性乳腺癌患者中的疗效已得到多项临床研究数据证实，并被最新的国际指南推荐用于治疗 g*BRCA* 突变的 HER-2 阴性晚期乳腺癌，但既往的证据尚不足以支持其用于非 *BRCA* 突变的三阴性乳腺癌患者。一项奥拉帕利的Ⅱ期临床研究显示，PARP 抑制药单药治疗非 *BRCA* 突变的晚期三阴性乳腺癌患者的效果不佳；但 ASCO 报道的 TRCBC-048 研究发现奥拉帕利在 *PALB2* 突变患者中的疗效，值得进一步探索。因此，对于不携带 *BRCA* 突变、PD-L1 阴性的晚期三阴性乳腺癌患者，目前公认的标准治疗仍以化疗为主。由于晚期三阴性乳腺癌患者行化疗的疗效较为有限，这部分患者仍亟待更优治疗方案的出现。

多项临床前研究表明，PARP 抑制药联合免疫检查点抑制药在抗肿瘤活性方面具有协同作用，且该效应无论是否携带 *BRCA* 突变及 PD-L1 表达高低均存在。可能的机制包括两者的通路间存在相互作用、PARP 抑制药介导 PD-L1 上调及免疫微环境重编程等。基于上述背景，本研究旨在评估 PARP 抑制药尼拉帕利与免疫检查点抑制药帕博利珠单抗联合治疗进展期/转移性三阴性乳腺癌的临床疗效和安全性。

（二）本研究有何亮点？结果具有怎样的临床意义？

TOPACIO 研究是首项评估 PARP 抑制药联合免疫检查点抑制药治疗晚期三阴性乳腺癌（无论是否携带 *BRCA* 突变）的疗效和安全性的研究。在入组患者中，有 78% 的患者先前曾接受过新辅助化疗或辅助化疗；约 67% 的患者曾接受过晚期三阴性乳腺癌的解救化疗，其中又有 50% 的患者使用过基于铂类药物的化疗方案。尽管主要研究终点未达预设的统计学界值，但结果依然提示该联合方案能为入组患者提供较为持续的临床获益，且 PD-L1 阳性、*BRCA* 突变者的获益更明显。值得注意的是，入组患者无论是否携带 *BRCA* 突变、是否为 PD-L1 阳性，该联合方案均能提供获益。与单药临床试验的横向比较提示，在相似人群中，该联合方案提供了高于既往研究中 PD-1/PD-L1 抗体单药治疗的 ORR；对于 *BRCA* 突变阳性的三阴性乳腺癌患者，该联合方案比既往研究中 PARP 抑制药单药治疗带来了更长的中位 PFS；而对于 *BRCA*、PD-L1 阴性的三阴性乳腺癌患者，该联合方案有希望成为此人群新的治疗选择。在安全性方面，该联合方案与单药相比没有带来新的不良反应，也未增加免疫介导不良反应的发生率。如果该初步结果能在未来更大型的随机对照临床研究中进一步得到证实，PARP 抑制药或将在联合免疫治疗的基础上扩大其适应人群，使更多的晚期三阴性乳腺癌患者获益。

（三）有无与 TOPACIO 研究类似的其他研究？

目前，探究联合应用 PARP 抑制药和免疫检查点抑制药的临床试验还包括奥拉帕利联合度伐鲁单抗（durvalumab）治疗转移性去势抵抗性前列腺癌、复发性小细胞肺癌、g*BRCA* 突变的复发性卵巢癌等。

（四）本研究的不足有哪些？还有哪些问题没有完全解决？对未来的研究有何启示？

TOPACIO 研究仅是一项单臂、Ⅱ期临床研究，尚缺乏随机对照，故其初步结论仍需通过更大型的随机对照研究证实。同时，由于缺乏随机对照、样本量较小、缺少长期研究终点数据等，目前还不能完全得出尼拉帕利联合帕博利珠单抗的疗效优于两者单药治疗的结论。期待在下一阶段，能有更大型的临床试验为该联合治疗提供更强有力的证据，早日使更多的三阴性乳腺癌患者从中获益。

（复旦大学附属肿瘤医院　张　剑　金奕滋；上海交通大学医学院附属仁济医院　徐迎春）

参考文献

［1］Malorni L，Shetty PB，De Angelis C，et al. Clinical and biologic features of triple-negative breast cancers in a large cohort of patients with long-term follow-up. Breast Cancer Res Treat，2012，136（3）：795−804.

［2］Menissier de Murcia J，Ricoul M，Tartier L，et al. Functional interaction between PARP1 and PARP-2 in chromosome stability and embryonic development in mouse. EMBO J，2003，22（9）：2255−2263.

［3］Ray Chaudhuri A，Nussenzweig A. The multifaceted roles of PARP1 in DNA repair and chromatin remodelling. Nat Rev Mol Cell Biol，2017，18（10）：610−621.

［4］Robson M，Im SA，Senkus E，et al. Olaparib for Metastatic breast cancer in patients with a germline BRCA mutation. N Engl J Med，2017，377（6）：523−533.

［5］Litton JK，Rugo HS，Ettl J，et al. Talazoparib in patients with advanced breast cancer and a germline BRCA mutation. N Engl J Med，2018，379（8）：753−763.

［6］Butte MJ，Keir ME，Phamduy TB，et al. Programmed death-1 ligand 1 interacts specifically with the B7-1 costimulatory molecule to inhibit T cell responses. Immunity，2007，27（1）：111−122.

［7］Jiao S，Xia W，Yamaguchi H，et al. PARP inhibitor upregulates PD-L1 expression and enhances cancer-associated immunosuppression. Clin Cancer Res，2017，23（14）：3711−3720.

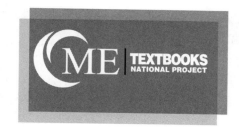

PAKT 研究：卡匹色替联合紫杉醇对比安慰剂联合紫杉醇一线治疗转移性三阴性乳腺癌

第 *54* 章

一、概　　述

【文献来源】

Schmid P，Abraham J，Chan S，et al. Capivasertib plus paclitaxel versus placebo plus paclitaxel as first-line therapy for metastatic triple-negative breast cancer：the PAKT trial. J Clin Oncol，2020，38（5）：423-433.

【研究背景】

卡匹色替（capivasertib，AZD5363）是 AKT 3 种亚型的选择性抑制药。本研究旨在评估在初治的转移性三阴性乳腺癌患者中加用卡匹色替是否能够增强紫杉醇的抗肿瘤活性、延长 PFS，并评估 PIK3CA/AKT1/PTEN 信号通路的改变能否筛选出卡匹色替联合紫杉醇的获益人群。

【入组条件】

1. 经组织学证实的转移性或无法根治性切除的局部晚期三阴性乳腺癌［定义为免疫组织化学检测 ER 和 PR<1%，HER-2（0~+），或 FISH 检测无基因扩增］。

2. 入组前不允许接受过针对局部晚期或转移性疾病的全身治疗，但若随机时间距离紫杉类药物治疗≥12 个月则允许既往接受过辅助治疗或新辅助治疗。

3. 具有可测量的病灶或溶骨性病变。

4. 血液、肝肾功能正常。

5. ECOG 评分为 0~2 分。

【试验设计】

1. 一项安慰剂对照、随机、双盲的 Ⅱ 期临床试验。

2. 分层因素包括转移灶数量（<3 个 *vs.* ≥3 个）；距离末次辅助化疗或新辅助化疗的时间（≤12 个月 *vs.* >12 个月 *vs.* 既往未化疗）。

3. 研究预设单侧 *P*<0.1，检验效能为 80%，预设 *HR*=0.67。

4. 主要研究终点为 PFS（定义为从随机分配到首次出现疾病进展或任何原因死亡的时间）。

5. 次要研究终点为 OS、总缓解率、CBR、缓解持续时间、临床获益持续时间、安全性，以及 PIK3CA/AKT1/PTEN 信号通路改变和未改变患者的 PFS 及其他疗效终点指标。

【试验流程】

PAKT 研究的试验流程见图 54-1。

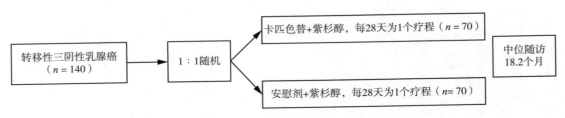

图 54-1　PAKT 研究的试验流程

注：卡匹色替，400 mg，口服，每天 2 次，服 4 天停 3 天，服 3 周停 1 周；紫杉醇，90 mg/m²，静脉注射，周疗，服 3 周停 1 周

【结果】

1. PFS　在 ITT 人群中，相较于安慰剂组，卡匹色替组的中位 PFS 获益有限（5.9 个月 *vs.* 4.2 个月，*HR* = 0.74，95%*CI*：0.50~1.08，单侧 *P* = 0.06，双侧 *P* = 0.11）。在 PIK3CA/AKT1/PTEN 信号通路改变的人群中，卡匹色替组的中位 PFS 显著长于安慰剂组（9.3 个月 *vs.* 3.7 个月，*HR* = 0.30，95%*CI*：0.11~0.79，双侧 *P* = 0.01）。在 PIK3CA/AKT1/PTEN 信号通路未改变的人群中，卡匹色替组和安慰剂组的中位 PFS 无明显差异（5.3 个月 *vs.* 4.4 个月，*HR* = 1.13，95%*CI*：0.70~1.82，双侧 *P* = 0.61）。

2. OS　在 ITT 人群中，卡匹色替组的中位 OS 显著优于安慰剂组（19.1 个月 *vs.* 12.6 个月，*HR* = 0.61，95%*CI*：0.37~0.99，单侧 *P* = 0.02，双侧 *P* = 0.04）。在 PIK3CA/AKT1/PTEN 信号通路改变的人群中，卡匹色替组未达到中位 OS，安慰剂组的中位 OS 为 10.4 个月（*HR* = 0.37，95%*CI*：0.12~1.12，双侧 *P* = 0.07）。在 PIK3CA/AKT1/PTEN 信号通路未突变的人群中，卡匹色替组和安慰剂组的中位 OS 差异无统计学意义（16.6 个月 *vs.* 13.2 个月，*HR* = 0.84，95%*CI*：0.48~1.49，双侧 *P* = 0.56）。

3. 总 ORR　在 ITT 人群中，卡匹色替组和安慰剂组的总 ORR 无统计学差异（34.8% *vs.* 28.8%，双侧 *P* = 0.58）。在 PIK3CA/AKT1/PTEN 信号通路改变的人群中，卡匹色替组和安慰剂组的总 ORR 差异无统计学意义（35.3% *vs.* 18.2%，双侧 *P* = 0.42）。

4. CBR　ITT 人群中，卡匹色替组和安慰剂组的 CBR 差异无统计学意义（41.4% *vs.* 37.1%，双侧 *P* = 0.73）。在 PIK3CA/AKT1/PTEN 信号通路改变的人群中，卡匹色替组和安慰剂组的 CBR 差异无统计学意义（52.9% *vs.* 27.3%，双侧 *P* = 0.25）。

5. 缓解持续时间　在 ITT 人群中，卡匹色替组和安慰剂组的中位缓解持续时间差异无统计学意义（7.6 个月 *vs.* 7.3 个月，双侧 *P* = 0.57）。在 PIK3CA/AKT1/PTEN 信号通路突变人群中，卡匹色替组的中位缓解持续时间显著优于安慰剂组（13.3 个月 *vs.* 3.5 个月，双侧 *P* = 0.08）。

6. 安全性　卡匹色替组和安慰剂组的总体不良反应发生率差异无统计学意义（97.1% *vs.*

91.4%，$P=0.27$），但在严重不良反应（3～4 级）发生率上，卡匹色替组显著高于安慰剂组（54.4% *vs.* 25.7%，$P<0.01$）。

【结论】

在三阴性乳腺癌一线紫杉醇治疗中加入 AKT 抑制药卡匹色替可以显著延长患者的 PFS 和 OS，在 PIK3CA/AKT1/PTEN 信号通路改变的患者中获益更明显。

（上海交通大学医学院附属仁济医院　袁陈伟　殷文瑾　陆劲松）

二、专家解读

三阴性乳腺癌占所有乳腺癌的 10%～20%，是一种异质性疾病，具有独特的病理、遗传和临床特征。三阴性乳腺癌的主要治疗手段为化疗，但化疗给患者带来的获益较为有限，患者通常很快会出现化疗耐药和疾病进展。有研究发现，三阴性乳腺癌中 PI3K/AKT 信号通路经常通过 *PIK3CA* 基因或 *AKT* 基因的激活突变或 *PTEN* 基因的失活突变而被激活。此外，PTEN 的缺失表达也经常在三阴性乳腺癌中被发现，引起 AKT 信号通路的活化。因此，抑制三阴性乳腺癌中 PI3K/AKT 信号通路或可作为提高化疗疗效并克服耐药的有效方法。卡匹色替是 AKT 3 种亚型（AKT1、AKT2、AKT3）的高选择性抑制药。临床前研究提示，卡匹色替和紫杉醇在三阴性乳腺癌中具有较好的协同作用。

本研究是一项安慰剂对照、随机、双盲的 Ⅱ 期临床试验，拟评估卡匹色替联合紫杉醇一线治疗转移性三阴性乳腺癌的效果。按 1∶1 的比例随机分为卡匹色替+紫杉醇和安慰剂+紫杉醇 2 组，每组入组 70 例患者。结果提示，在三阴性乳腺癌一线紫杉醇治疗中加入卡匹色替可以显著延长患者的 PFS 和 OS，尤其是 PIK3CA/AKT1/PTEN 信号通路改变的患者获益更明显。

本研究的结果发现，在 ITT 人群中，主要研究终点卡匹色替组的中位 PFS 较安慰剂组提高 1.7 个月（5.9 个月 *vs.* 4.2 个月，单侧 $P=0.06$）；在 PIK3CA/AKT1/PTEN 信号通路改变的患者中，卡匹色替组的中位 PFS 较安慰剂组提高 5.6 个月（9.3 个月 *vs.* 3.7 个月，双侧 $P=0.01$）。在 LOTUS 研究中，中位 PFS 也取得了类似的结果。LOTUS 研究是一项随机、双盲、对照的 Ⅱ 期临床试验，研究高选择性 AKT 抑制药艾他舍替（ipatasertib）+紫杉醇对比安慰剂+紫杉醇治疗局部晚期或转移性三阴性乳腺癌的疗效。LOTUS 研究的结果提示，在 ITT 人群中，主要研究终点中位 PFS 在艾他舍替组较安慰剂组延长 1.3 个月（6.2 个月 *vs.* 4.9 个月，$P=0.037$）；在 PIK3CA/AKT1/PTEN 信号通路改变的患者中，艾他舍替组的中位 PFS 较安慰剂组延长 4.1 个月（9.0 个月 *vs.* 4.9 个月，$P=0.041$）。上述 2 项研究均提示，AKT 抑制药联合紫杉醇可显著改善转移性三阴性乳腺癌患者的生存，奠定了 AKT 抑制药用于治疗转移性三阴性乳腺癌的基础地位。

此外，本研究仍有一些不足。第一，本研究的样本量较小，基线特征不完全平衡；第二，本研究部分数据统计时缺少多因素的调整。以上可能会引起研究结果的偏倚，本研究的结果需要 Ⅲ 期随机对照或其他前瞻性的临床试验进一步验证。

（上海交通大学医学院附属仁济医院　袁陈伟　殷文瑾　陆劲松）

参考文献

[1] Schmid P, Abraham J, Chan S, et al. Capivasertib plus paclitaxel versus placebo plus paclitaxel as first-line therapy for metastatic triple-negative breast cancer: the PAKT trial. J Clin

Oncol, 2020, 38 (5): 423-433.

[2] Kim SB, Dent R, Im SA, et al. Ipatasertib plus paclitaxel versus placebo plus paclitaxel as first-line therapy for metastatic triple-negative breast cancer (LOTUS): a multicentre, randomised, double-blind, placebo-controlled, phase 2 trial. Lancet Oncol, 2017, 18 (10): 1360-1372.

学习培训及学分申请办法

一、《国家级继续医学教育项目教材》经国家卫生和计划生育委员会（现更名为国家卫生健康委员会）科教司、全国继续医学教育委员会批准，由全国继续医学教育委员会、中华医学会联合主办，中华医学电子音像出版社编辑出版，面向全国医学领域不同学科、不同专业的临床医生，专门用于继续医学教育培训。

二、学员学习教材后，在规定时间（自出版日期起1年）内可向本教材编委会申请继续医学教育Ⅱ类学分证书，具体办法如下：

方法一：PC 激活

1. 访问"中华医学教育在线"网站 cmeonline. cma-cmc. com. cn，注册、登录。
2. 点击首页右侧"图书答题"按钮，或个人中心"线下图书"按钮。
3. 刮开本书封底防伪标涂层，输入序号激活图书。
4. 在个人中心"我的课程"栏目下，找到本书，按步骤进行考核，成绩必须合格才能申请证书。
5. 在"我的课程"－"已经完成"，或"申请证书"栏目下，申请证书。

方法二：手机激活

1. 微信扫描二维码 关注"中华医学教育在线"官方微信并注册。
2. 点开个人中心"图书激活"，刮开本书封底防伪标涂层，输入序号激活图书。
3. 在个人中心"我的课程"栏目下，找到本书，按步骤进行考核，成绩必须合格才能申请证书。
4. 登录PC端网站，在"我的课程"－"已经完成"，或"申请证书"栏目下，申请证书。

三、证书查询

在PC端首页右上方帮助中心"查询证书"中输入姓名和课程名称进行查询。

《国家级继续医学教育项目教材》编委会